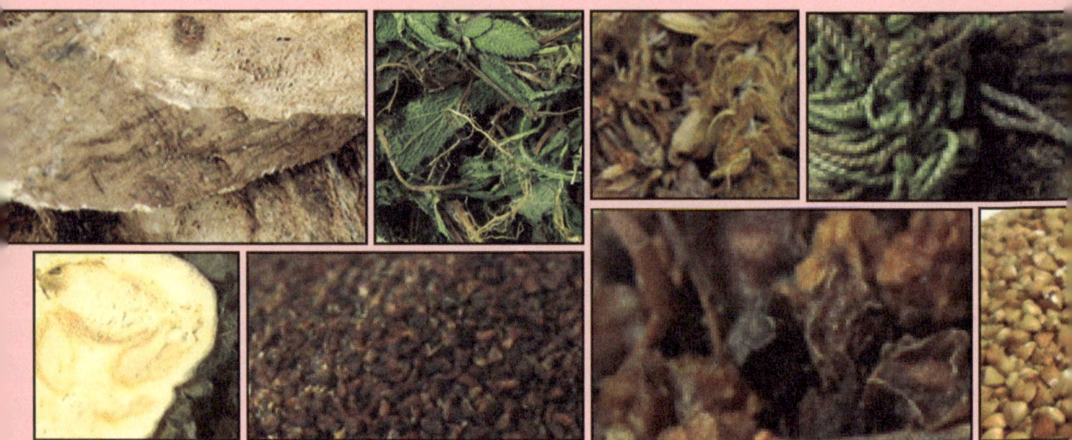

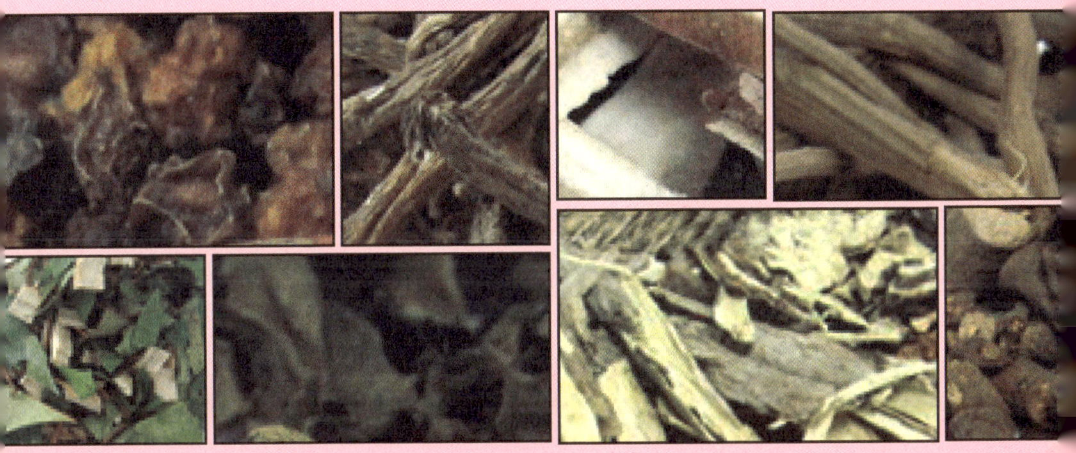

동의보감

한가지 약으로 병을 쉽게 치료할 수 있는 약재 처방전

세계문화유산 등재

동의보감 연구회 엮어옮김

구암 허준

도서출판 한국학자료원

동의보감

초판 1쇄 인쇄 | 2013년 08월 10일
초판 1쇄 발행 | 2013년 08월 25일
초판 2쇄 발행 | 2015년 08월 20일

지 은 이 | 구암 허준
펴 낸 이 | 윤 영 수
편 집 | 동의보감 연구회
펴낸곳 | 한국학자료원

등 록 | 제12-1999-074호
주 소 | 서울시 서대문구 홍제동 285-18
전 화 | 010-4799-9729
팩 스 | (02)2616-8051
ISBN 978-93025-53-8-03120

값 42,000원

* 잘못된 책은 바꾸어 드립니다

동의보감 약재

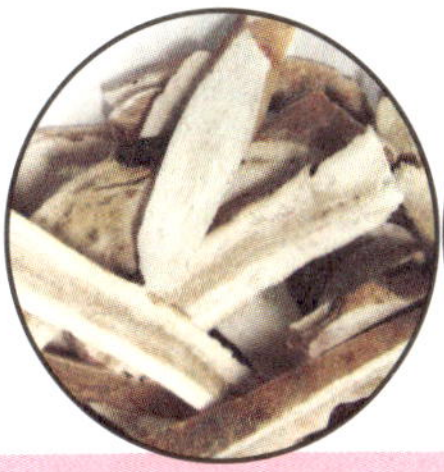
백작약

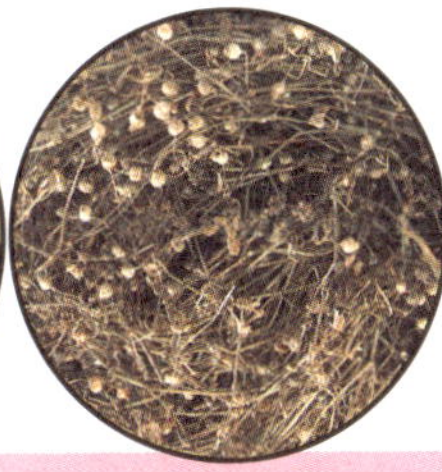
백화사설초

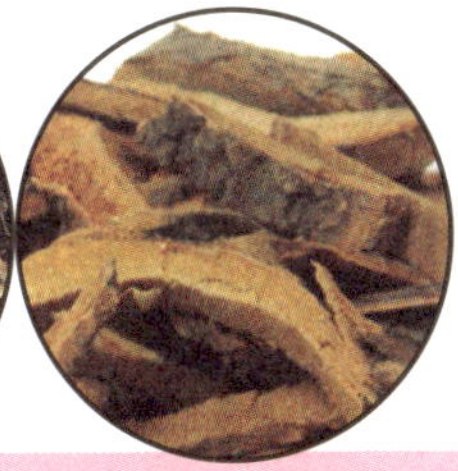
벚나무껍질 화피 앵피

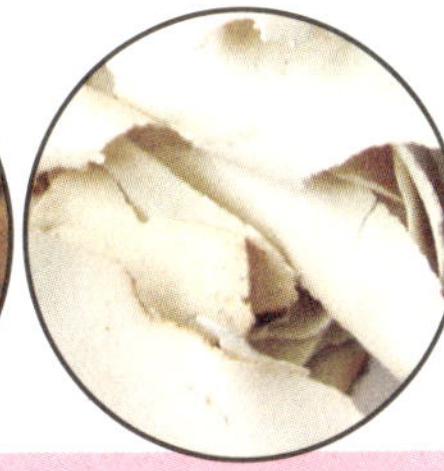
복령 백복령

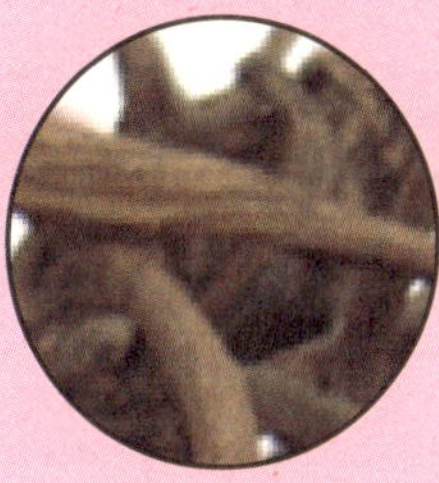
봉두체 머위뿌리

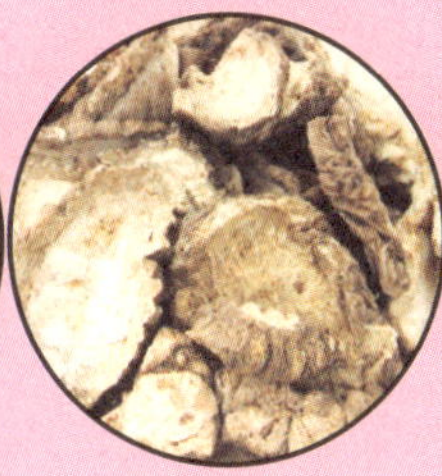
봉화천궁

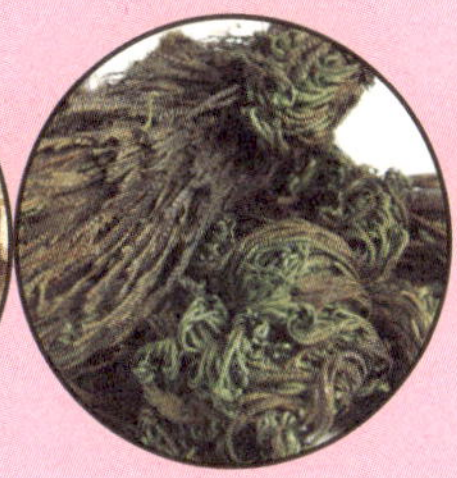
부처손

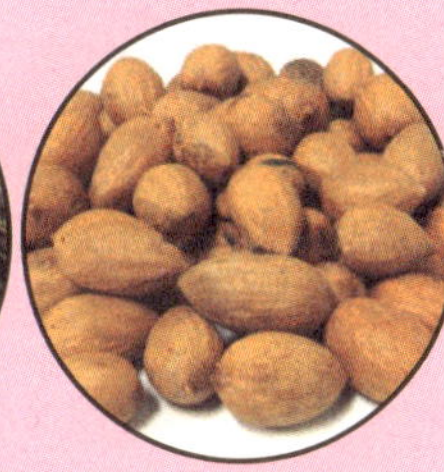
비자

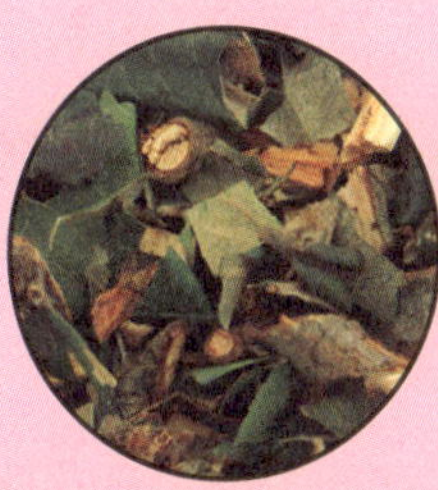
비파잎

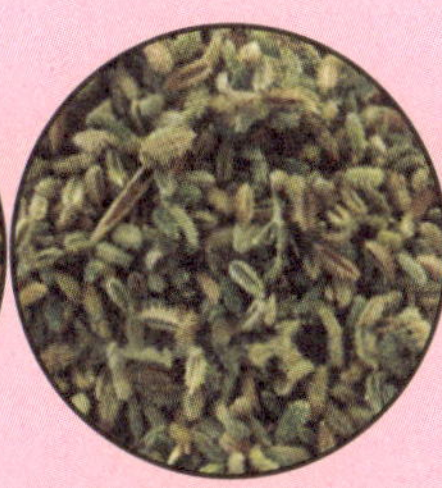
사상자 뱀도랏열매

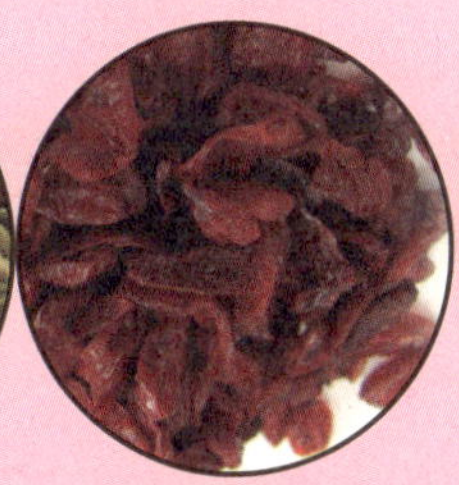
산수유

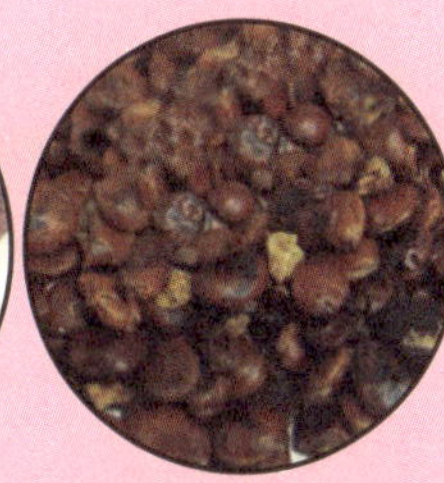
산조인 멧대추씨

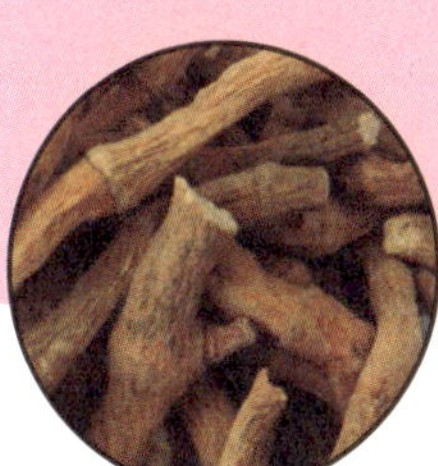
삼백초근

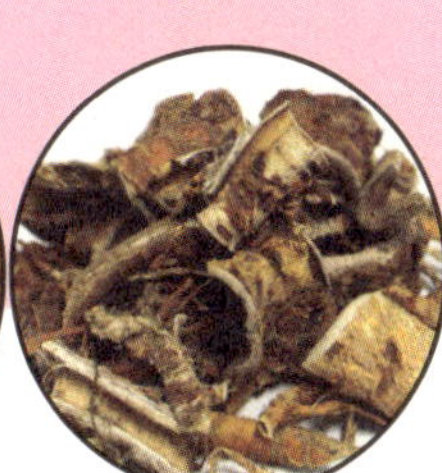
상백피 뽕나무뿌리

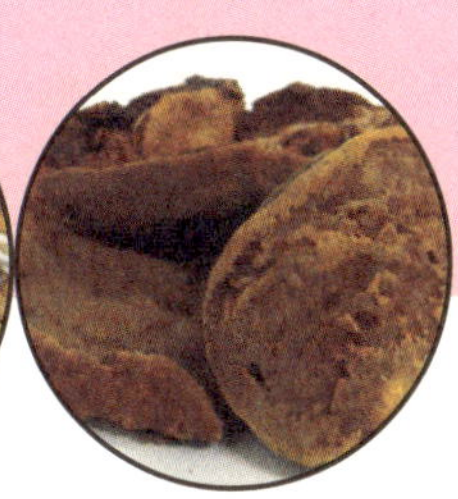
상황버섯

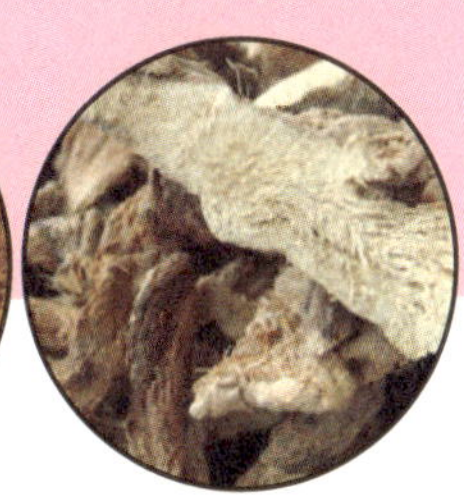
생강

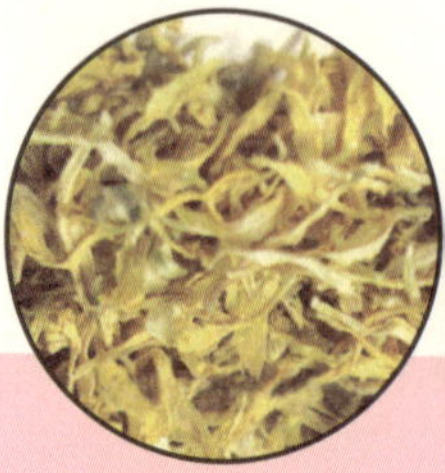

국화잎

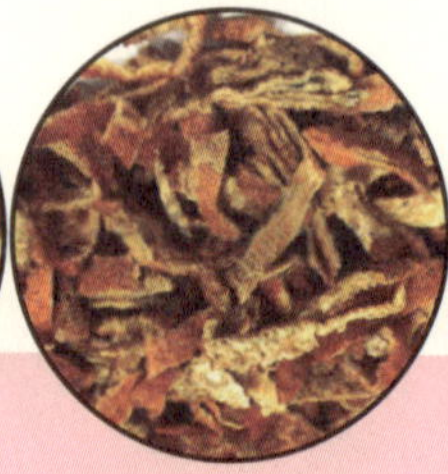

귤껍질

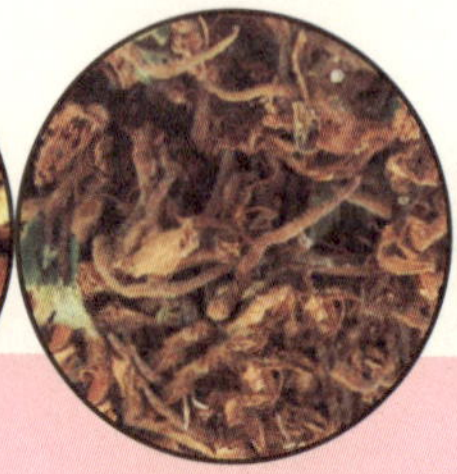

금은화 인동초

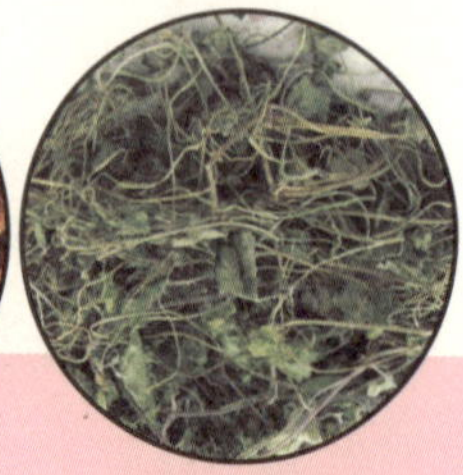

금전초(긴병꽃풀)

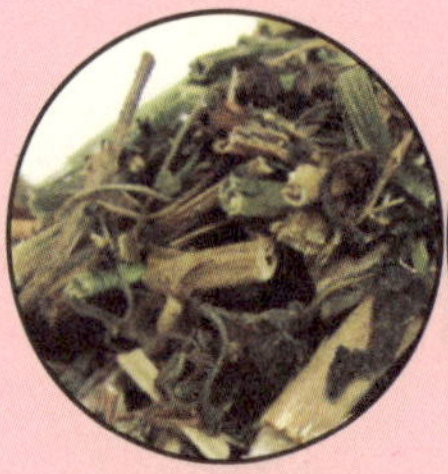

까마중

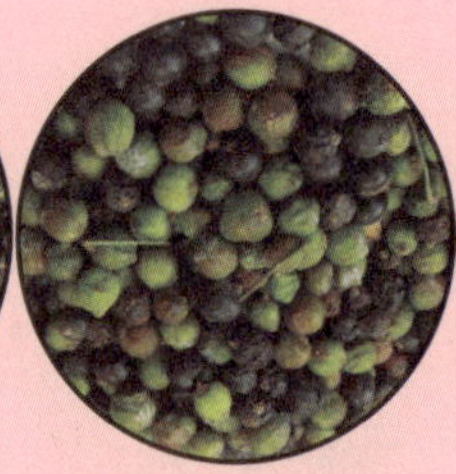

노간주 노가지 두송열매

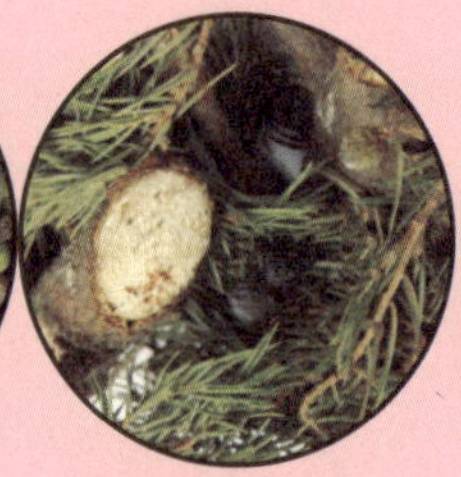

노간주 두송

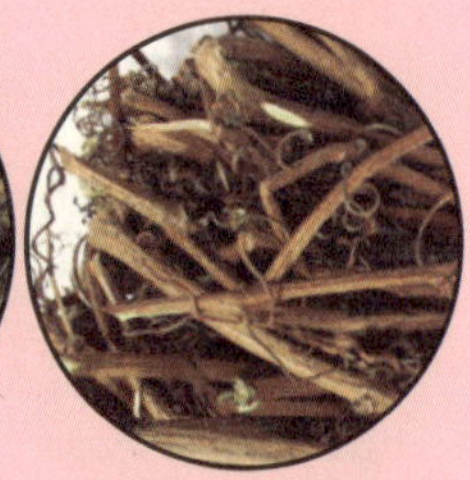

노박덩굴

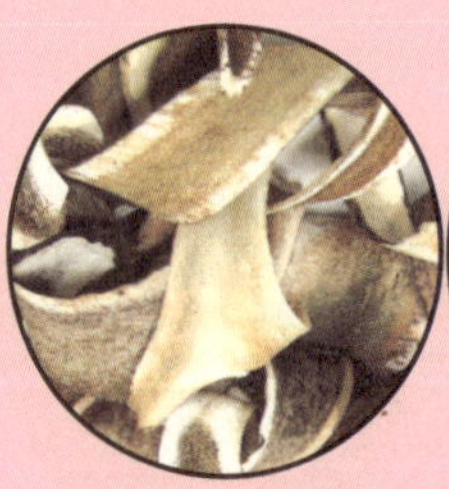

녹각

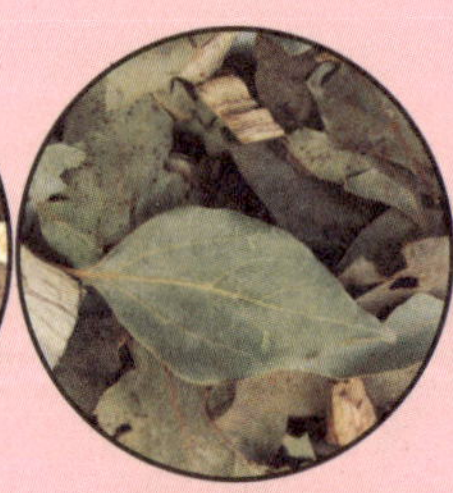

녹나무

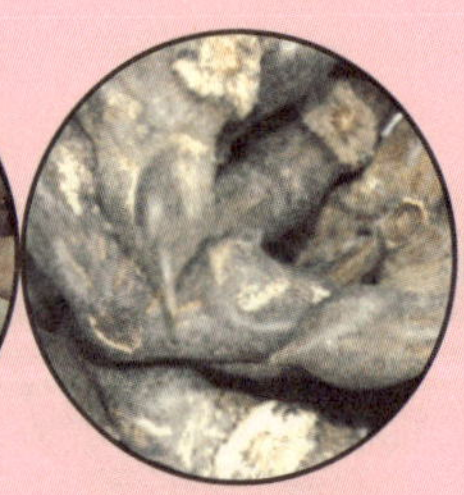

능실 마름열매

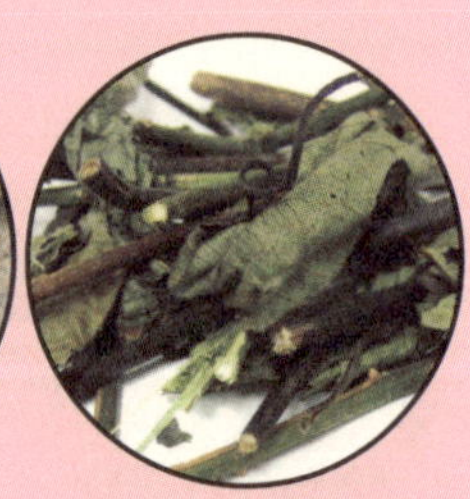

다래나무

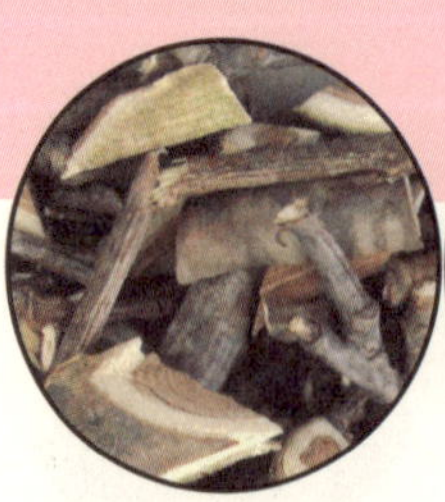

다름나무 개물푸레 선화삼

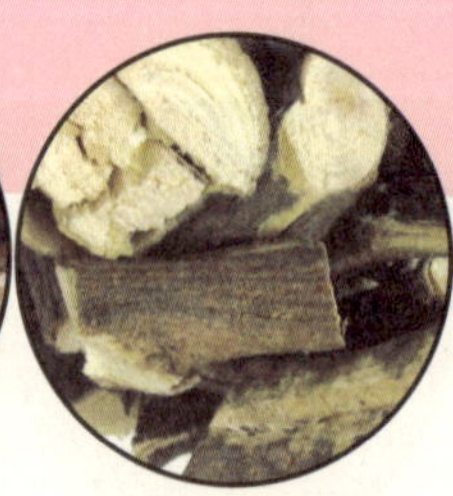

닥나무

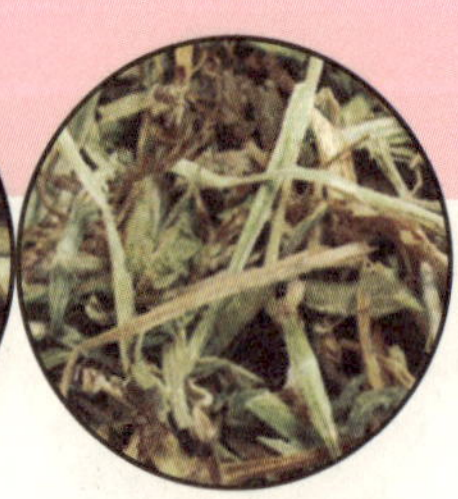

닭의 장풀 달개비

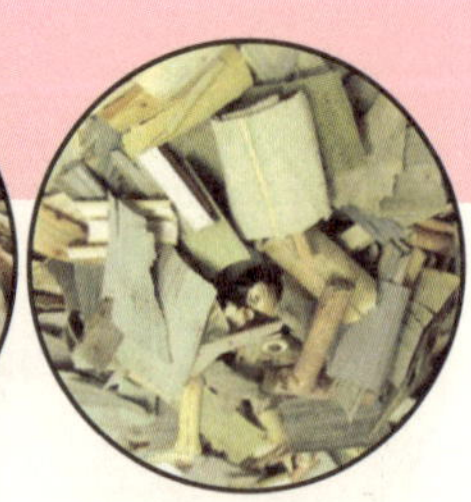

대나무 잎

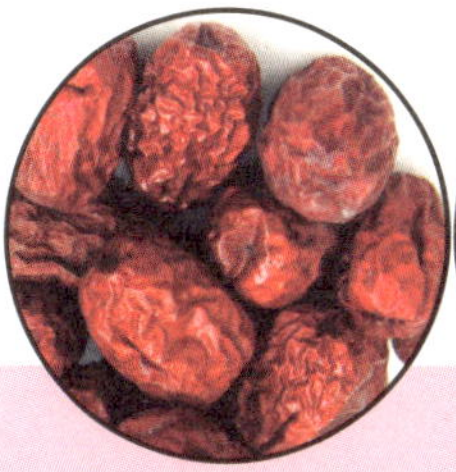

대추

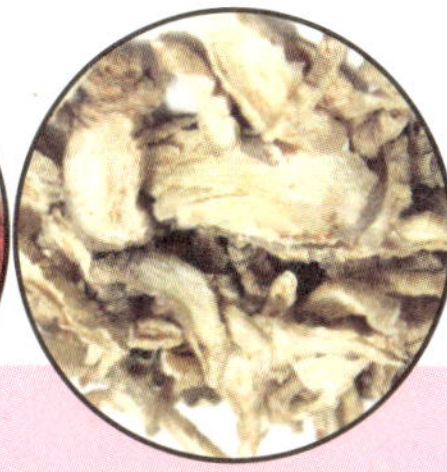

돌미나리

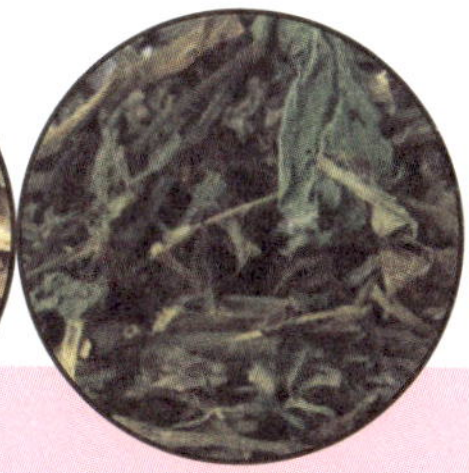

더덕

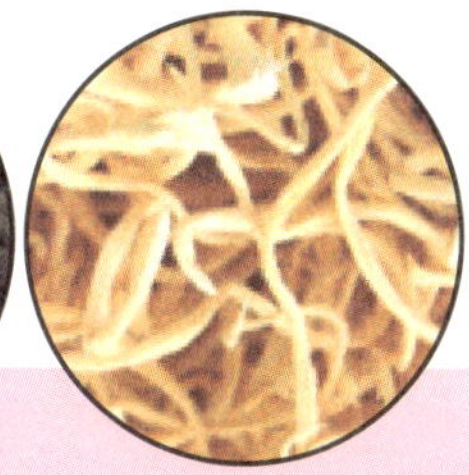

동충하초

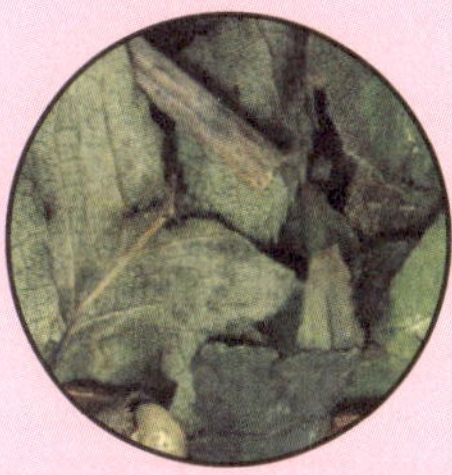

두충잎

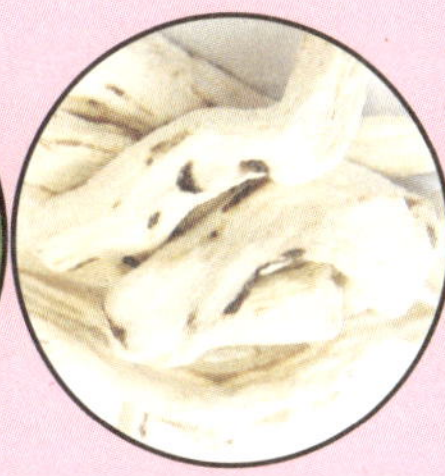

마

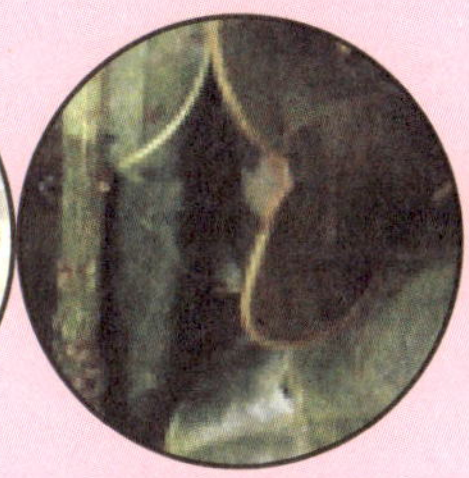

마삭줄

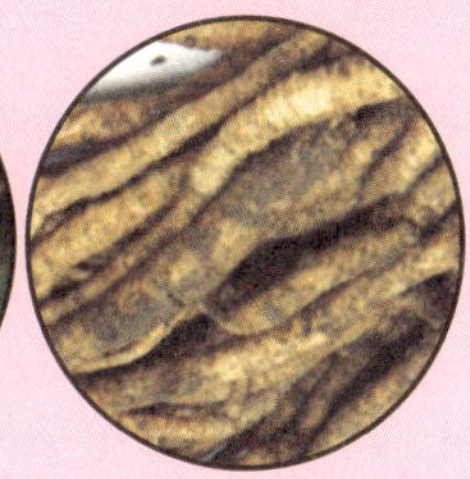

만삼

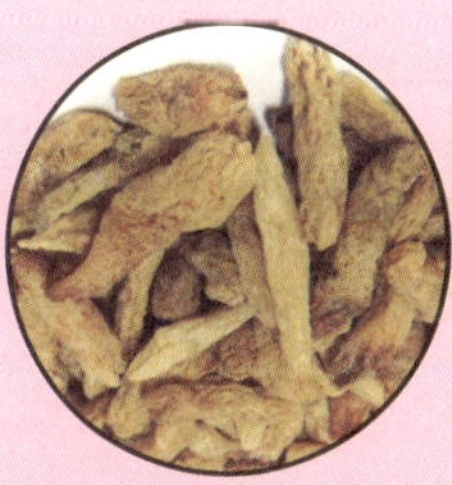

맥문동

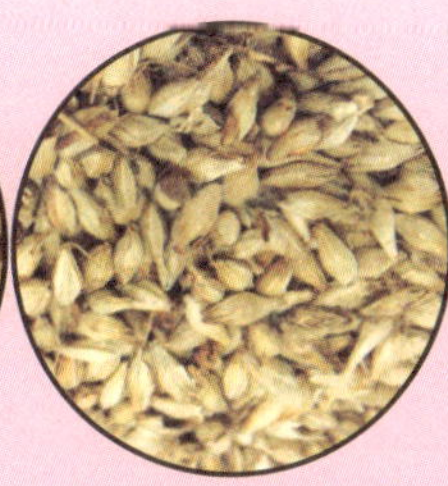

맥아

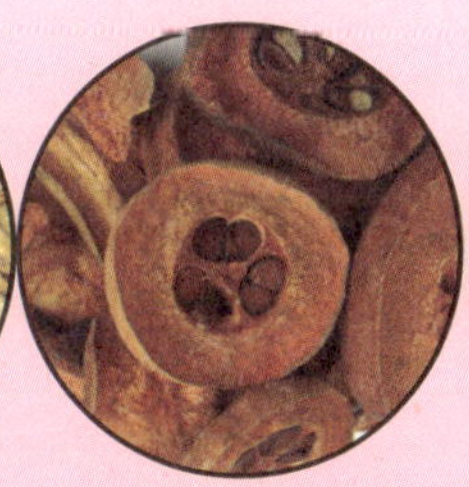

모과

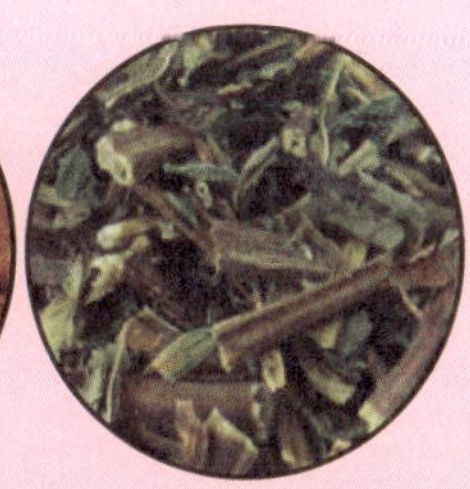

박하차

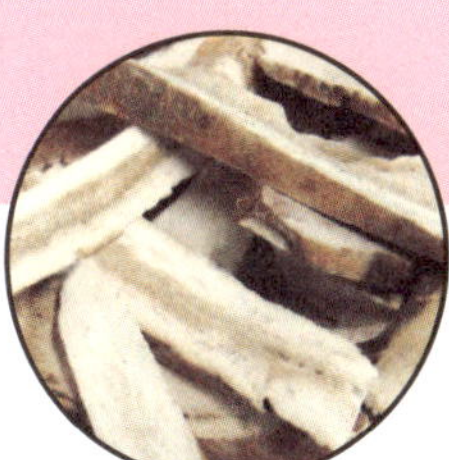

백작약

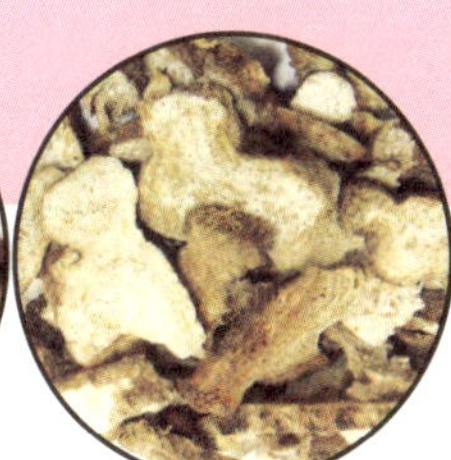

백출차 삽주뿌리

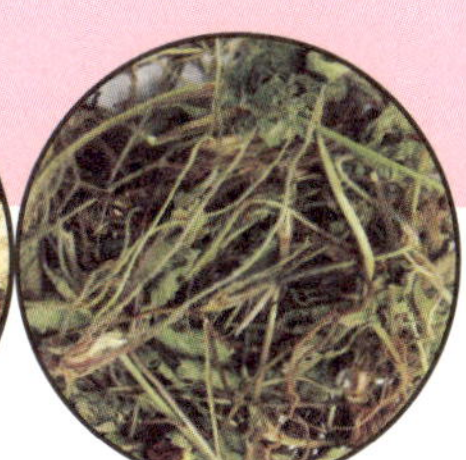

뱀딸기풀

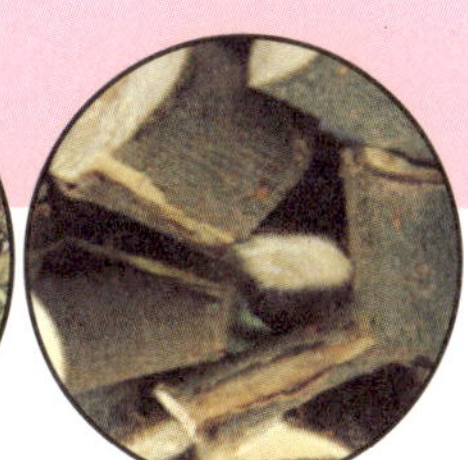

버드나무

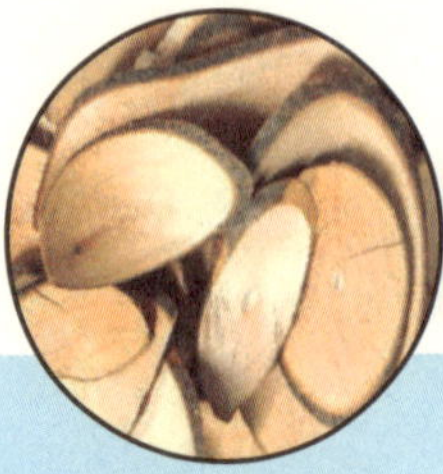
생강나무 황매목

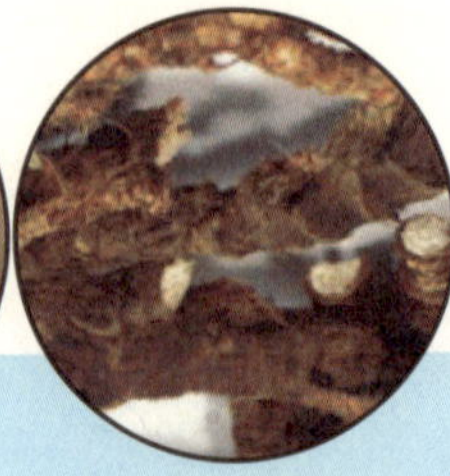
석창포

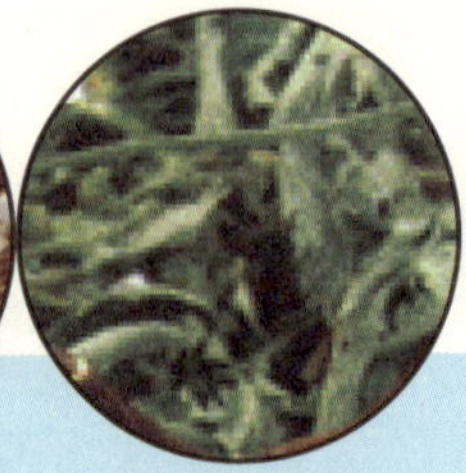
선학초 마편초 용아초

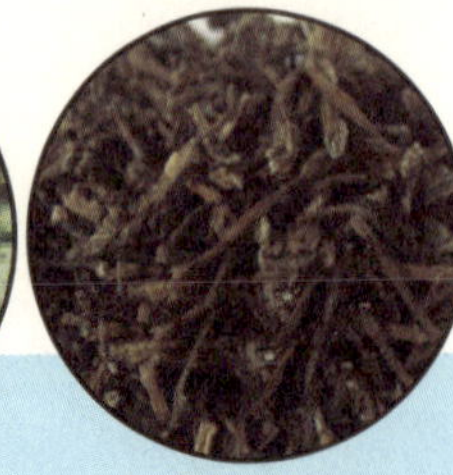
쇠비름 오행초

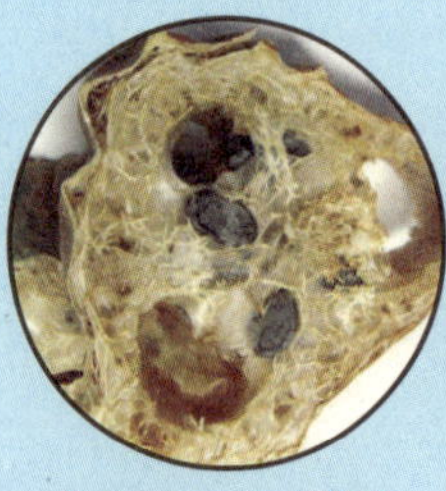
수세미오이 사과락

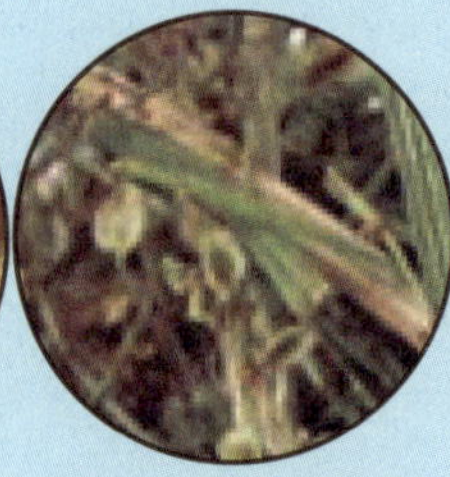
수영 시금초 산모

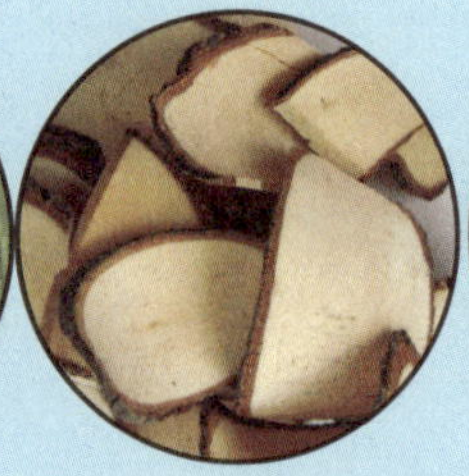
신선목

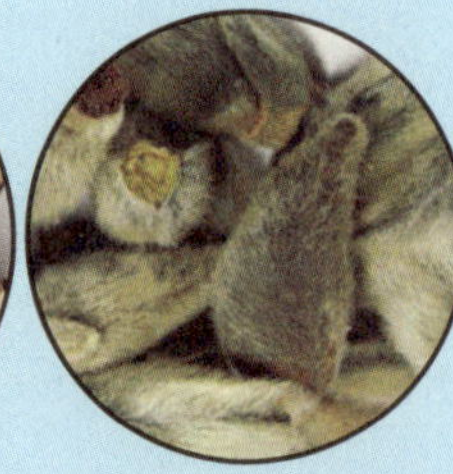
신이화 목력꽃봉우리

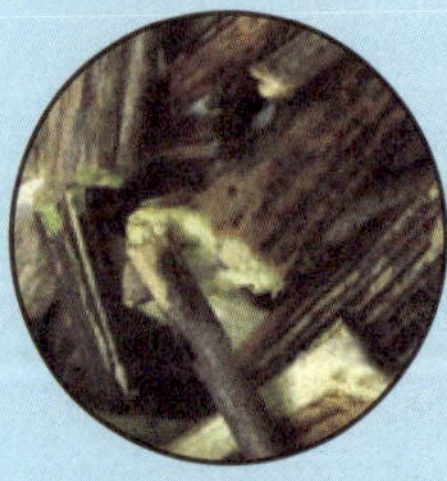
싸리나무

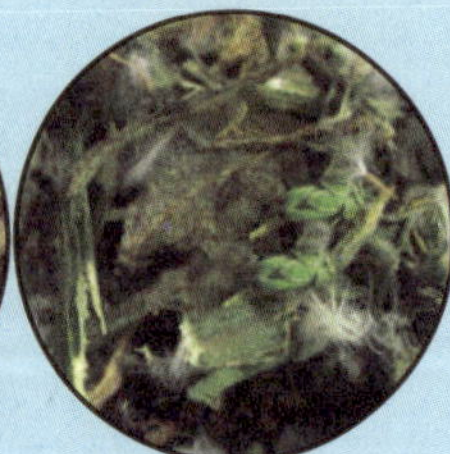
쑴바귀

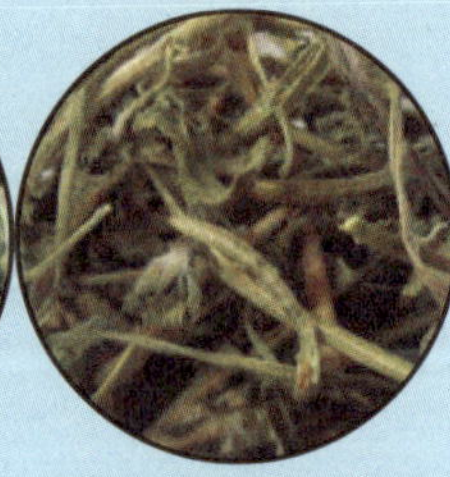
아불식초 중대가리풀 지혈초

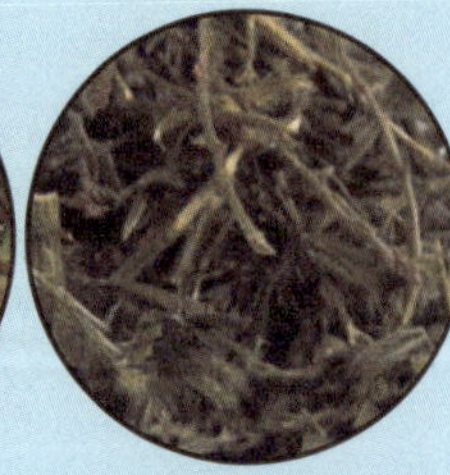
야관문 비수리

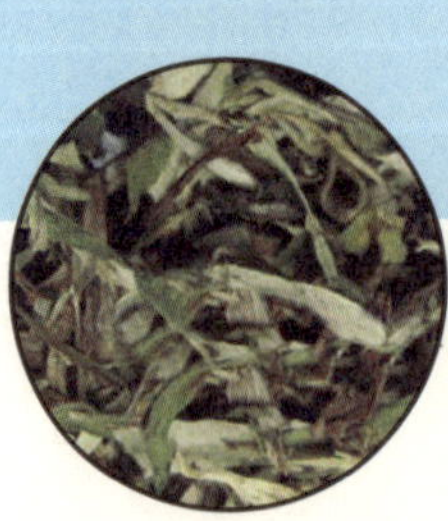
애엽 약쑥

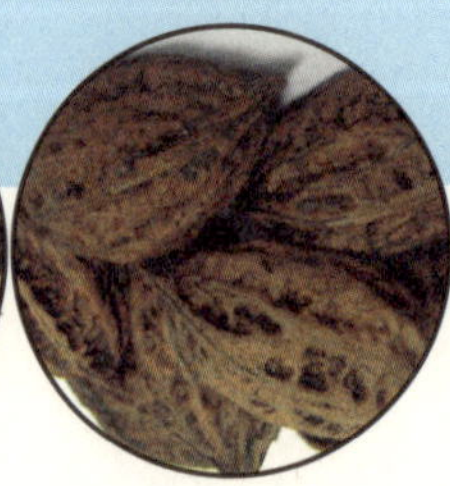
가래나무열매

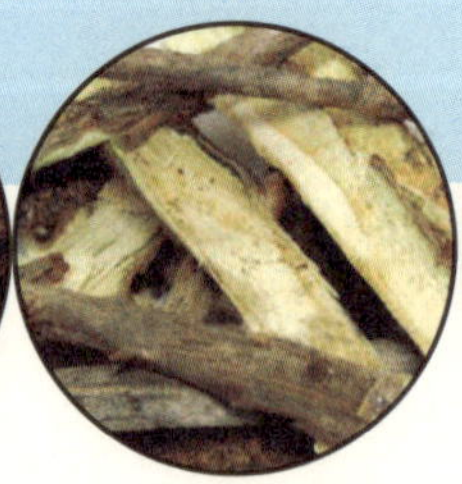
가시오가피

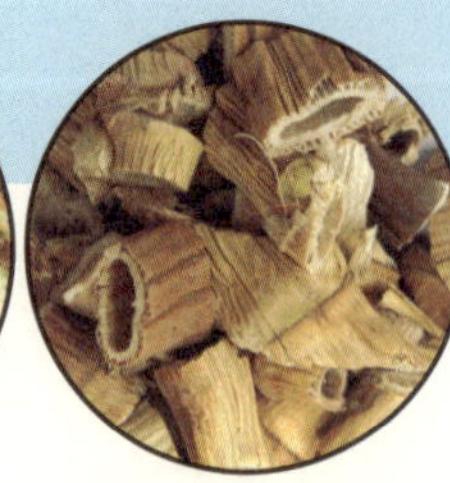
갈대뿌리 노근

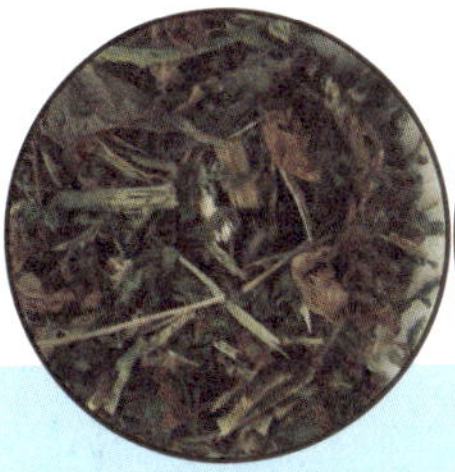
번행

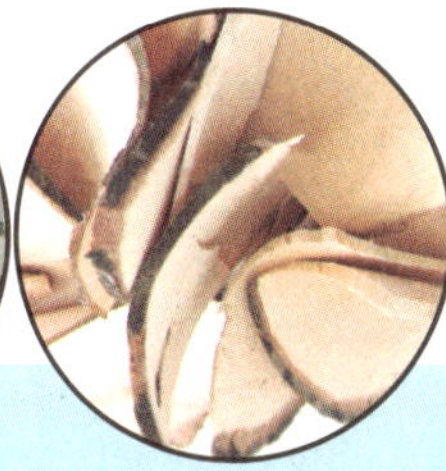
벌나무 산청목

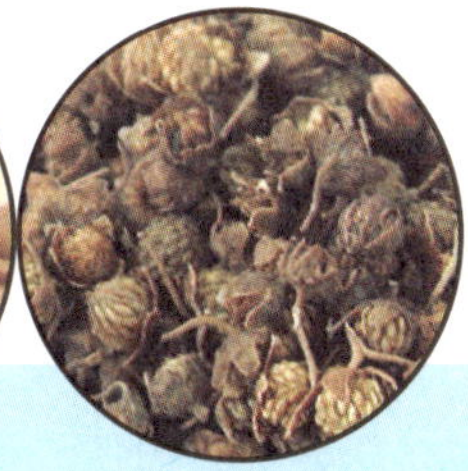
복분자

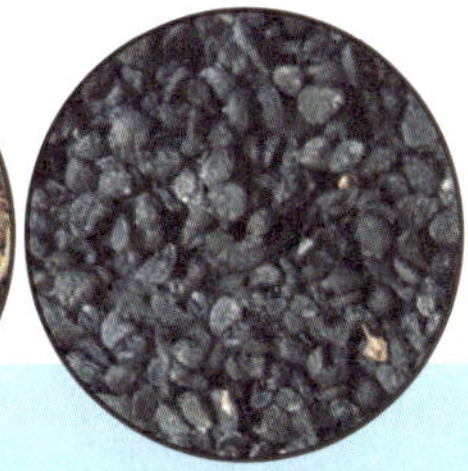
부추씨 구자 가구자

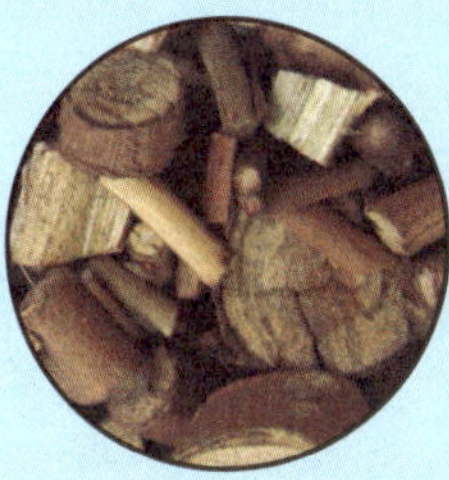
뽕나무가지 상지

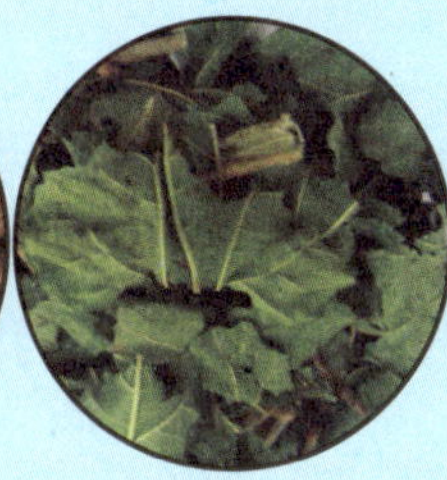
뽕잎

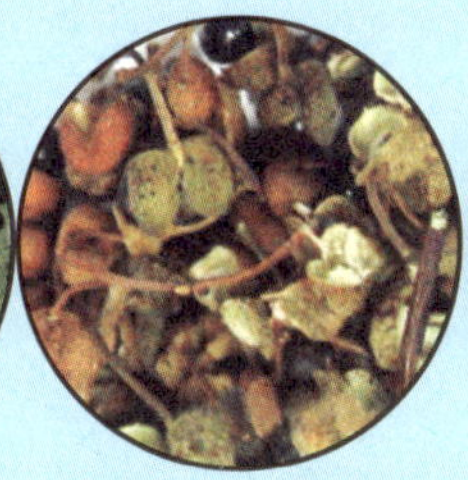
산초 제피나무열매

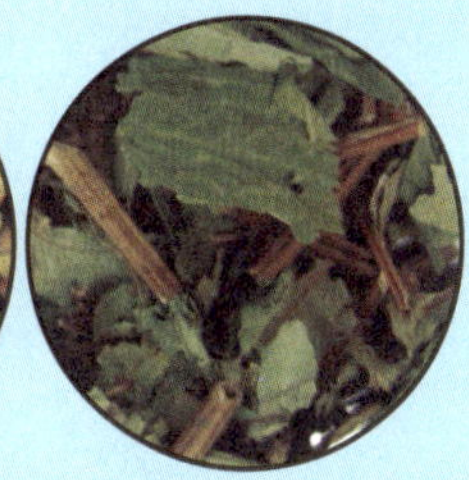
삼백초

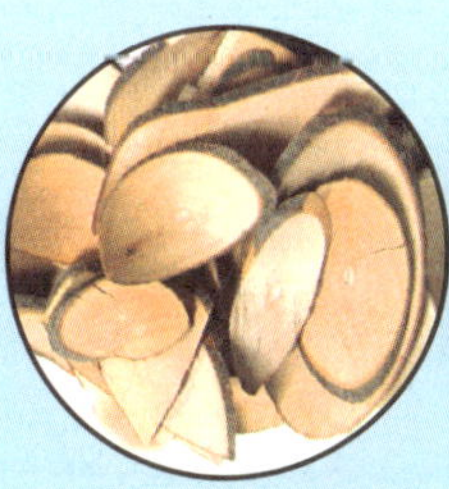
생강나무 황매목

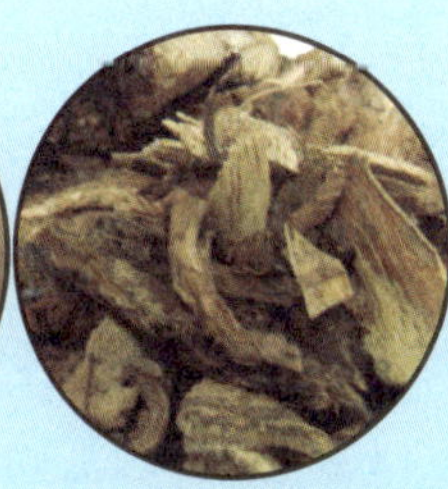
소루쟁이

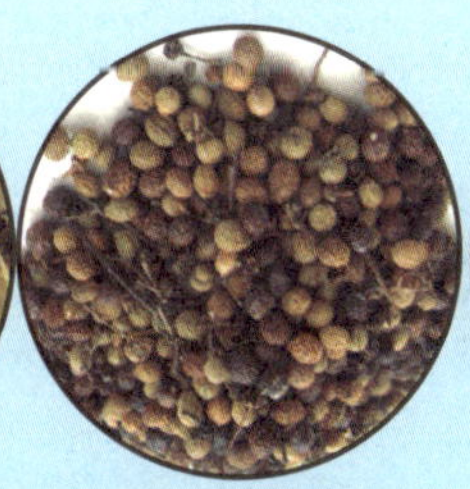
소태나무 열매

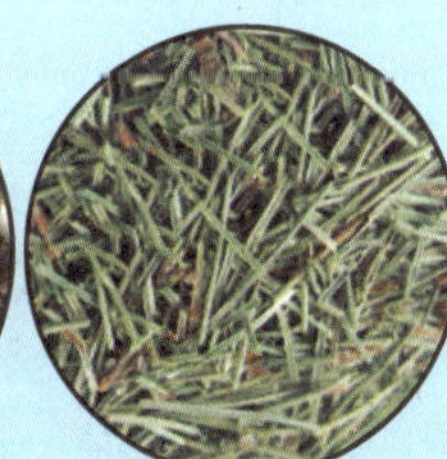
솔잎

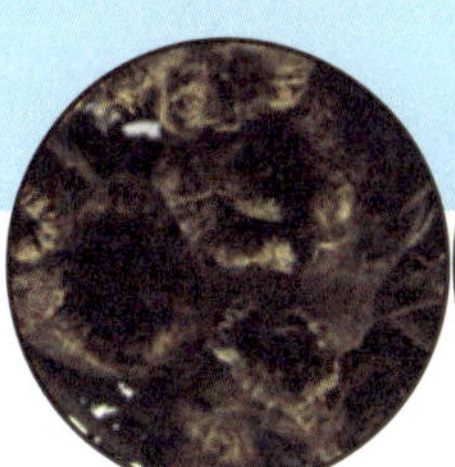
승마 끼절 끼명가리

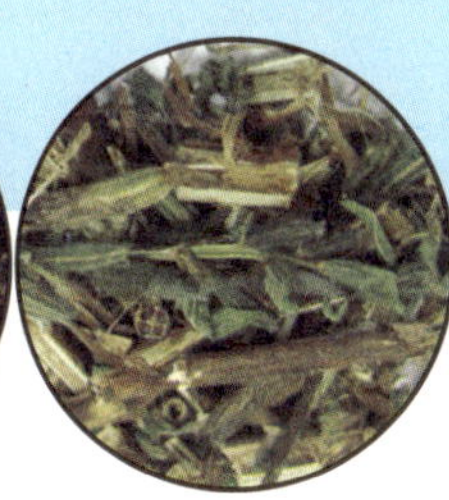
월견초

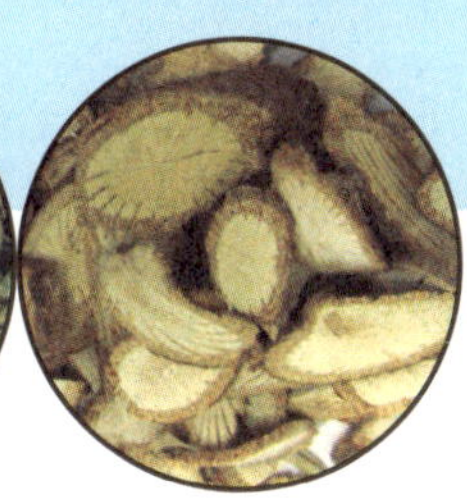
으름넝쿨

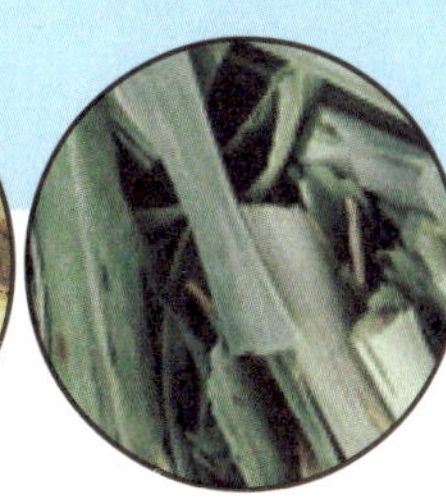
줄풀 고장초

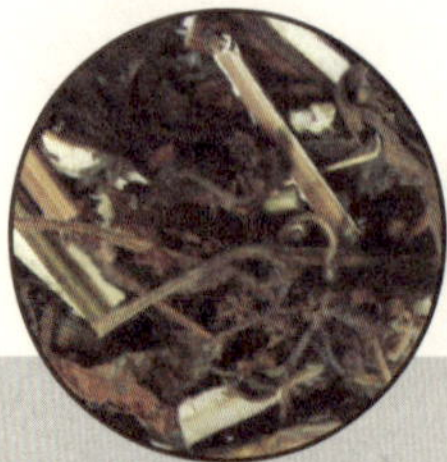
차조기잎 소엽

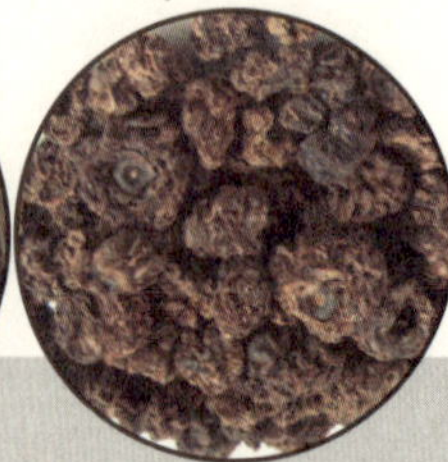
개다래열매

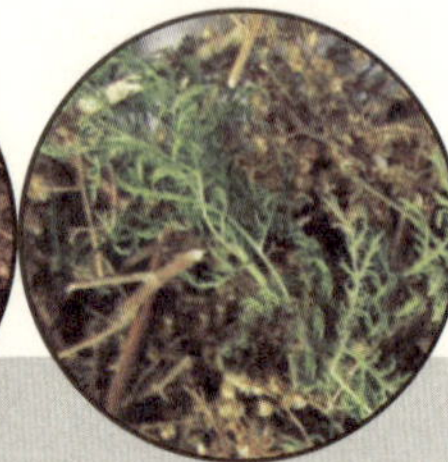
개똥쑥

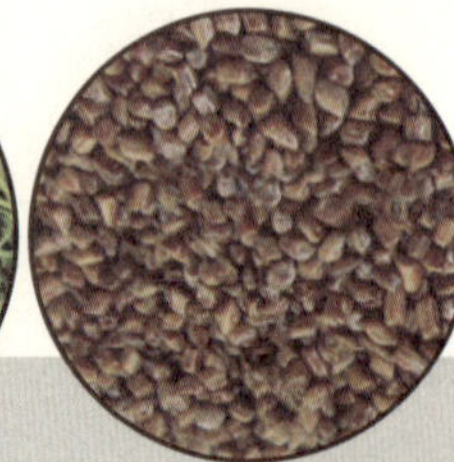
결명자

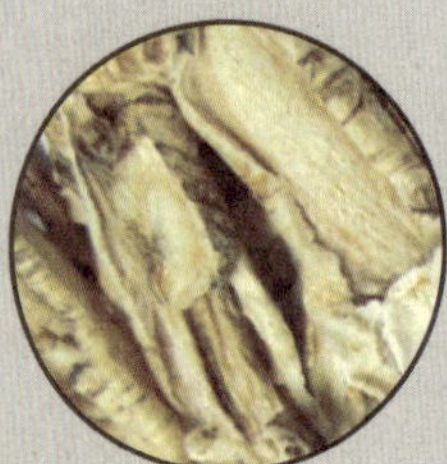
길경 도라지

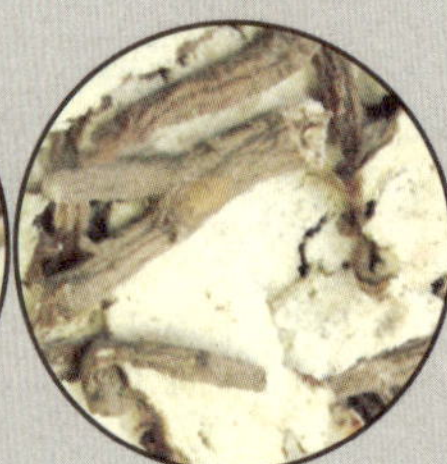
당귀

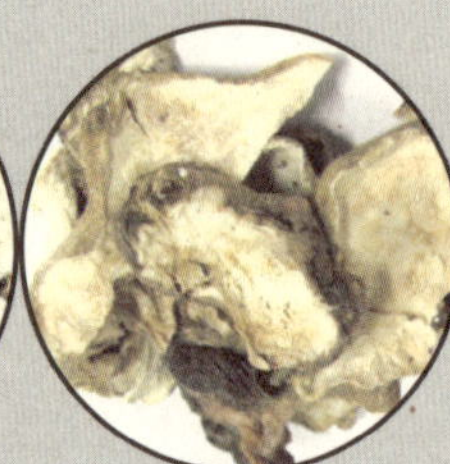
돼지감자 국우

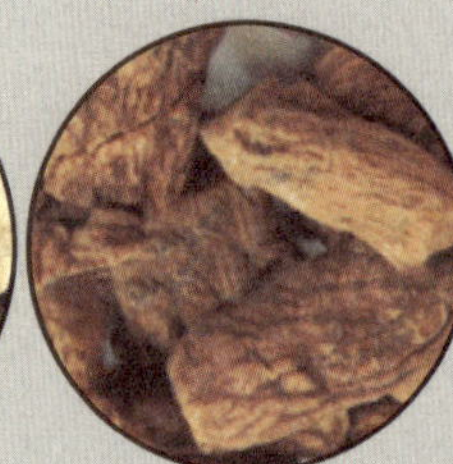
둥굴레

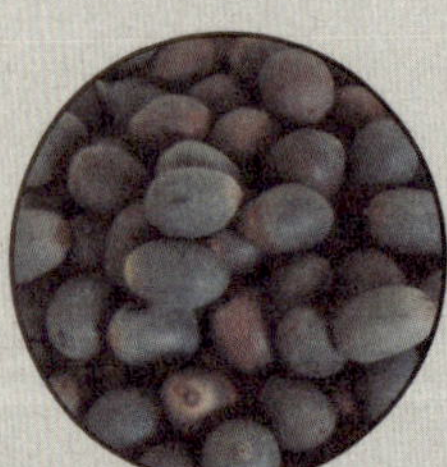
연자육 연꽃씨

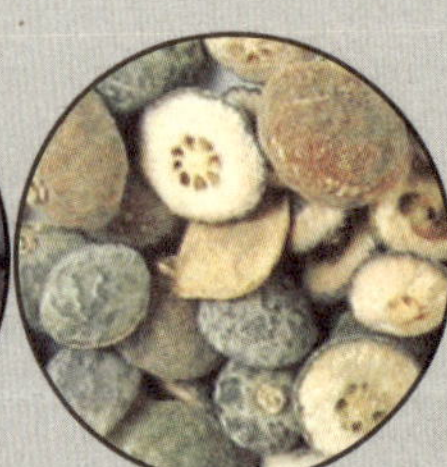
탱자 지실

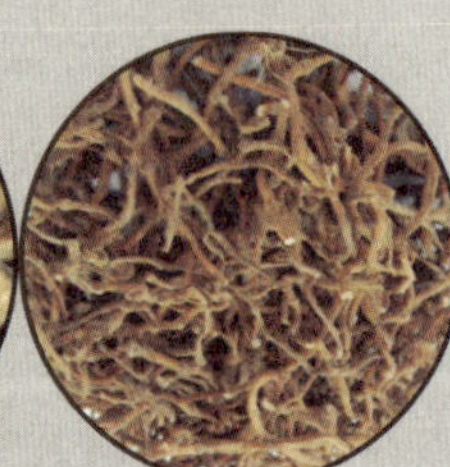
어성초뿌리

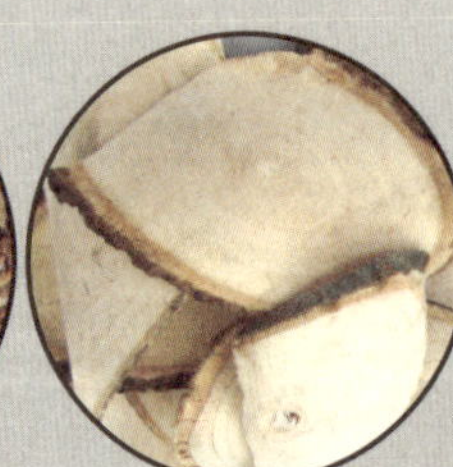
엄나무 해동목

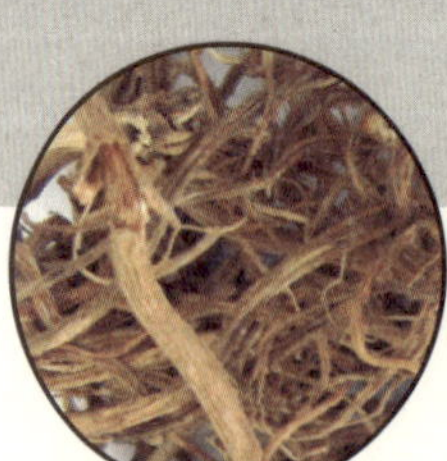
엉겅퀴뿌리 지실근

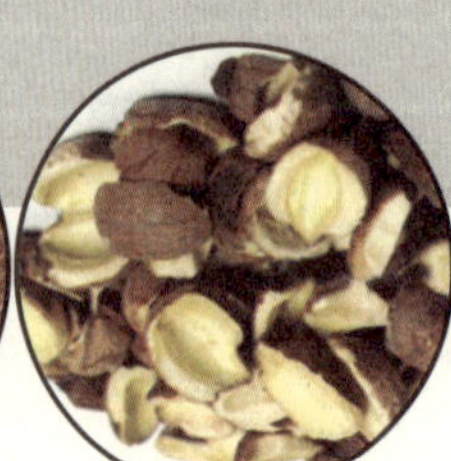
연밥

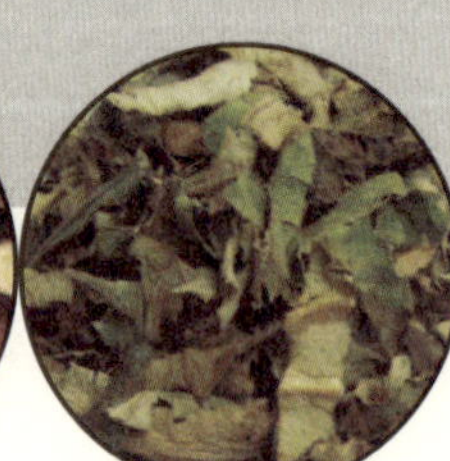
연잎

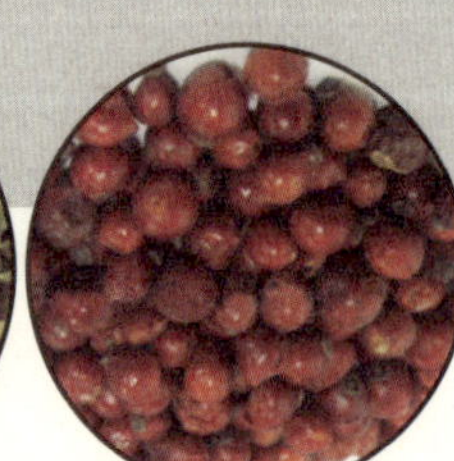
영실 찔레꽃열매

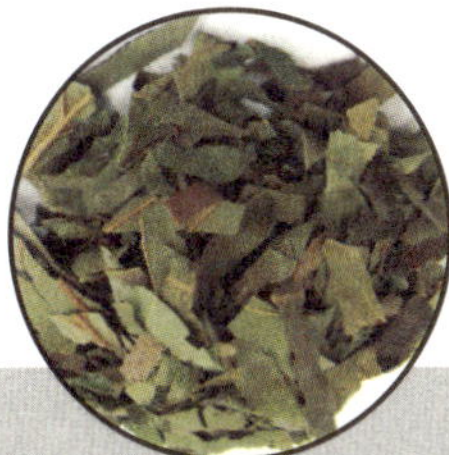
감잎

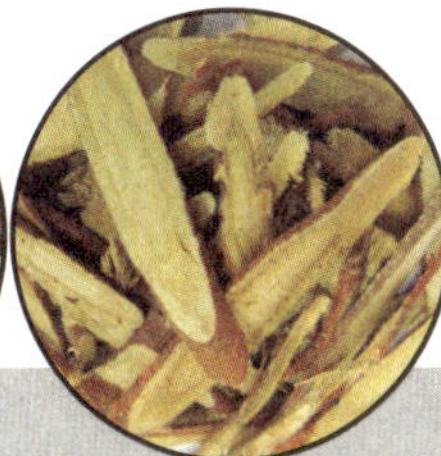
감초

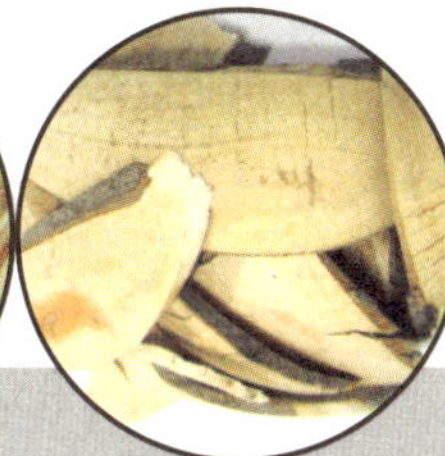
감태나무 백동백

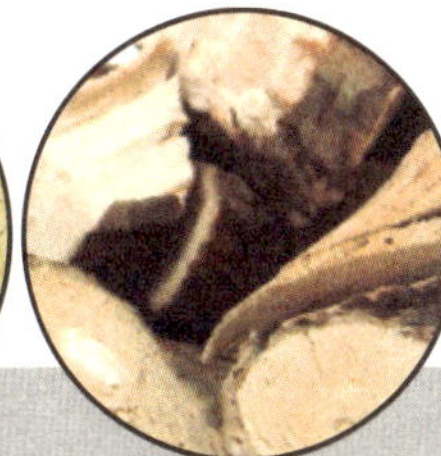
개다래

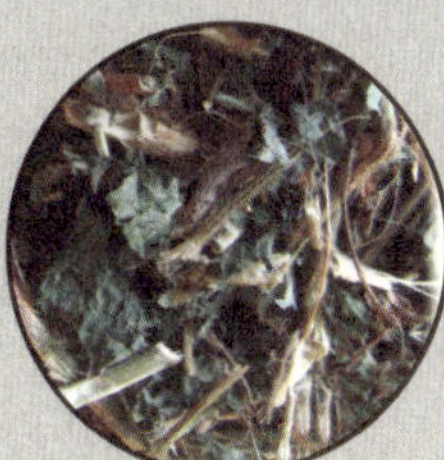
개머루 덩쿨

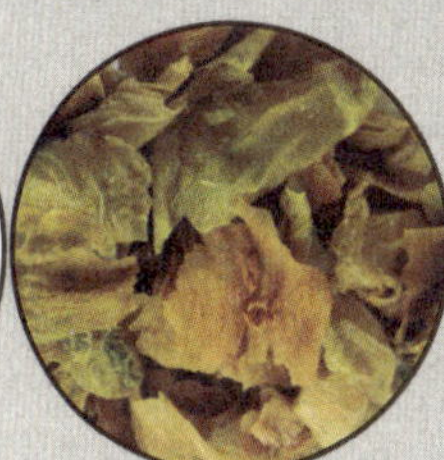
계내금

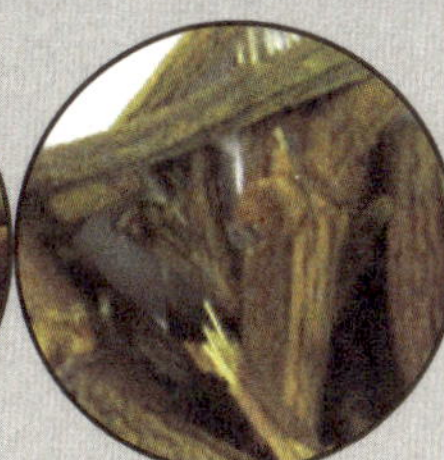
겨우살이 상기생

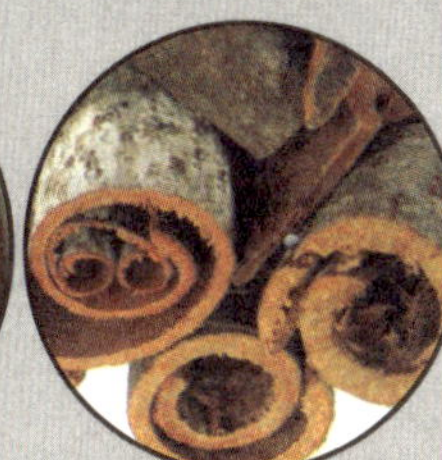
계피

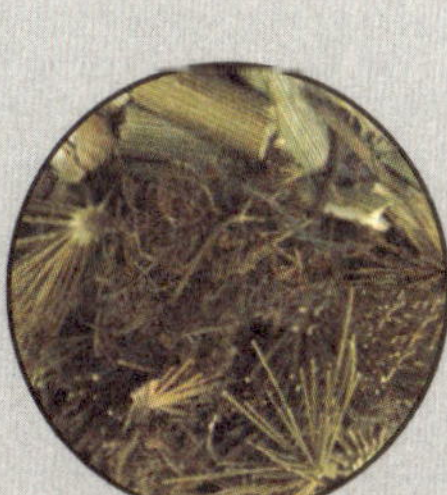
고사대 회양차

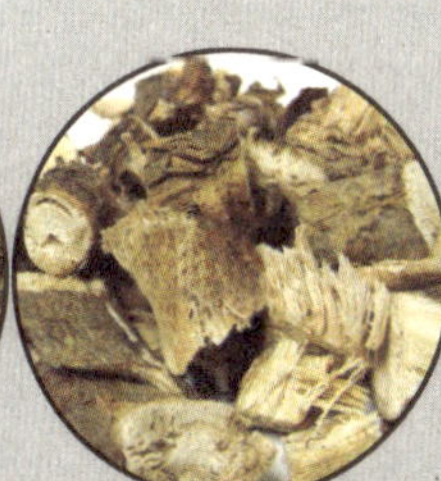
고삼 너삼

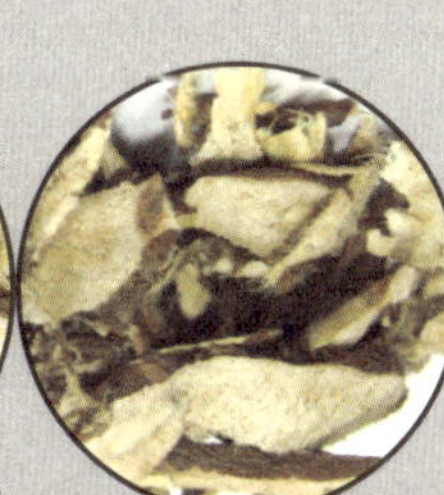
골담초

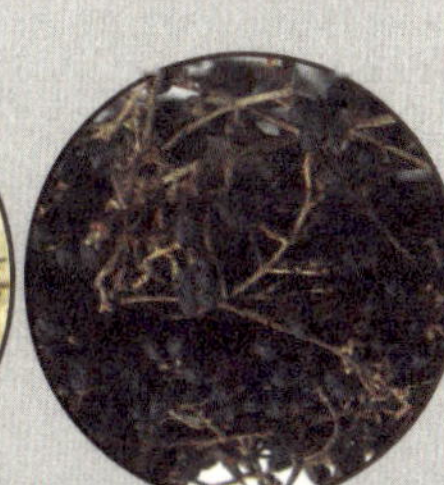
광나무열매

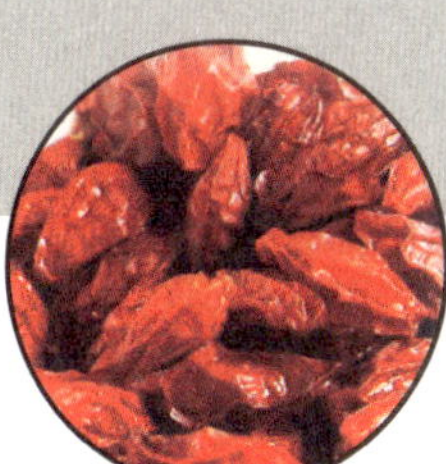
구기자

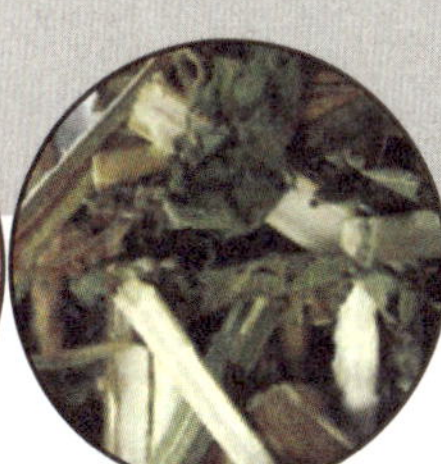
괵양 배초향

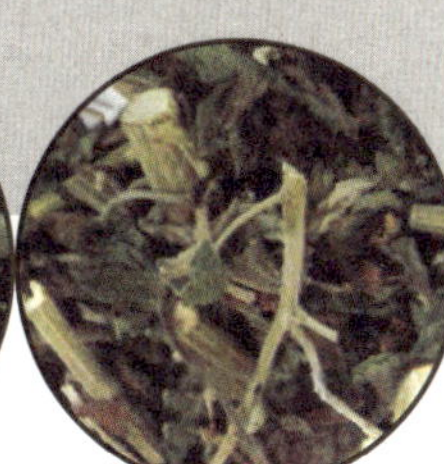
구절초

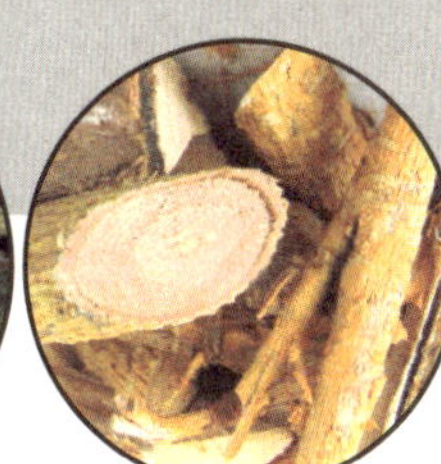
구찌뽕나무

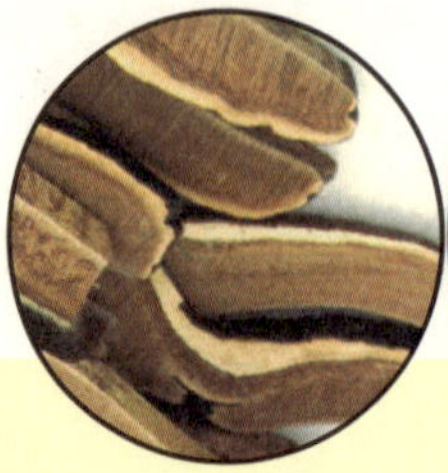

영지버섯

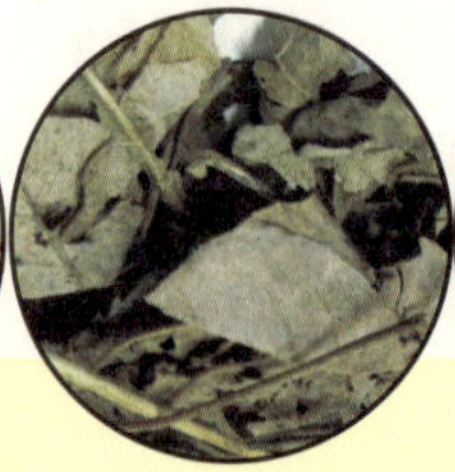

오가피잎

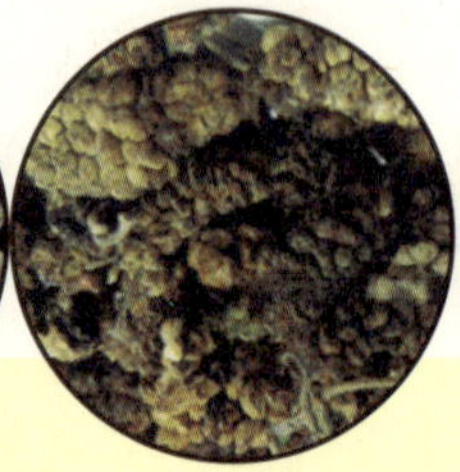

오디차

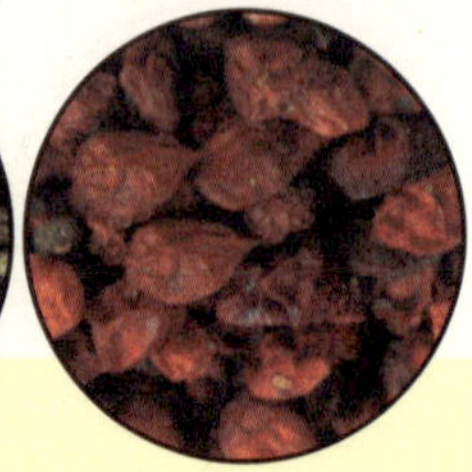

오미자

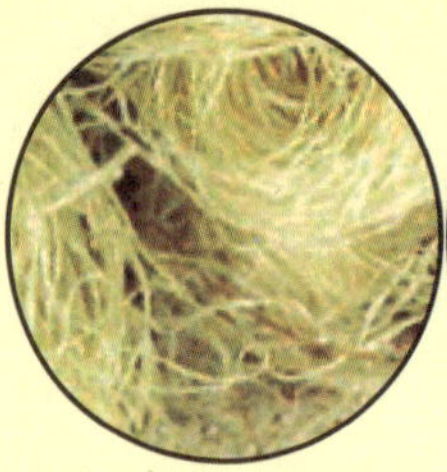

옥수수수염

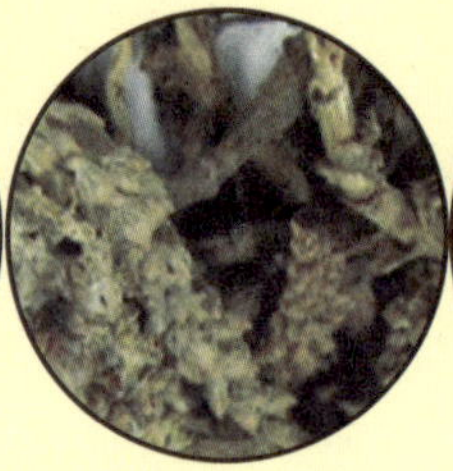

와송 바위솔 기와솔

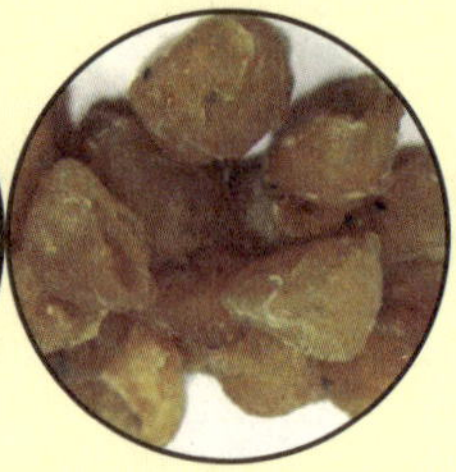

용안육

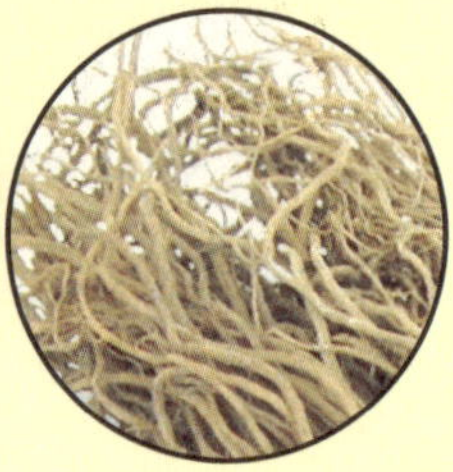

우슬초 쇠무릎지기

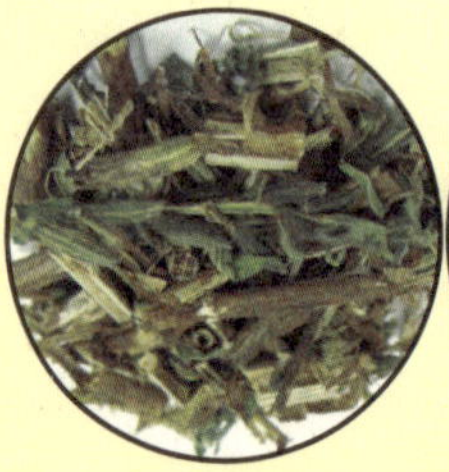

월견초

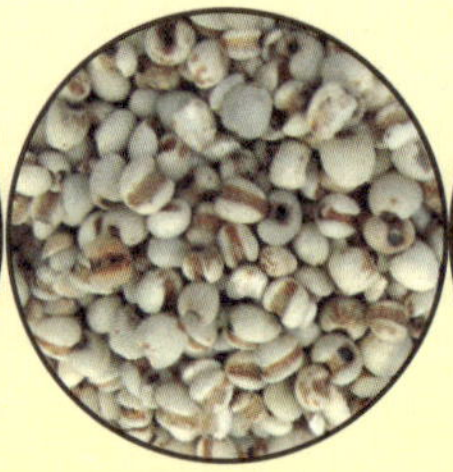

율무 의이인

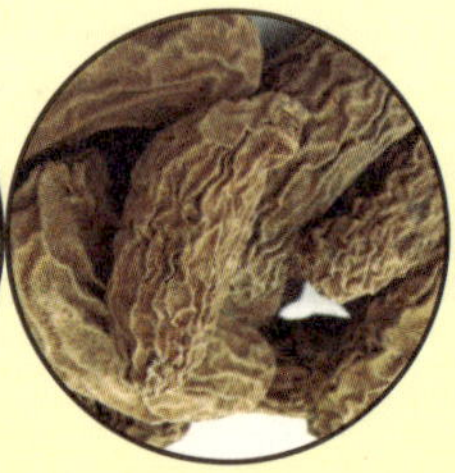

으름나무열매 임하부인
예지자

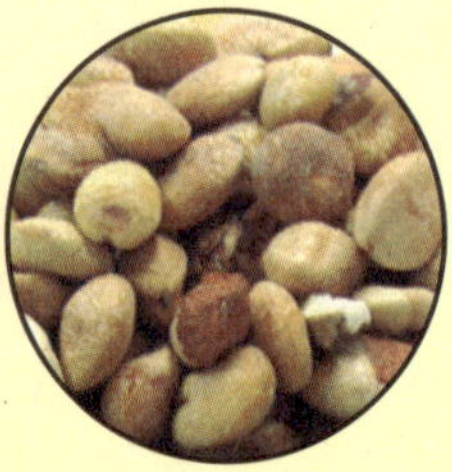

은행

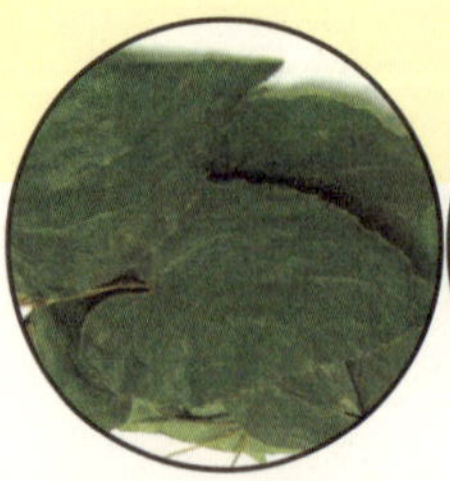

음양곽 산지구엽초

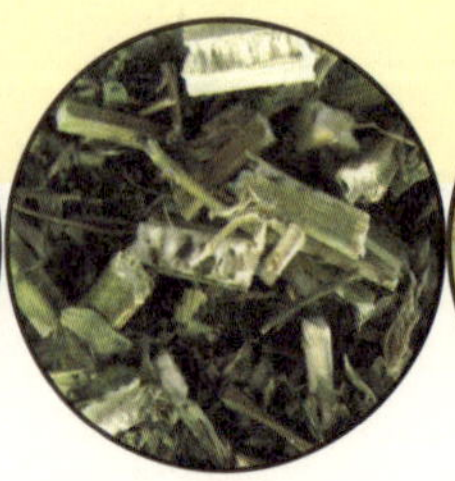

익모초

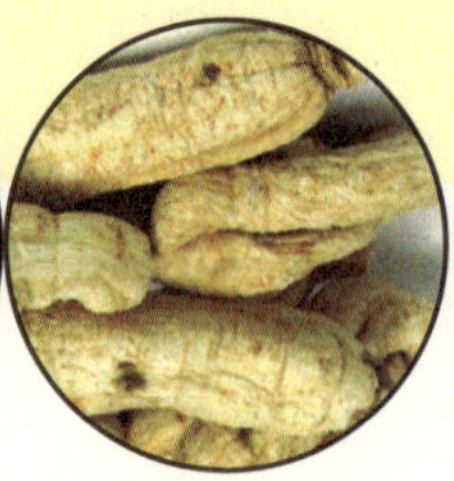

인삼

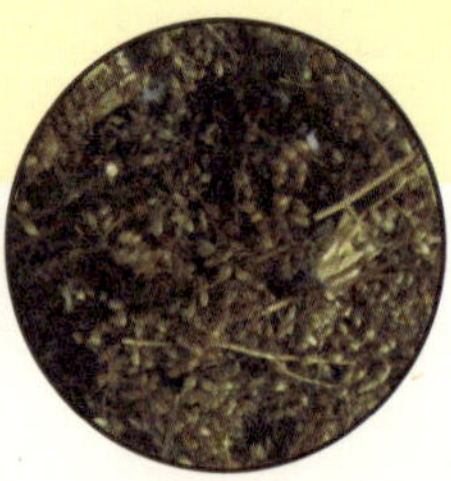

인진쑥

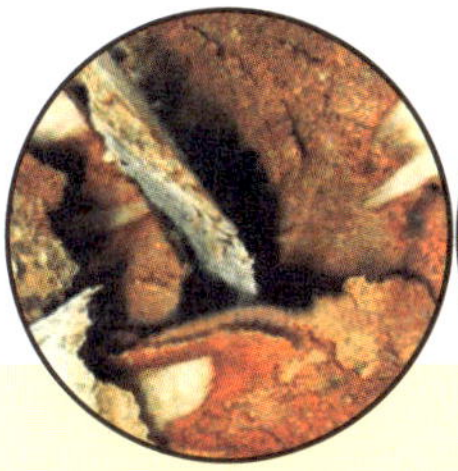
자작나무 백화피

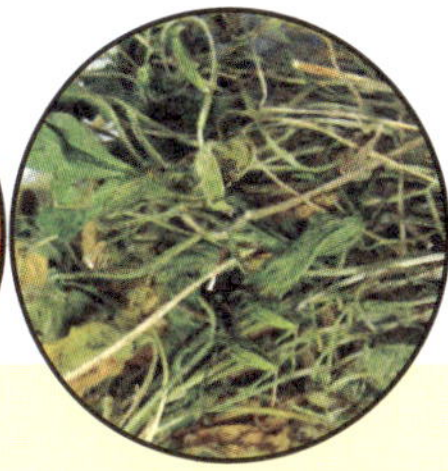
제비꽃 자화지정

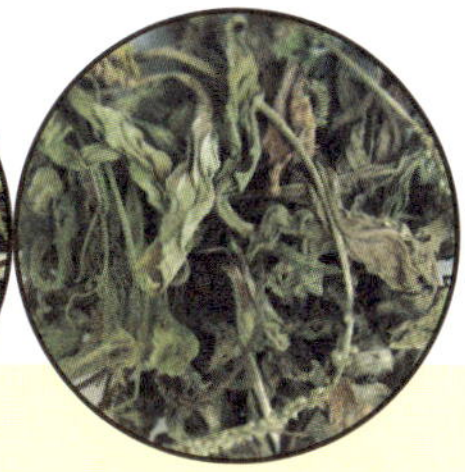
질경이 차전초

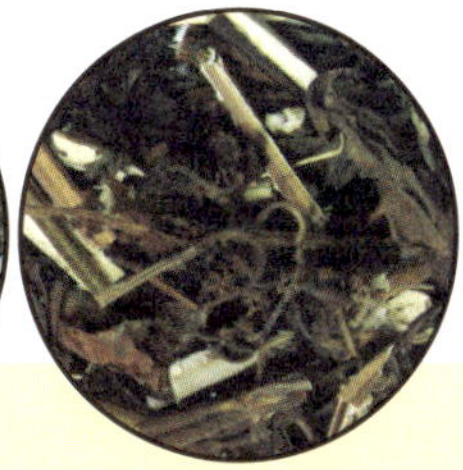
차조기잎 소엽

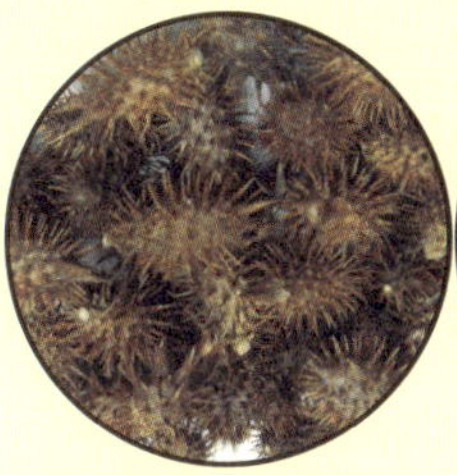
창이자 도꼬마리

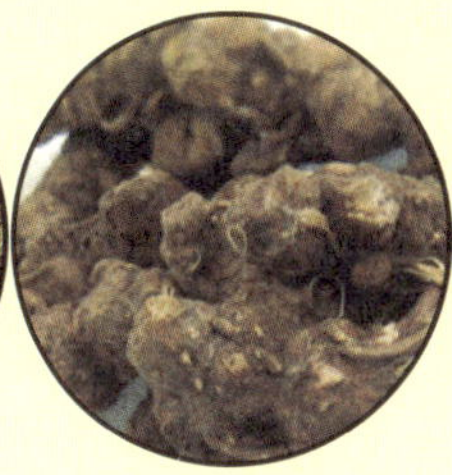
창출차

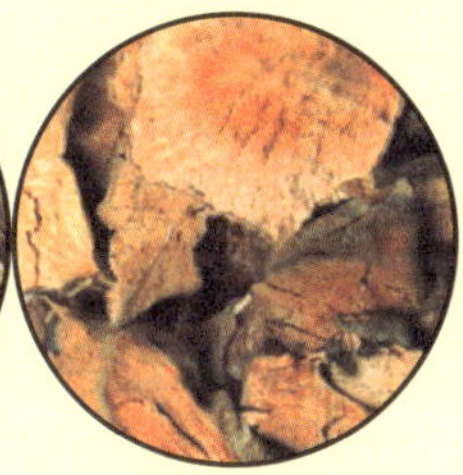
청미래넝쿨 토복령

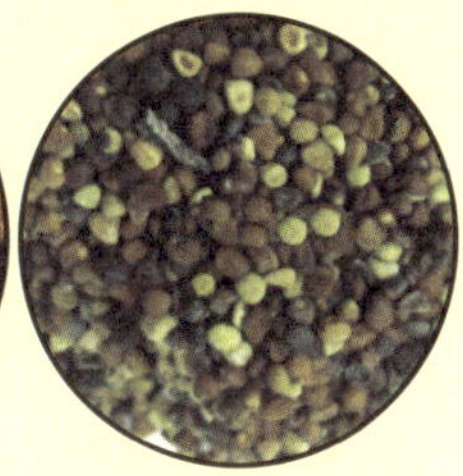
토사자 새삼씨

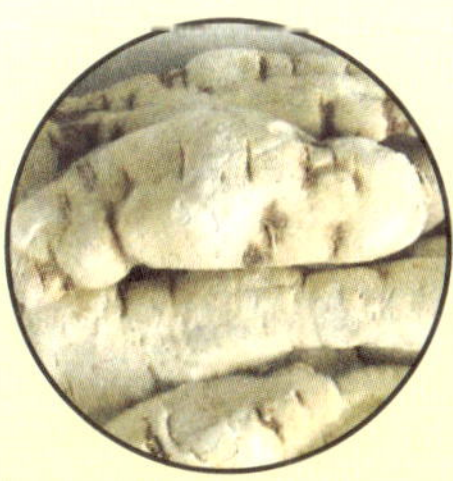
하수오

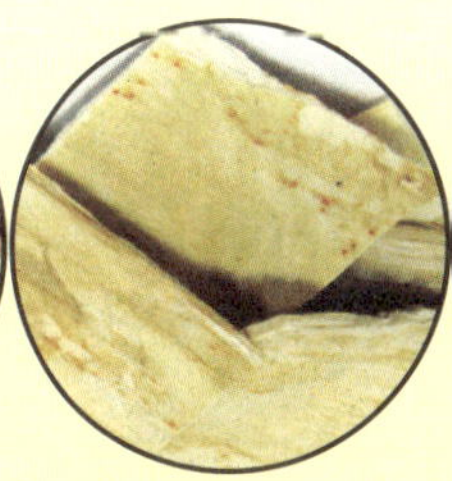
해동피 엄나무껍질

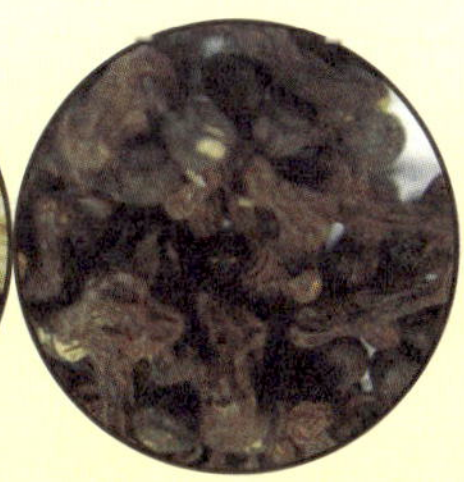
헛개나무열매

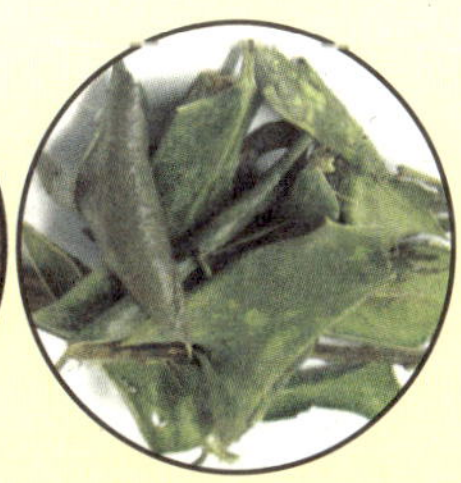
호랑가시나무 구골목

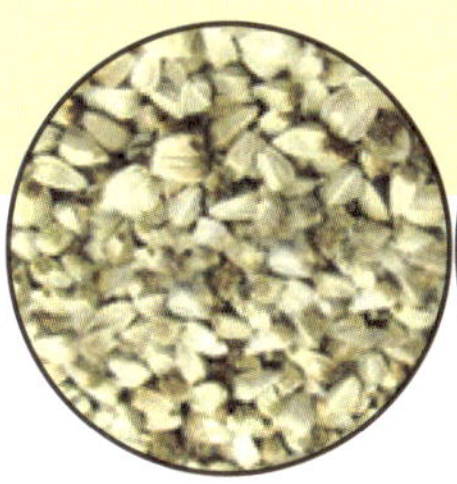
홍화씨

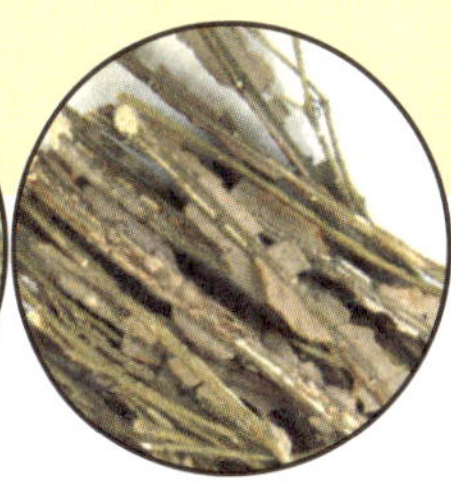
화살나무

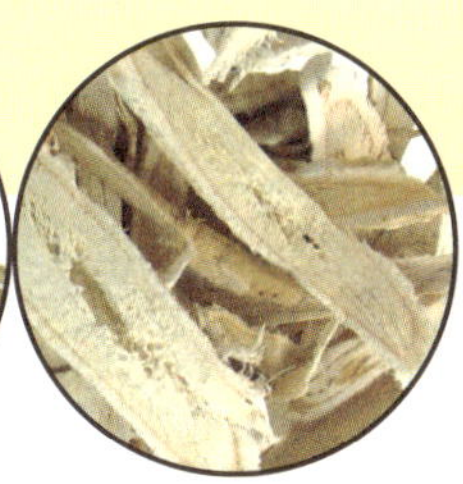
황기

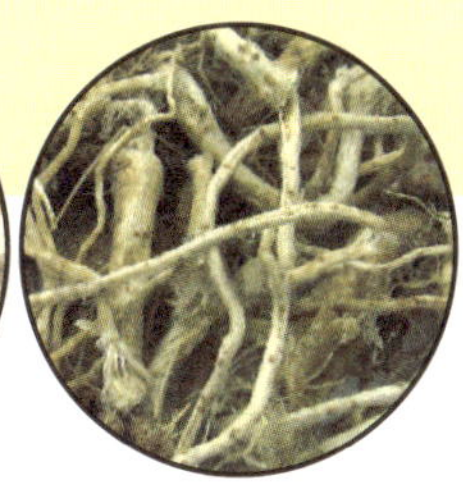
흰접시꽃뿌리 백계근

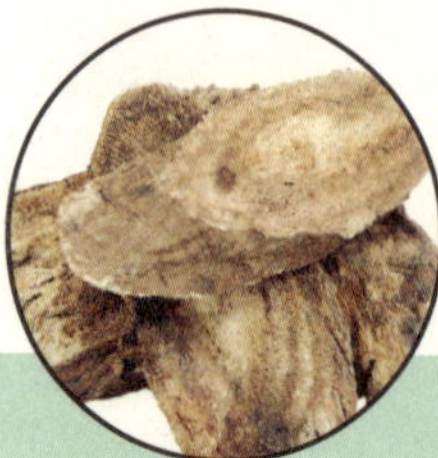
갈근

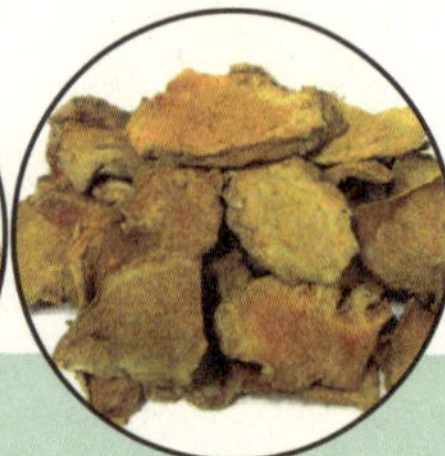
강황 울금 카레

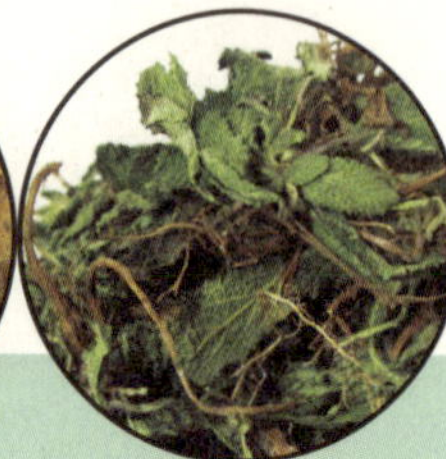
곰보배추

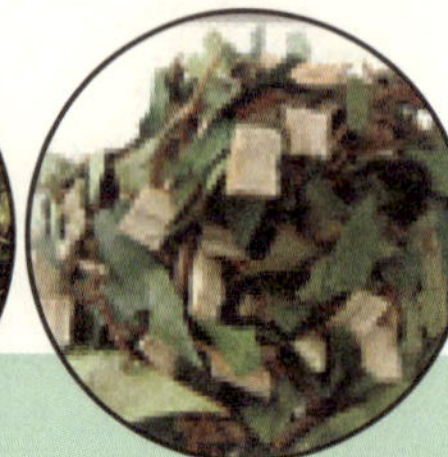
광나무

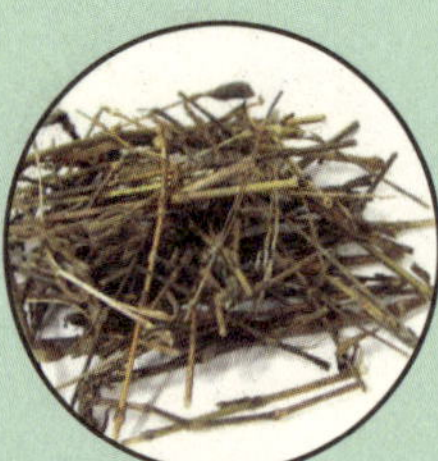
구맥 패랭이

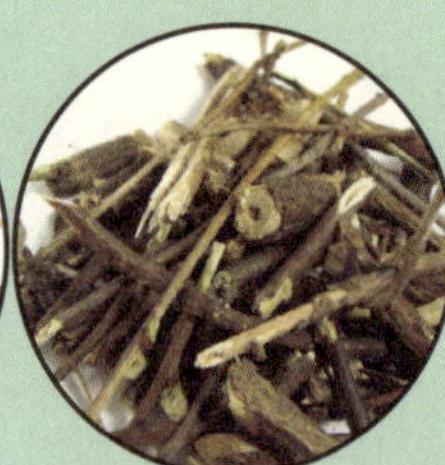
까마귀밥나무 칠해목

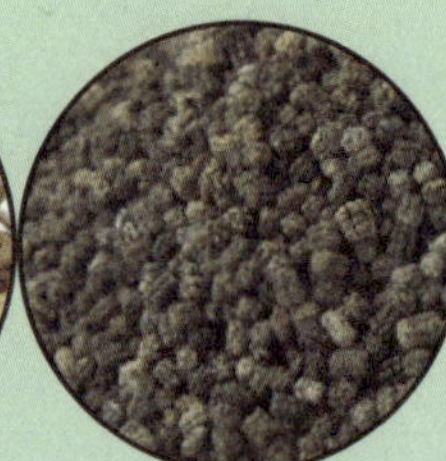
누에똥

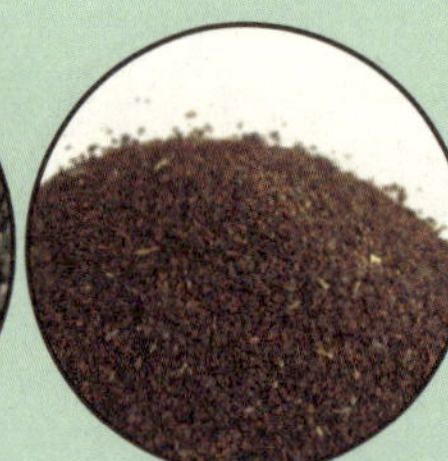
달맞이꽃씨앗 월견자

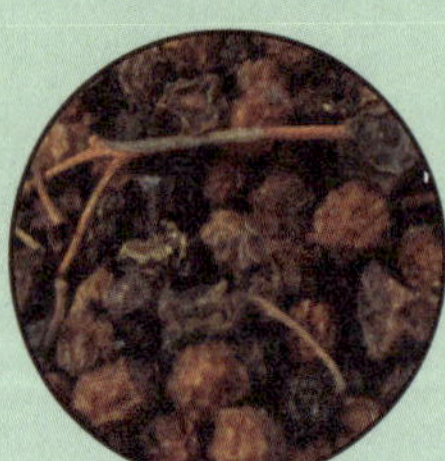
마가복열매 마가자

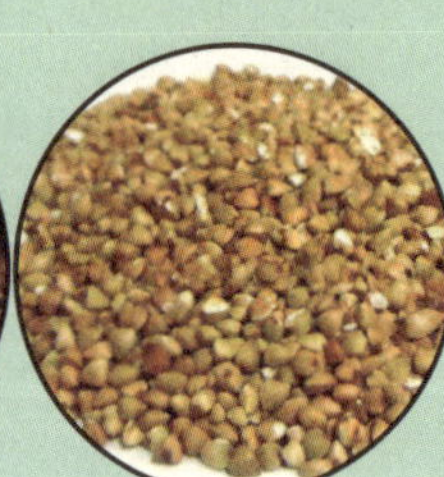
메밀

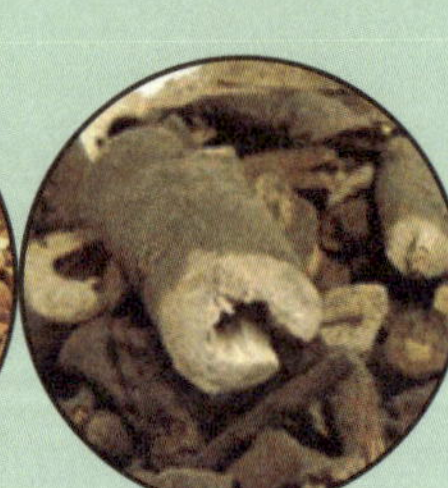
목단피 모란뿌리껍질

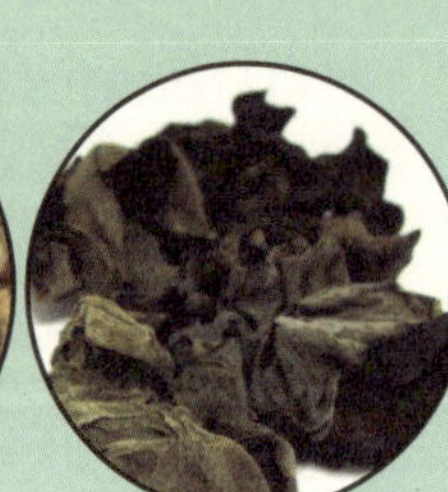
목이버섯

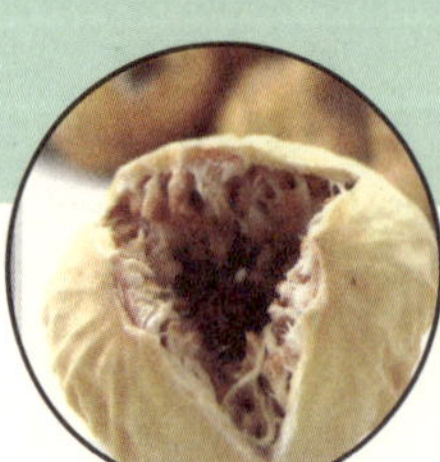
무화과

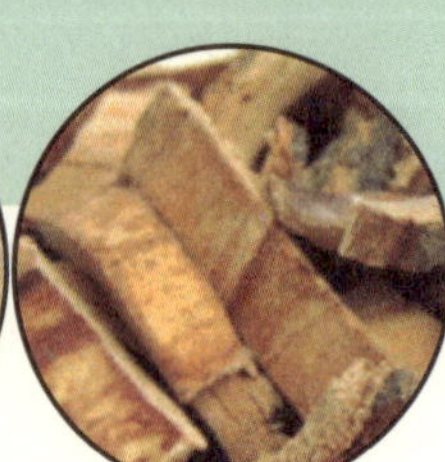
목진피
(물푸레나무 껍질)

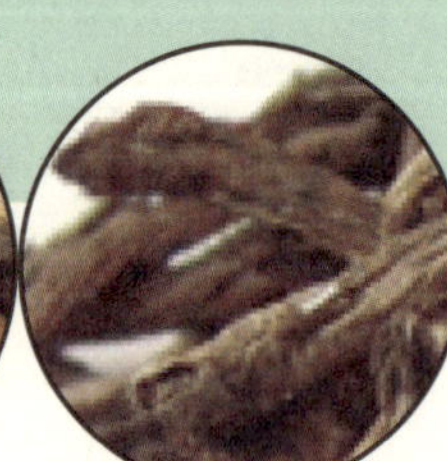
민들레뿌리 포공영

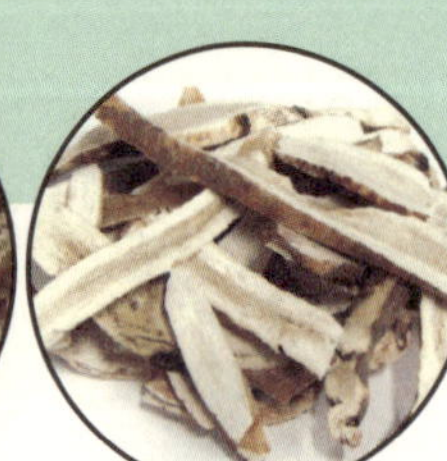
백계근

한 가지 약으로 병을 쉽게 치료할 수 있는

東醫寶鑑

머리말

동의보감은 5개 강목으로 나뉘어 있는데, 내경편內景篇 6권, 외형편外形篇 4권, 잡병편雜病篇 11권, 탕액편湯液篇 3권, 침구편鍼灸篇 1권이다.

내경편에는 신형身形·정精·기氣·신神·혈血·몽夢·성음聲音·언어言語·진액津液·담음痰飮·오장육부·포胞·충蟲·대소변 등 내과에 딸린 질병과 함께 수양·양로병들과 목록이 부기되어 있다.

외형편에는 두頭·면面·이耳·비鼻·구설口舌·치아·인후·두항頭項·배背 에서 흉胸·복腹·요腰·협脇 및 사지·피皮·육肉·골근·모발·전후음前後陰 등에 이르는 외과적 질병이 기록되어 있다.

잡병편에는 천지기운·심병審病·변증辨證·진맥診脈·용약用藥 등 진단법으로부터 풍風·한寒·서暑·조燥·화火·내상·허로·곽란·구토·해소·적취積聚·부종·창만脹滿·소갈·황달·온역瘟疫·괴질怪疾 등 내과질환과 옹저癰疽·제창諸瘡·제상諸傷 등 외과질환들이 혼잡混雜 되어 있고, 그 밖에 부인과·소아과가 따로 첨부되어 있어 각 병상들을 그 증후에 따라 배열하였다.

탕액편에는 탕액서례湯液序例 로서 채약법採藥法 · 건약법乾藥法 · 삼품약성三品藥性 · 수제법修製法 · 제약법 · 탕산환법湯散丸法 · 자약법煮藥法 · 복약법 · 오미약성五味藥性 · 기미승강氣味升降 등의 사례를 기록하였다.

침구편에는 구침제법九鍼制法 에서 연침법鍊鍼法 · 화침법火鍼法 · 점혈법點穴法 · 제애법製艾法 · 구법灸法 · 침보사법鍼補瀉法 등과 같이 서설적 논제論題 등을 들고, 그 다음에 십이경맥十二經脈 의 유流 · 주注 · 수혈 들의 소재 부위를 자세히 기입하여 근세 임상의학의 각 과와 함께 약물학 및 침구술에 관한 일반적 지식이 거의 포괄되어 있음을 짐작할 수 있다.

이 책에서의 동의보감 단방은 내경, 외형, 잡병에 있는 병들의 처방인 단방들을 모두 모아 놓았다. 우리가 일상생활에서 쉽고 편하게 사용할 수 있고 한 가지 약재로 병을 고칠 수 있도록 쉽고 편하게 엮어 놓아 어려운 동의보감을 일상생활에서 쉽게 활용할 수 있었으면 하는 바램이다.

차 례

내경편內景篇

10 — 신형身形
25 — 정精
35 — 기氣
45 — 신神
54 — 혈血
62 — 꿈夢
68 — 목소리聲音
72 — 진액津液
80 — 담음痰飮
88 — 5장과 6부五臟六腑
95 — 간장肝臟
101 — 심장心臟
108 — 비장脾臟
115 — 폐장肺臟
122 — 신장腎臟
129 — 담부膽腑
131 — 위부胃腑
139 — 소장부小腸腑

142 — 대장부大腸腑
148 — 방광부膀胱腑
153 — 3초부三焦腑
157 — 포胞
170 — 충蟲
183 — 오줌小便
198 — 대변大便

외형편外形篇

222 — 머리頭
231 — 얼굴面
242 — 눈眼
262 — 귀耳
270 — 코鼻
275 — 입과 혀口舌
285 — 이빨牙齒
296 — 목구멍咽喉
306 — 목頸項

308 — 등背
310 — 가슴胸
324 — 젖乳
331 — 배腹
336 — 허리腰
344 — 옆구리脇
347 — 피부皮
357 — 살肉
364 — 맥脈
369 — 힘줄筋
374 — 뼈骨
379 — 손手
384 — 발足
391 — 머리털毛髮

잡병편雜病篇

398 — 천지운기天地運氣
408 — 땀汗

412 — 설下
417 — 풍風
432 — 상한傷寒
438 — 서暑
440 — 습濕
442 — 화火
455 — 내상內傷
466 — 허로虛勞
478 — 곽란
485 — 구토嘔吐
496 — 기침咳嗽
506 — 적취積聚
514 — 부종浮腫
523 — 창만脹滿
528 — 소갈消渴
540 — 황달黃疸
549 — 학질 疾
555 — 온역瘟疫
563 — 사수
573 — 옹저癰疽

585 — 여러 가지 창종諸瘡
597 — 여러 가지 외상諸傷
618 — 부인병婦人病
635 — 어린이병小兒病

한 가지 약으로 병을 쉽게 치료할 수 있는

단방

내경편內景篇

신형身形

형체와 기의 시초 形氣之始

『건착도乾鑿度』에는

"하늘에서는 형체가 건乾에서 나오는데 이에는 태역太易, 태초太初, 태시太始, 태소太素가 있다. 태역은 아직 기가 나타나지 않은 것이고 태초는 기가 나타난 시초이며 태시는 형체 나타난 시초이고 태소는 물질의 시초이다. 형체와 기가 이미 갖추어진 뒤에는 아 가 되는데 아란 것은 피로한 것이고 피로한 것은 병인데 병이 여기에서 생긴다. 사람은 태역으로부터 생기고 병은 태소로부터 생긴다."

고 씌어 있다.

단방 單方

단지 한 가지 약만을 가지고 알약을 만들거나 가루를 내거나 달여 먹는다.

알약이나 가루약으로 먹을 때에는 한번에 8g씩 먹는다.

달여 먹을 때에는 한번에 20g씩 먹는다.

단방 單方

오랫동안 먹으면 몸이 가뿐해지고 얼굴이 좋아지며 늙지 않고 배가 고프지 않다.

황정 黃精 낚시둥글레

약을 만들어 먹는 방법

낚시둥글레의 뿌리, 줄기, 꽃, 열매를 다 먹는다. 뿌리를 캐서 먼저 물에 우려 쓴맛을 뺀 다음 아홉 번 찌고 아홉 번 말려 먹는다. 혹은 그늘에서 말려 가루 낸 다음 날마다 깨끗한 물에 타 먹는다. 약 먹을 때에 매화열매를 먹지 말아야 한다 본초.

몸이 가뿐해지고 오래 살며 늙지 않는다.

창포 菖蒲 석창포

약을 만들어 먹는 방법

석창포뿌리를 캐서 쌀 씻은 물에 하룻밤 담갔다가 햇볕에 말린다. 이것을 가루 내어 찹쌀 죽과 함께 졸인 꿀煉蜜에 섞어서 반죽한 다음 벽오동씨 만 하게 알약을 만든다. 이 약을 술이나 미음으로 먹되 아침에 30알, 저녁에 20알을 먹는다 본초.

⊙ 석창포술을 만드는 방법은 석창포뿌리를 짓찧어 낸 즙 5말과 찹쌀 5말로 지은 밥과 보드랍게 가루 내어 만든 약누룩 3kg을 함께 고루 섞어서 반죽한 다음 보통 술을 빚는 것처럼 담근다. 술이 익은 다음 청주를 떠 오랫동안 마시면 정신이 좋아지고 더 오래 산다 입문.

몸이 가뿐해지고 늙지 않으며 오래 산다.

감국화 甘菊花 단국화

약을 만들어 먹는 방법

단국화의 싹, 잎, 꽃, 뿌리를 다 먹는다. 그늘에 말린 다음 가루 내어 술에 타 먹거나 꿀로 반죽하여 알약을 만들어 두고 오랫동안 먹기도 한다 본초.

⊙ 국화 술을 만드는 방법은 단국화, 생지황, 지골피 각각 5되에 물 10말을 두고 5말이 되게 달인 것과 찹쌀 5말로 지은 밥과 보드랍게 가루 내어 만든 누룩을 함께 버무려 항아리에 넣는다. 술이 익은 다음 청주만을 떠서 태워 먹으면 뼈와 힘줄이 든든해지고 골수를 보하며 오래 살게 된다. 흰 국화가 더 좋다 입문.

오랫동안 먹으면 몸이 가뿐해지고 오래 살며 배고프지 않다.

천문동 天門冬

약을 만들어 먹는 방법

천문동 뿌리를 캐 겉껍질과 심을 버린 다음 가루 내어 술에 타 먹는다. 혹은 생것을 짓찧어 즙을 내 달인 다음 고약을 만들어 1-2숟가락씩 술에 타 먹는다. 한漢나라 태원太原사람 감시甘始

는 천문동을 먹고 300여 년이나 살았다고 한다 본초.

⊙ 천문동 술을 만드는 방법은 천문동 뿌리를 캐 짓찧어 낸 즙 2말과 찹쌀밥 2말을 보드랍게 가루 내어 만든 누룩과 함께 섞어서 보통 술을 빚는 것처럼 담근다. 술이 익은 다음 청주를 떠서 마신다. 마른 것으로 가루 내어 술을 빚어 먹는 것도 좋다. 약 먹을 때 잉어를 먹지 말아야 한다 입문.

오랫동안 먹으면 몸이 가뿐해지고 늙지 않는다.

지황 地黃

약을 만들어 먹는 방법

지황뿌리를 캐 씻어서 짓찧어 낸 즙을 달인다. 이것이 걸쭉해졌으면 꿀을 넣고 다시 달여 벽오동씨 만하게 알약을 만든다. 한 번에 30알씩 하루 세 번 술로 빈속에 먹는다. 파, 마늘, 무를 먹지 말며 약을 만들 때 쇠그릇을 쓰지 말아야 한다 본초.

⊙ 지황 술을 만드는 방법은 찹쌀 1말을 100여 번 씻은 것과 생지황 1.8kg을 잘게 썬 것을 함께 찐 다음 흰누룩을 두고 버무려 술을 빚는 것처럼 담근다. 술이 익으면 청주를 떠서 마신다 입문.

이 약을 달여서 오랫동안 먹으면 몸이 가뿐해지고 오래 산다.

출 朮 삽주

약을 만들어 먹는 방법

일명 산정山精 이라고도 한다. 『신농약경』에는 반드시 오래 살고 싶거든 늘 산정을 먹으라고 하였다. 삽주뿌리를 캐 쌀 씻은 물에 담갔다가 검은 겉껍질을 벗겨버리고 닦아서 짓찧어 가루 낸 것 600g에 쪄낸 솔풍령복령 300g을 섞어서 꿀로 반죽한 다음 알약을 만들어 먹는다. 혹은 즙을 내 달여 술에 타 먹거나 졸여 걸쭉한 것으로 알약을 만들어 먹기도 한다. 복숭아, 오얏, 참새고기, 조개, 파, 마늘, 무를 먹지 말아야 한다 본초.

⊙ 선출탕仙朮湯을 늘 먹으면 오래 살고 눈이 밝아지며 얼굴빛이 좋아지고 몸이 가뿐해지며 늙지 않는다. 삽주 840g, 대추살 6되, 살구씨행인 96g, 건강싸서 구운 것 20g, 감초닦은 것 200g, 흰 소금닦은 것 400g 등을 가루 내어 한번에 8g씩 끓인 물로 빈속에 타 먹는다 국방.

오랫동안 먹으면 눈이 밝아지고 몸이 가뿐해지며 오래 산다.

토사자 兎絲子 새삼씨

약을 만들어 먹는 방법

새삼 씨를 술에 담갔다가 쪄서 햇볕에 말리기를 아홉 번 하여 가루 낸다. 한번에 8g씩 하루 두 번 데운 술에 타서 빈속에 먹는다 본초.

온갖 병을 치료하며 오래 살게 된다.

백초화 百草花

약을 만들어 먹는 방법

100가지 풀의 꽃을 따서 그늘에 말린다. 이것을 가루 내어 술에 타 먹는다. 또한 꽃을 달여서 즙을 내 술을 빚어 먹기도 한다 본초.

하수오何首烏, 은조롱 오랫동안 먹으면 수염과 머리털이 검어지고 정수精髓가 불어나며 오래 살고 늙지 않는다. 약을 먹을 때 파, 마늘, 무, 비늘이 없는 고기를 먹지 말며 쇠그릇을 쓰지 말아야 한다 본초.

⊙ 은조롱뿌리를 캐 쌀 씻은 물에 담갔다가 만문해지면軟 참대칼로 겉껍질을 긁어 버리고 잘게 썰어서 검정콩을 달인 물에 담가 둔다. 물이 스며들었으면 그늘에 말린다. 이것을 다시 감초를 달인 물로 버무려서 햇볕에 말린 다음 가루 내어 한번에 8g씩 술에 타 먹는다. 혹 꿀로 알약을 만들어 먹기도 한다.

⊙ 하수오환何首烏丸은 오래 살게 한다. 600g을 쌀 씻은 물에 담갔다가 햇볕에 말려 잘게 썰어서 첫아들을 낳은 어머니의 젖에 버무려 햇볕에 말리기를 한두 번 한다. 이것을 가루 내어 대추살로 반죽한 다음 벽오동씨 만하게 알약을 만든다. 첫날에는 20알을 먹고 그 다음부터는 날마다 10알씩 더 먹되 100알 이상은 먹지 말아야 한다. 데운 술이나 소금 끓인 물로 빈속에 먹는다. 이 약은 양기가 몹시 허한 사람이 아니면 한 가지 약으로만 먹지 못한다 입문.

오랫동안 먹으면 몸이 가뿐해지고 늙지 않으며 오래 산다.

송진松脂

약을 만들어 먹는 방법

달이는 방법은 송진 4.2kg을 뽕나무잿물 10말에 넣고 세 번 끓어오르게 달인 다음 찬물에 넣어 엉기면 다시 달이기를 열 번만 하면 빛이 희어진다 득효방.

⊙ 먹는 방법은 달인 송진을 짓찧어 채로 쳐서 꿀을 탄 좋은 술로 반죽한 다음 엿처럼 만들어 하루 40g을 먹는다 득효방.

⊙ 솔잎 먹는 방법은 솔잎을 따서 잘게 썬 다음 다시 갈아서 술로 12g을 먹는다. 또는 미음에 타 먹기도 한다. 또는 닦은 검정콩과 같이 짓찧어 가루 낸 다음 더운물에 타 먹는 것이 더욱 좋다 속방.

오랫동안 먹으면 눈이 밝아지고 수염과 머리털이 검어지며 오래 산다.

괴실 槐實 홰나무열매

약을 만들어 먹는 방법

홰나무는 허성虛星의 정기인데 음력 10월 첫 사일巳日에 열매를 따먹으면 온갖 병이 없어지고 오래 산다 본초.

[註] 허성虛星 : 28수의 하나. 황도를 중심으로 둘러싸고 있는 28개의 성좌의 하나다.

⊙ 괴담환槐膽丸은 눈이 밝아지고 머리털이 검어지며 이가 든든해지고 오래 살게 한다. 음력 10월 첫 사일巳日에 홰나무열매를 따서 항아리에 넣고 아가리를 덮은 다음 소금을 두고 이긴 진흙으로 싸 발라서 뒤뜰 그늘진 담장에 3자 깊이로 구덩이를 파고 묻는다. 음력 12월 8일에 꺼내어 껍질은 버리고 검은 씨를 우담牛膽 속에 넣어 그늘에다 높이 매달아서 말린다. 다음해 청명날에 꺼내어 날마다 1알씩 끓인 물로 빈속에 먹되 첫날에는 1알, 다음날에는 2알을 먹는다. 점차 양을 늘려서 15알까지 먹는다. 그 다음부터는 날마다 1알씩 줄여 먹되 1알까지 이르게 먹는다. 이렇게 몇 번이고 되풀이하면서 먹는다 입문.

오랫동안 먹으면 모든 병이 없어지고 오래 산다.

백엽 柏葉 측백잎

약을 만들어 먹는 방법

측백잎을 따서 그늘에서 말린다. 이것을 가루 내어 꿀로 반죽한 다음 팥알 만하게 알약을 만들어 81알을 술로 먹는다. 1년을 먹으면 10년 더 살 수 있고 2년을 먹으면 20년을 더 살 수 있다. 여러 가지 고기와 5가지 매운 남새를 먹지 말아야 한다 본초.

⊙ 측백잎 차는 동쪽으로 뻗은 측백나무의 잎을 따다가 시루나 밥가마에 넣고 찐다. 이것을 물로 여러 번 씻어 그늘에서 말린 다음 날마다 달여 먹는다 입문.

[註] 모든 나뭇가지나 잎이 동쪽에 있는 것은 태양빛을 제일 먼저 받기 때문에 효과가 더 많다는 것과 동쪽은 해가 뜨는 좋은 방위라고 생각한 데서 나온 말이다.

오랫동안 먹으면 몸이 가뿐해지고 늙지 않으며 추위와 더위를 잘 견디고 오래 산다.

구기 枸杞 구기자나무

약을 만들어 먹는 방법

구기는 줄기의 껍질, 지골은 뿌리의 껍질, 구기자는 빨갛게 익은 열매를 반드시 쓰는데 잎도 같은 효과가 있다. 뿌리, 줄기, 잎, 씨를 다 먹을 수 있다. 연한 잎으로 국을 끓여 먹거나 나물을 무쳐 먹을 수도 있다. 껍질과 열매를 가루 내어 꿀로 반죽한 다음 알약을 만들어 늘 먹는다. 또 술에 담갔다가 그 술을 마시기도 한다.

⊙ 금수전 金髓煎은 새빨갛게 익은 구기자를 따서 두 달 동안 술에 담갔다가 건져내어 문드러지게 갈아서 천으로 걸러 찌꺼기는 버린다. 이 즙을 약을 담갔던 술과 함께 은이나 돌그릇에 넣

고 달여 고膏를 만든다. 날마다 큰 숟가락으로 두 숟가락씩 하루 두 번씩 따뜻한 술로 먹는다. 오랫동안 먹으면 날아갈 것같이 된다 본초.

복령솔풍령을 오랫동안 먹으면 배고프지 않고 오래 살며 늙지 않는다. 흰솔풍령백복령에 흰국화를 섞거나 흰삽주백출를 섞어서 알약이나 가루약을 만들어 마음대로 먹을 수 있다. 또 다른 방법은 흰솔풍령 껍질을 버리고 술에 15일 동안 담가 두었다가 건져내어 가루를 낸 다음 한번에 12g씩 하루 세 번 물로 먹는다. 오랫동안 먹으면 오래 살고 늙지 않으며 얼굴이 젊은이와 같이 된다 본초.

오랫동안 먹으면 몸이 가뿐해지고 늙지 않는다.

오가피 五加皮 오갈피

약을 만들어 먹는 방법

오갈피의 뿌리와 줄기를 달여 보통 술 빚는 방법과 같이 술을 만들어 마신다. 주로 보한다. 혹은 달여서 차 대신에 마셔도 좋다. 세상에 오갈피술과 오가피산을 먹고 오래 산 사람이 헤아릴 수 없이 많다 본초.

오랫동안 먹으면 흰머리가 검어지고 늙지 않는다.

상심 오디

약을 만들어 먹는 방법

오디가 새까맣게 익은 것을 따서 햇볕에 잘 말리어 가루 낸 다음 꿀로 반죽하여 알약을 만들어 오랫동안 먹는다. 또한 많이 따서 술을 만들어 먹기도 한다. 이 술은 주로 보 한다 본초.

오랫동안 먹으면 몸이 가뿐해지고 늙지 않으며 배고프지 않고 오래 산다.

연실蓮實 연밥

약을 만들어 먹는 방법

연밥의 껍질과 심을 버리고 가루 내어 죽을 쑤거나 갈아서 싸라기를 내어 밥을 지어 늘 먹기도 하는데 다 좋다. 또는 가루 내어 한번에 8g씩 술이나 미음으로 먹는다. 오랫동안 먹으면 오래 산다 본초.

오랫동안 먹으면 몸이 가뿐해지고 배고프지 않으며 늙지 않는다.

계두실鷄頭實 가시연밥

약을 만들어 먹는 방법

『선방仙方』에는 이것을 따서 연밥연실과 같이 먹는 것이 퍽 좋다고 하였다. 가루내서 먹으면 효과가 아주 좋다. 이 약은 장수하는 약이므로 먹으면 오래 산다.

⊙ 가시연밥 죽은 흰쌀 1홉에 가시연밥 2홉을 섞어서 죽을 쑨 것인데 빈속에 먹으면 정기를 보하고 귀와 눈이 밝아지며 오래 산다 본초.

오랫동안 먹으면 몸이 가뿐해지고 오래 살며 배고프지 않고 늙지 않는다.

해송자海松子 잣

약을 만들어 먹는 방법

죽을 쑤어 늘 먹는 것이 제일 좋다 본초.

오랫동안 먹으면 몸이 가뿐해지고 늙지 않으며 배고프거나 목이 마르지 않으며 오래 산다.

호마 胡麻 참깨

약을 만들어 먹는 방법

검은 참깨黑脂麻이다. 참깨를 일명 거승巨勝이라고도 한다. 꿀 1되에 참깨 1되를 합해서 만든 것을 일명 정신환靜神丸이라고 한다. 먹는 방법은 참깨를 아홉 번 찌고 아홉 번 햇볕에 말려 고소하게 닦아서 가루 낸 다음 꿀로 반죽하여 달걀 노른자위 만하게 알약을 만들어 한번에 1알씩 술로 먹는다. 독 있는 물고기나 채소를 먹지 말아야 한다. 오랫동안 먹으면 오래 산다.

⊙ 노나라 여자가 참깨와 삽주창출를 먹고 곡식으로 만든 음식을 끊은 지 80년이 되었는데 매우 젊고 건강하여 하루에 300리 길을 걸었다고 하였다.

⊙ 참깨와 콩, 대추를 같이 아홉 번 찌고 아홉 번 햇볕에 말려 단團을 만들어 먹으면 오래 살 수 있고 곡식으로 만든 음식을 끊을 수 있다 본초.

오랫동안 먹으면 곡식을 먹지 않고도 살 수 있고 오래 살 수 있다.

만청자 蔓菁子 순무씨

약을 만들어 먹는 방법

아홉 번 쪄서 아홉 번 햇볕에 말려 가루 낸 다음 한번에 8g씩 하루 두 번 물로 먹는다 본초.

5장을 보하고 오래 살게 하며 살찌고 윤기가 나게 한다.

인유즙 人乳汁 젖

약을 만들어 먹는 방법

달고 향기가 나는 젖을 짜서 은그릇에 넣고 푹 끓여 새벽 4~5시경에 뜨겁게 해서 먹는다. 젖을 한번 빨아들인 다음 곧 손가락으로 콧구멍을 막고 입술과 이를 맞붙이며 꿀꺽거려 젖과 침이 잘 섞이게 한 다음에 코로 공기를 들이쉬어 공기가 콧대를 거쳐 뇌로 들어가게 하면서 천천히 젖을 삼킨다. 이와 같이 모두 다섯에서 일곱 번 하는 것을 한 차례로 한다. 오랫동안 먹으면 매우 좋다.

⊙장창張蒼이란 사람은 늘 젖을 먹었기 때문에 나이 100여 살이 지났어도 살이 찌고 그 빛이 박瓠과 같았다고 한다 본초십법.

하루 종일 마음을 상쾌하게 하며 보하는 힘이 적지 않다.

백죽 白粥 흰죽

약을 만들어 먹는 방법

새벽에 일어나서 죽을 먹으면 가슴이 시원하고 위를 보하며 진액을 생기게 하고 하루 종일 마음을 상쾌하게 하며 보하는 힘이 적지 않다. 저녁에 흰쌀을 푹 퍼지게 끓여 먹는다 입문.

신기한 베개를 만드는 방법 神枕法

옛날 태산 아래에 한 늙은이가 살았는데 이름은 알 수 없다. 무제가 동쪽지방을 지나다가 길옆에서 김을 매는 한 늙은이를 보았다. 잔등에 두어 자 되는 흰 광채가 있으므로 무제가 이상하게 여겨서 그에게 '도술을 쓰지 않는가' 고 물었다.

늙은이가 대답하기를

"제가 일찍이 85살 때에 노쇠하여 죽을 지경이었고 머리가 희며 이가 빠졌는데 도사란 사람이 저에게 알려주기를 대추를 먹고 물을 마시면서 음식을 끊는 동시에 신기한 베개를 만들어 베라고 하였다. 그 베갯속에는 32가지 약을 넣었는데 그 가운데서 24가지의 좋은 약은 24절기에 맞는 것이고 나머지 8가지는 독약인데 8풍八風에 상응한다고 하였다. 제가 그 방법대로 만들어 베었더니 도로 젊어져서 흰머리가 검어지고 빠진 이가 다시 나오고 하루에 300리 길을 걸을 수 있게 되었다. 저는 금년에 180살이며 인간 세상을 떠나 산 속에 들어가지 못하고 자손들이 그리워 인간 세상에서 도로 곡식을 먹은 지 이미 20여 년이 되었는데도 아직 신기한 베개의 효력으로 늙지 않았다"

고 하였다.

무제가 그 늙은이의 얼굴을 보니 한 50살쯤 되는 사람같이 보이므로 의심스러워서 그 동네 사람에게 물어보니 다 그렇게 말했다. 무제가 그 방법대로 베개를 만들어 베었으나 곡식을 끊고 물만 마시는 것을 하지 못했다.

⊙ 신기한 베개를 만드는 법은 음력 5월 5일이나 7월 7일에 산에서 측백나무를 베어다가 길이 1자 2치, 높이 4치가 되는 베개를 만든다. 그 속을 파내어 1말 2되가 들어가게 하고 측백나무 속이 붉은 것으로 2푼 두께의 뚜껑을 만들되 열고 닫을 때 꼭 맞게 한다. 또 뚜껑 위에 3개의 줄을 긋고 송곳으로 1줄에 구멍좁쌀알이 들어갈 만한 크기을 40개씩 모두 120개를 뚫는다.

⊙ 여기에 쓰는 약은 궁궁이천궁, 당귀當歸, 구릿대백지, 목련꽃봉오리, 두충, 흰삽주백출, 고본藁本, 목란木蘭, 조피열매산초,

계피桂皮, 건강乾薑, 방풍防風, 인삼人蔘, 도라지길경, 흰솔풍령백복령, 형실荊實, 육종용肉 蓉, 뻐꾹채, 측백씨백자인, 율무쌀의이인, 관동화款冬花, 백미白薇, 분지, 미무靡蕪 등 모두 24가지인데 이 약들은 24절기에 상응하고 독한 약 8가지는 8풍에 상응한다. 즉 오두烏頭, 부자附子, 박새뿌리, 주염열매조협, 붓순, 반석礬石, 끼무릇반하, 족도리풀세신 들이다. 이 32가지의 약들을 각각 40g씩 썰어서 독약을 밑에 넣은 후 나머지 약을 넣어 속을 채워서 베천으로 베갯잇을 만든다. 이 베개를 100일만 베면 얼굴에 윤기가 나고 1년만 배면 몸에 있는 온갖 병이 다 낫고 몸에서 향기가 풍긴다. 4년을 베면 흰머리가 검어지고 빠진 이가 다시 나오며 귀와 눈이 밝아진다. 이와 같은 신기한 처방은 비밀히 간직하고 전할 만한 사람을 만나지 못하면 전하지 말아야 한다. 무제가

"동방삭東方朔에게 그럴 수 있는가?"

고 물으니 대답하기를

"옛날 여렴女廉이 이 방법을 옥청에게 전하니 옥청玉靑은 광성자廣成子에게 전하고 광성자는 황제에게 전하였다. 근래에는 곡성도사穀城道士 순우공淳于公이 이 약 베개를 베었는데 나이 100여 살이 되어도 머리털이 희지 않았다. 대체로 병이 나는 것은 다 양맥을 따라 일어나는데 이 약 베개를 베면 풍사가 사람에게 침범하지 못하는 것이 당연하다. 또 베천으로 베갯잇을 하여 씌웠다 해도 다시 가죽주머니로 잘 싸두었다가 누워 자려고 할 때에 그것을 벗기고 베어야 한다."

고 하였다.

무제가 그 늙은이를 불러 상으로 천匹帛을 주었더니 그 늙은이

는 받지 않고 말하기를

"신하 임금에 대해서 말한다면 자식이 아는 도를 아버지에게 올렸으니 도리상 상을 받을 수 없고 또한 신하는 도를 파는 사람이 아니며 임금님이 도를 좋아하시기 때문에 이것을 말씀드렸을 뿐입니다."

고 하였다.

무제가 그만두고 다시 여러 가지 약을 내주었다[운급칠첨].

늙어서도 얼굴이 젊은이와 같은

배꼽에 뜸을 뜨는 방법 灸臍法

약을 만들어 먹는 방법

어떤 사람이 늙어서도 얼굴이 젊은이와 같았다. 그는 매년 쥐똥으로 배꼽 한가운데다 뜸을 1장씩 떴기 때문이라고 했다자생경.

⊙ 한옹韓雍이라는 사람이 대등협侍을 치고 한명의 적을 잡았는데 그는 100살이 넘었고 매우 건강하였다. 그 이유를 물으니 그가 말하기를 젊었을 때는 병이 많았는데 어떤 이인異人을 만나서 그가 가르쳐준 대로 배꼽에 뜸을 뜬 후부터 건강해졌다고 하였다 휘언.

[註] 이인異人 : 보통사람과는 달리 앞일까지를 안다는 전설적인 사람.

정精

정은 신체의 근본 精爲身本

『영추』에는

"두 사람의 신神이 서로 합쳐서 육체가 생기는데 육체보다 먼저 생기는 것이 정精이다. 정은 몸의 근본이 된다. 또한 5곡五穀의 진액이 합쳐서 영양분이 되는데 속으로 뼛속에 스며들면 골수骨髓와 뇌수腦髓를 영양하고 아래로 내려가 음부로 흐르게 된다. 음양이 고르지 못하면 정액이 넘쳐나서 아래로 흘러내리게 된다. 이것이 지나치면 허해지고 허해지면 허리와 잔등이 아프며 다리가 시큰거린다. 또한 수髓란 것은 뼛속에 차 있는 것이고 뇌는 수해髓海가 된다. 수해가 부족하면 머리가 핑 돌고 귀에서 소리가 나며 다리가 시큰거리고 정신이 아득해지곤 한다."

고 씌어 있다.

정은 지극한 보배 精爲至寶

대체로 정精이란 아주 중요하다는 말이다. 사람에게 있어서 정은 가장 귀중하면서도 매우 적다. 사람의 몸에는 정이 통틀어 1되 6홉이 있다. 16살 나는 남자가 아직 정액을 내보내기 전의 그 양은 1되이다. 정액이 쌓여서 그득 차게 되면 3되까지 되나 허손損되거나 내보내서 적어지면 1되도 못 된다. 정과 기가 서로 보충해 주는데 기가 모이면 정이 그득하게 되고 정이 그득하면 기가 왕성해진다. 매일 먹는 음식의 영양분이 정으로 되기 때문에 쌀 '미米' 자와 푸를 '청靑' 자를 합쳐서 '정精' 자를 만든 것이다. 16살이 되면 정액이 나오게 된다. 보통 한번 성생활을 하면 반 홉 가량 잃는데 잃기만 하고 보태주지 않으면 정액이 줄어들고 몸이 피곤해진다. 때문에 성욕을 조절하지 않으면 정이 소모된다. 정이 소모되면 기가 쇠약해지고 기가 쇠약해지면 병이 생긴다. 병이 생기면 몸이 위험하게 된다. 그러므로 과연 정이라는 것은 사람의 몸에서 가장 중요한 보배라고 말할 수 있다양생.

⊙『선서仙書』에는

"음양을 수행하는 데서 정액은 가장 귀중하다. 그것을 잘 간수하면 나이보다 뒤늦게 늙어질 수 있다."

고 씌어 있다. 『경송經頌』에는

"음양陰陽의 수양에는 정액이 보배일세, 중요한 이 보배를 고이고이 간직하소, 남의 몸에 들어가면 사람이 생겨나고, 자기 몸에 간직하면 자기 몸이 든든하리. 아이 밸 때 쓰는 것도 좋은 일은 아니어든, 아까운 이 보배를 헛되이 버릴쏜가, 함부로 막 버려 허튼 생각 자주 하면, 몸약하고 쉬이 늙어 제 목숨 다 못 살리."

라고 씌어 있다.

사람에게서 가장 귀중한 것은 목숨이며 아껴야 할 것은 몸이고 귀중히 여겨야 할 것은 정이다. 간肝의 정이 든든치 못하면 눈이 어지럽고 눈정기가 없으며 폐肺의 정이 부족하면 살이 빠지고 신腎의 정이 든든치 못하면 신기가 줄어든다. 비脾의 정이 든든치 못하면 이뿌리가 드러나고 머리털이 빠진다. 만약 진정眞精이 소모되고 흩어지면 곧 병이 생기고 이어 죽게 된다.

[註] 진정眞精 : 사람이 태어날 때 가지고 난 정, 정기, 원정을 말한다.

⊙ 상천옹象川翁은

"정精은 기氣를 생기게 하고 기는 신神을 생기게 하며 영위榮衛

가 온몸을 도는 데서 이보다 더 귀중한 것은 없다. 그러므로 양생하는 사람은 먼저 그 정을 귀중히 여겨야 한다. 정이 그득하면 기가 충실해지고 기가 충실하면 신이 왕성해진다. 신이 왕성하면 몸이 건강해지고 몸이 건강하면 병이 잘 생기지 않는다. 속으로는 5장이 편안하며 겉으로는 살과 살갗이 윤택하고 얼굴에 윤기가 나며 귀와 눈이 밝아져서 늙을수록 기운이 더 난다."

고 하였다.

⊙『황정경黃庭經』에는

"정액을 간직하면서 허투루 쓰지 말아야 한다. 정을 보배처럼 아끼면 오래 살 수 있다."

고 씌어 있다.

[註] 황정경黃庭經 : 도교의 교리를 쓴 책의 하나이다.

정을 단련하는 비방 煉精有訣

약을 만들어 먹는 방법

이 비결은 전적으로 신腎에 달려 있다. 내신內腎의 한 개 구멍을 현관玄關이라고 하며 외신外腎의 한 개 구멍을 빈호牝戶라고 한다. 정액이 나오지 않아 파정破이 안되면 외신의 양기는 23-1시 사이에 발생하는데 사람 몸의 기와 천지의 기가 서로 합치된다. 그러나 정액이 나와 파정이 된 사람은 몸의 양기가 발생하는 시기가 점차 늦어져 밤 1-3시가 되어서야 발생하는 사람, 3-5시가 되어서 발생하는 사람, 5-7시가 되어서 발생하는 사람이 있다. 그리고 끝내 발생되지 않는 사람도 있으나 이는 처음부터 천지의 기와 서로 응하지 않은 것이다. 성욕을 강하게 하는 방법은 반드시 밤중 23-1시에 옷을 헤치고 일어나 앉아서 두 손을 마주 뜨겁게 비벼서 한 손으로 외신을 덮어주고 한 손으로는 배꼽을 덮고 정신을 내신에로 집중시킨다. 오랫동안 계속하여 습관이 되면 성욕이 왕성해진다 진전.

단방 單方

신기腎氣를 돋구고 혈을 보하며 골수를 보하고 정을 채워 준다.

지황 地黃

약을 만들어 먹는 방법

생지황즙에 담갔다가 술을 뿌려 아홉 번 찌고 아홉 번 햇볕에 말린 것을 찐지황숙지황이라 한다. 지황을 쪄서 햇볕에 말리지 않고 그늘에서 말린 것을 생건지황이라고 한다. 찐지황은 성질이 따뜻하여 신기腎氣를 돋구고 혈을 보하며 골수를 보하고 정을 채워 준다. 생건지황은 성질이 평순하여 역시 정혈을 보한다. 알약을 만들어 먹어도 좋고 술에 담갔다가 먹어도 좋다 본초.

정액이 절로 나오는 것을 치료한다.

토사자 兎絲子 새삼씨

약을 만들어 먹는 방법

정을 돋워 주고 골수를 보하는데 음경 속이 찬 것과 정액이 절로 나오는 것을 치료한다. 또한 헛것과 성교하여 정액이 나오는 것을 치료한다. 새삼 씨를 가루 내어 먹거나 알약을 만들어 먹기도 하는데 다 좋다 본초.

정과 수를 보하고 남자가 정액이 절로 나오는 것을 치료한다.

육종용肉蓉

약을 만들어 먹는 방법약을 만들어 먹는 방법

또는 정기가 소모되어 얼굴이 거멓게 된 것을 치료한다. 육종용 160g을 물에 달여 보드랍게 잘 간 것에 양의 살코기를 넣어서 4몫으로 나누어 양념과 쌀을 두고 죽을 쑤어 빈속에 먹는다

남자의 정精을 보한다[본초].

오미자五味子

약을 만들어 먹는 방법

⊙ 오미자고는 정액을 잘 나가지 않게 하는데 몽설과 유정을 치료한다. 오미자 600g을 깨끗한 물에 씻어서 하룻밤 물에 담갔다가 주물러서 씨를 버린다. 그 즙을 베자루로 걸러서 냄비에 넣고 겨울에 뜬 꿀 1.2kg을 넣어서 약한 불로 천천히 달여 고를 만든다. 한번에 1-2숟가락씩 끓인 물에 타 빈속에 먹는다 본초.

정精과 수髓를 보한다.

하수오何首烏 은조롱

약을 만들어 먹는 방법

뿌리를 캐 쌀 씻은 물에 하룻밤 담갔다가 참대 칼로 껍질을 긁어 버리고 검정콩을 달인 물에 버무려 햇볕에 말린 다음 가루 내어 술에 타 먹는다. 혹은 꿀로 알약을 만들어 먹는 것도 다 좋다 입문.

술에 담갔다가 주사와 같이 쓰면 정精을 굳건히 간직하게 한다.

백복령흰솔풍령

약을 만들어 먹는 방법

⊙ 심이 허하여 몽설夢泄하는 것을 치료한다. 흰솔풍령을 보드랍게 가루 내어 한번에 16g씩 하루 세 번 미음에 타 먹는다 직지.

정기를 보한다.

구기자枸杞子

약을 만들어 먹는 방법

알약을 만들어 먹기도 하고 혹은 술에 담갔다가 먹기도 하는데 다 좋다 본초.

정액을 나가지 않게 하고 유정을 멎게 한다.

금앵자金櫻子

약을 만들어 먹는 방법

금앵자를 가시연밥검인과 섞어서 수륙단水陸丹, 처방은 정전에 있다을 만들어 먹으면 진기眞氣를 보하고 정을 굳건히 간직하게 하는 데 매우 좋다 본초.

정과 수를 보충하고 정액을 굳건히 간직하게 한다.

산수유山茱萸

약을 만들어 먹는 방법

산수유를 달여 먹거나 알약을 만들어 먹어도 다 좋다 본초.

꿈에 헛것과 성교하면서 정액이 나오는 것과 정액이 절로 나오는 것을 치료한다.

모려牡蠣 굴조개껍질

약을 만들어 먹는 방법

굴 조개껍질을 불에 달구어 식초에 담갔다 내기를 일곱 번 반복한 후 가루 내어 식초를 두고 쑨 풀로 반죽한 다음 벽오동씨만하게 알약을 만든다. 한번에 50알씩 소금 끓인 물로 빈속에 먹는다. 이것을 고진환固眞丸이라고 한다 동원.

정기를 보하고 또한 누정漏精을 치료한다.

상표초사마귀알집

약을 만들어 먹는 방법

사마귀알집을 쪄서 가루 내어 미음에 타 먹거나 알약을 만들어 먹기도 한다 본초.

[註] 누정漏精 : 유정과 같다.

정기를 보하고 정액이 절로 나오는 것을 멎게 한다.

원잠아原蠶蛾

약을 만들어 먹는 방법

원잠아를 구워 가루 내어 그대로 먹거나 알약을 만들어 먹어도 좋다 본초.

정액이 절로 나오는 것을 멎게 한다.

청령잠자리

약을 만들어 먹는 방법

잠자리를 닦아서炒 가루 내어 그대로 먹거나 알약을 만들어 먹는다 본초.

정기를 보하고 정기를 굳건히 간직하게 한다.

계두실 鷄頭實 가시연밥

약을 만들어 먹는 방법

가시연밥을 가루 내어 그대로 먹거나 알약을 만들어 먹거나 죽을 쑤어 먹기도 한다 본초.

신정腎精이 허약하고 줄어든 것을 치료한다.

복분자 覆盆子

약을 만들어 먹는 방법

복분자를 술에 담갔다가 쪄서 말려 가루 낸 다음 그대로 먹거나 알약을 만들어 먹기도 한다 본초.

정精과 수髓를 보한다.

호마 胡麻 참깨

약을 만들어 먹는 방법

흑지마黑脂麻이다. 참깨에 술을 축여 반날 동안 쪄서 햇볕에 말려 가루 낸 다음 그대로 먹거나 알약을 만들어 먹어도 다 좋다 본초.

몽설을 치료하고 정액이 절로 나오는 것을 멈춘다.

구자 부추 씨

약을 만들어 먹는 방법

부추 씨를 사마귀알집상표초, 용골과 함께 쓰면 주로 누정漏精을 치료한다. 부추 씨를 약간 닦아서 가루 내어 그대로 먹거나 알약을 만들어 먹는다 본초.

몽설夢泄을 치료한다.

용골 龍骨

약을 만들어 먹는 방법

용골과 부추 씨는 정액이 절로 나올 때 중요하게 쓰는 약이다. 용골을 불에 달구어 가루 내어 그대로 먹거나 알약을 만들어 먹는다 강목.

몽설을 치료하고 정액이 절로 나오는 것을 멈춘다.

녹용 鹿茸

약을 만들어 먹는 방법

녹용을 구워 솜털을 훔쳐 버리고 가루 내어 그대로 먹거나 알약을 만들어 먹어도 다 좋다 본초.

정과 수를 보한다.

황구육 黃狗肉 누렁이의 고기

약을 만들어 먹는 방법

양념을 두고 푹 삶아서 빈속에 먹는다 본초.

주로 정액이 차고 정기가 쇠약한 것을 치료한다.

올눌제 물개신

약을 만들어 먹는 방법

올눌제를 구워 가루 내어 그대로 먹거나 알약을 만들어 먹어도 다 좋다 본초.

기氣

기는 정과 신의 근본이다.

동원은

"기는 신神의 조상 격이 되고 정精은 기의 아들 격이 된다. 그러므로 기는 정과 신의 근본이 된다."

고 하였다.

⊙ 모진군茅眞君은

"기氣란 오래 살게 하는 약이고 심心은 기氣와 신神을 주관한다. 만약 기가 주가 되어 돌아가는 것을 안다면 곧 신선이 될 사람이다."

고 하였다 양성.

기는 음식물에 의해 생긴다 氣生於穀

『영추』에는

"사람은 음식물에서 기를 받는다. 음식물이 위에 들어온 것을 폐에 전해 주면 5장 6부가 모두 기를 받게 된다. 그의 맑은 것은 영榮이 되고 그의 흐린 것은 위衛가 된다. 영은 맥 속에 있고 위는 맥 밖에 있다. 영이 쉬지 않고 50번을 돈 다음 다시 처음 돌기 시작한 데서 위와 만나게 된다. 이렇게 음양이 서로 관통되어 하나의 고리와 같이 끝이 없다."

고 씌어 있다.

⊙ 또한

"상초가 작용하여 5곡의 기를 고루 퍼져 나가게 하며 살갗을 덥게 하고 몸을 충실히 하며 털을 윤기 나게 하는 것이 마치 안개와 이슬이 축여 주는 것과 같다. 이것을 기氣라고 한다."

고 씌어 있다.

◉『정리』에는

"매일 먹는 음식의 영양분은 기를 보한다. 이 기가 곡식에서 생기기 때문에 '쌀 미米' 자가 들어 있다. 사람의 몸에는 천지의 음양을 조화하는 기가 완전히 갖추어져 있기 때문에 응당 삼가서 써야 한다. 사람이 20살이 되면 기운이 왕성하여지는데 성욕을 억제하고 피로를 적게 하면 기운이 왕성하면서도 숨이 고르게 되지만 성생활을 많이 하고 피로가 심해지면 기운이 적어지고 숨이 가쁘게 된다. 기운이 적어지면 몸이 약해지고 몸이 약해지면 병이 나고 병이 나면 생명이 위험하게 된다."

고 씌어 있다.

단방 單方

5장五藏의 기가 부족한 것을 보한다.

인삼 人參

약을 만들어 먹는 방법

달이거나 가루를 내거나 고약처럼 만들어 많이 먹으면 좋다.

명치 밑과 배에 생긴 일체 기병을 치료한다 본초.

목향 木香

약을 만들어 먹는 방법

속에서 생기는 기병에는 반드시 목향을 써서 기가 돌아가게 해야 한다 입문.

⊙ 단계는

"목향은 중초와 하초의 기를 잘 돌아가게 하는데 빈랑을 사약使藥으로 하여야 한다. 또한 목향은 맛이 매운데 만일 기울이 되어 잘 돌아가지 못하면 반드시 써야 한다. 만약 음화陰火가 치밀어 오르면 황백, 지모를 쓰면서 목향을 좌약으로 조금씩 넣어 쓴다."

고 하였다.

[註] 음화陰火 : 신화. 음분에서 생기는 화.

⊙ 『탕액편』에는

"모든 기를 고르게 하고 막힌 기를 헤치며 뱃속에 기가 잘 돌아가지 못하는 것을 치료한다. 목향을 가루를 내어 먹거나 달여 먹어도 다 좋다."

고 씌어 있다.

기병을 치료하는데 제일 좋다.
냉기로 찌르는 듯이 아픈 것을 잘 낫게 한다.

편자강황 片子薑黃 강황

약을 만들어 먹는 방법

강황을 가루를 내어 먹거나 달여 먹어도 다 좋다 본초.

황기 탕액편에는

"위기衛氣를 실하게 하고 분육分肉을 따뜻하게 하며 살갗을 충실하게 하고 주리를 든든하게 한다. 또한 3초의 속과 겉의 기를 보한다."

고 씌어 있다.

⊙『동원』에는

"살빛이 희고 기가 허한 사람은 황기를 많이 먹는 것이 좋다. 얼굴이 검푸르고 기가 실한 사람은 황기를 쓰지 말고 달여 먹으면 좋다."

고 하였다.

단계는 '생강은 기를 보한다'고 하였다.

생강 生薑

약을 만들어 먹는 방법

탕액편에는

"이 약은 양기를 잘 돌게 하고 기를 헤치는데 달여 먹는 것이 좋다."고 씌어 있다.

기를 잘 내린다 본초.

향부자 香附子

약을 만들어 먹는 방법

단계는

"향부자는 기분氣分의 병에 주로 쓰는데 목향을 좌약으로 하면 막힌 기를 헤치고散 폐기肺氣를 잘 내보낸다. 침향을 좌약으로 쓰면 기가 잘 오르내리게 된다. 또한 침향은 향부자를 도와서 모든 기를 잘 돌아가게 하는데 매우 좋다. 대체로 사람이 병들면 기가 막혀서 여위기 때문에 향부자는 기분氣分에 들어가서 주약이 된다. 향부자를 가루를 내어 먹거나 달여 먹거나 알약을 만들어 먹기도 하는데 다 좋다."

고 하였다.

[註] 기분氣分 : ①기에 해당한 부분 ②기가 잘 통하지 않아서 생긴 병. 부종의 한 가지.

기를 내린다본초.

백두구白豆

약을 만들어 먹는 방법

단계는

"상초의 원기를 보하며 그 향기로운 냄새와 맛은 위기胃氣를 올라가게 한다. 백두구를 가루를 내어 먹는 것이 좋다."

고 하였다.

검은 것은 수水에 속하고 흰 것은 금金에 속하는데 기를 상하게 하는 약이다.

견우자牽牛子 나팔꽃씨

약을 만들어 먹는 방법

일체 기가 막힌 것을 내린다 본초.

⊙ 나팔꽃씨견우자를 가루를 내어 먹거나 알약을 만들어 먹어도 다 좋다.

진기眞氣를 잘 오르내리게 한다.

침향沈香

약을 만들어 먹는 방법

또한 여러 가지 기를 잘 보양하며 기를 위로는 머리까지 가게 하고 아래로는 발바닥까지 가게 한다. 사약使藥으로도 쓴다 탕액.

⊙ 오약烏藥을 좌약으로 해서 쓰면 기를 잘 헤친다 본초.

⊙ 『입문』에는

"위기衛氣를 보하고 조화시킨다. 탕약에 넣어 쓰기도 하고 갈아서 즙을 내어 먹기도 한다. 알약이나 가루약에 넣어 쓰는 데는 아주 보드랍게 가루를 낸다."

고 씌어 있다.

기를 내린다 본초.

지각枳殼

약을 만들어 먹는 방법

⊙ 『정전』에는

"체질이 본래 튼튼한 사람이 기로 찌르는 듯이 아픈 데는 지각과 오약을 같이 쓴다. 만약 기가 펴지 못하여 찌르는 듯이 아픈 데는 반드시 목향을 쓴다."

고 씌어 있다.

⊙ 냉기가 침범하여 찌르는 듯이 아픈 것을 치료한다.는 지각 80g, 향부자, 감초 각각 40g을 함께 가루를 내어 한번에 8g씩 파흰밑蔥白 총백을 달인 물에 타 먹는다 득효.

일체 기병을 치료한다.

오약烏藥

약을 만들어 먹는 방법

침향과 같이 갈아서 달여 조금씩 먹는다. 가슴과 배에 냉기가 심한 것도 치료하는데 곧 편안해진다 본초.

일체 기를 내린다 본초.

빈랑

약을 만들어 먹는 방법

⊙ 탕액편에는

"쓴 맛은 막힌 기를 헤치고破 매운 맛은 사기邪氣를 몰아낸다. 주로 체기滯氣를 내려가게 하며 또한 가슴에 있는 기를 내려가게 한다. 빈랑을 가루를 내어 먹으면 좋다."

고 씌어 있다.

5장의 모든 기병에 주로 쓴다.

후박厚朴

약을 만들어 먹는 방법

또한 냉기를 몰아낸다. 이 약을 달여 먹으면 좋다 본초.

기를 내리고 일체 기병을 치료한다.

가자피訶子皮

약을 만들어 먹는 방법

기가 허하면 천천히 조금씩 먹는다. 가자피는 비록 장의 배설을 막아주기는 하지만 또한 기를 내보내기도 한다. 달여 먹거나 가루를 내어 먹어도 다 좋다 본초.

좋지 못한 기를 내보낸다.

용뇌龍腦

약을 만들어 먹는 방법

약의 성질이 가볍고 떠올라서 관규關竅를 뚫고 들어간다. 다른 약에 넣어 먹는다 본초.

좋지 못한 기를 없앤다본초.

사향麝香

약을 만들어 먹는 방법

사향은 약 기운을 이끌어 병 있는 곳까지 뚫고 들어간다 직지.

⊙ 관규에 들어가며 겉으로는 살갗에 가고 속으로는 골수骨髓에 들어가는 것이 용뇌와 같으나 향기로워서 헤치는 힘은 더 세다입문.

⊙ 사향을 가루를 내어 먹거나 또는 알약에 넣어 쓰기도 한다.

기를 내리며 또는 기가 치미는 것을 치료한다 본초.

진피陳皮 귤껍질

약을 만들어 먹는 방법

『탕액』에는

"가슴에 막힌 기를 잘 돌아가게 한다. 또한 기를 보하기도 한다. 만약 체기를 없애려면 귤껍질橘皮 1.2g, 선귤껍질 0.4g 을 넣어 달여 먹는다."

고 씌어 있다 본초.

기가 막힌 데 주로 쓴다.

청피靑皮 선귤껍질

약을 만들어 먹는 방법

쌓여서 맺힌 것과 격기膈氣를 헤친다. 이 약을 달여 먹거나 가루를 내어 먹어도 다 좋다 본초.

[註] 격기膈氣 : 기운이 막히는 것. 열격증으로 음식물이 잘 내려가지 않고 또 기운이 막히는 것을 말한다.

기를 잘 내린다.

나복蘿蔔 무

약을 만들어 먹는 방법

풀이나 나무 가운데서 오직 무만이 기를 내리는 데 가장 빠르다. 그것은 맵기 때문이다. 생강은 비록 맵지만 기를 헤칠 뿐이다. 그러나 무는 맵고 또 달기 때문에 기를 천천히 헤치는 동시에 빨리 내리는 성질이 있다. 무씨나복자는 기를 더 잘 내린다. 무씨를 닦아서 달여 먹거나 가루를 내어 먹어도 다 좋다 본초.

양기陽氣를 통하게 하는데 위아래의 양기를 모두 통하게 한다.

총백蔥白 파밑

약을 만들어 먹는 방법

푸른 것은 버리고 뿌리가 붙은 흰 밑만 달여 먹는다 본초.

기를 내린다.

자소엽紫蘇葉 차조기잎

약을 만들어 먹는 방법

귤껍질橘皮과 함께 기병을 치료하는 처방 중에 많이 쓴다. 또한 표에 있는 기를 헤치기도 한다. 진하게 달여 먹는다 본초.

기를 보하며 모든 약 가운데서 제일이다.

인유人乳 사람의 젖

약을 만들어 먹는 방법

오래 먹을수록 좋다 본초.

허虛한 것을 보하고 기도 보하며 기와 혈을 돋워 주고 좋게 한다.

우육牛肉 쇠고기

약을 만들어 먹는 방법

소의 위가 매우 좋은데 푹 쪄서 먹는다 본초.

신神을 치료하는 처방

신이 7정을 거느리므로 신이 상하면 병이 된다神統七情傷則爲病

심心은 신神을 간직하고 온몸의 군주가 되어 7정七情을 통솔하고 온갖 일을 다 처리한다. 7정이란 기뻐하는 것, 성내는 것, 근심하는 것, 생각하는 것, 슬퍼하는 것, 놀라는 것, 무서워하는 것들이다. 또한 혼魂, 신神, 의意, 백魄, 지志는 신이 주관하기 때문에 역시 신神이라고 한다 내경주.

⊙ 『영추』에는 마음으로 두려워하고 걱정하며 지나치게 생각하면 신이 상한다. 신이 상하면 무서워하여 절로 정신을 잃게 된다. 그리고 살이 빠지며 머리털이 까슬까슬하고 얼굴빛이 나빠지며 겨울에 죽는다. 비脾와 관련된 근심이 풀리지 않으면 의意를 상하게 되고 의가 상하면 속이 어지럽고 팔다리를 잘 쓰지 못하며 머리털이 까슬까슬하고 얼굴빛이 나빠지며 봄에 죽는다. 간肝과 관련된 슬픔이 마음을 동動하게 하면 정신을 상하게 한다. 정신이 상하면 미치고 잊어버리며 세밀하지 못하다. 세밀하지 못하면 바로잡지 못한다. 그런 사람은 음낭이 줄어들고 힘줄이 당기며 갈빗대를 잘 놀릴 수 없고 머리털이 까슬까슬하며 얼굴빛이 나빠지고 가을에 죽는다. 폐肺와 관련된 기쁨과 즐거움이 지나치면 백魄이 상하게 된다. 백이 상하면 미치고 미치면 사람을 알아보지 못하며 살갗이 마르고 머리털이 까슬까슬하고 얼굴빛이 나빠지고 여름에 죽는다. 신腎과 관련된 노여움이 풀리지 않으면 지志를 상하게 된다. 지가 상하면 그 전날에 한 말을 잘 잊어버리고 허리를 굽혔다 폈다 하지 못하고 머리털이 까

슬까슬하고 얼굴빛이 나빠지고 늦은 여름에 죽는다. 무서운 일을 당한 것이 풀리지 않으면 정기精氣를 상한다. 정기가 상하면 뼈가 시큰거리고 위궐이 되며 정액이 가끔 저절로 나온다. 이것은 5장이 주로 정액을 간직한다는 것을 말하는 것이므로 상하지 않게 해야 한다. 상하면 정액을 간직하지 못하고 음이 허해지며 음이 허해지면 기가 없어지고 기가 없어지면 죽는다.

단방單方

정신을 보양하고 안정시킨다.

주사朱砂

약을 만들어 먹는 방법

오랫동안 먹으면 정신을 좋게 한다. 그리고 심열과 심이 허한 데는 이 약이 아니면 없애지 못한다. 보드랍게 가루를 내어 수비한 다음 4g을 꿀물에 타 먹는다 본초.

경계증을 진정시키고 정신을 안정시킨다.

자석영紫石英

약을 만들어 먹는 방법

위의 약을 쌀이나 콩알만 하게 부스러뜨려 물 1말에 달여 2되가 되면 가라앉힌 웃물을 천천히 마신다. 즉 이것은 지금의 자수정紫水晶이다 본초.

정신을 안정시킨다. 또한 경계증, 정충증을 진정시킨다 입문.

수은水銀

약을 만들어 먹는 방법

영사를 오랫동안 먹으면 정신을 좋게 하고 안정시키며 마음을 편안하게 한다. 양자도楊子度는

"영사를 원숭이에게 먹이면 사람의 말을 안다."

고 하였다.

이것으로써 심신을 좋게 한다는 것을 알 수 있다. 수은 160g, 유황 40g을 함께 무쇠냄비에 넣고 닦아서 모래처럼 되면서 연기와 함께 불길이 일어나면 식초를 뿌려서 아주 보드랍게 갈아 수화정도가니에 넣은 다음 적석지로 입를 봉하고 소금을 넣고 이긴 진흙을 겉에 바른다. 그리고 숯 120kg으로 구워 하룻밤 지난 후에 꺼낸다. 이것을 보드랍게 가루를 내어 찹쌀 풀로 반죽한 다음 삼씨만 하게 알약을 만든다. 한번에 5-7알에서 15알까지 인삼과 대추를 달인 물로 빈속에 먹는다국방.

전간癲癎으로 열이 나고 미쳐서 달아나는 것을 치료한다.

철장鐵漿

약을 만들어 먹는 방법

또한 심기心氣로 광증이 심해져서 달아나고 소리치는 증상도 치료한다. 생철을 물 담은 그릇 속에 오랫동안 담가 둔 물을 떠서 먹는다 본초.

경간驚癎과 전광증癲狂證으로 달아나는 것을 치료한다.

황단黃丹

약을 만들어 먹는 방법

마음을 진정시키고 정신을 안정시키며 신기를 수렴하여 놀라는 것을 멎게 한다. 한 가지만으로 알약을 만들어 먹는다. 혹은 알약이나 가루약을 만드는데 같이 넣어 쓰기도 한다 본초.

정신을 안정시키고 마음을 진정시키며 경계증을 멎게 하고 심기를 잘 통하게 하며 기억력을 좋게 하여 잊지 않게 한다.

인삼人蔘

약을 만들어 먹는 방법

인삼가루 40g, 돼지기름을 술에 잘 섞은 것에 타 먹는다. 이 약을 100일 동안 먹으면 하루에 천 마디의 말을 외우고 살결이 윤택해진다 본초.

정신을 안정시키고 경계증, 건망증, 전광증을 치료한다.

천문동天門冬

약을 만들어 먹는 방법

천문동의 심心을 버리고 가루를 내어 한번에 8g씩 술이나 미음에 타 먹는다, 오랫동안 먹으면 좋다 본초.

심규를 열어 주고 잘 잊어버리는 것을 치료하며 정신을 좋게 한다.

석창포石菖蒲

약을 만들어 먹는 방법

석창포와 원지를 보드랍게 가루를 내어 한번에 4g씩 술이나 미음에 타서 하루 세 번 먹는다. 귀와 눈이 밝아진다[천금].

⊙ 전간을 치료하는데 석창포가루를 낸 것 8g을 돼지염통을 달인 물에 타서 빈속에 먹는다 정전.

정신을 안정시키고 지혜를 도와주며 건망증을 치료하고 어지럽지 않게 한다.

원지 遠志

약을 만들어 먹는 방법

감초를 달인 물에 담갔다가 삶아서 심을 버리고 살만 가루를 내어 한번에 8g씩 술이나 미음으로 먹는다 본초.

정신을 안정시키고 보양하며 주로 경계증과 잘 잊어버리는 것을 치료한다.

복신 茯神

약을 만들어 먹는 방법

복신을 가루를 내어 한번에 8g씩 술이나 미음으로 먹는다. 혹은 알약을 만들어 먹는 것도 좋다. 원지와 같이 쓰면 더욱 좋다 본초.

경계증과 번조증을 주로 치료하고 심열을 내린다.

황련 黃連

약을 만들어 먹는 방법

황련을 가루를 내어 4g을 꿀물에 타 먹는다. 혹은 알약을 만들어 먹으면 더욱 좋다 본초.

건망증으로 실수를 많이 하는 것을 치료한다.

상륙화 商陸花 자리공꽃

약을 만들어 먹는 방법

꽃을 따서 그늘에 말린 다음 가루를 내어 한번에 4g을 잠잘 무렵에 물로 먹는다. 일을 하려고 생각하면 곧 눈앞에 떠오르게 하는 효과가 있다 본초.

마음과 정신을 편안하게 하고 기쁘게 하며 근심이 없게 한다.

훤초 萱草 원추리

약을 만들어 먹는 방법

원추리훤초는 정원에 심어서 늘 구경하는 것이 좋다 본초.

성내는 것을 누르고 기쁘게 하여 근심을 없게 한다.

합환 合歡 자귀나무

약을 만들어 먹는 방법

자귀나무를 정원에 심어 놓으면 성을 내지 않게 된다 본초.

잘 잊어버리는 것을 치료한다.

지주사 蜘蛛絲, 거미줄

약을 만들어 먹는 방법

음력 7월 7일에 걷어서 옷깃에 붙이면 건망증이 묘하게 없어진다 본초.

[註] 자귀나무를 정원에 심어 놓으면 성을 내지 않는다는 것과 음력 7월 7일에 거미줄을 걷어서 옷깃에 붙이면 건망증이 없어진다고 한 것은 미신에서 나온 말들이다.

정신을 보양하는 데 많이 먹으면 성내는 것을 멎게 하고 기쁘게 한다.

연실 蓮實 연밥

약을 만들어 먹는 방법

오랫동안 먹으면 마음이 즐거워진다. 죽을 쑤어 늘 먹으면 좋다.

⊙ 오래 묵은 연밥연실의 검은 껍질을 버리고 살만 사기동이 안에 넣고 마른 채로 문질러서 위에 붙어 있는 붉은 껍질을 버린 다음 푸른 심만을 가루 낸 것에 용뇌를 조금 두고 끓인 물에 타 먹는다. 마음을 편안하게 하고 정신을 깨끗이 한다 본초.

주로 전간을 치료한다.

치두 소리개 머리

약을 만들어 먹는 방법

고기를 구워 먹는다. 또한 소리개 머리 2개를 태워서 황단 40g과 같이 가루를 내어 알약을 만들어 먹는다 본초.

오랫동안 먹으면 마음을 기쁘게 하고 고와지게 하며 근심을 없게 한다.

복익 伏翼 박쥐

약을 만들어 먹는 방법

오랫동안 먹으면 수심이 풀리고 근심이 없어진다. 굽든가 삶아 먹는다. 박쥐는 구멍에 틀어 박혀 있는 것이 좋다 본초.

주로 간질에 쓰며 정신을 안정시키고 놀라는 증과 정신이 얼떨떨한 것을 없앤다.

사향 麝香

약을 만들어 먹는 방법

좋은 사향을 가루를 내어 끓인 물에 1g을 타 먹는다 본초.

정신을 안정시키고 경계증과 전광을 치료하며 건망증에 주로 쓴다.

우황 牛黃

약을 만들어 먹는 방법

가루를 내어 먹거나 알약을 만들어 먹어도 좋다 본초.

심혈心血이 부족한 것을 보하고 경계증, 건망증, 전간, 놀란 병과 근심하는 것을 치료한다.

저심 猪心 돼지염통

약을 만들어 먹는 방법

피를 받아 약에 넣어 쓴다. 혹은 찌거나 삶아서 먹는다 본초.

주로 놀라서 정신을 잃은데 쓴다.

진육 震肉 벼락맞은 고기

약을 만들어 먹는 방법

위의 약을 말려서 먹는다. 이것은 벼락 맞아 죽은 6가지 가축의 고기이다.

정신이 없고 허튼소리를 많이 하는 것을 치료한다.

자하거紫河車

약을 만들어 먹는 방법

주로 전광증癲狂證과 건망증健忘證, 정충증 證, 정신을 잃은 것과 정신이 얼떨떨하고 무서워하는 것, 정신이 없고 허튼 소리를 많이 하는 것을 치료한다. 심을 안정시키고 혈을 보하며 정신을 안정시킨다. 위의 약을 푹 쪄서 알약을 만드는데 넣어 먹기도 한다. 푹 찐 것 한 가지 만 먹어도 좋다 본초.

혈血

피를 흘리는 여러 가지 증상失血諸證

피를 흘리는 데는 여러 가지 증상이 있다. 피가 상초에서 잘 돌지 못하면 피를 토하거나 코피가 난다. 피가 겉에서 허虛해지고 마르면 허로虛勞가 생기고 아래로 내려와 허투루 돌게 되면 대변이 벌겋게 된다. 방광에 열이 몰리면 오줌이 잘 나오지 않거나 피오줌이 나온다. 피오줌이 장腸으로 스며들어가면 장풍腸風이 생긴다. 음이 허한데 양이 억누르면 붕중崩中이 생기고 습열濕熱이 훈증해서 몰리면 이질이 생기며 열이 몹시 심해서 어혈이 썩으면 뒤로 피고름이 나온다.

화火가 몹시 심해져 수水와 비슷해지면 핏빛이 검붉어진다. 열이 음보다 세지면 창양瘡瘍이 생긴다. 습이 피에 머물러 있으면 아프고 가려우며 두드러기가 돋고 피부가 차며 저리다. 피가 윗도리에 몰려 있으면 잊어먹기를 잘하고 피가 아랫도리에 몰려 있으면 잘 미친다 단심.

[註] 붕중崩中 : 자궁출혈인데 붕루와 같다.

단방單方

백초상百草霜

이 약은 주로 피를 흘리는 여러 가지 증을 치료한다.

약을 만들어 먹는 방법

벽촌의 가마 밑에 있는 것이 좋은데 긁어서 보드랍게 가루를 내어 쓴다. 대체로 피는 빛이 검은 약을 만나면 멎는다. 피가 나오는 구멍에 불어넣거나 가루를 내어 찬물에 타서 먹거나 알약을 지어 먹어도 좋다 본초.

9규에서 피가 나오는 것과 코피가 멎지 않는 것을 치료한다.

정화수 井華水 새로 길어온 우물물

약을 만들어 먹는 방법

이 물을 갑자기 환자의 얼굴에 뿜어 주되 환자가 알지 못하게 해야 한다 본초.

피를 토하는 것, 코피가 나오는 것, 피똥이나 피오줌을 누는 것 등 여러 가지 피를 흘리는 증을 치료한다.

생지황 生地黃

약을 만들어 먹는 방법

생지황을 즙을 내서 반 되씩 하루 세 번 마신다. 박하 즙에 타거나 생강즙에 타서 마셔도 다 낫는다 단심.

코피가 나오는 것, 피를 토하는 것, 피오줌을 누는 것을 멎게 한다.

차전초엽과 뿌리 車前草葉及根 길짱구의 잎과 뿌리

약을 만들어 먹는 방법

즙을 내어 5홉을 먹는다 본초.

일체 피가 나오는 것을 멎게 한다.

포황 蒲黃 부들꽃가루

약을 만들어 먹는 방법

어혈을 없애는 데는 생으로 쓰고 피를 보하는 데는 닦아서 8-12g씩 찬물에 타 먹는다 본초.

피를 잘 돌게 하는데 피를 토하는 것, 코피가 나오는 것, 피똥이나 피오줌을 누는 것 등 여러 가지 피나오는 증상을 다 치료한다.

궁궁 천궁

약을 만들어 먹는 방법

달여 먹거나 가루를 내어 먹어도 좋다 본초.

일체 피가 나오는 증을 치료하는데 피를 고르게 하고 잘 돌아가게 하며 피를 보충하기도 한다.

당귀 當歸

약을 만들어 먹는 방법

궁궁이천궁과 당귀를 섞은 것을 궁귀탕芎歸湯이라고 하는데 혈약 가운데서 제일 좋다 강목.

피를 토하는 것, 코피가 나오는 것, 피똥이나 피오줌을 누는 것, 붕증 등 여러 가지 피나는 증을 치료한다.

천근 꼭두서니

약을 만들어 먹는 방법

가루내서 한번에 8g씩 물에 달여 식혀서 먹는다 본초.

피를 먹게 하는데 피를 토하는 것, 코피가 나오는 것, 피똥이나 피오줌을 누는 것 등 여러 가지 피나는 증을 치료한다.

백모근 白茅根 띠뿌리

약을 만들어 먹는 방법

물에 달여 먹는다. 띠꽃도 효과가 같다 본초.

피를 토하는 것, 코피가 나오는 것, 피똥이나 피오줌을 누는 것 등 여러 가지 피나는 증을 치료한다.

애엽 艾葉 약쑥

약을 만들어 먹는 방법

짓찧어 즙을 내어 마신다. 마른 것을 달여서 먹어도 된다 본초.

피를 토하는 것, 코피가 나오는 것을 치료한다.

지유 地楡 오이풀뿌리

약을 만들어 먹는 방법

음이 몰려 있어서 피똥이 나오는 데 주로 쓴다. 물에 달여 먹는다 본초.

이것은 일체 피나는 증을 치료하는데 어혈을 없애며 피를 멈춘다.

대소계 엉겅퀴와 조뱅이

약을 만들어 먹는 방법

생것을 짓찧어 즙을 내서 작은 잔으로 1잔씩 마신다. 혹은 꿀을 조금 타서 마셔도 된다 본초.

피를 토하는 것, 코피가 나오는 것을 멈추며 어혈을 푼다.

울금鬱金

약을 만들어 먹는 방법

가루를 내서 생강즙이나 좋은 술에 타먹는다. 가래에 피가 섞여 나오는 것을 치료할 때에는 가루를 내어 부추 즙에 타서 먹는데 피가 저절로 삭는다 단심.

코피가 나오는 것, 피를 토하는 것과 해혈, 타혈, 각혈 등을 치료한다.

백급

약을 만들어 먹는 방법

찬물에 백급가루를 12g씩 타서 먹으면 효과가 좋다. 미음에 타서 먹어도 좋다 강목.

⊙ 백급이 피가 나오는 구멍에 닿으면 그 구멍이 막히기 때문에 피가 멎는다. 옛날에 어떤 죽을죄를 진 죄수가 고문을 받아 온몸이 상해서 피를 토하기도 하고 코피가 나오기도 하였고 겸하여 피를 겉으로 흘리기도 하였다. 그래서 늘 백급가루를 먹였는데 피가 갑자기 멎곤 하였다. 그 후에 극형에 처하게 된 다음 모였던 사람들이 가슴을 째고 보니 백급가루가 폐의 구멍을 다 막고 있었다고 한다 의설.

피를 서늘하게 하여 각혈, 타혈唾血과 하혈下血하는 것을 멎게 한다.

괴화槐花 홰나무꽃

약을 만들어 먹는 방법

닦아서 가루를 내어 8g씩 뜨거운 술에 타 먹는다. 또한 피가 잇몸에서 나오거나 혀에서 나올 때에도 이 약 가루를 뿌린다단심.

닦아서 달여 먹는 것도 역시 좋다.

피가 나오는 것을 멈추고 음陰을 보한다.

측백엽側柏葉 측백나무잎

약을 만들어 먹는 방법

피를 토하는 것, 코피가 나오는 것, 피똥이나 피오줌을 누는 것 등 일체 피나는 증을 치료하는데 피가 나오는 것을 멈추고 음陰을 보한다. 가루를 내어 미음에 타서 먹거나 달여 먹어도 좋다. 즙을 내어 먹는 것도 역시 좋다 입문.

일체 피가 나오는 것을 멎게 한다.

송연묵松烟墨 좋은 먹

약을 만들어 먹는 방법

생지황 즙에 진하게 갈아서 먹거나 새로 길어온 우물물에 갈아 먹는다 단심.

어혈瘀血을 풀고 일체 피가 나오는 것을 멈추게 한다.

생우즙生藕汁 생연뿌리즙

약을 만들어 먹는 방법

즙을 그냥 먹거나 여기에 지황 즙이나 뜨거운 술을 타서 먹어도 다 효과가 있다 본초.

피를 토하는 것, 코피가 나오는 것, 각혈, 타혈하는 것을 멈추고 가슴속에 뭉친 어혈을 잘 푼다.

구즙 부추즙

약을 만들어 먹는 방법

이 약즙을 찬 것으로 3-4잔을 먹으면 반드시 가슴 속이 번조해지면서 편안치 않다가 그 다음 저절로 낫는다 단심.

9규에서 피가 나오는 것도 다 치료한다.

난발회 亂髮灰

약을 만들어 먹는 방법

일체 피가 나오는 것, 피를 토하는 것, 코피가 나오는 것, 피똥이나 피오줌을 누는 것을 멎게 하는데 9규에서 피가 나오는 것도 다 치료한다. 가루를 내어 한번에 8g씩 식초 끓인 물이나 새로 길어온 물에 타먹는다. 알약을 지어 먹어도 좋다 본초.

몸에 피가 부족하고 얼굴에 핏기가 없는 것을 보한다.

제혈 諸血 여러 가지 짐승의 피

약을 만들어 먹는 방법

다 생것을 먹는다. 집짐승이나 노루나 사슴의 피도 다 좋다 본초.

⊙ 허로虛勞로 피를 토하는 데는 검정개의 피를 먹어야 효과가 매우 좋다[수역].

코피가 나오는 것, 피를 토하는 것, 기침할 때 피가 나오는 것, 타혈, 가래에 피가 섞여 나오는 것을 치료한다.

나복즙무즙

약을 만들어 먹는 방법

즙을 내서 소금을 조금 넣어 먹거나 좋은 술에 타서 마시면 곧 멎는다. 대체로 기가 내려가면 피가 멎는다 종행.

꿈 夢

정신이 꿈이 된다 魂魄爲夢

대체로 꿈은 다 정신이 사물과 작용하여 생긴다. 또한 형체가 사물과 접촉하면 일이 생기고 정신이 사물과 작용하면 꿈이 된다 유취.

⊙ 옛날에 진인眞人은 잠을 자면서 꿈을 꾸지 않았다. 잠을 자면서 꿈을 꾸지 않는 것은 정신이 온전하기 때문이다[정리].

⊙ 심心이 실實하면 근심하거나 놀라거나 괴상한 꿈을 꾼다. 심이 허虛하면 혼백이 들뜨기 때문에 복잡한 꿈을 많이 꾼다. 이 때에는 별리산, 익기안신탕을 쓰는 것이 좋다 입문.

⊙ 사기가 침범하면 정신이 불안해지는 것은 혈기血氣가 적기 때문이다. 혈기가 적은 것은 심心에 속한다. 심기心氣가 허하면 흔히 두려워하고 눈을 감고 있으며 자려고만 하고 먼 길을 가는 꿈을 꾸며 정신이 흐트러지고 꿈에 허투루 돌아다닌다. 음기가 쇠약하면 전증癲證이 생기고 양기가 쇠약하면 광증狂證이 생긴다 중경.

단방 單方

안타깝게 답답하고 꿈이 많은 것과 밤에 잘 때 꿈에 헛것이 나타나는 것을 치료한다.

녹두육 鹿頭肉 사슴의 머리고기

약을 만들어 먹는 방법

삶아 국물을 마시고 고기도 먹는다 본초.

부인이 밤에 잘 때 꿈에 헛것과 성교하는 것을 치료한다.

안식향安息香

약을 만들어 먹는 방법

석웅황과 섞어서 알약을 만들어 태우면서 그 연기를 단전혈丹田穴에 쏘이면 영영 그런 꿈을 꾸지 않는다 본초.

허번虛煩으로 잠을 자지 못하는 것을 치료한다.

고죽엽苦竹葉

약을 만들어 먹는 방법

삶아서 먹는다 본초.

번열煩熱이 있어서 잠을 자지 못하는 것을 치료한다.

소맥小麥 밀

약을 만들어 먹는 방법

달여 먹는다 본초.

잠을 자지 못하는 것을 치료한다.

산조인酸棗仁 메대추씨

약을 만들어 먹는 방법

잠이 많은 데는 생것으로 쓰고 잠을 자지 못하는 데는 잘 닦아서 쓴다 본초.

잠을 자지 못하는 것을 치료한다.

유백피 楡白皮 느릅나무속껍질

약을 만들어 먹는 방법

혜공이 누릅나무속껍질은 사람의 눈을 감기게 한다고 한 것이 이를 두고 한 말이다. 처음에 열린 누릅나무열매를 죽을 쑤어 먹으면 잠이 잘 온다 본초.

잠을 자지 못하는 것을 치료한다.

임금 林檎 능금

약을 만들어 먹는 방법

많이 먹으면 잠을 잘 자게 된다 본초.

잠을 자지 못하는 것을 치료한다.

목근 木槿 무궁화

약을 만들어 먹는 방법

달여서 먹으면 잠이 온다 본초.

잠을 자지 못하는 것을 치료한다.

궐 蕨 고사리

약을 만들어 먹는 방법

먹으면 잠이 온다 본초.

잠을 자지 못하는 것을 치료한다.

순순채

약을 만들어 먹는 방법

늘 먹으면 잠이 잘 온다 본초.

잠이 많고 늘 졸리는 것을 치료한다.

사삼沙蔘 더덕

약을 만들어 먹는 방법

달여서 먹거나 무쳐서 먹는다 본초.

비달脾疸로 늘 졸음이 오는 것을 치료한다.

통초通草

약을 만들어 먹는 방법

달여 먹는다본초.

[註] 비달脾疸 : 비와 관련된 황달을 말하는데 이때의 증상은 주로 잠이 많은 것이다.

잠을 자지 못하는 것을 치료한다.

오매烏梅

약을 만들어 먹는 방법

달여 먹는다 본초. 차를 만들어 먹으면 잠이 온다 본초.

졸음이 덜 오게 한다.

차茶

약을 만들어 먹는 방법

따뜻하게 하여 먹으면 잘 조는 것을 멎게 한다 본초.

잠이 오지 않게 하는데 쓴다.

고채와 고거 쓴 나물과 쓴 상추

약을 만들어 먹는 방법

오랫동안 먹으면 잠이 적어진다 본초.

잠이 오지 않게 하는데 쓴다.

복익伏翼 박쥐

약을 만들어 먹는 방법

피를 내어 눈에 넣으면 졸리지 않는다 본초.

주로 잠자기를 좋아하는 것을 낫게 하는데 쓴다.

마두골馬頭骨 말 머리뼈

약으로 사용하는 방법

이것으로 베개를 만들어 베면 졸리지 않는다 본초.

오랫동안 먹으면 졸리지 않는다 본초.

초결명자草決明子 초결명씨

약을 만들어 먹는 방법

오랫동안 먹으면 졸리지 않는다 본초.

목소리聲音

목소리는 신에서 나온다는 것聲音出於腎

심心은 목소리를 주관하고 폐肺는 목소리의 문이며 신腎은 목소리의 근원이다. 풍風, 한寒, 서暑, 습濕, 기氣, 혈血, 담痰, 열熱 등 사기邪氣가 심폐心肺에 침입하면 상완上脘에 병이 생기는데 증상에 따라 치료하여야 한다. 사기를 없애면 목소리가 나온다. 만약 신이 허해서 병이 생기면 모든 기를 받아들였다가 제자리로 돌려보내지 못하기 때문에 기운이 치밀어 오른다. 그러므로 기침이 나고 담이 뭉치며 혹은 숨차거나 가슴이 벅차고 가슴과 배, 온몸의 뼈가 다 켕긴다. 기침이 심하면 기운이 더 부족해져서 소리가 더 작아진다 직지.

단방單方

목소리를 내게 하는데 쓴다.

석창포石菖蒲

약을 만들어 먹는 방법

목소리를 내게 하는데 달여서 먹거나 가루 내어 먹어도 다 좋다 본초.

5장五藏 기운이 끊어진 것을 잇고 말소리가 힘 있게 나오게 하는데 늘 먹어야 한다 본초.

연복자 燕覆子 으름덩굴씨

약을 만들어 먹는 방법

5장五藏 기운이 끊어진 것을 잇고 말소리가 힘 있게 나오게 하는데 늘 먹어야 한다 본초.

목소리를 내게 하는데 달여서 먹으면 좋다 본초.

통초 通草

약을 만들어 먹는 방법

목소리를 내게 하는데 달여서 먹으면 좋다 본초.

졸인 젖酪과 섞어 달여서 먹으면 목소리가 더 미끈하고 힘 있게 나온다.

행인 杏仁 살구씨

약을 만들어 먹는 방법

목소리를 좋게 하려면 살구 씨행인 1되를 껍질과 끝을 버리고 졸인 젖熬酪 40g에 넣어 끓인 다음 꿀을 약간 넣고 반죽하여 벽오동씨 만하게 알약을 만들어 한번에 15-20알씩 미음으로 먹어야 한다. 본초

한사寒邪에 감촉되어 목이 쉰 것을 치료한다.

계심 桂心

약을 만들어 먹는 방법

보드랍게 가루내서 입에 물고 녹여 먹는다.

목구멍이 가렵고 아프며 목이 쉬어 말을 못하는 데는 계심과 살구 씨행인 각각 40g씩을 가루 내어 꿀에 반죽한 다음 앵두알만하게 알약을 만들어 쓰는데 솜에 싸서 입에 물고 녹여 먹는다 본초.

갑자기 목이 쉬거나 목소리가 막혀서 나오지 않는 것을 치료한다.

고죽엽苦竹葉

약을 만들어 먹는 방법

진하게 달여서 먹는다 본초.

갑자기 목이 쉬어 목소리가 나오지 않는 것을 치료한다.

귤피橘皮 귤껍질

약을 만들어 먹는 방법

진하게 달여 즙을 짜서 자주 먹는다 본초.

중풍으로 목이 쉬어 말을 하지 못하는 것을 치료한다. 주로 쓴다.

이梨 배

약을 만들어 먹는 방법

생것으로 짓찧어 즙을 내어 한번에 1홉씩 하루 두 번 먹는다 본초.

목소리를 부드럽게 하는 데 좋다.

건시乾柿 곶감

약을 만들어 먹는 방법

물에 담갔다가 늘 먹어야 한다 본초.

벙어리를 치료한다. 주로 쓴다.

호마유胡麻油 참깨기름

약을 만들어 먹는 방법

폐를 눅여 주려면 참대기름이나 생강 즙 같은 것을 타서 먹어야 좋다.

많이 먹으면 목소리가 잘 나온다.

계자鷄子 달걀

약을 만들어 먹는 방법

물에 두 번 끓어오르게 삶아서 그 물과 같이 먹는다 본초.

진액津液

몸 안에 있는 진액身中津液

『영추靈樞』에는

“주리 理가 열려 땀이 축축하게 나는 것을 진津이라고 한다. 진이 많이 빠지면 주리가 열려서 땀이 많이 흐른다.”

고 씌어 있다.

◉ 음식물을 먹으면 기운이 충만해지고 윤택해지며 뼈에 잦아들어서 뼈들을 구부렸다 폈다 하게하고 수분을 내보내며 뇌수腦髓를 좋게 하고 피부를 윤택하게 하는데 이것을 액液이라고 한다. 액이 많이 빠지면 으 마음대로 구부렸다 폈다 할 수 없고 얼굴이 마르며 뇌수가 줄어들고 다리가 시며 귀에서 소리가 자주 난다 자생.

◉ 음식물이 입을 통해 위胃에 들어가서 5가지 액으로 갈라지는데 이때에 날씨가 차거나 옷을 얇게 입었으면 액이 오줌과 기로 되고 날씨가 덥거나 옷을 두껍게 입었으면 땀으로 된다. 그리고 슬퍼하는 기운이 겹치면 눈물이 되고 열을 받아 위胃가 늘어지면 침唾이 되며 사기邪氣가 속에 들어가서 치밀면 기가 막혀 잘 돌아가지 못한다. 기가 잘 돌아가지 못하면 수창증水脹證이 된다 자생.

◉ 주리 理가 열려 땀이 축축히 나는 것을 진津이라고 한다. 진이 구멍으로 스며들어가 머물러 있으면서 돌아가지 못하면 액液이 된다 내경주.

단방單方

땀을 나게 하여 독을 푼다.

석고石膏

약을 만들어 먹는 방법

잘게 부스러뜨려 물에 달여 먹는다 본초.

해기解肌시키거나 발표發表시켜서 땀을 나게 하며 주리를 열어준다.

갈근葛根 칡뿌리

약을 만들어 먹는 방법

물에 달여 먹는다 본초.

마디를 버린 것去은 땀을 나게 하여 표表를 푼다.

마황麻黃

약을 만들어 먹는 방법

뿌리와 마디는 표를 든든하게 하여 땀나는 것을 멎게 한다. 물에 달여 먹는다 본초.

땀을 나게 하여 표表를 푸는데 주리 理를 열어서 땀을 나게 한다.

생강급건강生薑及乾薑 생강 및 건강

약을 만들어 먹는 방법

물에 달여 먹는다 본초.

땀을 나게 하는 데는 제일 빠른 약이다.

부평浮萍 개구리밥

약을 만들어 먹는 방법

자세한 것은 풍문의 거풍단 아래에 있다.

땀을 나게 하여 표表를 푼다.

형개荊芥

약을 만들어 먹는 방법

물에 달여 먹는다 본초.

독毒을 풀고 땀을 나게 하며 피로를 풀리게 하고 머리와 눈을 시원하게 한다.

박하薄荷

약을 만들어 먹는 방법

물에 달여 먹는다 본초.

털뿌리가 달린 채로 쓰면 표리表를 풀리게 하고 땀을 나게 하여 풍사風邪를 헤친다.

총백葱白 파 흰밑

약을 만들어 먹는 방법

물에 달여 먹는다본초.

표表에 있는 사기를 헤치고散 땀을 나게 한다 본초.

자소엽紫蘇葉 차조기잎

약을 만들어 먹는 방법

⊙ 오랫동안 땀이 나지 않는 데는 선귤 껍질청피과 함께 달여서 먹는데 곧 땀이 나게 된다[단계].

오랜 적積과 오랫동안 몰려 있는 기를 헤치게散 하고 땀을 나게 한다.

인동등忍冬藤

약을 만들어 먹는 방법

달여서 먹는 것이 좋다[단계].

풍사風邪를 헤치고 땀을 나게 하는데 물에 달여서 먹는다.

세신細辛 족두리풀

약을 만들어 먹는 방법

가루 내어 먹는 것은 좋지 않다. 그것은 가루 내어 먹으면 기가 막히기 때문이다 본초.

땀을 나게 하는데 물에 달여서 먹는다 본초.

행인杏仁 살구 씨

약을 만들어 먹는 방법

땀을 나게 하는데 물에 달여서 먹는다 본초.

땀을 나게 한다.

두시약전국

약을 만들어 먹는 방법

식은땀이 오랫동안 나는 데는 약전국 1되를 쓰는데 약간 닦아서 술 3되에 3일간 담가 두었다가 차게 하여 먹거나 데워서 먹되 마음대로 쓴다. 낫지 않으면 다시 만들어 먹어야 한다 본초.

땀이 나는 것을 멎게 한다.

백출 白朮

약을 만들어 먹는 방법

식은땀이 나는 데 쓰면 잘 낫는다. 흰삽주백출 적당한 양을 잘게 썰어서 밀 쭉정이 1되와 함께 물 1말에 넣고 마르도록 졸여서 꺼낸다. 이것을 약한 불기운에 말린 다음 밀 쭉정이는 버리고 가루 낸다. 한번에 8g씩 밀 쭉정이를 달인 물에 타서 먹는다 득효.

땀이 나는 것을 멎게 하는데 표가 허하여 저절로 땀이 나는 데 쓴다.

계지 桂枝

약을 만들어 먹는 방법

가을과 겨울에 달여서 먹어야 한다 동원.

땀이 나는 것을 멎게 하는데 잠잘 때 땀이 나는 것을 멈춘다.

산조인 酸棗仁 메대추씨

약을 만들어 먹는 방법

메대추씨산조인, 닦은 것, 인삼, 흰솔풍령백복령 을 가루 내어 한번에 8g씩 미음에 타 먹는다 득효.

식은땀이 나는 것을 잘 멎게 한다.

상엽桑葉 뽕잎

약을 만들어 먹는 방법

뽕나무가지상지에 달린 두 번째 푸른 잎을 이슬이 있을 때 따서 그늘에 말린 다음 약한 불기운에 다시 말린다. 이것을 가루 내어 미음에 타 먹는다 입문.

땀이 나는 것을 멎게 한다.

모려분牡蠣粉 굴조개껍질

약을 만들어 먹는 방법

두충과 함께 쓰면 식은땀이 나는 것을 멈추는데 마황뿌리와 함께 가루 내어 몸에 발라도 식은땀이 나는 것이 멎는다 본초.

표表를 든든하게 하고 저절로 땀이 나는 것을 멈춘다 본초.

부소맥浮小麥 밀 쭉정이

약을 만들어 먹는 방법

물에 달여서 늘 먹어야 한다.

⊙ 저절로 땀이 나는 것은 밀가루 음식을 많이 먹으면 멎는다 득효.

땀이 나는 것을 멎게 하는데 식은땀이 나는 것도 멈춘다.

방풍 防風

약을 만들어 먹는 방법

물에 달여서 먹는다. 잎도 또한 좋다 본초.

표가 허한 것을 든든하게 하여 저절로 땀이 나는 것을 멈춘다.

황기

약을 만들어 먹는 방법

꿀물에 축여 볶아서 감초닦은 것 조금과 함께 물에 달여 늘 먹어야 한다.

⊙ 저절로 땀이 나는 데는 황기를 쓰는데 봄과 여름에 써야 한다 동원.

저절로 땀이 나는 것과 식은땀이 나는 것을 멎게 한다.

마황근 麻黃根 마황뿌리

약을 만들어 먹는 방법

물에 달여서 먹는다. 그리고 굴 조개껍질모려과 섞어서 몸에 발라도 땀이 멎는다 본초.

식은땀이 나는 것을 멎게 하는 데는 제일 좋다.

초목 椒目 조피열매씨

약을 만들어 먹는 방법

약간 닦아서 아주 보드랍게 가루 낸다. 한번에 2g씩 돼지주둥이의 위턱을 끓인 물 1홉에 타서 잠잘 무렵에 먹으면 낫지 않는 것이 없다 본초.

침을 많이 뱉는 것을 멎게 한다.

오매烏梅

약을 만들어 먹는 방법

차를 만들어 먹는다 본초.

저절로 땀이 나는 것과 식은땀이 나는 것을 멎게 한다.

백복령白茯 흰솔풍령

약을 만들어 먹는 방법

가루 내어 한번에 8g씩 오매와 묵은 약쑥을 달인 물에 타서 먹는다 득효.

담음痰飮

담음으로 생기는 여러 가지 병痰飮諸病

담痰으로 병이 갓 생겨서 경輕할 때에는 가래가 희멀겋고 묽으며 냄새는 별로 없고 맛은 슴슴하다. 오래되어 병이 중해지면 가래가 누렇고 흐리며 걸쭉하고 뭉쳐서 뱉어도 잘 나오지 않는다. 그리고 점차 나쁜 냄새가 나고 맛이 변하여 신맛, 매운 맛, 비린내와 노린내가 나거나 짠 맛, 쓴맛이 나기도 한다. 그리고 심하면 피가 섞여 나온다. 그러나 담증의 초기에 머리가 아프고 열이 나는 것은 외감표증外感表證 때와 비슷하다. 오래되면 때맞추어 기침이 나는데 밤에 더 심해져서 내상음화內傷陰火 때와 비슷하게 된다. 그리고 담음이 팔다리마디로 왔다 갔다 하면 아픈 것이 풍증風證 때와 비슷하다. 그러나 담증 때는 가슴이 그득하고 음식을 적게 먹어도 살빛은 전과 같으며 맥은 활滑하면서 고르지도 않고 일정하지도 않다. 이것이 다른 점이다 입문.

⊙ 담으로 병이 생기면 숨이 차고 기침이 나며 토하고 구역이 나며 어지럼증이나 풍간風癎, 전간증癲癎證이 생기고 놀란 것처럼 가슴이 두근거리거나 신물을 토하며 혹 숨결이 밭거나 가슴이 더부룩하거나 붓고 불러 오르며 혹은 추웠다 열이 나거나 아프다. 이것은 다 담실증痰實證이다 직지.

단방單方

가슴 속에 있는 담음痰飮을 토하게 한다.

백반白礬

약을 만들어 먹는 방법

40g을 물 2되에 넣고 절반이 되게 달인 다음 굴 반 홉을 넣어서 단번에 먹으면 조금 있다가 곧 토한다. 토하지 않으면 뜨거운 물을 조금씩 마시는 것이 좋다 본초.

담수痰水를 삭이고 담음이 물주머니처럼 된 것을 낫게 하는데 효과가 매우 좋다.

창출倉朮 삽주

약을 만들어 먹는 방법

이것이 바로 위에 있는 신출 환인데 성질이 조燥하기 때문에 습을 잘 말린다 본초.

담을 삭이는 데는 가슴에 생긴 담병을 잘 낫게 한다 본초.

패모貝母

약을 만들어 먹는 방법

패모환은 패모를 동변에 3일 동안 담갔다가 씻어서 햇볕에 말린 다음 가루 내어 사탕 물에 반죽해서 만드는데 아무 때나 먹는다 입문.

열담熱痰을 치료한다. 또한 담이 가슴에 가득 차서 막힌 것도 낫게 한다.

전호前胡

약을 만들어 먹는 방법

12g을 썰어서 물에 달여 먹는다 본초.

한담증寒痰證을 치료하는데 담을 삭이고 기를 내린다.

건강乾薑

약을 만들어 먹는 방법

알약을 만들어 먹거나 달여서 먹어도 다 좋다 본초.

담을 삭이고 기를 내리며 냉담冷痰을 없애고 위기胃氣를 조화시킨다 본초.

생강生薑

약을 만들어 먹는 방법

생강 16g과 부자생것 8g을 쓰는데 이 약들을 썰어서 물에 달여 먹는다 본초.

한담寒痰을 치료하는데 비위脾胃의 습을 억눌러서 담을 삭게 한다 탕액.

반하半夏 끼무릇

약을 만들어 먹는 방법

⊙ 담연을 잘 삭이고 가슴에 담이 차있는 것을 없앤다 본초.

⊙ 기름에 볶은 끼무릇반하은 습담을 잘 삭인다 단심.

⊙ 담을 없애는 데는 반드시 끼무릇반하을 써야 하는데 열熱이 있으면 속썩은풀황금을 더 넣고 풍風이 있으면 천남성을 더 넣으며 더부룩하면 귤껍질陳皮과 흰삽주백출를 더 넣어 써야 한다

입문.

⊙ 반하환은 담으로 생긴 숨찬 증과 가슴앓이를 낫게 하는데 끼무릇반하을 참기름에 볶아서 가루 낸 다음 죽에 반죽하여 벽오동씨 만하게 알약을 만든 알약이다. 한번에 30-50알씩 생강을 달인 물로 먹는다 입문.

⊙ 반하국과 법제한 끼무릇반하은 모두 아래에 있다.

담痰으로 생긴 병에는 끼무릇반하을 기본으로 쓰는데
반드시 누룩을 만들어 써야 한다.

반하국半夏麴

약을 만들어 먹는 방법

또한 하천고에 넣어 쓰기도 한다. 누룩은 흰 겨자, 생강즙, 백반, 끓인 물, 참대기름과 함께 반죽하여 만든다. 이것은 담적痰積으로 생긴 중한 병도 치료하는 담적이 스스로 썩어서 내소변을 따라 나가게 한다. 그러나 혹 헤쳐져서散 헌데가 되기도 한다. 이것이 반하국의 묘한 효과이다.

⊙ 천남성을 좌약으로 하여 풍담증風痰證을 치료한다.

⊙ 생강즙, 속썩은풀황금, 술에 담갔다가 볶은 것, 황련, 하늘타리씨과루인, 약누룩신국, 참기름에 버무려 약간 볶은 것을 좌약으로 하여 화담火痰을 치료한다.

⊙ 지실밀기울과 함께 닦은 것, 해분생강즙에 담갔다가 찐 것을 좌약으로 하여 노담老痰을 치료한다.

⊙ 삽주와 흰삽주백출, 이것은 다 쌀 씻은 물이나 생강즙에 담갔다가 볶은 것을 좌약으로 한 것이나 심지어는 건강과 오두를 좌약으로 한 것도 모두 습담濕痰을 치료한다.

⊙ 만드는 방법은 잡방에 자세하게 씌어 있다 단심.

열담熱痰, 주담酒痰, 노담老痰, 조담燥痰을 치료한다.

과루인瓜蔞仁 하늘타리씨

약을 만들어 먹는 방법

폐肺를 눅여 주고 담을 삭이며 기를 내리고 가슴 속에 있는 궂은 것을 씻어낸다. 알약을 지어 먹어도 좋고 달여 먹어도 좋다 단심.

가슴 속에 있는 담음을 삭이고 폐경肺經에 있는 수기水氣를 몰아낸다.

정력자꽃다지씨

약을 만들어 먹는 방법

가루 내어 먹어도 좋고 달여 먹어도 좋다 본초

가슴에 담이 뭉쳐 것을 삭이고 가슴과 옆구리에 담수痰水가 있는 것을 없앤다.

선복화旋覆花

약을 만들어 먹는 방법

물에 달여 먹거나 알약을 만들어 먹는다 본초.

가슴과 옆구리에 생긴 담벽痰癖을 없앤다.

지실枳實

약을 만들어 먹는 방법

물에 달여 먹거나 알약을 만들어 먹는다 본초.

⊙ 지실은 담을 몰아내는데 담벽이라도 뚫고 들어간다 단심.

담을 삭이고 가슴에 몰려 있는 담을 헤친다.

지각枳殼

약을 만들어 먹는 방법

달여 먹거나 가루 내어 먹어도 좋다 본초.

풍담風痰을 치료한다.

천남성天南星

약을 만들어 먹는 방법

싸서 누렇게 되도록 구워 생강 7쪽과 함께 물에 달여 먹거나 생강즙에 쑨 풀로 알약을 만들어 먹는다 본초.

식적담食積痰을 치료한다.

청몽석

약을 만들어 먹는 방법

염초와 함께 불을 구워서 먹으면 담적痰積이 삭아서 대변으로 나온다. 알약을 만들어 먹거나 가루 내어 먹어도 다 좋다 입문.

담을 삭이고 가래침이 나오는 것을 멎게 한다 본초.

목과木瓜 모과

약을 만들어 먹는 방법

모과를 달인 물은 담을 치료하는데 비위를 보한다. 모과를 푹 쪄서 살만 내어 간다. 이것을 채에 걸러서 찌꺼기는 버린다. 여기에 졸인 꿀煉蜜과 생강즙과 참대기름을 적당히 넣고 달여서 한 번에 큰 숟가락으로 하나씩 먹는데 하루에 서너 번 쓴다 속방.

담을 삭이고 갈증을 멈춘다.

오매烏梅

약을 만들어 먹는 방법

차를 만들어 마신다 본초.

가슴에 냉담冷痰이 있는데 주로 쓴다 본초.

백개자白芥子 흰겨자

약을 만들어 먹는 방법

옆구리 아래에 있는 담은 흰 겨자가 아니면 치료하지 못한다. 가루 내어 먹거나 달여서 먹어도 다 좋다 단심.

담을 몰아내고 단단한 것을 물러지게 한다.

합분蛤粉 조가비가루

약을 만들어 먹는 방법

조가비를 소금을 넣어 이긴 진흙으로 잘 싸서 구운 것이 해합분이다. 가루 내어 먹어도 좋고 알약을 만들어 먹어도 좋다 단심.

담을 몰아내고 단단한 것을 물러지게 한다.

현각 가막조개껍질

약을 만들어 먹는 방법

불에 구워 흰 재를 만들어 미음에 타서 먹는다.

⊙ 가슴 속에 있는 담수痰水를 없앤다 본초.

5장五臟과 6부六腑

장의 병은 치료하기 어렵고 부의 병은 쉽다臟腑病治有難易

『난경』에는

"5장의 병은 치료하기 어렵고 6부의 병은 치료하기 쉽다. 5장의 병을 치료하기 어려운 것은 자기가 이기는 장에 병을 전하기 때문이다傳其勝. 부의 병을 치료하기 쉬운 것은 자기가 생하는 장기에 병을 전하기 때문이다傳其子. 장이 자기가 이기는 장에 병을 전한다는 것은 심心은 병을 폐肺에 전하고 폐는 병을 간肝에 전하며 간은 병을 비脾에 전하고 비는 병을 신腎에 전하며 신은 병을 심心에 전한다는 것이다. 1개의 장이 병을 2번은 전하지 못하는데 만약 2번 전하면 죽는다. 부府가 병을 자기가 생하는 장기에 전한다는 것은 예를 들면 심은 병을 비에 전하고 비는 병을 폐에 전하며 폐는 병을 신에 전하고 신은 병을 간에 전하고 간은 병을 심에 전하는 것과 같다. 이것은 아들과 어머니격인 장기가 서로 전한다는 것인데 1번 돌고는 다시 시작하기 때문에 산다生."고 씌어 있다.

단방單方

5장을 편안하게 하고 고르게和 한다.

경미 粳米 입쌀

약을 만들어 먹는 방법

흰죽을 쑤어서 이른 새벽에 늘 먹으면 위기胃氣가 잘 통하고 진액이 생긴다 본초.

5장을 고르게和 한다.

소맥면小麥麵 밀가루

약을 만들어 먹는 방법

늘 먹는 것이 좋다 본초.

5장을 든든하게實 한다.

대맥大麥 보리

약을 만들어 먹는 방법

밥이나 국수를 만들어 먹거나 죽을 쑤어 먹으면 좋다 본초.

5장에 있는 더러운 것을 녹여서 없앤다.

교맥蕎麥 모밀

약을 만들어 먹는 방법

국수를 해서 먹거나 죽을 쑤어 먹으면 좋다 본초.

5장에 뭉친 적積을 헤친다散.

흑두黑豆 검정콩

약을 만들어 먹는 방법

물에 불려 싹을 낸 것을 개완두싹大豆黃卷이라고 하는데 이것은 주로 5장의 기운과 위기胃氣가 뭉쳐 적이 생긴 데 삶아 먹으면 좋다 본초.

5장을 눅여 준다潤.

호마胡麻 검은 참깨

약을 만들어 먹는 방법

밥을 짓거나 가루 내어 늘 먹는 것이 제일 좋다. 검정참깨를 써야 한다 본초.

5장을 보補한다.

인유人乳 젖

약을 만들어 먹는 방법

늘 먹으면 좋다 본초.

5장을 보한다.

우두 소의 위

약을 만들어 먹는 방법

식초에 넣고 푹 삶아서 먹는다 본초.

5장을 편안하게 한다.

우수牛髓 소의 골수

약을 만들어 먹는 방법

술과 같이 먹어야 한다 본초.

5장을 든든하게 한다.

녹육鹿肉 사슴고기

약을 만들어 먹는 방법

푹 삶아서 먹는다. 노루고기獐肉도 역시 5장을 보하므로 늘 먹으면 좋다 본초.

5장을 편안하게 한다.

구육狗肉 개고기

약을 만들어 먹는 방법

푹 삶아 양념을 쳐서 빈속에 먹는다. 누렁개의 고기黃狗肉가 더 좋다 본초.

5장을 보한다.

황자계黃雌 누런 암탉

약을 만들어 먹는 방법

푹 삶아 양념을 쳐서 먹는다 본초.

5장의 기운이 부족한 것을 보한다.

작육雀肉 참새고기

끓여서 먹으면 좋다 본초.

5장을 편안하게 하고 기가 부족한 것을 보한다.

밀蜜 꿀

약을 만들어 먹는 방법

죽에 타거나 약에 섞어서 오랫동안 먹으면 좋다 본초.

5장을 보한다.

우유 牛乳 소젖

약을 만들어 먹는 방법

죽을 쑤어서 늘 먹으면 좋다본초.

5장을 보한다.

즉어 붕어

약을 만들어 먹는 방법

끓이거나 달이거나 쪄서 늘 먹으면 좋다 본초.

주로 5장의 기운이 부족한 것을 보한다.

연자 蓮子 연씨

약을 만들어 먹는 방법

가루 내어 죽을 쑤어 늘 먹는다. 연뿌리를 우藕라고 하는데 쪄서 먹으면 5장을 아주 잘 보할 수 있다 본초.

5장을 든든하게 하고 눅여 준다.

해송자 海松子 잣

약을 만들어 먹는 방법

죽을 쑤어 늘 먹으면 아주 좋다 본초.

5장을 보한다.

대조大棗 대추

약을 만들어 먹는 방법

달여서 물을 마시면 좋다 본초.

5장의 막힌 기운을 통하게 한다.

규채葵菜 아욱

약을 만들어 먹는 방법

1달에 한 번씩 아욱을 먹으면 장부가 잘 통한다. 이것이 나물 중에서는 좋은 것이다 본초.

장부藏府를 통하게 한다.

생강生薑

약을 만들어 먹는 방법

늘 먹지 않으면 안 된다.

장부를 조화시킨다.

총백蔥白 파밑

약을 만들어 먹는 방법

달여서 먹어야 좋다 본초.

5장을 잘 통하게 한다.

개자芥子 겨자

약을 만들어 먹는 방법

약간 닦아서 가루 내어 장을 만들어 먹는다. 연한 줄기를 삶아서 먹어도 역시 좋다 본초.

간장肝臟

간병의 증상肝病證

사기邪氣가 간에 있으면 양쪽 옆구리가 아픈데 이것은 보통 한사寒邪에 상하여 궂은 피가 속에 생긴 것이다[영추].

⊙ 간병 때에는 양쪽 옆구리 아래가 아프면서 아랫배小腹까지 켕기며 성을 잘 낸다.

⊙ 폐병肺病이 옮아가서 생긴 간병을 간비肝痺 또는 궐厥이라고 하는데 이때에는 옆구리가 아프고 먹은 것을 토한다.

⊙ 간에 열이 있으면 얼굴빛이 퍼렇고 손톱이 마른다 내경.

⊙ 겉으로 나타나는 증상은 깨끗한 것을 좋아하며 얼굴빛이 퍼렇고 성을 잘 내는 것이다. 속으로 나타나는 증상은 배꼽 왼쪽에 동기動氣가 있으며 눌러 보면 단단하고牢 약간 아프다. 병으로 팔다리를 잘 쓰지 못하고 오줌이 방울방울 떨어지며 대변이 잘 나오지 않고 힘줄이 뒤틀리는 증상이 있으면 간병이다. 이런 증상이 없으면 간병이 아니다 난경.

단방單方

간과 담膽의 기氣를 보한다 본초.

초룡담草龍膽 용담초

약을 만들어 먹는 방법

달여서 먹으면 간의 습열증濕熱證을 치료한다 탕액.

간기를 보한다.

공청空青

약을 만들어 먹는 방법

공청은 나무의 기운을 받아 빛이 퍼런데 간으로 들어간다. 보드랍게 갈아서 수비水飛하여 조금씩 먹거나 약에 섞어서 먹는다 본초.

간을 편안하게 하고 열독熱毒을 없앤다.

황련黃連

약을 만들어 먹는 방법

가루 내어 먹거나 달여서 먹으면 좋다 본초.

간과 담을 보한다.

세신細辛 족두리풀

약을 만들어 먹는 방법

달여서 먹거나 가루 내어 먹으면 좋다 본초.

간병 때 열을 내리고 간기를 도와준다.

결명자決明子 결명씨

약을 만들어 먹는 방법

간의 열독도 치료하는데 가루 내어 먹는다. 연한 줄기와 잎으로 나물을 만들어 먹어도 된다 본초.

간을 보호한다.

차전자 車前子 길짱구씨

약을 만들어 먹는 방법

가루 내어 먹거나 닦아서 달여 먹는다. 연한 잎으로 국을 끓여서 먹어도 좋다 본초.

주로 간기가 막힌 것을 치료하고 눈을 밝게 한다.

제자 薺子 냉이씨

약을 만들어 먹는 방법

이것을 석명자 蓂子라고도 한다. 가루 내어 먹는다. 연한 뿌리를 쌀과 같이 죽을 쑤어 먹으면 피를 이끌어서 간으로 잘 돌게 한다 입문.

간을 보하고 눈을 밝게 한다.

복분자 覆盆子

약을 만들어 먹는 방법

가루 내어 먹거나 날것으로 먹어도 좋다 본초.

간을 편안하게 하는데 주로 간의 열독熱毒을 없앤다.

청상자 青葙子 개맨드라미씨

약을 만들어 먹는 방법

가루 내어 먹는다 본초.

간기를 보한다.

산조인 酸棗仁 메대추씨

약을 만들어 먹는 방법

가루 내어 먹거나 달여서 먹으면 좋다 본초.

간을 따뜻하게 한다.

산수유 山茱萸

약을 만들어 먹는 방법

가루 내어 먹거나 달여서 먹으면 좋다 본초.

간기를 보한다.

사삼 沙參 더덕

약을 만들어 먹는 방법

달여서 먹거나 나물을 만들어 늘 먹으면 좋다 본초.

간병 때 열을 내리고 눈을 밝게 한다.

창이자 蒼耳子 도꼬마리열매

약을 만들어 먹는 방법

달여서 먹거나 가루 내어 먹어도 다 좋다 본초.

간을 보하고 속을 완화緩시킨다.

작약 芍藥 함박꽃뿌리

약을 만들어 먹는 방법

간이 상했을 때에는 속을 완화시켜야 하는데 이것이 바로 그런 약이다. 가루 내어 먹거나 달여서 먹어도 다 좋다 탕액.

간과 담의 기운을 도와준다.

고삼 苦參 너삼

약을 만들어 먹는 방법

달여서 먹는다 본초.

간기를 잘 통하게 한다.

청피 靑皮 선귤껍질

약을 만들어 먹는 방법

간기가 잘 통하지 않을 때에는 선귤껍질을 써서 통하게 해야 한다. 가루 내어 먹거나 달여서 먹어도 다 좋다 단심.

간으로 들어가서 힘줄과 피를 보한다.

목과 木瓜 모과

약을 만들어 먹는 방법

달여서 먹는다 본초.

간기를 도와준다.

소맥 小麥 밀

약을 만들어 먹는 방법

달여서 먹는다 본초.

간에 있는 사기邪氣를 없앤다.

총백 葱白 파밑

약을 만들어 먹는 방법

달여서 물을 마시거나 즙을 내어 마신다 본초.

간기를 든든하게 한다.

구 부추

약을 만들어 먹는 방법

김치를 만들어 늘 먹으면 좋다 본초.

간기를 든든하게 한다.

이李 추리

약을 만들어 먹는 방법

간병에 먹으면 좋다 본초.

심장心臟

심병의 증상 心病證

심에 사기邪氣가 있어서 앓을 때에는 가슴이 아프고 잘 슬퍼하며 때로 어지럼증이 나서 넘어진다영추.

⊙ 신腎의 병이 심에 옮아가면 힘줄이 켕기면서 급하게 앓는데 이것을 계병 病이라고도 한다.

⊙ 심에 열이 있으면 얼굴빛이 벌겋고 낙맥絡脈으로 피가 많이 나간다 내경.

⊙ 겉으로 나타나는 증상은 얼굴이 벌겋고 입이 마르며 잘 웃는 것이다. 속으로 나타나는 증상은 배꼽 위에 동기動氣가 있으며 눌러 보면 단단하고牢 아픈 것 같다. 병으로 가슴이 답답하고 심장 부위가 아프며 손바닥이 달고 헛구역 등의 증상이 나타나는 것은 심병이다. 이런 증상이 없으면 심병이 아니다[난경].

⊙ 잘 잊어버리고 기억해 두지 못하며 놀라면서 가슴이 두근거리고 불안하며 가슴 속이 몹시 답답하고 참을 수 없이 괴로우며 즐거운 때가 없는 것은 다 심혈心血이 부족하기 때문이다 입문.

단방 單方

화火의 성질을 가지고 있으므로 빛이 벌건데 심으로 들어가서 심신心神을 안정시킨다 본초.

주사 朱砂

약을 만들어 먹는 방법

심열心熱은 이 약이 아니면 없앨 수 없다. 수비水飛하여 약에 넣어 쓰거나 조금씩 먹는다 탕액.

심기를 돕는다.

적석지 赤石脂

약을 만들어 먹는 방법

불에 달구었다가 수비하여 약에 넣어 쓰거나 가루 내어 먹는다 본초.

2가지가 다 마음을 진정시킨다.

금박 은박 金箔 銀箔

약을 만들어 먹는 방법

약에 넣어서 먹는다 본초.

마음을 진정시키고 정신을 안정시킨다.

황단 黃丹

약을 만들어 먹는 방법

수비하여 약에 넣어 쓴다 본초.

심규心竅를 열어 주고 심을 보호하며 정신이 좋아지게 한다.

석창포 石菖蒲

약을 만들어 먹는 방법

가루 내어 먹거나 달여서 먹어도 다 좋다 본초.

심열을 없애고 심기가 약한 것을 보한다.

맥문동 麥門冬

약을 만들어 먹는 방법

심을 빼버리고 달여서 먹으면 아주 좋다 본초.

심기를 안정시킨다.

원지 遠志

약을 만들어 먹는 방법

심을 빼버리고 가루 내어 먹거나 달여서 먹어도 다 좋다 본초.

심혈心血을 보補하고 심열心熱을 내린다.

생지황 生地黃

약을 만들어 먹는 방법

즙을 내서 먹거나 달여서 먹는다 본초.

심열을 내리고 가슴 속에 있는 궂은 피惡血를 잘 없앤다.

황련 黃連

약을 만들어 먹는 방법

달여서 먹거나 가루 내어 먹어도 다 좋다 본초.

심기를 통하게 한다.

복신 茯神

약을 만들어 먹는 방법

가루 내어 먹거나 달여서 먹어도 다 좋다 본초.

심을 보한다.

구갑 龜甲 남생이배딱지

약을 만들어 먹는 방법

남생이는 영리한 동물이기 때문에 심을 보하는 데는 효과가 크다. 가루 내어 물에 조금씩 타서 먹는 것이 좋다 단심.

심을 도와주고 마음을 안정시키며 심기를 통하게 한다.

연자 蓮子 연씨

약을 만들어 먹는 방법

가루 내어 먹거나 달여서 먹어도 다 좋다. 그리고 어떤 처방은 연씨 600g을 검은 껍질이 있는 채로 닦아서 잘 짓찧어 보드랍게 가루 내어 쓰게 되어 있는데 찧어지지 않은 검은 껍질은 버린다. 다음 약간 닦은炒 감초 40g을 가루 내어 넣고 섞는다. 한번에 8g씩 소금 끓인 물에 조금씩 타 먹으면 허虛해진 심을 크게 보하고 기를 도와준다.

심병에 좋다.

행 杏 살구

약을 만들어 먹는 방법

심병에 먹으면 좋다 본초.

심기를 도와준다.

소맥 小麥 밀

약을 만들어 먹는 방법

심병에 먹으면 좋다 본초.

정신을 진정시킨다.

서각 犀角 무소뿔

약을 만들어 먹는 방법

가루 내어 약에 넣어 쓰거나 물에 갈아 즙을 내서 먹는다 본초.

마음을 진정시킨다.

계자 달걀

약을 만들어 먹는 방법

그리고 흰자위는 명치 아래에 잠복해 있는 열을 없앤다. 생것으로 1알씩 먹는다 본초.

정신을 안정시킨다.

고채 苦菜 씀바귀

약을 만들어 먹는 방법

늘 먹어야 좋다 본초.

심규心竅를 열어 준다.

적소두 赤小豆 붉은팥

약을 만들어 먹는 방법

죽을 쑤어 먹거나 달여서 물을 마신다 본초.

가슴을 시원하게 하여 가슴이 답답한 것을 없앤다.

죽엽 竹葉 참대잎

약을 만들어 먹는 방법

달여서 먹는다 본초.

심열을 없앤다.

박하즙 薄荷汁

약을 만들어 먹는 방법

즙을 내서 마신다 본초.

심열을 없앤다.

연교 連翹 개나리열매

약을 만들어 먹는 방법

달여서 먹는다 본초.

심열을 없애는데 가슴 속이 몹시 답답하고 괴로우며 번조증煩躁證이 나는 것도 치료한다.

치자 梔子 산치자

약을 만들어 먹는 방법

달여서 먹는다 본초.

비장 脾臟

비병의 증상 脾病證

사기邪氣가 비위脾胃에 있으면 살이 아프다. 양기陽氣가 지나치고 음기陰氣가 부족하면 속에 열이 생겨서 배가 쉽게 고프다. 양기가 부족하고 음기가 지나치면 속이 차져서寒 끓고鳴 아프다 영추.

⊙ 겉으로 나타나는 증상은 얼굴빛이 누렇고 트림이 잘 나며 생각을 잘하고 맛을 잘 아는 것이다. 속으로 나타나는 증상은 배꼽 부위에 동기動氣가 있으며 눌러 보면 단단하고牢 아픈 것 같다. 앓을 때 배가 불러 오르고 그득하면서 음식이 소화되지 않고 몸이 무거우며 뼈마디가 아프고 권태증怠惰이 나서 눕기를 좋아하며 팔다리를 쓰지 못하는 증상이 있는 것은 비병脾病이다. 이런 증상이 없는 것은 비병이 아니다 난경.

단방 單方

비脾를 보한다.

웅황 雄黃 석웅황

약을 만들어 먹는 방법

석웅황웅황은 토土색을 본떠서 빛이 누렇고 비로 들어가는데 수비水飛하여 써야 한다 본초.

비를 든든하게健 하고 습濕을 마르게燥 한다.

창출蒼朮 삽주

약을 만들어 먹는 방법

쌀 씻은 물에 하룻밤 동안 담가 두었다가 썰어서 말린 다음 가루 내어 먹거나 달여 먹어도 다 좋다 본초.

⊙ 산정환山精丸이란 삽주를 쌀 씻은 물에 담갔다가 말린 다음 가루 내어 약누룩풀신국에 반죽하여 만든 알약이다 단심.

비를 보한다.

백출白朮 흰삽주

약을 만들어 먹는 방법

먹는 방법은 삽주창출와 같다 단심.

비병은 이것을 쓰지 않으면 낫지 않는다.

승마升麻

약을 만들어 먹는 방법

썰어서 물에 달여 먹는다 단심.

비위를 따뜻하게 한다.

축사縮砂 사인

약을 만들어 먹는 방법

가루 내어 먹거나 달여서 먹어도 다 좋다 본초.

비를 도와주고 따뜻하게 한다.

곽향 藿香

약을 만들어 먹는 방법

달여서 먹거나 가루 내어 먹어도 다 좋다 본초.

비를 따뜻하게 하는데 비에 냉기冷氣가 있어서 비기脾氣가 고르지和 못한 것을 치료한다.

정향 丁香

약을 만들어 먹는 방법

달여서 먹거나 가루 내어 먹어도 다 좋다 본초.

비와 관련된 황달로 늘 자려고만 하는 것을 치료한다.

통초 通草

약을 만들어 먹는 방법

물에 달여서 먹는다 본초.

비를 따뜻하게 하고 비기를 잘 돌게 한다.

후박 厚朴

약을 만들어 먹는 방법

물에 달여서 먹는다.

비가 음식을 잘 소화시키지 못하는 것을 치료한다.

귤피 橘皮 귤껍질

약을 만들어 먹는 방법

달여서 먹거나 가루 내어 먹어도 다 좋다 본초.

비를 보하고 중초中焦를 편안하게 하는데 달여서 먹는다.

대조大棗 대추

약을 만들어 먹는 방법

또는 삶아서 살만 발라 알약을 만들어 비위脾胃를 고르게 하는 데 쓰면 더 좋다 탕액.

비기를 든든하게健 한다.

건시乾柹 곶감

약을 만들어 먹는 방법

졸인 것과 함께 꿀에 달여서 먹는다. 비가 허하여 음식을 잘 먹지 못하고 소화가 되지 않는 데 쓴다 본초.

비를 든든하게 한다.

이당飴糖 엿

약을 만들어 먹는 방법

강엿을 써야 하는데 늘 먹는 것이 좋다 본초.

비에 좋은 곡식이다.

직미稷米 피쌀

약을 만들어 먹는 방법

늘 먹는 것이 좋다 본초.

비를 보한다.

속미 粟米 좁쌀

약을 만들어 먹는 방법

죽이나 밥을 지어 늘 먹으면 좋다. 모든 기장쌀도 같다 본초.

비를 따뜻하게 한다.

진창미 陳倉米 묵은 쌀

약을 만들어 먹는 방법

죽을 쑤어 먹는 것이 좋다 본초.

맛이 달며 비에 속한 곡식이므로 비병에 쓰는 것이 좋다.

나미 찹쌀

약을 만들어 먹는 방법

죽을 쑤어 먹는다 본초.

비를 보하고 음식을 잘 소화시킨다.

대맥아 大麥芽 보리길금

약을 만들어 먹는 방법

달여서 먹거나 가루 내어 먹어도 다 좋다 본초.

비를 든든하게 하고 음식을 잘 소화시킨다.

신국神麯 약누룩

약을 만들어 먹는 방법

가루 내어 먹거나 달여서 먹어도 다 좋다 본초.

비기를 보하고 비를 고르게和 하는 데는 제일 좋은 약이다.

밀蜜 꿀

약을 만들어 먹는 방법

미음에 타서 늘 먹는 것이 좋다 본초.

비기를 보한다.

우육牛肉 쇠고기

약을 만들어 먹는 방법

소의 위牛 가 더 좋은데 푹 끓여서 늘 먹는 것이 좋다 본초.

비를 보한다.

즉어붕어

약을 만들어 먹는 방법

이 물고기는 진흙을 먹기 때문에 비를 보하고 위를 돕는 효과가 있다. 국을 끓여서 먹거나 쪄서 먹거나 회를 만들어 먹어도 다 좋다 본초.

비를 보한다.

치어 숭어

약을 만들어 먹는 방법

이 물고기는 진흙을 먹기 때문에 붕어와 같은 효과가 있다 본초.

비기를 든든하게 한다.

규葵 아욱

약을 만들어 먹는 방법

국을 끓여서 먹거나 절였다 먹어도 좋다 본초.

폐장 肺臟

폐병의 증상 肺病證

폐에 사기邪氣가 있으면 피부가 아프고 춥다가 열이 나며 기가 위로 치밀어 올라 숨이 차고 땀이 나며 기침할 때에 어깨와 잔등을 들먹거린다 영추.

⊙ 풍한사風寒邪가 폐에 침범한 것을 폐비肺痺라고 하는데 이 때에는 기침이 나고 기운이 치밀어 오른다.

⊙ 폐병 때에는 숨이 차고 기침이 나며 기운이 치밀어 오르고 어깨와 잔등이 아프며 땀이 나고 엉덩이와 다리, 무릎과 허벅다리, 종아리, 정강이, 발이 다 아프다. 폐가 허하면 기운이 적기 때문에 숨결이 약하고 제대로 숨을 쉬지 못하며 귀가 먹고 목구멍이 마른다.

⊙ 폐에 열이 있으면 얼굴빛이 허옇고 머리털이 바스러진다毛敗 내경.

⊙ 겉으로 나타나는 증상은 얼굴빛이 허옇고 재채기를 잘하며 슬퍼하고 근심하면서 즐거워하지 않고 울려고만 하는 것이다. 속으로 나타나는 증상은 배꼽의 오른쪽에 동기動氣가 있으며 눌러 보면 단단하고牢 아픈 것 같다. 이 병 때에는 숨이 차고 기침이 나며 으쓱으쓱 춥다가 열이 나기도 한다 난경.

단방 單方

폐를 보한다.

운모 雲母

약을 만들어 먹는 방법

운모는 금金을 본받아서 빛이 허옇고 그 기운은 폐로 들어가는데 수비水飛하여 쓴다 본초.

폐의 양기陽氣를 보한다.

인삼 人蔘

약을 만들어 먹는 방법

갑자기 기가 치밀어 올라서 숨이 차고 가래가 끓으며 어깨를 들먹이면서 숨을 쉬다가 숨이 끊어질 것같이 되는 것은 폐기가 끊어지려는 증상이다. 이런 데는 인삼고人蔘膏나 독삼탕獨蔘湯을 쓰며 인삼을 가루 내어 하루에 다섯 번에서 여섯 번씩 먹어도 된다 본초.

폐기肺氣를 안정시킨다.

천문동 天門冬

약을 만들어 먹는 방법

달여서 먹거나 가루 내어 먹거나 술에 담갔다 먹어도 좋다 본초.

폐열肺熱을 치료한다.

맥문동 麥門冬

약을 만들어 먹는 방법

맥문동, 인삼, 오미자로 된 약을 생맥산生脈散이라고 하는데 폐에 열이 잠복되어 있어서 폐기가 끊어질 것같이 된 것을 치료한다 당액.

폐기를 걷어들인다 收.

오미자 五味子

약을 만들어 먹는 방법

차나 알약을 만들어 늘 먹는다 본초.

폐기를 보하는데 폐 속의 음기陰氣도 보한다.

사삼 沙蔘 더덕

약을 만들어 먹는 방법

달여서 먹거나 김치를 만들어 늘 먹으면 좋다 본초.

폐열肺熱을 치료한다.

편황금 片黃芩 속썩은풀

약을 만들어 먹는 방법

알약을 만들어 먹거나 달여서 먹거나 가루 내어 먹으면 좋다 본초.

폐를 보하고 폐의 열을 내린다.

자원개미취

약을 만들어 먹는 방법

달여서 먹으면 좋다 본초.

폐를 눅여 준다潤.

패모 貝母

약을 만들어 먹는 방법

가루 내어 사탕과 섞은 다음 알약을 만들어 입에 물고 녹여 먹거나 달여서 먹으면 좋다 본초.

폐기를 고르게理 하는데 폐열로 숨이 몹시 찬 것을 치료한다.

길경 桔梗 도라지

약을 만들어 먹는 방법

가루 내어 먹거나 달여서 먹어도 다 좋다 본초.

폐를 보하고 열을 없애며 숨이 몹시 찬 것을 치료한다.

마두령 馬兜鈴 쥐방울

약을 만들어 먹는 방법

달여서 먹는다 본초.

폐를 사하고 폐 속의 물기를 없애준다.

상백피 桑白皮 뽕나무뿌리껍질

약을 만들어 먹는 방법

달여서 먹는다 본초.

폐기가 막혀서 숨이 몹시 찬 것을 치료한다.

정력자꽃 다지씨

약을 만들어 먹는 방법

닦은 것으로 20g을 대추 5알과 함께 달여서 먹는다.

폐기를 잘 돌게 하는데 기가 치밀어 오르는 것을 치료한다.

귤피 橘皮 귤껍질

약을 만들어 먹는 방법

달여서 먹거나 가루 내어 먹는다 본초.

폐기를 사泄한다.

지각 枳殼

약을 만들어 먹는 방법

달여서 먹거나 가루 내어 먹는다 본초.

폐기를 걷어 들이고 숨찬 것을 멈추게 한다.

호도 胡桃 호두

약을 만들어 먹는 방법

늘 먹어야 한다 탕액.

폐기를 거두어들인다.

오매 烏梅

약을 만들어 먹는 방법

차를 만들어 마신다 탕액.

폐의 병을 치료하는데 마른 것을 눅여 주고 맺힌 것結을 헤친다散.

행인 杏仁 살구 씨

약을 만들어 먹는 방법

죽을 쑤어 먹는 것이 좋다 본초.

폐의 병에 먹으면 좋다본초.

도 桃 복숭아

약을 만들어 먹는 방법

폐의 병에 먹으면 좋다 본초.

폐의 병에 먹으면 좋다 본초.

서미 黍米 기장쌀

약을 만들어 먹는 방법

폐의 병에 쓰면 좋은데 밥을 지어 먹는다 본초.

폐를 눅여 주고 보한다.

우유 牛乳 소젖

약을 만들어 먹는 방법

죽을 쑤어 늘 먹으면 좋다 본초.

폐를 눅여 주고 열을 내려준다.

계자백 鷄子白 달걀흰자위

약을 만들어 먹는 방법

생것을 먹는다 본초.

신장 腎臟

신장이 상한 증상 腎傷證

힘겹게 무거운 것을 들거나 지나치게 성생활을 하거나 땀이 났을 때 찬물에 목욕하면 신장이 상하는 때가 있다 영추.

⊙ 오랫동안 습기가 있는 땅에 앉아 있거나 억지로 물에 들어가서 참고 있으면 신장이 상한다 난경.

신병의 증상腎病證

신에 사기가 있으면 뼈가 아프거나 음비병陰痺病이 생긴다. 음비병은 눌러 보아서는 모른다. 그러나 배가 불러 오르고 허리가 아프며 대변을 누기가 힘들고 어깨와 잔등, 목이 아프고 때로 어지럼증眩이 생긴다 영추.

⊙ 비병脾病이 옮아가서 생긴 신병을 산가疝 라고 한다. 아랫배에 열이 몰려서 아프고 흰 것이 나가는 것을 고병蠱病이라고 한다. 주해에

"흰 것이 나간다는 것은 뿌연 오줌이 나간다는 것이다."

고 씌어 있다.

⊙ 신에 열이 있으면 얼굴빛이 거멓고 이齒가 마른다.

단방 單方

신기를 보하는데養益 신기가 허하여 귀가 메고聾 눈이 어두운 데 쓴다.

자석 磁石

약을 만들어 먹는 방법

자석은 물의 성질을 본받아 빛이 검은데 그 기운이 신으로 들어간다. 가루 내어 수비水飛해서 약에 넣어 쓴다 본초.

신기를 보하는데 신기가 허약한 것을 치료한다.

양기석 陽起石

약을 만들어 먹는 방법

가루 내어 수비해서 약에 넣어 쓴다 본초.

약 기운을 신으로 끌어간다.

염 鹽 소금

약을 만들어 먹는 방법

약에 소금을 섞어서 닦거나炒 소금을 넣어 먹는 것은 다 이런 이치이다 본초.

신의 양기陽氣를 보하는데 신이 찬 것을 치료한다.

토사자 兎絲子 새삼씨

약을 만들어 먹는 방법

술에 담갔다가 가루 내어 술에 타서 먹거나 약에 넣어 쓴다.

명문의 상화相火가 부족한 것을 보한다.

육종용

약을 만들어 먹는 방법

술에 불렸다가 쪄서 약에 넣어 쓴다 탕액.

신을 따뜻하게 하며 신수를 보한다.

오미자 五味子

약을 만들어 먹는 방법

오미자는 모양이 신장 비슷한데 알약을 만들어 먹거나 달여서 먹는다 본초.

아홉 번 쪘기 때문에 신정腎精을 잘 보한다.

숙지황 熟地黃 찐지황

약을 만들어 먹는 방법

팔미환八味丸에 이것을 주약으로 넣는 것은 이것이 자연계君天에 처음 생겨난 수水의 근원이기 때문이다 탕액.

신음腎陰이 부족한 것을 보하고 신에 있는 열을 없앤다.

지모 知母

약을 만들어 먹는 방법

소금물에 축여 볶아서 알약을 만들어 먹거나 달여서 먹는다 본초.

신장을 눅여 주는데 신이 찬 것을 치료한다.

백자인 栢子仁 측백씨

약을 만들어 먹는 방법

알약을 만들어 먹거나 약에 넣어 먹는다[본초.

신에 냉기冷氣가 있는 것을 치료한다.

두충 杜沖

약을 만들어 먹는 방법

신로腎勞로 허리와 다리가 차고 아픈 것도 낫게 한다. 달여서 먹거나 알약을 만들어 먹는데 닦아서 써야 한다.

명문命門의 화火가 부족한 것을 보한다.

침향 沈香

약을 만들어 먹는 방법

가루 내어 약에 넣어 쓰거나 물에 갈아 즙으로 먹는다 본초.

신을 보하고 정액을 돋워 주며添 신을 따뜻하게 하고
정액이 저절로 나가지 못하게 한다.

산수유 山茱萸

약을 만들어 먹는 방법

알약을 만들어 먹거나 달여서 먹는다 본초.

신을 보한다.

모려 牡蠣 굴조개껍질

약을 만들어 먹는 방법

구워서 가루 내어 알약에 넣어 쓴다. 굴 조개살을 삶아 먹어도 좋다 본초.

신이 쇠약하여 정액이 저절로 나오는 데 주로 쓴다.

상표초 사마귀알집

약을 만들어 먹는 방법

술에 씻어 약간 쪄서 알약에 넣어 쓴다 본초.

신을 보하고 따뜻하게 한다.

복분자 覆盆子

약을 만들어 먹는 방법

술에 담갔다가 약한 불기운에 말려서 약에 넣어 알약을 만들어 먹거나 가루 내어 먹는다 본초.

신을 따뜻하게 하고 보하며 약 기운을 신으로 끌어간다.

파고지 破故紙 보골지

약을 만들어 먹는 방법

닦아서 가루 내어 약에 넣어 쓰거나 가루로 먹어도 된다 본초.

신이 허한 것을 보하는데 허리와 신이 허약한 것을 치료한다.

녹용 鹿茸

약을 만들어 먹는 방법

졸인 젖을 발라 구운 다음 가루 내어 약에 넣어 알약을 만들어 쓰거나 가루로 먹어도 된다 본초.

신기가 쇠약하여 허손된 것을 치료한다.

녹각교 鹿角膠

약을 만들어 먹는 방법

구슬같이 되게 볶아서 가루 내어 먹는다 본초.

신을 보하는데 신정腎精이 부족한 것과 성생활을 지나치게 하여 몹시 여윈 것을 치료한다.

올눌제 물개신

약을 만들어 먹는 방법

또한 신을 따뜻하게 한다. 술에 담갔다가 고소한 냄새가 나게 구워서 가루 내어 먹거나 알약을 만드는 데 넣어서 쓴다 본초.

신을 보하는데 음위증陰 證으로 음경이 일어나지 않는 것을 치료한다.

구음경 狗陰莖 개의 음경

약을 만들어 먹는 방법

센 불에 구워서 가루 내어 먹거나 알약 만드는 데 넣어 쓴다 본초.

신을 보한다.

우신 牛腎 소의 콩팥

약을 만들어 먹는 방법

늘 먹어야 좋다 본초.

신을 보한다.

율 栗 밤

약을 만들어 먹는 방법

신병腎病에는 구워서 늘 먹어야 좋다 본초.

소금과 함께 넣어 삶은 것은 신을 잘 보한다.

흑두 黑豆 검정콩

약을 만들어 먹는 방법

늘 먹어야 좋다 식료.

담부 膽腑

담병의 증상膽病證

담병 때에는 한숨을 잘 쉬며 입이 쓰고 구역嘔逆이 나며 쓴 물이 올라오고 가슴이 울렁거리면서 누가 자기를 잡으러 오는 것 같이 무섭고 목구멍이 마르며 자주 침을 뱉게 된다 영추.

⊙ 왼쪽 5번째 갈비뼈 부위가 아프고 답답한 것은 피가 몰려서 혹이나 멍울馬刀이 생긴 것이다. 그리고 담병의 증상은 목구멍에 나타나기 때문에 담에 열이 몰리면 목구멍이 붓고 헌데가 생겨 아프다 입문.

⊙ 담병 때에는 추웠다 열이 나는 일이 많다 입문.

담병의 허증과 실증膽病虛實

담이 허하면 무서워서 혼자 자지 못하고 담이 실하면 성을 낸다.

⊙ 담이 실하면 성을 내고 용감해지며 담이 허하면 잘 무서워하면서 용감하지 못하다.

⊙ 담이 허하면 잠을 자지 못하고 담이 실하면 잠이 많다입문.

단방 單方

담병으로 추웠다가 열이 나는 것을 치료하는데
족소양경병足少陽經病의 주약이다.

시호 柴胡

약을 만들어 먹는 방법

담병은 이 약이 아니면 치료할 수 없다. 썰어서 물에 달여 가라앉힌 다음 웃물澄淸을 받아 마신다 탕액.

심心과 담의 기를 보한다.

건지황乾地黃 마른지황

약을 만들어 먹는 방법

달여서 먹거나 알약을 만들어 먹는다 본초.

담을 보한다.

황련黃連

약을 만들어 먹는 방법

달여서 먹거나 알약을 만들어 먹거나 가루를 내어 먹는다 본초.

담기를 보한다.

세신細辛 족두리풀

약을 만들어 먹는 방법

물에 달여서 먹는다 본초.

담을 안정시킨다.

백백합白百合 나리

약을 만들어 먹는 방법

물에 달여 먹는다 본초.

위부 胃腑

위가 상한 증후 胃傷證

평상시보다 음식을 두 배로 먹으면 창자腸胃가 상한다.

위가 상한 증후는 음식 생각이 없고 가슴과 배가 더부룩하고 아프며 구역이 나고 딸꾹질이 나며 메스껍고 트림이 나면서 신물이 올라오며 얼굴빛이 누렇고 몸이 여위며 노곤해서 눕기를 좋아하고 자주 설사하는 것이다 동원.

위병의 증상 胃病證

위병 때에는 배가 불러 오르고 위완胃脘 부위가 아프며 양쪽 옆구리가 치받치고 음식이 잘 넘어가지 않거나 잘 내려가지 않는다.

⊙ 음식이 내려가지 않거나 넘어가지 않는 것은 위 속에 사기邪氣가 있기 때문이다.

⊙ 위 속이 차면 어제魚際의 낙맥絡脈 부위가 흔히 파랗게 되고 위 속이 뜨거우면 어제의 낙맥 부위가 빨갛게 된다.

⊙ 얼굴이 달아오르는 것은 족양명足陽明에 병이 있기 때문이다. 발등 위에 있는 맥이 일어서서 단단해지는 것堅堅은 족양명에 병이 있기 때문이다. 족양명은 위맥胃脈이다 영추.

단방 單方

위열胃熱을 없애는데 주로 위 속에 있는 화火를 사瀉한다.

석고 石膏

약을 만들어 먹는 방법

가루를 내어 40g씩 물에 달여 먹는다. 혹은 수비水飛하여 한 번에 8g씩 물에 타서 먹기도 한다 본초.

위기를 잘 통하게 하고 음식을 내려가게 하며 술독을 푼다.

갈근 葛根 칡뿌리

약을 만들어 먹는 방법

물에 달여서 먹거나 농마水飛澄取粉을 내어 물에 타서 먹는다 본초.

위기를 보하고 잘 통하게 하며 음식을 소화시킨다.

인삼 人蔘

약을 만들어 먹는 방법

달여서 먹거나 가루를 내어 먹어도 다 좋다 본초.

위가 찬 것을 치료하는데 음식을 소화시킨다.

백두구 白豆

약을 만들어 먹는 방법

짓찧어 달여서 먹거나 가루를 내어 먹어도 다 좋다 본초.

위를 든든하게 하고 위 속의 습濕을 없앤다.

창출 蒼朮 삽주

약을 만들어 먹는 방법

달여서 먹거나 알약을 만들어 먹거나 가루를 내어 먹어도 다 좋다 본초.

위를 보한다.

백출 白朮 흰삽주

약을 만들어 먹는 방법

먹는 방법은 삽주와 같다.

위에 생긴 열증熱痺을 없앤다.

대두 大豆 콩

약을 만들어 먹는 방법

개완두싹大豆黃卷은 위기를 고르게 한다. 달여서 먹거나 가루를 내어 한번에 8g씩 물에 타 먹는다 본초.

위가 찬 것을 치료하는데 위를 따뜻하게 한다.

정향 丁香

약을 만들어 먹는 방법

달여서 먹거나 가루를 내어 먹는다 본초.

위를 따뜻하게 하고 음식을 소화시킨다.

축사縮砂 사인

약을 만들어 먹는 방법

달여서 먹거나 가루를 내어 먹어도 다 좋다 본초.

위기를 잘 통하게 하고 위를 따뜻하게 한다.

건강乾薑

약을 만들어 먹는 방법

달여서 먹거나 가루를 내어 먹거나 알약을 만들어 먹어도 다 좋다 본초.

위기를 통하게 한다.

생강生薑

약을 만들어 먹는 방법

달여서 먹는다 본초.

위기를 고르게 하고 잘 통하게 한다.

대맥大麥 보리

약을 만들어 먹는 방법

밥을 지어 먹거나 죽을 쑤어 늘 먹는 것이 좋다. 보리길금맥아은 위기를 잘 통하게 하고 음식을 잘 소화시킨다 본초.

위기를 보한다.

갱미 粳米 멥쌀

약을 만들어 먹는 방법

흰죽을 쑤어 늘 먹어야 한다 본초.

위기를 잘 통하게 한다.

직미 稷米 피쌀

약을 만들어 먹는 방법

밥을 지어 먹거나 죽을 쑤어 먹어도 다 좋다 본초.

위병胃痺을 치료한다.

청량미 青粱米 푸른 차좁쌀

약을 만들어 먹는 방법

미음을 쑤어 먹어야 좋다 본초.

위를 보한다.

우두 소의 위

약을 만들어 먹는 방법

푹 삶아서 먹는다.

소젖죽酪粥은 위 속의 열을 없애는데 늘 먹어야 좋다 본초.

위기를 잘 통하게 한다.

양육 羊肉 양고기

약을 만들어 먹는 방법

푹 삶아서 먹거나 국을 끓여 먹어도 다 좋다.

양의 위는 위胃를 보한다 본초.

위를 보하고 창자를 든든하게 한다.

황구육 黃狗肉 누렁개의 고기

약을 만들어 먹는 방법

푹 삶아서 먹거나 말려 두었다가 구워서 먹는다 본초.

위를 보한다.

황자계 黃雌鷄 누런 암탉

약을 만들어 먹는 방법

푹 무르게 국을 끓여서 먹는다 본초.

위기를 고르게 하고 위를 보한다.

즉어 붕어

약을 만들어 먹는 방법

쪄서 먹거나 국을 끓여 먹거나 회를 쳐서 먹어도 다 좋다 본초.

위기를 잘 통하게 한다.

치어 숭어

약을 만들어 먹는 방법

국을 끓여서 먹거나 회를 쳐서 먹어도 다 좋다본초.

위기를 잘 통하게 한다.

石首魚

약을 만들어 먹는 방법

늘 먹어야 좋다 본초.

위기를 잘 통하게 하고 장위腸胃를 편안하게 한다.

우芋 토란

약을 만들어 먹는 방법

늘 국을 끓여서 먹어야 좋다 본초.

위기를 잘 통하게 한다.

귤피橘皮 귤껍질

약을 만들어 먹는 방법

차처럼 달여서 마시거나 가루를 내어 조금씩 생강을 달인 물에 타 먹는다 본초.

위기를 고르게 하고 장위를 든든하게 한다.

대조大棗 대추

약을 만들어 먹는 방법

늘 먹어야 좋다 본초.

위기를 잘 통하게 하고 장위를 든든하게 한다.

건시乾柿 곶감

약을 만들어 먹는 방법

늘 먹어야 한다 본초.

위 속의 열을 없애준다.

구 부추

약을 만들어 먹는 방법

늘 먹어야 좋다 본초.

소장부 小腸腑

소장병의 증상 小腸病證

중기中氣가 부족하면 배腸가 몹시 끓는다苦鳴.

⊙ 소장병 때에는 아랫배小腹와 허리와 등골이 아프며 음낭이 켕기고 때로 귀 앞이 달아오른다.

⊙ 소장과 음낭이 켕겨서 허리와 등뼈가 치받치는 것 같은 것은 소장에 사기邪氣가 있기 때문이다 영추.

⊙ 소장에 병이 있으면 설사가 난다 내경.

⊙ 소장에 기가 있으면 아랫배가 아프고 소장에 혈血이 있으면 오줌이 잘 나가지 않으며 소장에 열이 있으면 음경 속이 아프다 입문.

단방 單方

소장을 잘 통하게 하고 오줌을 잘 나오게 한다.

택사 澤瀉

약을 만들어 먹는 방법

물에 달여서 먹는다 본초.

소장을 잘 통하게 하고 오줌을 잘 나오게 한다.

목통 木通 으름덩굴

약을 만들어 먹는 방법

물에 달여서 먹는다 본초.

심경心經을 잘 통하게 하고 오줌을 잘 나오게 하는 데는 제일 좋은 약이다.

구맥 瞿麥 패랭이꽃

약을 만들어 먹는 방법

물에 달여서 먹는다 본초.

소장을 잘 통하게 한다.

연교 連翹

약을 만들어 먹는 방법

물에 달여서 먹는다.

오줌이 잘 나오지 않는 것을 치료한다.

복신 茯神

약을 만들어 먹는 방법

물에 달여서 먹거나 가루를 내어 먹는다 본초.

물에 삶아서 그 물을 마시면 장腸 속에 머물러 있던 물기가 없어진다.

흑두 黑豆 검은콩

약을 만들어 먹는 방법

장이 아픈 것을 치료할 때에는 닦아서熬 술에 담갔다가 달여서 먹어야 한다 본초.

소장에 열이 있는 것을 치료한다.

치자梔子 산치자

약을 만들어 먹는 방법

물에 달여서 먹는다 본초.

소변을 잘 나오게 한다.

동과즙冬瓜汁 동아즙

약을 만들어 먹는 방법

오줌을 잘 나오게 하려고 할 때에 마시면 좋다 본초.

소장을 잘 통하게 한다.

자규즙煮葵汁 아욱 달인 즙

약을 만들어 먹는 방법

국을 끓이는데 넣어 먹거나 나물에 쳐서 먹는다 본초.

대장부 大腸腑

대장병의 증상 大腸病證

대장병大腸病 때에는 뱃속이 끊어지는 것같이 아프면서 꾸르륵 소리가 난다. 그런데 겨울에 또 찬 기운에 상하면 곧 설사가 나고 배꼽 부위가 아프며 오랫동안 서 있지 못하게 된다.

⊙ 배가 아프면서 끓고腸鳴 가슴으로 기가 치밀어 올라서 숨이 차고 오랫동안 서 있지 못하는 것은 대장에 사기邪氣가 있기 때문이다.

⊙ 장 속이 차면寒 배가 끓고 삭지 않은 설사가 난다. 장 속에 열이 있으면 누렇고 물크러진 것 같은 것을 설사한다 영추.

⊙ 대소장병 때에는 설사가 난다.

⊙ 장비腸痺 때에는 물을 자주 마시고 오줌이 나오지 않으며 중기中氣로 숨이 차고 때로 삭지 않은 설사가 난다 내경.

⊙ 대장에 찬 기운이 있으면 삭지 않은 대변을 많이 누고 열이 있으면 고약 같은腸垢 대변을 눈다 중경.

⊙ 대장이 허해도 배가 끓고 찬 기운과 상박相搏되어도 배가 끓는다 입문.

단방 單方

대장을 수렴澁해서 설사를 멎게 한다.

가자피 訶子皮

약을 만들어 먹는 방법

달여서 먹거나 가루를 내어 먹는다 본초.

설사와 이질痢을 멎게 하는데 대변이 줄줄 나가는 것을 멈춘다.

황구두골 黃狗頭骨 누렁개의 머리뼈

약을 만들어 먹는 방법

누렇게 구워 가루를 내서 미음에 타 먹거나 알약을 만들어 먹는다 본초.

장이 허하여 설사가 나는 것을 치료하는데 장을 수렴하여 대변이 줄줄 나가는 것을 멎게 한다.

오배자 五倍子

약을 만들어 먹는 방법

가루를 내어 물에 타서 먹거나 알약을 만들어 먹는다 본초.

장을 수렴하여 설사를 멈춘다.

석류각 石榴殼, 석류껍질

약을 만들어 먹는 방법

달여서 먹거나 가루를 내어 먹는다 본초.

장을 수렴하고 위를 조화시킨다.

진창미 陳倉米 묵은 쌀

약을 만들어 먹는 방법

밥을 짓거나 죽이나 미음을 쑤어 먹어도 다 좋다 본초.

대장을 든든하게實 한다.

속미구 粟米 좁쌀미숫가루

약을 만들어 먹는 방법

물에 타서 먹는다 본초.

장을 수렴하는데 좋다.

오매 烏梅

약을 만들어 먹는 방법

달여서 차처럼 마신다 본초.

장위를 든든하게厚 하여 설사를 멈춘다.

상실 橡實 도토리

약을 만들어 먹는 방법

가루를 내어 미음에 타서 먹거나 알약을 만들어 먹어도 다 좋다 본초.

대소장大小腸을 수렴한다.

모려분 牡蠣粉 굴조개껍질

약을 만들어 먹는 방법

가루를 내어 미음에 타서 먹거나 알약을 만들어 먹는다 본초.

장 속에 기가 몰린 것을 치료한다.

욱리인 郁李仁 이스라치씨

약을 만들어 먹는 방법

가루를 내어 물에 타서 먹는다 본초.

대소장을 잘 통하게 한다.

대황 大黃

약을 만들어 먹는 방법

달여서 먹거나 알약을 만들어 먹어도 다 좋다 본초.

대소장을 잘 통하게 한다.

속수자 續隨子

약을 만들어 먹는 방법

가루를 내어 물에 타서 먹거나 알약을 만들어 먹는다 본초.

대소장을 잘 통하게 한다.

상백피 桑白皮 뽕나무뿌리껍질

약을 만들어 먹는 방법

물에 달여서 먹는다 본초.

대소장에 열이 심한 것을 치료한다.

치자 梔子 산치자

물에 달여서 먹거나 가루를 내어 물에 타 먹는다 본초.

대소장을 잘 통하게 한다.

도화 桃花 복숭아꽃

약을 만들어 먹는 방법

꽃이 떨어질 무렵에 따다가 밀가루에 반죽하여 증병燒餅을 만들어 먹으면 좋다 자화.

이것이 바로 향유香油인데 대, 소장을 잘 통하게 한다.

지마유 脂麻油 참기름

약을 만들어 먹는 방법

이것 1가지만 먹거나 들깨즙水荏粥에 타서 먹기도 한다 본초.

대장에 풍열風熱이 있어서 대변이 몹시 굳어져 잘 나오지 않는 것을 치료한다.

마인 麻仁 삼씨

약을 만들어 먹는 방법

물에 갈아 낸 즙에 죽을 쑤어 먹는다 본초.

대소장을 잘 통하게 한다.

수근 水芹 미나리

약을 만들어 먹는 방법

줄기와 잎을 짓찧어 즙을 내어 마시거나 생채를 만들어 늘 먹는다 본초.

대소장의 기운이 허한 것을 보한다.

사순 絲蓴

약을 만들어 먹는 방법

국이나 김치를 만들어 먹으면 좋다 본초.

대소장을 통하게 한다.

총백 蔥白 파밑

약을 만들어 먹는 방법

즙을 내어 마시거나 달인 물을 마셔도 다 좋다 본초.

대소장을 잘 통하게 한다.

동과 冬瓜 동아

약을 만들어 먹는 방법

국이나 김치를 만들어 늘 먹는다 본초.

창자를 잘 통하게 한다.

숭채 배추

약을 만들어 먹는 방법

국이나 김치나 생채를 만들어 늘 먹는다 본초.

대변을 잘 통하게 한다.

우유 牛乳 소젖

약을 만들어 먹는 방법

늘 죽을 쑤어 먹거나 생것을 마셔도 좋다 본초.

방광부 膀胱腑

방광병의 증상 膀胱病證

방광병膀胱病 때에는 아랫배가 부으면서 아프고 손으로 누르면 곧 오줌을 누고 싶으나 잘 나오지 않으며 어깨가 달고熱 맥이 빠진 것陷 같으며 새끼발가락의 바깥쪽과 정강이뼈와 복사뼈 뒤가 다 단다熱 영추.

⊙ 방광이 오줌을 잘 내보내지 못하면 융병이 되고 오줌이 나가는 것을 막지 못하면 유뇨증遺尿證이 된다 내경.

⊙ 방광병 때 하초下焦에 열이 몰리면 아랫배가 몹시 그득해지고 방광이 뒤틀리기 때문에 오줌이 잘 나오지 않아 미친 것처럼 날뛴다發狂. 냉하면 습담濕痰이 위上로 넘쳐나기 때문에 침이 많이 나오고 오줌이 방울방울 떨어진다. 그리고 유뇨증이 생기기도 한다 입문.

단방 單方

방광에 있는 열을 없애고 오줌을 잘 나오게 한다.

택사 澤瀉

약을 만들어 먹는 방법

물에 달여서 먹는다 본초.

방광을 따뜻하게 하고 냉기를 없앤다.

회향 茴香

약을 만들어 먹는 방법

닦아서 가루를 내어 물에 타 먹거나 달여 먹는다 본초.

방광에 있는 열을 없앤다.

방기 防己

약을 만들어 먹는 방법

썰어서 물에 달여 먹는다 본초.

방광에 열이 심한 것을 치료한다.

석위 石韋

약을 만들어 먹는 방법

물에 달여서 먹는다 본초.

방광에 열이 있는 것을 치료하는데 오줌을 잘 나오게 한다.

지부자 地膚子 댑싸리씨

약을 만들어 먹는 방법

물에 달여서 먹거나 가루를 내어 먹는다 본초.

방광에 있는 사기邪氣를 몰아내고 오줌을 잘 나가게 한다.

구맥 瞿麥 패랭이꽃

약을 만들어 먹는 방법

물에 달여서 먹는다 본초.

방광에 있는 찬 고름冷膿과 오래된 물宿水을 없앤다.

백자인 柏子仁 측백씨

약을 만들어 먹는 방법

가루를 내어 먹거나 알약을 만들어 먹어도 다 좋다 본초.

방광에 오래 된 고름宿膿과 궂은 물惡水이 있는 것을 없앤다.

위령선 威靈仙 으아리

약을 만들어 먹는 방법

가루를 내어 먹거나 달여서 먹는다 본초.

방광이 켕기면서急 아픈 것을 치료한다.

욱리인 郁李仁 이스라치씨

약을 만들어 먹는 방법

가루를 내어 먹거나 알약을 만들어 먹는다 본초.

방광에 있는 오래된 열留熱과 머물러 있는 물停水을 없앤다.

청귤피 靑橘皮 선귤껍질

약을 만들어 먹는 방법

달여서 먹거나 가루를 내어 먹는다 본초.

방광에 있는 열을 없애고 멍下竅을 잘 통하게 한다.

황백 黃柏

약을 만들어 먹는 방법

달여서 먹거나 알약을 만들어 먹는다 본초.

방광과 신장 사이가 차고 아픈 것을 치료한다.

오약 烏藥

약을 만들어 먹는 방법

달여서 먹거나 알약을 만들어 먹는다 본초.

방광이 켕기는 것을 치료한다.

초목 椒目 조피열매씨

약을 만들어 먹는 방법

가루를 내어 먹거나 알약을 만들어 먹는다 본초.

방광을 잘 통하게 하고 보補한다.

저신 猪腎 돼지콩팥

약을 만들어 먹는 방법

물에 삶아 국물까지 먹는다. 돼지오줌깨猪胞가 더 좋다 본초.

방광을 따뜻하게 한다.

오수유 吳茱萸

약을 만들어 먹는 방법

물에 달여서 먹는다 본초.

방광이 켕기면서 오줌이 잘 나오지 않는 것을 치료한다.

곤포昆布 다시마

약을 만들어 먹는 방법

160g을 썰어서 파 밑蔥白 총백 3대와 함께 물에 진하게 달인 다음 생강, 조피열매천초, 소금가루를 넣어 섞어서 먹는다 본초.

방광의 수기水氣를 없앤다.

어회魚膾 물고기회

약을 만들어 먹는 방법

생강, 식초, 마늘, 부추를 넣어 먹는다 본초.

3초부 三焦腑

3초병의 증상

3초병三焦病 때에는 배에 기운이 가득 차서 아랫배가 몹시 딴딴해지며堅 오줌을 누지 못한다. 병이 더 심해져서 오줌을 누지 못하면 물기가 머무르게 되어 배가 불러 오른다.

⊙ 아랫배가 아프고 부으면서 오줌을 누지 못하는 것은 3초가 사기邪氣로 약해졌기 때문이다 영추.

⊙ 상초는 안개와 같으므로 안개가 흩어지지 않는 것같이 되면 숨이 몹시 차다喘滿. 이것은 상초가 주로 내보내기만 하고 받아들이지는 못하기 때문이다. 중초는 거품과 같으므로 거품이 없어지지 않는 것같이 되면 유음留飮이 생긴다. 유음이 오랫동안 흩어지지 않으면 뱃속이 그득해지는데 이것은 중초가 위로 받아들이지도 못하고 아래로 내려 보내지도 못하기 때문이다.

단방 單方

3초를 보하고 위기衛氣를 든든하게實 한다.

황기

약을 만들어 먹는 방법

이것은 상초, 중초, 하초의 겉과 속에 생긴 3초병에 쓰는 약인데 물에 달여서 먹는다 탕액.

3초에 객열客熱이 있는 것을 없앤다.

연복자 燕覆子 으름덩굴열매

약을 만들어 먹는 방법

익은 것을 따서 먹어야 한다 본초.

3초를 편안하게 한다.

우수 牛髓 소의 골수

약을 만들어 먹는 방법

술에 타서 먹는다 본초.

3초를 편안하게 한다.

익지인 益智仁

약을 만들어 먹는 방법

가루를 내어 먹거나 알약을 만들어 먹어도 다 좋다 본초.

3초에 있는 열독 기운熱毒氣을 없앤다.

지마유 脂麻油 참기름

약을 만들어 먹는 방법

이것 1가지만 먹는다 본초.

3초에 기운이 막힌 것을 통하게 한다.

첨과 甛瓜 참외

약을 만들어 먹는 방법

익은 것을 먹어야 한다 본초.

상초의 원기를 보한다.

인삼 人蔘

약을 만들어 먹는 방법

달여서 먹거나 가루를 내어 먹거나 알약을 만들어 먹어도 다 좋다 탕액.

하초를 든든하게 한다.

황구육 黃狗肉 누렁개의 고기

푹 삶아서 양념을 하여 먹는다 본초.

하초를 든든하게 한다.

순육 메추리고기

약을 만들어 먹는 방법

졸인 것과 같이 달여서 먹는데 주로 하초를 좋아지게 한다 본초.

하초에 냉기가 있는 것을 치료한다.

청귤 青橘 선귤

약을 만들어 먹는 방법

달여서 먹거나 가루를 내어 먹어도 다 좋다 본초.

하초에 냉기가 있는 것을 치료한다.

우 藕 연뿌리

약을 만들어 먹는 방법

이것을 우芋라고도 하는데 쪄서 먹으면 하초가 든든해진다 본초.

하초가 허약한 것을 보한다.

저장 猪腸 돼지 장

약을 만들어 먹는 방법

푹 삶아서 먹거나 국을 끓여 먹는다 본초.

하초를 편안하게 한다.

사순 絲蓴

약을 만들어 먹는 방법

국을 끓여서 먹는다 본초.

포胞

달거리의 형태와 빛깔

달거리할 때에 나오는 피는 음혈陰血이다. 음陰은 반드시 양陽을 따르기 때문에 화火의 빛을 띤다. 혈血은 기氣와 짝이다. 그러므로 기가 더우면 혈도 덥고 기가 차면 혈도 차며 기가 올라가면 혈도 올라가고 기가 내려가면 혈도 내려가며 기가 뭉치면 혈도 뭉치고 기가 막히면 혈도 막힌다. 기가 맑으면 혈도 맑고 기가 흐려지면 혈도 흐려진다. 흔히 달거리 때 핏덩어리가 나오는 것을 볼 수 있는데 그것은 기가 뭉쳤기 때문이다. 달거리가 있으려고 할 때에 아픈 것은 기가 막혔기 때문이고 달거리가 끝난 다음에 아픈 것은 기혈氣血이 다 허하기 때문이다. 달거리 빛이 연한 것은 기혈이 허하여 물이 섞였기 때문이다. 달거리가 제 날짜에 있지 않고 무질서하게 나오는 것은 기가 문란해졌기 때문이다. 달거리 빛이 자줏빛이면 기에 열이 있는 것이고 검은 빛이면 열이 심한 것이다. 요즘 사람들은 오직 자줏빛과 검은 빛, 아픈 것과 덩어리진 것만을 보고 이것은 다 풍랭風冷이 있기 때문이라고 하면서 성질이 따뜻하거나 뜨거운 약을 쓰기 때문에 곧 화禍를 입게 된다 단심.

단방單方

피를 멎게 하는 데는 제일 좋은 약이다.

복룡간 伏龍肝

약을 만들어 먹는 방법

아궁바닥 흙이다. 대체로 성질이 조燥한 약은 습을 없앤다탕액.

붉은 이슬血露을 치료한다는 잠사, 갖풀아교 각각 40g과 복룡간 20g을 쓰는데 함께 가루 내어 한번에 8g씩 데운 술에 타 먹는다 본초.

혈붕을 치료한다.

백초상 百草霜

약을 만들어 먹는 방법

가루 내어 8g을 구담즙狗膽汁에 반죽하여 두 번에 나누어 당귀술에 타 먹는다 본초.

이것은 달거리가 나오지 않고 중단된 것과 징가를 치료한다.

망초 박초 芒硝 朴硝

약을 만들어 먹는 방법

가루 내어 4g씩 빈속에 식초 끓인 물로 먹는다 본초.

아기집에서 피가 조금씩 나오는 것을 치료한다.

건지황 乾地黃 마른지황

약을 만들어 먹는 방법

달여서 먹거나 알약을 만들어 먹어도 다 좋다 본초.

벌겋고 흰 이슬이 흐르는 것을 치료한다.

익모초 益母草

약을 만들어 먹는 방법

꽃이 필 때 베다가 가루를 내어 한번에 8g씩 하루 세 번 술에 타서 빈속에 먹는다 본초.

붕루와 벌겋고 흰 이슬이 흐르는 것을 멎게 한다.

포황 蒲黃 부들꽃가루

약을 만들어 먹는 방법

닦아서 8g씩 더운물에 타 먹거나 알약을 만들어 먹는다 본초.

붕루와 달거리가 고르지 못한不利 것을 치료한다.

당귀 當歸

약을 만들어 먹는 방법

달여서 먹거나 가루를 내어 먹어도 다 좋다 본초.

⊙ 혈적血積에는 당귀 16g과 마른 옻건칠 12g을 가루를 내어 꿀에 반죽한 다음 알약을 만들어 한번에 15알씩 술로 먹는다 양방.

달거리가 중단된 것과 이슬이 조금씩 나오면서 하혈하는 것을 치료한다 본초.

황금 黃芩 속썩은풀

약을 만들어 먹는 방법

혈붕에는 속썩은풀황금을 가루 내어 8g씩 쓰는데 불에 달군 저울추를 담갔던 술에 타서 빈속에 먹는다 양방.

달거리가 중단되어 나오지 않는 것을 치료한다.

작약 芍藥 함박꽃뿌리

약을 만들어 먹는 방법

달여서 먹거나 가루를 내어 먹거나 알약을 만들어 먹어도 다 좋다 본초.

붕루와 벌겋고 흰 이슬이 흐르는 것을 치료한다.

백지 白芷 구릿대

약을 만들어 먹는 방법

달여서 먹거나 가루를 내어 먹어도 다 좋다 본초.

⊙ 벌겋고 흰 이슬이 흐르는 데는 구릿대백지 40g, 오징어뼈오적어골, 불에 태운 것 2개, 태발 1뭉치불에 태운 것 등을 가루 내어 한번에 8g씩 빈속에 술에 타 먹는다 양방.

벌겋고 흰 이슬이 흐르는 것을 치료한다.

산장초 酸漿草 꽈리

약을 만들어 먹는 방법

그늘에 말려 가루 내어 한 번에 8g씩 빈속에 술에 타 먹는다 본초.

여자의 생식기와 관련된 12가지 병을 주로 치료한다.

지유 地楡 오이풀뿌리

약을 만들어 먹는 방법

1. 벌건 이슬이 많은 것 2. 흰 이슬이 많은 것 3. 달거리가 나오

지 않는 것 4. 음부가 허는 것 5. 아기집이 단단해진 것堅 6. 애기 집이 비뚤어진 것 7. 성생활을 하면 음부가 아픈 것 8. 아랫배가 차고 아픈 것 9. 아기 집이 막힌 것 10. 애기 집이 냉한 것 11. 꿈에 헛것과 성교하는 것 12. 5장五藏이 온전하지 못한 것 등이다. 또한 붕루가 멎지 않는 것도 치료한다. 달여서 먹거나 가루를 내어 먹어도 다 좋다 본초.

⊙ 벌겋고 흰 이슬이 흐르면서 여위며 뼈만 남는 데는 오이풀뿌리지유 600g을 썰어서 물에 넣고 고약처럼 되게 달여 한번에 2홉씩 하루 두 번 빈속에 먹는다 양방.

붕루를 치료한다.

궁궁이

약을 만들어 먹는 방법

달여서 먹거나 가루를 내어 먹어도 다 좋다 본초.

궁궁이 천궁 40g을 썰어서 술 5잔에 넣고 1잔이 되게 달여 찌꺼기를 버린 다음 생지황즙 1잔을 넣고 다시 두세 번 끓어오르게 달여 세 번에 나누어 먹는다 양방.

붕루와 이슬이 흐르는 것을 치료한다.

애엽 艾葉 약쑥잎

약을 만들어 먹는 방법

달여서 먹는다.

⊙ 혈붕에는 약쑥잎熟艾 큰달걀鷄子大만큼, 아교주 20g, 건강 싸서 터지게 구운 것 4g을 함께 달여서 먹는다 본초.

붕루와 벌겋고 흰 이슬이 흐르는 것을 다 치료한다.

대계 소계엉겅퀴 조뱅이

약을 만들어 먹는 방법

짓찧어 즙을 내어 먹는다 본초.

⊙ 혈붕에는 엉겅퀴대계와 조뱅이뿌리 200g과 띠뿌리모근 120g을 술에 달여서 먹는다 양방.

달거리가 나오지 않는 것을 치료한다.

목단피 牧丹皮 모란껍질

약을 만들어 먹는 방법

달여서 먹거나 가루를 내어 먹어도 다 좋다 본초.

달거리를 나오게 하고 혈가를 헤친다破.

삼릉 三稜

약을 만들어 먹는 방법

달여서 먹거나 가루를 내어 먹거나 알약을 만들어 먹어도 다 좋다 본초.

달거리가 고르지 못한不調 것과 피가 나오면서 이슬이 조금씩 섞여 나오는 것을 치료한다.

현호색 玄胡索

약을 만들어 먹는 방법

달여서 먹거나 가루를 내어 먹거나 알약을 만들어 먹어도 다 좋다 본초.

달거리가 막혀 배가 붓는 것과 여러 가지 원인으로 피가 오랫동안 몰려 있어서 징가가 생긴 것을 치료한다.

대황 大黃

약을 만들어 먹는 방법

달여서 먹거나 알약을 만들어 먹어도 다 좋다 본초.

달거리가 고르지 못한不調 것과 붕루, 이슬이 흐르는 것, 달거리가 막히고 피가 엉긴 것을 치료한다.

상목이 桑木耳 뽕나무버섯

약을 만들어 먹는 방법

술에 달여서 먹거나 태워 가루를 내어 한번에 8g씩 술에 타 먹는다.

⊙ 홰나무버섯도 역시 같다 본초.

벌겋고 흰이슬이 흐르는 것을 치료한다.

교맥면 蕎麥麵 메밀가루

약을 만들어 먹는 방법

적당한 양을 달걀 흰자위에 반죽하여 알약을 만들어 한번에 30-50알씩 빈속에 끓인 물로 먹으면 낫는다 회춘.

붕루와 벌겋고 흰 이슬이 흐르는 것을 치료한다.

저근백피 樗根白皮 가죽나무껍질

약을 만들어 먹는 방법

뿌리속껍질을 썰어서 크게 1줌을 물 1되에 넣고 달여 두 번에 나누어 먹는다. 가루를 내어 꿀로 알약을 만들어 먹는 것도 좋다 회춘.

붕루와 이슬이 흐르는 것을 치료한다.

상실각 橡實殼 도토리껍질

약을 만들어 먹는 방법

불에 태워 가루를 내어 미음에 타 먹는다.

⊙ 도토리껍질상실각과 도꼬마리창이를 태워 가루 내어 쓰는데 사물탕에 구릿대백지와 건강싸서 구운 것을 넣어서 달인 물에 타 먹는다 정전.

붕루와 이슬이 흐르는 것을 치료한다.

종려피 棕櫚皮

약을 만들어 먹는 방법

불에 태워 백반구운 것과 함께 섞어 가루를 내어 한번에 8g씩 술에 타 먹는다. 또한 여기에 수세미오이속絲瓜을 태워 같은 양으로 넣어서 가루를 내어 소금 끓인 물에 타 먹어도 된다 본초.

붕루와 벌겋고 흰 이슬이 흐르는 것을 치료한다.

모려 牡蠣 굴 조개껍질

약을 만들어 먹는 방법

가루 내어 식초에 반죽하여 알약을 만든다. 이것을 다시 불에 구워 보드랍게 가루 낸 다음 식초에 달여 만든 약쑥고약에 반죽하여 알약을 만든다. 한번에 50알씩 식초와 약쑥애엽을 달인 물로 먹는다 강목.

5가지 빛깔이 나는 이슬이 흐르면서 몸이 여위는 것을 치료한다.

별갑 鱉甲 자라등딱지

약을 만들어 먹는 방법

누렇게 되도록 구워 가루를 내어 한번에 4g씩 술에 타 먹는다. 또한 자라고기 국을 끓여서 늘 먹어도 좋다 본초.

붕루와 이슬이 흐르는 것을 치료한다.

잠퇴지 蠶退紙 누에알깐종이

약을 만들어 먹는 방법

불에 태워 가루 내어 미음에 타 먹는다 본초.

혈고와 붕루를 치료하는데 달거리를 통하게도 한다.

오적어골 烏賊魚骨 오징어뼈

약을 만들어 먹는 방법

가루를 내어 먹거나 알약을 만들어 먹어도 다 좋다 본초.

부인의 이슬과 여러 가지 병을 치료한다.

만려어 뱀장어

약을 만들어 먹는 방법

국을 끓여 먹거나 구워 먹어도 다 좋다 본초.

처녀가 달거리가 없는 것을 치료한다.

모서시 牡鼠屎 무서시

약을 만들어 먹는 방법

불에 태워 가루 내어 한번에 4g씩 술에 타서 먹이되 환자가 알지 못하게 해야 한다 본초.

처녀가 달거리가 없는 것을 치료하는데 어혈瘀血을 몰아내고 몰린 피積血를 흩어지게 하며 달거리가 막힌 것을 통하게 한다.

맹충 등에

약을 만들어 먹는 방법

날개와 발을 떼버리고 닦아서 가루를 내어 식초 끓인 물에 타 먹거나 알약을 만들어 먹는다 본초.

위와 같은 병을 치료하는데 피를 흩어지게 하는 데는 제일 좋다.

수지 水蛭 거머리

약을 만들어 먹는 방법

여러 토막으로 잘라서 석회와 함께 두세 번 닦아 가루를 내어 먹거나 알약을 만들어 먹는다 본초.

달거리를 나오게 하는 데 효과가 있다.

오령지 五靈脂

약을 만들어 먹는 방법

혈붕이 멎지 않는 것과 벌겋고 흰 이슬이 흐르는 것을 치료한다. 절반은 생것으로 절반은 닦은 것으로 가루를 내어 한번에

4g씩 술에 타서 먹거나 알약을 만들어 먹는다 단심.

붕루가 멎지 않는 것을 치료한다.

형개수 荊芥穗

약을 만들어 먹는 방법

약성이 남게 태워 가루 내어 한번에 8g씩 먹는다 양방.

빨간 꽃은 벌건 이슬이 흐르는 것을 치료하고 흰 꽃은 흰 이슬이 흐르는 것을 치료한다.

촉규화 蜀葵花

약을 만들어 먹는 방법

가루 내어 한번에 8g씩 데운 술에 타 먹는다.

⊙ 잎이 하나씩 붙은 벌건 촉규화의 뿌리는 이슬이 흐르는 것을 치료하는데 피고름膿血도 아주 잘 빨아낸다 본초.

붕루와 이슬이 흐르는 것을 치료한다.

수근 水芹 미나리

약을 만들어 먹는 방법

김치를 담가 먹거나 삶아서 먹거나 생것으로 먹어도 다 좋다 본초.

붕루와 벌겋고 흰 이슬이 흐르는 것을 치료한다.

녹각교 鹿角膠

약을 만들어 먹는 방법

닦아서 가루를 내어 한번에 8g씩 술에 타 먹거나 알약을 만들어 먹거나 달여 먹어도 다 좋다 본초.

붕루와 벌겋고 흰 이슬이 흐르는 것을 치료한다.

녹용 鹿茸

약을 만들어 먹는 방법

구워서 가루를 내어 한번에 4g씩 술에 타 먹거나 알약을 만들어 먹는다본초.

녹각을 태워 가루를 내어 먹는 것도 좋다.

혈붕과 이슬이 흐르는 것을 치료한다.

작육 雀肉 참새고기

약을 만들어 먹는 방법

구워 먹거나 끓여서 먹는다 본초.

혈붕이 멎지 않는 것과 벌겋고 흰 이슬이 흐르는 것을 멎게 한다.

우각새 牛角 소뿔속뼈

약을 만들어 먹는 방법

태워 가루를 내어 한번에 8g씩 술에 타서 먹거나 알약을 만들어 먹는다 본초.

붕루와 벌겋고 흰 이슬이 흐르는 것을 치료한다.

황구두골 黃狗頭骨 누렁개의 머리뼈

약을 만들어 먹는 방법

태워 가루를 내어 한번에 4g씩 술에 타서 먹거나 알약을 만들어 먹는다. 개의 음경陰莖과 음낭陰卵은 여자의 생식기帶下와 관련된 12가지 병을 치료한다. 태워 가루 내어 한번에 4g씩 술에 타서 먹거나 알약을 만들어 먹는다 본초.

충 蟲

9가지 충 九蟲

모든 충은 다 음식을 조절해 먹지 못하거나 지나치게 비린 회나 생것, 찬 것을 먹은 것으로 말미암아 생기는데 처음에는 적積이 생기고 그것이 오래되면 열熱이 생긴다. 그러면 습열이 훈증熏蒸하게 되어 담痰과 어혈瘀血이 뭉쳐서 5행五行의 기가 변화하는 데 따라 여러 가지 괴상한 생김새의 충이 되는데 9가지가 있다.

⊙ 첫째는 복충伏蟲인데 길이가 4치 정도로써 모든 충에 비해 제일 크다즉 장충長蟲. 둘째는 회충 蟲인데 길이가 1자 정도이며 심장을 뚫어서 사람을 죽게 한다즉 식충食蟲. 셋째는 백충白蟲인데 길이가 1치이며 새끼를 낳기 때문에 형태가 점차 커지고 길어지는데 이것 역시 사람을 죽게 한다즉 촌백충寸白蟲. 넷째는 육충肉蟲인데 생김새가 물크러진 살구 같다. 이것이 가슴 속을 그득하고 답답하게 만든다. 다섯째는 폐충肺蟲인데 생김새가 누에 같다. 이것은 기침이 나게 한다. 여섯째는 위충胃蟲인데 생김새가 두꺼비 같다. 이것은 토하고 딸꾹질하며 가슴이 쓰리고 아프며 진흙, 숯, 생쌀, 소금, 생강, 후추 등을 먹기 좋아하게 한다. 일곱째는 약충弱蟲인데 격충膈蟲이라고도 한다. 생김새는 오이속 같은데 가래침唾이 많아지게 한다. 여덟째는 적충赤蟲인데 생김새는 생고기生肉 같고 배가 끓게 한다. 아홉째는 요충蟯蟲인데 생김새는 채소벌레菜蟲 같으면서 아주 가늘고 작으며 대장에서 산

다. 이것이 많으면 치질이 생기는데 심하면 뇌옹癩癰, 개옹疥癰이 생긴다. 9가지 충증에는 관중환을 쓴다 외대.

단방 單方

오랫동안 먹으면 3시충三尸蟲이 나온다.

황정 黃精 낚시둥굴레

약을 만들어 먹는 방법

가루를 내어 먹거나 알약을 만들어 먹는다. 상시충上尸蟲은 보물寶貨을 좋아하는데 이 약을 100일 동안 먹으면 나온다. 중시충中尸蟲은 5가지 맛을 좋아하는데 이 약을 60일 동안 먹으면 나온다. 하시충下尸蟲은 5가지 색을 좋아하는데 이 약을 30일 동안 먹으면 나온다. 그런데 모두 물크러져서爛 나온다 본초.

3시충을 죽이고 복시충伏尸蟲을 몰아낸다.

천문동 天門冬

약을 만들어 먹는 방법

가루를 내어 먹거나 알약을 만들어 먹어도 다 좋다 본초.

3시충을 죽이고 시충을 몰아내는 데는 아주 좋다.

호분 胡粉 연분

약을 만들어 먹는 방법

연분닦은 것 4g을 쓰는데 빈속에 고깃국에 섞어서 먹으면 효과가 아주 좋다 본초.

뱃속에 있는 기생충을 죽인다.

석류황 石硫黄

약을 만들어 먹는 방법

금액단金液丹, 처방은 상한문에 있다을 만들어 먹으면 좋다 본초.

충적蟲積이 생겨 절로 기생충을 토하는 것을 치료한다.

흑연회 黑鉛灰

약을 만들어 먹는 방법

흑연을 재가 되도록 닦아서 빈랑과 함께 가루를 내어 한번에 8g씩 미음에 타 먹는다.

⊙ 흑연 태운 재 16g을 쓰는데 빈속에 먼저 살찐 고기를 조금 씹어 삼킨 다음 사탕 물에 타서 먹으면 촌백충이 다 나온다 강목.

노채충을 잘 죽인다.

백랍진 白蠟塵

약을 만들어 먹는 방법

알약이나 가루약에 넣어 쓴다.

⊙ 달걀과 함께 볶은 백랍진을 술에 쑨 풀에 반죽하여 알약을 만들어 먹으면 촌백충 증을 치료할 수 있다 정전.

뱃속에 있는 여러 가지 기생충을 다 죽인다.

석창포 石菖蒲

약을 만들어 먹는 방법

달여서 먹거나 가루를 내어 먹거나 알약을 만들어 먹어도 다 좋다 본초.

3시충을 몰아낸다. 또한 회충으로 가슴앓이心痛가 생긴 것도 치료한다.

의이근 薏苡根 율무뿌리

약을 만들어 먹는 방법

뿌리를 달여서 그 즙에 죽을 쑤어 먹거나 진하게 달여 1되를 먹으면 효과가 크다 본초.

악충惡蟲을 죽인다.

고삼 苦參 너삼

약을 만들어 먹는 방법

이것을 술에 담그고 그 술을 마신다 본초.

3시충을 없애고 촌백충을 몰아내는데 모든 충을 다 죽인다.

무이 蕪荑 참느릅

약을 만들어 먹는 방법

80g을 밀가루와 섞어서 누렇게 되도록 볶아 가루를 낸다. 한 번에 8g씩 미음에 타 먹는다 본초.

회충을 죽인다.

애즙艾汁 약쑥즙

약을 만들어 먹는 방법

빈속에 1되를 마시면 회충이 반드시 나온다 본초.

악충惡蟲을 죽여서 물이 되게 하는데 이것은 쪽잎藍葉으로 만든 것이다.

청대靑黛

약을 만들어 먹는 방법

가루를 내어 물에 타서 먹는다 본초.

모든 기생충을 죽여서 물이 되게 하는데 1되를 마시면 좋다.

남청즙藍靑汁 청대즙

약을 만들어 먹는 방법

노채충도 죽여서 물이 되게 한다. 생청대즙生藍靑汁 큰 잔으로 1잔에 석웅황웅황, 백반구운 것, 안식향, 강진향가루 각각 2g과 사향 0.4g을 갈아서 넣고 고루 섞어서 월초 새벽4-5시에 빈속으로 먹어야 한다 직지.

3시충과 촌백충을 죽인다.

관중貫衆 쇠고비

약을 만들어 먹는 방법

달이거나 가루를 내어 빈속에 먹으면 좋다 본초.

뱃속에 있는 여러 가지 기생충을 다 죽인다.

낭아 狼牙

약을 만들어 먹는 방법

여러가지 기생충을 죽이지만 촌백충을 죽이려면 가루 내어 꿀에 반죽한 다음 삼씨만 하게 알약을 만들어 한 번에 4-8g씩 빈속에 미음에 풀어먹는다 회춘.

기생충을 죽이는데 어린이의 회충을 치료한다. 아주 좋다.

사군자 使君子

약을 만들어 먹는 방법

한번에 7개를 잿불에 묻어 구워 껍질을 버리고 빈속에 씹어서 끓인 물로 넘기면 기생충이 다 나온다 회춘.

3시충과 회충을 죽이고 기생충으로 아픈 것을 멎게 한다.

변축 마디풀

약을 만들어 먹는 방법

진하게 달여서 그 즙을 빈속에 1되씩 먹으면 충이 곧 나온다 본초.

5장충五藏蟲을 죽이는데 충을 죽이는 약에서는 제일 중요한 것이다.

학슬 鶴 담배풀열매

약을 만들어 먹는 방법

회충증과 요충증을 주로 치료한다.

⊙ 회궐로 가슴앓이心痛가 생긴 데는 가루를 내어 꿀에 반죽한 다음 벽오동씨 만하게 알약을 만들어 한번에 40-50알씩 빈속에 꿀물로 먹는다.

⊙ 기생충으로 아픈 데는 가루를 내어 한번에 8g씩 쓰는데 빈속에 식초 끓인 물에 타서 먹으면 충이 반드시 나온다 본초.

⊙ 대장충大腸蟲이 계속 나오거나 멎었다가 다시 나오는 데도 담배풀 열매가루를 쓰는데 물에 타서 먹는다 득효.

기생충으로 가슴앓이心痛가 생긴 것을 치료한다.

생지황 生地黃

약을 만들어 먹는 방법

짓찧어 즙을 낸 다음 여기에 밀가루를 반죽하여 수제비를 만들거나 냉국을 만들어 먹는데 소금을 넣지 않고 쓰면 반드시 설사가 나면서 기생충이 몰려나오고 완전히 낫는다.

⊙ 어떤 여자가 가슴앓이心痛가 생겨서 숨이 거의 끊어질 것같이 되었을 때 지황으로 냉국冷淘을 만들어 먹었는데 곧 두꺼비 같이 생긴 것을 하나 토하고 나았다 본초.

회충으로 가슴앓이가 생긴 것을 치료한다.

괴목이 槐木耳 홰나무버섯

약을 만들어 먹는 방법

약성이 남게 태워 가루 내어 물에 타 먹는다. 그래도 통증이 멎지 않으면 더운물 1되를 마셔야 한다. 그러면 회충이 곧 내려간다 본초.

노채충과 모든 기생충을 다 죽인다.

천초川椒 조피열매

약을 만들어 먹는 방법

달여서 먹거나 알약을 만들어 먹어도 다 좋다 본초.

⊙ 홍초 0.8g과 고련근 0.4g을 쓰는데 가루를 내어 알약을 만들어 먹으면 설사가 나면서 시충尸蟲이 다 나온다. 달여서 먹어도 역시 좋다 정전.

3시충과 전시노채충을 죽인다.

건칠乾漆 마른옻

약을 만들어 먹는 방법

부스러뜨려서 연기가 나지 않을 때까지 닦은 다음 가루를 내어 꿀에 반죽해서 벽오동씨 만하게 알약을 만든다. 한번에 15알씩 따뜻한 물로 먹는다. 혹 가루를 내어 한번에 4g씩 따뜻한 것을 타서 먹어도 회궐로 생긴 가슴앓이心痛가 낫는다 본초.

3시충과 복시伏尸, 촌백충 등 여러 가지 충을 죽인다.

빈랑

약을 만들어 먹는 방법

빛이 벌거면서 맛이 쓴 빈랑이 기생충을 죽이는데 싸서 구워 가루를 내어 한번에 8g씩 빈속에 파와 꿀을 달인 물로 먹으면 곧 효과가 난다 본초.

3시충을 없애고 촌백충증도 치료한다.

비실 榧實 비자

약을 만들어 먹는 방법

늘 7개씩 껍질을 버리고 먹는데 오랫동안 먹으면 충이 저절로 나온다. 600g만 먹으면 충이 완전히 없어진다 회춘.

여러 가지 충과 회충, 촌백충을 다 죽인다.

고련근 苦練根

약을 만들어 먹는 방법

뿌리속껍질을 가루 내어 한번에 8g씩 미음에 타서 먹는다 본초.

⊙ 회궐로 생긴 가슴앓이心痛에는 뿌리속껍질을 잘게 썰어서 진하게 달여 1잔을 천천히 마신다. 혹 달인 물에 쌀죽을 쑤어 먹기도 한다.

⊙ 촌백충이나 여러 가지 기생충을 몰아내는 데는 뿌리속껍질을 잘게 썰어서 40g을 검정콩흑두 20알과 함께 물에 넣고 콩이 거의 익을 때까지 달인 다음 사탕 8g을 타서 먹는다. 그러면 충이 곧 나온다 입문.

3시충과 회충, 촌백충을 죽인다.

뇌환 雷丸

약을 만들어 먹는 방법

물에 담갔다가 껍질을 버리고 썰어서 약한 불기운에 말린 다음 가루를 내어 한번에 4g씩 쓰는데 월초 새벽4-5시에 미음에 타서 먹어야 한다 본초.

전시노채충과 여러 가지 기생충을 다 죽인다.

만려어 뱀장어

약을 만들어 먹는 방법

오랫동안 노채를 앓아서 여윈 데는 뱀장어를 익도록 끓여서 양념을 하여 늘 먹거나 햇볕에 말려 고소하게 구워서 늘 먹어도 역시 좋다.

⊙ 옛날에 어떤 여자가 노채병에 걸렸는데 집안사람들이 그를 관 속에 넣어서 강물에 띄워 보냈다. 어부가 그것을 건져 내서 보니 아직 살아 있었다. 그래서 뱀장어를 많이 끓여서 먹였는데 병이 다 나아서 어부의 처가 되었다고 한다 본초.

3시충과 복시伏尸를 없애고 장충長蟲과 회충을 죽인다.

백경구인흰 테가 있는 지렁이

약을 만들어 먹는 방법

흰 테가 있는 지렁이를 불에 말려 가루 내어 미음에 타 먹거나 즙을 내어 먹는다 본초.

노채충과 회충을 죽인다.

금선와 金線蛙 노란 줄이 있는 개구리

약을 만들어 먹는 방법

굽거나 달여서 늘 먹는다 본초.

회충증과 촌백충증을 치료한다.

석류동인근피 石榴東引根皮
동쪽으로 뻗은 석류나무뿌리껍질

약을 만들어 먹는 방법

뿌리껍질 1줌을 진하게 달여 빈속에 먹으면 여러 가지 기생충이 다 나온다 본초.

회충증과 촌백충증을 치료한다.

앵도동행근 櫻桃東行根
동쪽으로 뻗은 앵두나무뿌리

약을 만들어 먹는 방법

진하게 달여서 빈속에 먹는다 본초.

3시충증三蟲을 치료하는데 시충尸蟲을 없앤다.

도엽 桃葉 복숭아나무잎

약을 만들어 먹는 방법

잎을 짓찧어 즙 1되를 내서 마신다 본초.

모든 충을 죽인다.

지마유 脂麻油 참기름

약을 만들어 먹는 방법

참기름 1홉, 달걀 2개, 망초 40g을 고루 섞어서 먹으면 충이 곧 나온다 종행.

모든 충과 촌백충을 죽인다.

마치현馬齒 쇠비름

약을 만들어 먹는 방법

생것을 짓찧어 즙을 내거나 삶아서 소금과 식초에 무쳐 빈속에 먹으면 충이 저절로 나온다 본초.

뱃속에 있는 모든 기생충을 다 죽이는데 12가지 기생충을 없앤다.

야압野鴨 물오리

약을 만들어 먹는 방법

끓여서 고기를 먹은 다음 국물을 마시면 좋다 본초.

충을 죽이는데 회충으로 생긴 가슴앓이心痛도 치료한다.

웅담熊膽 곰열

약을 만들어 먹는 방법

콩알만큼을 더운물에 타서 먹는다 본초.

노채충을 죽인다.

묘간猫肝 고양이간

약을 만들어 먹는 방법

검은 고양이의 간을 날것으로 볕에 말려서 가루를 내어 월초 새벽4-5시 빈속에 데운 술에 타먹는다 직지.

노채충을 죽인다.

탁목조 啄木鳥 딱다구리

약을 만들어 먹는 방법

딱따구리 1마리를 산 채로 잡아서 주사가루 160g과 잘게 썬 돼지살코기 160g을 버무린 것을 하루 동안에다 먹인 다음 소금을 섞어 이긴 진흙으로 싸 발라 불에 묻어 하룻밤 굽는다. 다음날 꺼내어 햇볕도 보이지 말고 또 터뜨리지도 말고 2자 정도 땅 속 깊이에 하루 동안 파묻어 두었다가 꺼내서 싸 발랐던 진흙을 떼어 버리고 은그릇에 담아 보드랍게 가루를 낸다. 이것을 한 번에 다 먹는데 사향을 조금 넣은 좋은 술에 타서 먹는다. 그 다음 방안에 문을 꼭 닫고 있으면 충이 입과 코로 반드시 나오는데 그것을 빨리 쇠집게로 집어 끓는 기름 속에 넣어 죽여야 한다 정전.

전시노채가 심해져서 몸이 여위는 것을 치료한다.

달간 獺肝 수달의 간

약을 만들어 먹는 방법

수달의 간 1보一具를 빨리 그늘에 말려 가루 내어 한번에 4g씩 하루 세 번 더운물에 타 먹으면 효과가 있다 본초.

노채충이 폐엽肺葉 속에서 폐줄肺系을 파먹기 때문에 각혈하고 목이 쉬는 것은 치료하기 어렵다.

달조 獺爪 수달의 발톱

약을 만들어 먹는 방법

그러나 수달의 발톱을 가루 내어 데운 술에 타서 먹으면 효과가 있다 본사.

오줌 小便

오줌빛을 감별하는 법 辨尿色

오줌이 흐린 것水液渾濁은 다 열熱증에 속한다.

⊙ 오줌이 누런黃 것은 아랫배小腹에 열이 있기 때문이다.

⊙ 간肝에 열이 있으면 오줌이 먼저 누렇게 된다.

⊙ 족양명경맥足陽明之脈에 병이 생겨 기氣가 성하면 오줌 빛이 누렇게 된다 내경.

⊙ 황달 때의 오줌 빛은 황경피나무즙黃柏汁 같다 중경.

⊙ 오줌 빛은 5가지가 있으나 벌건 것과 흰 것이 많다. 벌건 것은 술을 많이 마신 데 원인이 있고 흰 것은 하초下의 원기元氣가 허랭虛冷한 데 있다 자생.

⊙ 하초下焦에 피가 적으면 오줌이 잘 나오지 않으면서 잦고 누렇다 정전.

⊙ 오줌이 나오는 것을 참지 못하면서 오줌 빛이 벌건赤 것은 열이 있기 때문이고 허연白 것은 기가 허하기 때문이다 단심.

단방 單方

구멍을 잘 통하게利竅 하여 오줌이 잘 나오게 한다.

활석 滑石 곱돌

약을 만들어 먹는 방법

성질이 몹시 조열한至燥 약이다 탕액.

⊙ 오줌을 잘 나가게 하기 때문에 임병淋病으로 오줌이 잘 나가지 않는澁 것을 치료한다. 흔히 곱돌 1가지를 쓰는데 그것이 바로 익원산益元散, 처방은 서문에 있다 본초.

5가지 임병五淋과 오줌이 나오지 않는 것을 치료한다.

초석 硝石

약을 만들어 먹는 방법

눈같이 흰 초석을 보드랍게 가루 내어 한번에 8g씩 쓰는데 노림勞淋에는 돌아욱씨를 달인 물葵子湯로 먹고 혈림血淋과 열림熱淋에는 찬물에 타서 먹으며 기림氣淋에는 으름덩굴을 달인 물木通湯로 먹고 석림石淋에는 종이 위에 놓고 볶아서隔紙炒 더운물에 타 먹으며 오줌이 나오지 않는 데는 밀을 달인 물小麥煎湯로 먹는데 모두 빈속에 먹는다. 이것을 투격산透膈散이라고 한다. 여러 가지 약이 효과가 없다 가도 이것을 먹으면 곧 낫는다 본초.

오줌을 잘 나가게 한다. 사림沙淋으로 오줌이 나오지 않는 데 쓴다.

해금사 海金沙 실고사리알씨

약을 만들어 먹는 방법

40g을 좋은 찻가루 20g과 고루 섞어서 한번에 12g씩 생강과 감초를 달인 물에 타 먹는다 본초.

사림으로 오줌이 잘 나오지 않으면서 아픈 것을 치료한다.

부석 浮石

약을 만들어 먹는 방법

가루 내어 한번에 8g씩 감초 달인 물에 타서 빈속에 먹는다 직지.

맛이 슴슴한淡 것은 음경 속이 찌르는 것같이 아픈 것을 치료한다.

감초초 甘草梢 감초 잔뿌리

약을 만들어 먹는 방법

으름덩굴목통과 함께 달여서 빈속에 먹는다.

⊙ 오줌길尿管이 저리고澁 아픈 것을 치료한다. 맛이 슴슴하면서 달지 않은 것을 쓴다 탕액.

밤에 오줌을 많이 누거나 오줌이 나가는 줄 모르는 것을 치료한다.

비해

약을 만들어 먹는 방법

또한 오줌이 밤낮 때 없이 자주 나오는 것도 낫게 한다.

썰어서 물에 달여 먹거나 가루 내어 술에 쑨 풀에 반죽한 다음 알약을 만들어 한번에 70알씩 소금 끓인 물로 빈속에 먹는다 득효.

늙은이가 오줌이 나오는 줄을 모르는 데遺尿 쓴다.

우슬 牛膝 쇠무릎

약을 만들어 먹는 방법

오줌이 잘 나오지 않고 음경 속이 아파서 죽을 것 같은 데는 술에 달여 빈속에 먹어야 한다 본초.

⊙ 우슬고牛膝膏는 어혈로 생긴 임병을 치료한다. 제일 효과가

좋은 약이다. 쇠무릎우슬 40g을 썰어서 물 5잔에 넣고 1잔이 되게 달인 다음 사향을 조금 넣어서 빈속에 먹는다. 쇠무릎은 임병을 치료한다. 제일 좋은 약이다 단심.

오줌을 잘 나오게 하는데 5가지 임병五淋과 융폐로 오줌이 나오지 않는 것을 치료한다.

차전초 車前草 길짱구

약을 만들어 먹는 방법

뿌리와 잎을 짓찧어 즙을 내 한번에 1잔씩 꿀 1숟가락에 타 먹는다.

⊙ 사림沙淋과 석림石淋에는 즙을 내어 한수석가루를 타서 먹고 혈림血淋에는 즙을 내어 빈속에 먹는다. 길짱구의 씨와 뿌리와 잎은 효능이 다 같은데 달여서 먹거나 가루 내어 먹어도 다 좋다 본초.

5가지 임병五淋을 치료하는데 오줌이 잘 나오지 않으면서 잦은 것을 멎게 한다.

택사 澤瀉

약을 만들어 먹는 방법

오줌깨 속에 앉은 깡치留垢를 없애고 오줌이 방울방울 떨어지는淋瀝 것을 멎게 한다. 짠 맛은 스며들어간 물을 빠지게 하고 오줌께 속에 오랫동안 깡치積物가 있는 것을 없앤다. 달여서 먹거나 가루 내어 먹어도 다 좋다 탕액.

오줌을 잘 나가게 하고 오줌이 나오지 않는 것을 주로 치료한다.

지부초 地膚草 댑싸리

약을 만들어 먹는 방법

즙을 내 먹으면 곧 오줌이 나온다. 그러므로 오줌을 누지 못하여 죽을 것같이 된 것을 살리는 데 효과가 있다.

⊙ 씨와 줄기와 잎이 다 효능이 같은데 물에 달여서 먹는다 본초.

5가지 임병五淋을 치료하는데 관격關格이 된 것을 열어 준다.

목통 木通 으름덩굴

약을 만들어 먹는 방법

그리고 오줌이 자주 나오면서 몹시 아픈 것을 치료한다.

썰어서 달여 빈속에 먹는다.

⊙ 통초도 효능이 같다 본초.

5가지 임병과 여러 가지 원인으로 오줌이 나오지 않는 것과 관격關格이 된 것을 치료한다.

구맥 瞿麥 패랭이꽃

약을 만들어 먹는 방법

물에 달여 먹는다.

⊙ 석림을 치료한다.

패랭이꽃씨구맥자를 쓰는데 가루 내어 한번에 4g씩 술에 타서 먹으면 돌 같은 것이 곧 나온다 본초.

5가지 임병을 치료한다.

황금黃芩 속썩은풀

약을 만들어 먹는 방법

또한 열림熱淋과 혈림血淋도 낫게 한다. 물에 달여서 먹는다 본초.

오줌이 자주 나오거나 나오는 줄 알면서도 참지 못하는 것을 멎게 한다.

익지인益智仁

약을 만들어 먹는 방법

오줌이 자주 나오는 것滑數을 멎게 하는 데는 소금을 조금 넣어서 물에 달여 먹거나 알약을 만들어 먹어도 좋다 의감.

여러 가지 임병淋病으로 오줌이 잘 나오지 않으면서 아픈 것을 치료하는데 오줌을 잘 나오게 한다.

산장초酸漿草 꽈리

약을 만들어 먹는 방법

짓찧어 낸 즙 1홉을 술 1홉에 타서 빈속에 먹으면 곧 오줌이 나온다 본초.

5가지 임병五淋과 융폐된 것과 방광에 열이 몰려서 오줌이 잘 나오지 않는 것을 치료하는데 오줌을 잘 나가게 한다.

석위石韋

약을 만들어 먹는 방법

물에 달여서 먹는다 본초.

융폐로 오줌이 막힌 것을 치료하는데 오줌을 잘 나가게 한다.

견우자 牽牛子 나팔꽃씨

약을 만들어 먹는 방법

맏물가루를 내어 한번에 8g씩 으름덩굴목통과 산치자를 달인 물에 타서 먹는다 본초.

5가지 임병을 치료하는데 오줌을 잘 나가게 한다.

등심초 燈心草 골풀

약을 만들어 먹는 방법

물에 달여서 빈속에 먹는다 본초.

5가지 임병과 오줌이 나오지 않는 것을 치료한다.

변축마디풀

약을 만들어 먹는 방법

냇가에서 자라고 자줏빛 꽃이 핀 마디풀의 뿌리를 캐서 짓찧은 다음 즙을 내어 한번에 1잔씩 빈속에 먹으면 곧 오줌이 나온다 경험.

5가지 임병을 치료하는데 오줌을 잘 나가게 한다.

율초 한삼덩굴

약을 만들어 먹는 방법

짓찧어 즙을 내 먹거나 물에 달여서 먹는다.

⊙ 고림膏淋에는 이 즙 2되에 식초 2홉을 타서 쓰는데 빈속에 1잔씩 먹으면 곧 낫는다 본초.

오줌이 잘 나오지 않으면서澁 아픈 것과 사림과 석림을 치료한다.

훤초근 萱草根 원추리뿌리

약을 만들어 먹는 방법

뿌리를 짓찧어 즙을 내어 빈속에 먹는다 단심.

5가지 임병을 치료하는데 주로 석림에 쓴다.

유백피 楡白皮 느릅나무껍질

약을 만들어 먹는 방법

물에 달여서 빈속에 먹는다. 이 약은 성질이 미끄러워서滑 구멍竅을 통하게利 한다 본초.

5가지 임병을 치료하는데 주로 오줌이 나오지 않는 것을 잘 나오게 한다.

복령 솔풍령

약을 만들어 먹는 방법

달여서 먹거나 가루 내어 먹어도 다 좋다 본초.

5가지 임병을 낫게 한다. 그리고 여러 가지 사림이나 석림에 쓰면 오줌이 잘 나온다.

호박 琥珀

약을 만들어 먹는 방법

가루 내어 한번에 8g씩 파 밑蔥白 총백 달인 물에 타서 빈속에 한번 먹으면 곧 낫는다 강목.

5가지 임병을 낫게 하는데 오줌을 잘 나오게 한다.

호장근 虎杖根 범싱아뿌리

약을 만들어 먹는 방법

40g을 물에 달인 다음 사향과 유향가루를 조금씩 타서 빈속에 먹으면 곧 낫는다. 민간에서는 두우슬杜牛膝이라고 한다 본초.

5가지 임병을 낫게 하는데 오줌을 잘 나오게 한다.

치자 梔子 산치자

약을 만들어 먹는 방법

피가 몰려 오줌이 잘 나오지 않는 것과 열림과 혈림을 치료한다.는 더 좋다.

⊙ 산치자가 실지는 오줌을 잘 나오게 하는 것이 아니라 폐肺를 서늘하게淸 하는데 폐기가 서늘해지면 방광이 그 기를 받아 기화氣化작용을 잘할 수 있게 된다. 그러므로 오줌이 나오게 된다 탕액.

오줌을 잘 나오게 하는데 썰어서 달여 먹는다 본초.

저령 猪

약을 만들어 먹는 방법

오령산에는 저령이 있기 때문에 오줌을 잘 나오게 한다. 여러 가지 달임 약에서 이것처럼 효과가 좋은 약은 없다 탕액.

오줌이 술술 자주 나오는 것滑數을 멎게 한다.

산수유 山茱萸

약을 만들어 먹는 방법

늙은이가 오줌이 잘 나왔다 안 나왔다 하는 것도 치료하는데 달여서 먹거나 알약을 만들어 먹어도 다 좋다 본초.

오줌이 술술 자주 나오는 것滑數을 멎게 하는데
오줌이 나오는 줄을 모르는 것遺尿과 백탁白濁을 치료한다.

상표초 桑 사마귀알집

약을 만들어 먹는 방법

술에 쪄서 가루 내어 한번에 8g씩 생강을 달인 물에 타 먹으면 잘 낫는다 단심.

오줌이 술술 자주 나오는 것을 멎게 한다.

모려분 牡蠣粉 굴조개껍질

약을 만들어 먹는 방법

가루 내어 먹거나 알약을 만들어 먹는다 본초.

석림石淋을 치료한다.

석수어두중골 石首魚頭中骨 조기 머리뼈

약을 만들어 먹는 방법

불에 달구었다가 가루 내어 한번에 8g씩 물에 타서 빈속에 먹는다 본초.

5가지 임병을 치료하는데 오줌을 잘 나오게 한다.

석룡자 石龍子 도마뱀

약을 만들어 먹는 방법

석림을 치료한다. 1개를 불에 구워서 가루 내어 빈속에 물에 타 먹는다 본초.

오줌이 나오지 않는 것을 낫게 한다.

구인즙 蚓汁 지렁이즙

약을 만들어 먹는 방법

빈속에 반 사발씩 먹으면 곧 오줌이 나온다 본초.

석림으로 생긴 돌과 오줌을 잘 나오게 한다.

누고 도루래

약을 만들어 먹는 방법

7마리를 잡아서 소금 80g과 섞은 다음 새 기왓장 위에 놓고 약한 불기운에 말려 가루 낸다. 한번에 4g씩 데운 술에 타서 먹으면 곧 낫는다 본초.

⊙ 오줌이 나오지 않아 여러 가지 약을 썼으나 효과가 없는 데는 1마리를 산채로 잡아서 쓰는데 생것으로 갈아 사향 조금과 섞어서 빈속으로 깨끗한 물에 타 먹으면 곧 오줌이 나온다 유취.

석림으로 생긴 돌이 부스러져 나오게 한다.

도교 桃膠 복숭아나무진

약을 만들어 먹는 방법

대추씨만한 것을 하루 세 번 쓰는데 여름에는 찬물로, 겨울에는 따뜻한 물로 빈속에 먹으면 돌이 반드시 나온다 본초.

석림으로 생긴 돌을 나오게 하는데 익은 것을 따서 먹어야 한다.

미후 도다래

약을 만들어 먹는 방법

다래덩굴즙藤中汁은 미끄럽기至滑 때문에 석림으로 생긴 돌을 잘 나오게 하는데 생강즙을 조금 타서 먹어야 한다 본초.

5가지 임병을 치료하는데 오줌을 잘 나오게 한다.

동규자 冬葵子 돌아욱씨

약을 만들어 먹는 방법

뿌리로도 역시 임병을 치료하는데 오줌을 잘 나오게 한다. 모두 물에 달여서 빈속에 먹는다 본초.

5가지 임병을 치료하는데 오줌을 잘 나오게 한다.

동과 冬瓜 동아

약을 만들어 먹는 방법

즙을 내서 1잔씩 마신다 본초.

임병을 치료하는데 오줌을 잘 나오게 한다.

홍촉규근경 紅蜀葵根莖 붉은 촉규화의 뿌리와 줄기

약을 만들어 먹는 방법

꽃과 씨도 효능이 같다. 물에 달여서 먹는다 본초.

5가지 임병을 치료한다. 또한 전포증으로 오줌이 나오지 않는 것도 낫게 한다.

난발회 亂髮灰 난발 태운 재

약을 만들어 먹는 방법

난발 태운 재를 가루 내어 한번에 8g씩 식초 끓인 물에 타서 먹는다 강목.

⊙ 혈림에는 난발 태운 재 8g을 띠뿌리모근와 길짱구차전초를 달인 물에 타서 먹는다 단심.

⊙ 난발 태운 재는 음陰을 보하는 데 효과가 아주 빠르다 단심.

오줌이 나오지 않는 것을 치료한다.

저담 豬膽 돼지열

약을 만들어 먹는 방법

데운 술에 타서 먹는다 본초.

⊙ 오줌이 막혔거나 잘 나오지 않는 데는 돼지열저담 생것을 쓰는데 음경 끝莖頭에 붙이고 조금 있으면 즙이 들어가서 오줌을 저절로 나오게 한다. 부인은 담즙을 음부 속에 넣으면 반드시 오줌이 나온다 유취.

오줌이 나오는 줄 모르는 것遺尿을 치료한다.

저포돼지 오줌깨

약을 만들어 먹는 방법

물에 씻은 다음 불에 구워서 데운 술로 빈속에 먹는다 득효.

오줌이 자주 나오는 것遺尿을 치료한다.

양두 양의 위

약을 만들어 먹는 방법

살찐 양의 위양두로 국을 끓여서 먹어야 한다 본초.

⊙ 오줌이 나오는 줄 모르는 것을 치료한다. 양의 위에 물을 가득 채워 넣고 실로 양끝을 동여맨 다음 푹 삶아서 그 속의 물을 단번에 먹으면 낫는다 강목.

오줌이 나오는 줄 모르거나 나오는 것을 알면서도 참지 못하는 것을 치료한다.

계장 鷄腸 닭의 장

약을 만들어 먹는 방법

검정 수탉의 장烏雄 腸을 보통 국을 끓이듯이 끓인 다음 데운 술을 타서 먹는다.

⊙ 혹 태워 가루 내어 한번에 4g씩 데운 술에 타서 먹어도 좋다 본초.

오줌이 나오는 줄 모르는 것遺尿과 오줌이 참을 수 없이 술술 자주 나오는 것을 치료한다.

웅계비치리황피 雄鷄裏黃皮 수탉의 계내금

약을 만들어 먹는 방법

불에 태워 가루 내어 한번에 8g씩 데운 술에 타 먹는다. 남자는 암탉의 것을 쓰고 여자는 수탉의 것을 쓰는데 장腸까지 태워 먹으면 더 좋다 본초.

대변 大便

대변 빛으로 갈라보는 방법辨便色

장腸 속이 차면 배가 끓고腸鳴 삭지 않은 설사를 하며 장 속에 열이 있으면 누런 죽黃 같은 대변이 나온다 영추.

⊙ 설사한 것이 허여면白 속이 찬寒 것이고 퍼렇거나靑 누렇거나黃 벌겋거나紅赤 거먼黑 것은 다 열이 있는 것이다. 설사한 것이 퍼렇다고 하여 속이 차다고寒 하는 것은 잘못된 것이다. 상한傷寒 소음병少陰病으로 설사할 때 퍼런 물 같은 것이 나오는 것은 속에 열이 있기 때문이다. 어린이의 급경急驚풍 때에는 설사한 것이 흔히 퍼런데 이것은 열이 있는 것이 정확하다. 설사한 것이 누런 것은 비脾에 열이 있는 것이다. 설사한 것이 벌건 것도 열이 있는 것인데 이것은 심화心火의 빛이다. 그리고 진한 적赤색이 나는 것은 열이 심하기 때문이다. 빛이 검은 것은 열이 극도에 달하여 반대로 물로 변하기 때문에 검게 된 것이다 입문.

⊙ 혈이 차지면 설사한 것疑痢이 반드시 검은 자줏빛이고 덩어리가 있으면 혹 피고름膿血이 섞여 나온다. 이때에 나오는 고름은 오랫동안 쌓였던 것陳積이고 피는 갓 몰렸던 것新積이다 입문.

⊙ 습이 많으면 5가지 설사가 생겨서 마치 물을 쏟는 것과 같이 설사한다 입문.

⊙ 열리熱痢 때에는 검은 자줏빛이 나는 것을 누고 한리寒痢 때에는 허여면서 오리똥鴨 같은 것을 눈다. 습리濕痢 때에는 검정콩물黑豆汁 같은 것을 누고 풍리風痢 때에는 순수 퍼런 물 같은 것을 누고 기리氣痢 때에는 게거품蟹渤 같은 것을 누며 적리積痢

때에는 누런 것이나 물고기골魚腦 같은 것을 누고 허리虛痢 때에는 허여면서 콧물 같거나 언 갖풀아교 같은 것을 누며 고주리蠱痢 때에는 닭의 간 빛같이 검은 것을 눈다 입문.

단방 單方

속이 차서 생긴 설사冷瀉와 갑자기 생긴 설사暴瀉가 물 쏟듯이 나오는 것을 치료한다.

유황 硫黃

약을 만들어 먹는 방법

유황과 곱돌활석을 각각 같은 양으로 해서 가루 내어 한번에 12g씩 따뜻한 물에 타 먹으면 곧 멎는다 득효.

관격關格이 되어 대소변이 나오지 않는 것을 치료한다.

염초 焰硝

약을 만들어 먹는 방법

꿀 1종지와 염초 8g을 끓인 물 1종지에 타서 빈속에 먹으면 대소변이 곧 나온다 회춘.

설사와 적백이질赤白痢疾로 배가 아프고 피를 누는下血 것을 치료한다.

好黃土

약을 만들어 먹는 방법

좋은 황토를 물에 세 번에서 다섯 번 끓어오르게 달여서 찌꺼기滓를 버리고 1-2되를 따뜻하게 하여 먹는다 본초.

갑자기 물 같은 설사暴瀉를 하는 것과 이질을 치료한다.

백초상 百草霜

약을 만들어 먹는 방법

보드랍게 가루 내어 한번에 8g씩 미음에 타 먹는다 본초.

⊙ 설사가 오래되어도 멎지 않는 데는 백초상 가루를 죽에 반죽하여 알약을 만들어 끓인 물로 먹는다 강목.

습濕에 상해서 나는 설사를 치료한다.

창출 蒼朮 삽주

약을 만들어 먹는 방법

솔풍령과 섞어서 쓰거나 집함박꽃뿌리백작약와 섞어서 쓰는데 한번에 20g씩 물에 달여 먹는다. 풍風에 상해서 나는 설사 때에는 방풍과 섞어서 물에 달여 먹는다 탕액.

모든 설사를 치료한다.

백출 白朮 흰삽주

약을 만들어 먹는 방법

달여 먹거나 가루 내어 먹거나 알약을 지어 먹는데 다 좋다. 집함박꽃뿌리백작약와 흰솔풍령백복령과 함께 달여 먹으면 설사를 멎게 하는 데는 더 좋다 탕액.

열로 생긴 설사熱泄를 치료한다.

차전초 車前草 길짱구

약을 만들어 먹는 방법

줄기와 잎을 짓찧어 즙 1잔을 낸다. 여기에 꿀 1홉을 넣어서 두 번에 나누어 따뜻하게 하여 먹는다 본초.

모든 설사를 치료한다.

차전자 車前子 길짱구씨

약을 만들어 먹는 방법

닦아서 가루 내어 한번에 8g씩 빈속으로 미음에 타 먹는 것이 제일 좋은데 물에 달여 먹어도 좋다 득효.

여러 가지 설사와 이질을 치료한다. 다 좋다.

목향木香

약을 만들어 먹는 방법

달여 먹거나 가루 내어 먹어도 다 좋다. 또한 황련가루와 섞어서 알약을 만들어 쓰면 적백이질과 여러 가지 이질이 잘 낫는다 본초.

설사와 이질을 치료한다.

백작약 白芍藥 집함박꽃뿌리

약을 만들어 먹는 방법

달여 먹거나 가루 내어 먹거나 알약을 만들어 먹어도 좋다. 신맛은 수렴하고酸收 단맛은 늦추어 주므로甘緩 이질에는 이 약을 반드시 써야 한다 탕액.

적백이질로 배가 아프거나 피곱膿血이 나오는 것을 치료한다.

황련 黃連

약을 만들어 먹는 방법

황련 12g을 술에 달여서 먹거나 가루 내어 달걀 흰자위에 반죽해서 알약을 만들어 먹어도 역시 좋다. 황련은 이질을 치료하는데 그것은 쓴 맛과 조燥한 성질이 있기 때문이다. 그러나 열리熱痢나 혈리血痢에 쓰는 것이 좋지 냉리冷痢에는 쓰지 못한다 본초.

속이 차서 생긴 설사冷泄와 냉리冷痢를 주로 치료한다.

건강 乾薑

약을 만들어 먹는 방법

달여서 먹거나 가루 내어 먹어도 좋은데 혈리에는 약성이 남게 태워 가루내서 한번에 4g씩 미음에 타 먹는다.

대변이 나오지 않는 것大便不通을 치료한다.

토과근 土瓜根 쥐참외뿌리

약을 만들어 먹는 방법

짓찧어 즙을 내어 참대대롱으로 항문에 넣으면 대변이 곧 나온다 강목.

물 같은 설사를 하는 이질水痢을 치료한다.

마린자 馬藺子 타래붓꽃씨

약을 만들어 먹는 방법

누렇게 닦아 가루 낸 다음 밀가루와 각각 같은 양으로 하여 섞어서 한번에 8g씩 미음에 타 먹는다 본초.

대변이 나오지 않는 것을 치료한다.

훤초근 萱草根 원추리뿌리

약을 만들어 먹는 방법

1줌을 생강과 함께 짓찧어 즙을 내어 먹으면 대변이 곧 나온다 강목.

이질과 적백리赤白痢로 배기 아프고 열이 나는 것을 주로 치료한다.

황금 黃芩 속썩은풀

약을 만들어 먹는 방법 집함박꽃뿌리백작약와 함께 달여서 먹거나 알약을 만들어 먹거나 가루내어 먹어도 다 좋다 탕액.

적백리赤白痢와 농혈리膿血痢를 주로 치료한다.

애엽 艾葉 약쑥잎

약을 만들어 먹는 방법 식초에 달여서 빈속에 먹는다 본초.

이질을 치료한다. 성질이 몹시 찬 것으로沈寒 하초로 들어간다.

지유 地楡 오이풀뿌리

약을 만들어 먹는 방법

적백리나 농혈리에는 물에 달여 3홉을 빈속에 먹는다. 물 같은 설사水瀉를 하는 데와 백리白痢에는 쓰지 못한다 본초.

설사를 주로 치료한다.

육두구

약을 만들어 먹는 방법

갑자기 물 같은 설사暴水泄를 하면서 멎지 않는 데는 3개를 밀가루 반죽에 싸서 잿불에 묻어 구워 가루 내어 미음에 타서 한번에 먹으면 효과가 좋다. 냉리冷痢로 배가 아파서 음식을 먹을 수 없으면 가루 내어 한번에 4g씩을 미음으로 먹는다 강목.

속이 차서 생긴 설사冷泄와 휴식리休息痢를 치료한다.

축사縮砂 사인

약을 만들어 먹는 방법

가루 내어 한번에 4g씩 빈속에 미음에 타 먹는다 단심.

대소변을 잘 나오게 하는데 열리熱痢로 피곱膿血이 나오는 것도 치료한다.

대황大黃

약을 만들어 먹는 방법

대변을 나오게 하려면 물에 달여 먹고 열리熱痢에는 술에 달여 먹는다 강목.

대소변을 잘 나오게 한다.

흑견우자 黑牽牛子 나팔꽃검은씨

약을 만들어 먹는 방법

대변이 나오지 않는 데는 절반은 생것으로, 절반은 닦은 것으로 가루 내어 한번에 8g씩 생강 달인 물에 타서 먹는다. 그래도 나오지 않으면 다시 뜨거운 찻물에 타서 먹는다.

⊙ 풍으로 변비가 생긴風秘結澁 데는 약간 닦아 가루 낸 것 40g을 밀기울, 볶은 복숭아가루桃仁末 20g과 함께 꿀에 반죽하여 벽오동씨 만하게 알약을 만들어 쓰는데 한번에 30알씩 따뜻한 물로 먹는다 본초.

대소변이 나오지 않는 것을 주로 치료한다.

변축 마디풀

약을 만들어 먹는 방법

자줏빛 꽃이 피고 물가에 난 것이 제일 좋다. 뿌리를 캐어 짓찧어 즙을 내서 1잔을 먹으면 대변이 곧 나오고 낫는다 강목.

대소변이 나오지 않는 것을 주로 치료한다.

유백피 楡白皮 느릅나무뿌리껍질

약을 만들어 먹는 방법

물에 달여서 빈속에 먹는다 본초.

대소변을 잘 나오게 하는데 대변이 막힌 것도 치료한다.

약을 만들어 먹는 방법

보드랍게 가루 내어 한번에 8g씩 빈속에 꿀물에 타 먹는다강목.

장腸이 허하여 설사하는 것을 치료한다.

오배자 五倍子 붉나무벌레집

약을 만들어 먹는 방법

가루 내어 한번에 8g씩 끓인 물에 타서 먹으면 곧 멎는다 본초.

설사와 적백이질을 치료한다.

가자피 訶子皮 가자껍질

약을 만들어 먹는 방법

가자 3개2개는 싸서 구운 것, 1개는 날것를 가루 내어 따뜻한 물에 타서 먹는다.

⊙ 기리氣痢와 구리久痢에는 잿불에 묻어 구워 껍질만 가루 내어 쓰는데 한번에 8g씩 미음에 타서 단번에 먹는다 본초.

적백이질과 오랜 이질久痢로 대변이 참지 못하게 줄줄 나오는 것腸滑不禁을 주로 치료한다.

저근백피 樗根白皮 가죽나무뿌리껍질

약을 만들어 먹는 방법

가죽나무뿌리껍질 1줌, 묵은 쌀진미 1홉, 파 밑蔥白 총백 3대, 감초 3치, 약전국 2홉을 물에 달여서 빈속에 단번에 먹는다. 혈리血痢에 쓰면 더욱 효과가 좋다. 가루 내어 알약을 만든 것을 고장환固腸丸이라고 한다 본초.

장을 수렴하여澁腸 설사를 멈춘다.

상실 橡實 도토리

약을 만들어 먹는 방법

보드랍게 가루 내어 미음에 타서 늘 먹는다 본초.

적백이질을 주로 치료한다.

근화 槿花 무궁화꽃

약을 만들어 먹는 방법

가루 내어 미음에 타서 먹기도 하고 밀가루에 섞어서 전병煎餠을 만들어 먹기도 한다 본초.

이질을 치료한다. 아주 좋다.

蜜

약을 만들어 먹는 방법

꿀과 생강즙 각각 1홉을 더운물에 타서 단번에 먹는다 본초.

이질로 피고름膿血이 나오는 것을 주로 치료한다.

납 蠟 황랍

약을 만들어 먹는 방법

황랍 적당한 양을 은빗치개에 꿰어 참기름 등불香油燈에 녹여서 물 사발 안에 떨어뜨리기를 일곱 번 하여 무씨나복자만하게 알약을 만든다. 한번에 30알씩 쓰는 백리白痢에는 감초를 달인 물로 먹고 적리赤痢에는 오매를 달인 물로 먹는다 강목.

대소변을 멎게 하는데 오줌이 나가는 줄을 모르는 것도 치료한다.

모려분牡蠣粉 굴조개껍질

약을 만들어 먹는 방법

굴 조개껍질과 백반구운 것을 각각 같은 양으로 하여 가루내서 한번에 8g씩 하루에 세 번 술에 타 먹는다. 또한 유뇨遺尿증도 치료한다 강목.

이질을 앓은 뒤에 탈항脫肛이 된 것을 치료한다.

별鱉 자라

약을 만들어 먹는 방법

어떤 사람이 이질을 앓은 지 1달이 지났는데 물 같은 설사糟粕不實를 밤낮 다섯에서 여섯 번씩하고 탈항까지 되었다. 그리하여 자라 1마리를 보통 먹는 방법대로 손질하여 생강, 말린 입쌀밥, 사탕덩어리 작은 것 1개와 함께 소금과 장醬은 넣지 않고 국을 잘 끓여서 1-2사발을 먹었는데 3일 만에 병이 나았다고 한다. 대체로 자라라는 것은 개충介蟲으로서 금金에 속하므로 폐肺와 대장大腸을 보하는 데는 효과가 있다 정전.

오래된 적백이질과 이질을 주로 치료한다.

부어회 붕어회

약을 만들어 먹는 방법

식초, 장醬, 마늘로 양념을 하여 먹는다 본초.

⊙ 혈리血痢와 금구리에는 붕어장魚釀을 백반에 버무려 태워 재를 내서 가루 내어 미음에 타 먹는다. 백반을 넣고 쪄 익힌 다

음 소금과 식초를 쳐서 먹어도 효과가 있다 득효.

적백이질과 대소변이 나오지 않는 것을 치료한다.

노봉방露蜂房 말벌집

약을 만들어 먹는 방법

말벌집의 꼭지房 를 가루 내어 한번에 4g씩 데운 술에 타서 먹으면 효과가 있다. 일명 자금사紫金砂라고도 한다 유취.

금구리를 치료한다. 효과가 좋다.

분저

약을 만들어 먹는 방법

약한 불기운에 말려 가루 내어 한번에 4g씩 묽은 미음淸米飮에 타서 먹는다 정전.

이질을 멎게 하고 금구리를 치료한다.

연자육蓮子肉 연밥

약을 만들어 먹는 방법

껍질은 버리고 심心이 있는 채로 가루 내어 한번에 8g씩 미음에 타서 먹는다 백일방.

장을 수렴하여澁腸 이질을 낫게 한다.

오매烏梅

약을 만들어 먹는 방법

혈리血痢에는 백매육 1개와 좋은 차를 식초 끓인 물에 우려서 쓰는데 한번 먹으면 낫는다.

⊙ 적리赤痢와 오래된 이질久痢에는 오매 달인 물에 꿀을 타서 먹는다.

⊙ 휴식리休息痢에는 차와 건강을 함께 가루 내어 알약을 만들어 먹으면 효과가 있다 본초.

대소변을 잘 나오게 한다.

도화 桃花 복숭아꽃

약을 만들어 먹는 방법

꽃이 떨어질 때 주워서 그늘에 말려 가루 내어 물에 타 먹거나 전병煎餠을 만들어 먹는다. 그러면 대소변이 나오지 않던 것이 나오는 데 곧 효과가 난다 자화방.

대소변이 나가지 않는 것을 치료한다.

도엽 桃葉 복숭아잎

약을 만들어 먹는 방법

짓찧어 즙을 내어 반 되 가량 먹으면 대변이 곧 나온다 본초.

혈결血結, 혈비血秘와 혈조血燥로 변비가 되어 나오지 않는 것을 치료한다.

도인 桃仁 복숭아씨

약을 만들어 먹는 방법

갈아서 즙을 내어 죽을 쑤어 먹는다 탕액.

적백리를 치료한다.

산석류각 酸石榴殼 산석류껍질

약을 만들어 먹는 방법

벌겋게 태워 가루 내어 한번에 8g씩 미음으로 먹는다. 또한 갑자기 물 같은 설사를 몹시 하는 것이 멎지 않는 것暴瀉不止을 치료한다.

⊙ 냉열冷熱이 고르지 못하여不調 혹 붉거나 허옇거나 퍼렇거나 누런 것을 누는 데는 석류 5개를 껍질째로 쓰는데 짓찧어 즙을 짜서 한번에 1홉씩 자주 먹으면 곧 낫는다. 혹 껍질을 가루 내어 밥에 반죽한 다음 알약을 만들어 먹어도 좋다 본초.

대소변이 나오지 않는 것과 풍비風秘, 열비熱秘, 혈비血秘를 치료한다.

대마인 大麻仁 역삼씨

약을 만들어 먹는 방법

갈아서 즙을 내어 죽을 쑤어 먹거나 차조기와 함께 즙을 내어서 죽을 쑤어 먹기도 하는데 이것을 소마죽蘇麻粥이라고 한다 본초.

열비熱秘로 대변이 나오지 않는 것을 치료한다.

생지마유 生脂麻油 생참기름

약을 만들어 먹는 방법

한번에 1홉씩 먹는데 대변이 나올 때까지 써야 한다 본초.

설사와 이질을 낫게 한다.

적소두 赤小豆, 붉은팥

약을 만들어 먹는 방법

죽을 쑤어 먹는다.

적백리는 죽을 쑤어 황랍 40g을 섞어서 단번에 먹으면 낫는다 본초.

설사를 멈춘다.

나미 찹쌀

약을 만들어 먹는 방법

절반은 생것으로, 절반은 닦아서 죽을 쑤어 먹으면 효과가 아주 좋다 의감.

설사와 이질을 낫게 한다.

신국 神麴 약누룩

약을 만들어 먹는 방법

닦아서 가루 내어 찹쌀나미로 쑨 미음에 8g씩 타서 먹는데 하루에 세 번 먹는다 본초.

⊙ 더운 때에 갑자기 물 같은 설사暴泄가 몹시 나는 데는 닦은 약누룩과 법제한 삽주 창출를 각각 같은 양으로 하여 가루 낸다. 밀가루 풀에 반죽해서 벽오동씨 만하게 알약을 만들어 한번에 30알씩 미음으로 먹는다.

이것을 국출환麴朮丸이라고도 한다 강목.

모든 이질에 주로 쓴다.

앵속각 아편열매깍지

약을 만들어 먹는 방법

이질이 오래되어 배가 아프지 않으면 반드시 장을 수렴하여야 澁腸 하는데 이때에는 속과 꼭지를 버리고 식초에 축여 볶아서 가루 내어 한번에 4g씩 미음에 타 먹어야 한다 직지.

⊙ 이 약은 이질 치료에 특효약이다. 그러나 약성이 긴삽緊澁하므로 너무 일찍이 쓰면 구역질이 나고 금구리가 생길 수 있다 강목.

⊙ 오래된 이질久痢로 허해져 설사虛滑가 하루에도 1백여 번씩 나오는 데는 아편 열매깍지를 생강즙에 하룻밤 담갔다가 볶아서 말려 가루 내어 쓰는데 한번에 8g씩 미음에 타 먹으면 곧 효과가 난다. 이것을 백중산百中散이라고도 한다 입문.

대소변이 나오지 않고 배가 그득하여 죽을 것같이 된 것을 치료한다.

동규자 冬葵子 돌아욱씨

약을 만들어 먹는 방법

이 약 2되를 물 4되에 넣고 1되가 되게 달인다. 다음 여기에 돼지기름저지 1홉을 타 먹으면 곧 대변이 나온다 본초.

어린이의 적백이질을 주로 치료한다.

계장초 鷄腸草

약을 만들어 먹는 방법

즙 1홉을 짜서 꿀을 타 먹으면 좋다 본초.

적백이질을 주로 치료한다.

제채 薺菜 냉이

약을 만들어 먹는 방법

뿌리와 잎을 따서 불에 태워 가루 내어 미음에 타서 먹으면 매우 좋다 본초.

대소변이 나오지 않는 것을 치료한다.

총백 蔥白 파 밑

약을 만들어 먹는 방법

흰 부분을 짓찧어 식초를 타서 아랫배小腹에 붙이면 곧 효과가 난다.

⊙ 적백이질에는 파 밑 1줌을 잘게 썰어서 쌀과 함께 죽을 쑤어 먹는다 본초.

여러 가지 이질을 치료한다.

구채 부추

약을 만들어 먹는 방법

적리赤痢이면 부추즙에 술을 타서 따뜻하게 하여 1잔 먹고 수곡리水穀痢면 국이나 죽을 만들어 먹는다. 혹은 데쳐서 임의대로 먹기도 하며 백리白痢에는 삶아서 먹는다 본초.

오래된 이질久痢과 속이 차서 생긴 설사冷瀉를 낫게 하는데 늘 삶아 먹는다.

해백 염교흰밑

약을 만들어 먹는 방법

적백리에는 흰 부분을 쌀에 섞어 죽을 쑤어 먹는다 본초.

대변이 나오지 않는 것을 치료한다.

독두산獨頭蒜 통마늘

약을 만들어 먹는 방법

1개를 잿불에 묻어 구워 익혀서 껍질을 벗겨 버리고 솜에 싸서 항문에 넣는데 식으면 바꾸어 넣는다. 그러면 곧 대변이 나온다 본초.

대소변을 잘 나오게 하는데 쌀가루를 섞어 양념을 해서 국을 끓여 먹는다.

마치현 쇠비름

약을 만들어 먹는 방법

적백이질에는 짓찧어 즙 3홉을 짜서 달걀 1알의 흰자위와 고루 섞어 따뜻하게 하여 먹는데 두 번만 먹으면 곧 낫는다. 혹은 쇠비름을 삶아서 소금, 장, 생강, 식초를 넣어 고루 섞어서 먹기도 한다.

⊙ 어린이의 혈리血痢에는 즙 1홉에 꿀 1숟가락을 타서 쓴다 본초.

오래된 이질을 치료한다.

백나복 白蘿蔔 흰무

약을 만들어 먹는 방법

무즙 1종지에 꿀 1종지를 섞어서 따뜻하게 하여 먹으면 곧 낫는다 회춘.

대소변이 나오지 않는 것을 주로 치료한다.

난발 亂髮

약을 만들어 먹는 방법

불에 태워 재를 내어 한번에 4g씩 따뜻한 물에 타서 먹는데 하루에 세 번 쓴다.

⊙ 적백이질에는 위의 방법과 같이 먹거나 알약을 만들어 먹기도 한다 본초.

적백리와 오래된 이질久痢을 치료한다.

황자계 黃雌鷄 누런 암탉

약을 만들어 먹는 방법

1마리를 보통 먹는 것처럼 손질하여 국을 끓여서 늘 먹는다.

⊙ 대변이 참을 수 없이 자주 나오는 것腸滑과 이질에는 1마리를 보통 먹는 것처럼 손질하여 불에 구운 다음 소금과 식초를 치고 또 구워 말려서 빈속에 먹는다. 이것을 자계산炙 散이라고 한다 본초.

오래된 적백이질을 치료한다.

계자 鷄子 달걀

약을 만들어 먹는 방법

식초에 삶아 익혀서 빈속에 먹는다. 혹은 달걀 1알에 황랍 4g을 녹여 넣고 고루 저어서 볶아 먹기도 한다. 혹은 노른자위에 연분胡粉을 섞은 다음 태워서 가루 내어 한번에 4g씩 술로 먹기도 한다 본초.

어린이의 금구리를 치료한다.

오골계 烏骨鷄 뼈 검은 닭

약을 만들어 먹는 방법

1마리를 보통 먹는 것처럼 손질하여 삶아서 그 국물을 자주 먹으면 이질이 멎고 위가 좋아진다 胃開.

이질을 치료한다.

가압 家鴨 집오리

약을 만들어 먹는 방법

보통 먹는 대로 손질하여 푹 삶아서 국물도 마시고 고기도 먹는다 본초.

오래된 이질久痢과 대변이 참을 수 없이 자주 나오면서腸滑 음식이 소화되지 않는 것을 치료한다.

치 雉 꿩

약을 만들어 먹는 방법

보통 먹는 것처럼 손질하여 귤껍질橘皮, 후추호초, 파, 소금, 장으로 양념하여 만두를 만들어 먹는다 본초.

이질을 치료한다.

우간 牛肝 소의 간

약을 만들어 먹는 방법

식초를 두고 끓여 먹는다 본초.

적백리赤白痢와 냉리冷痢, 혈설瀉血을 주로 치료한다.

우각새 牛角 소뿔속뼈

약을 만들어 먹는 방법

약성이 남게 태워 가루 내어 한번에 8g씩 데운 술이나 미음에 타서 먹거나 꿀에 반죽하여 알약을 만들어 먹기도 한다 본초.

구리久痢, 노리勞痢, 휴식리休息痢를 주로 치료한다.

황웅구두골 黃雄狗頭骨 누렁수캐머리뼈

약을 만들어 먹는 방법

머리 뼈를 누렇게 구워 가루 내어 한번에 8g씩 미음에 타서 먹거나 혹은 꿀에 반죽하여 알약을 만들어 먹기도 한다 본초.

설사를 하면서 배꼽 둘레가 아픈 것을 치료한다.

구간 狗肝 개의 간

약을 만들어 먹는 방법

개의 간 1보一具를 잘게 썰어 쌀 1되와 함께 죽을 쑤어서 파, 후추호초, 소금, 장을 쳐 먹는다 본초.

냉설冷泄, 습설濕泄, 활설滑泄을 주로 치료한다.

저간猪肝 돼지의 간

약을 만들어 먹는 방법

간을 얇게 썰어서 가자피 가루잿불에 묻어 구운 것를 발라 약한 불에 구워 가루 내어 한번에 20g씩 빈속에 잘 씹어 미음으로 먹는다 본초.

⊙ 폭설暴泄, 습설濕泄 때는 돼지의 간을 신좁쌀죽웃물漿水에 삶아 익혀서 먹는다 득효.

⊙ 기가 허하여 생긴 설사로 몹시 여윈 데는 돼지의 간 1보를 썰어서 식초 1되를 넣고 삶아 말려 빈속에 먹으면 아주 좋다 입문.

한 가지 약으로 병을 쉽게 치료할 수 있는

단방

외형편外形篇

머리 頭

머리의 병이 밖으로 나타나는 증후 頭病外候

머리는 정명精明이 들어 있는 곳이다. 머리를 들지 못하고 눈이 꺼져 들어가게 되면 곧 정신이 없어진다 내경.

⊙ 상한으로 머리가 무거워서 들지 못하는 데는 2가지가 있다. 즉 태양병이 심하여 머리가 무거워서 들지 못하는 것과 음역병陰易病이나 양역병陽易病일 때에 머리가 무거워 들지 못하는 것이 있다. 이것은 다 위험한 증상이다 입문.

⊙ 상한병傷寒病일 때 양맥이 고르롭지 못하면不和 머리를 흔드는데 심기가 몹시 약해져도 또한 머리를 흔든다. 치병病 때 풍이 성하여도 머리를 흔든다. 이것은 다 좋지 못한 증상이다 입문.

⊙ 속골이 아프면서 머리가 흔들리는 것도 역시 중한 증상이다 입문.

단방 單方

편두통, 정두통을 치료한다.

초석 硝石

약을 만들어 먹는 방법

가루내서 적은 양을 콧구멍에 불어넣는데 머리 왼쪽이 아프면 오른쪽 콧구멍에, 머리 오른쪽이 아프면 왼쪽 콧구멍에 불어넣으면 곧 낫는다.

염초도 같다 본초.

양명두통을 치료한다.도 효과가 있다.

석고 石膏

약을 만들어 먹는 방법

석고, 궁궁이천궁, 구릿대백지각각 같은 양을 가루를 내어 한번에 12g씩 찻물에 타서 먹는다. 이것을 일명 석고산石膏散이라고 한다 강목.

풍증으로 어지럽고 머리가 아픈 것을 치료한다.

감국 甘菊 단국화

약을 만들어 먹는 방법

꽃을 가루를 내어 한번에 4g씩 하루 두 번 술에 타 먹는다. 많은 양의 꽃으로 술을 만들어 먹거나 술에 담가서 먹기도 한다술을 만드는 방법은 잡방에 있다.

⊙ 또는 연한 줄기나 잎으로 국을 끓여서 먹거나 나물을 만들어 먹어도 좋다. 흰국화가 더 좋다 본초.

적풍賊風으로 머리가 아프고 어지러운 것을 치료하는데 태양두통太陽頭痛에 쓰는 주약主藥이다.

강활 羌活 강호리

약을 만들어 먹는 방법

또한 풍독風毒으로 머리와 이빨이 아픈 데는 썰어서 달여 먹는다 본초.

풍으로 머리가 아프고 뇌가 흔들리는 것 같은 것을 치료하고 두면풍頭面風을 치료한다. 없어서는 안 될 약이다 본초.

세신 細辛 족두리풀

약을 만들어 먹는 방법

족소음신경통으로 머리가 몹시 아플 때에는 달여 먹거나 가루를 내어 먹어도 다 좋다 강목.

註] 두면풍頭面風: 머리와 얼굴에 땀이 많이 나면서 바람을 싫어하고 머리가 아픈 것을 말하는데 일명 수풍首風이라고도 한다.

뇌에 풍사風邪가 들어가서 생긴 두통을 주로 치료하는 약이다. 두면풍頭面風을 치료한다. 없어서는 안 될 약이다 본초.

궁궁 궁궁이

약을 만들어 먹는 방법

⊙ 편두통, 정두통을 치료하는데 늘 먹으면 완전히 낫는다. 궁궁이천궁80g, 향부자 160g을 가루를 내어 한번에 8g씩 찻물에 타 먹는다. 이것을 일명 점두산點頭散이라고 한다득효.

⊙ 열궐두통을 치료하는데 궁궁이천궁와 석고를 쓰는데 각각 같은 양으로 하여 썰어서 물에 달여 먹는다. 이것을 일명 천궁석고탕川芎石膏湯이라고 한다강목.

⊙ 궁궁이천궁는 궐음두통으로 뇌 속이 아픈 것을 치료한다 강목.

⊙ 편두통偏頭痛에는 잘게 썰어 술에 담갔다가 먹거나 달여

먹거나 가루를 내어 먹어도 다 좋다 본초.

대풍大風으로 머리가 어지럽고 아픈 것을 주로 치료한다.

방풍 防風

약을 만들어 먹는 방법

또한 머리와 얼굴에 풍이 왔다 갔다 하는 것도 낫게 한다. 달여 먹거나 가루를 내어 먹어도 다 좋다 본초.

⊙ 상초에 풍사風邪가 있는 것을 치료하는 좋은 약이다 탕액.

두풍증을 치료하는데 눈을 밝게 한다.

결명자 決明子 결명씨

베개를 만들어 베고 자면 녹두보다 낫다 본초.

⊙ 편두통일 때에는 가루를 내서 물에 개어 태양혈太陽穴부위에 붙이면 아주 좋다 본초.

풍風으로 머리가 차고 아픈 것을 주로 치료한다.

창이 蒼耳, 도꼬마리

약을 만들어 먹는 방법

부인이 혈풍이 뇌로 들어가서 갑자기 어지러워 넘어졌을 때에는 연한 속잎을 따서 그늘에 말린 다음 가루를 내어 한번에 8g씩 술에 타 먹는다. 일명 갈기산喝起散이라고도 한다 본초.

⊙ 이 약의 기운은 흔히 뇌로 가는데 정수리로도 간다. 가루

를 내어 먹거나 달여 먹어도 좋다본초.

상한傷寒과 중풍中風으로 머리가 아픈 것을 치료한다.

갈근 葛根, 칡뿌리

약을 만들어 먹는 방법

달여 먹는다본초.

◉ 양명경두통을 치료하는 약이다 탕액.

혈血이 허해서 머리가 아픈 것을 치료한다.

당귀 當歸

약을 만들어 먹는 방법

잘게 썰어서 술에 달여 먹는다본초.

풍한風寒으로 머리가 아픈 것을 치료한다.

마황 麻黃

약을 만들어 먹는 방법

마디를 버리고 달여 먹는다본초.

열이나 풍으로 머리가 아픈 것을 치료한다.

백지 白芷 구릿대

약을 만들어 먹는 방법

또한 풍증으로 어지러운 것도 낫게 하는데 알약을 만들어 먹는다. 일명 도량환都梁丸이라고도 한다 본사.

⊙ 양명두통陽明頭痛으로 이마가 아픈 것을 치료하는데 달여 먹거나 가루 내어 먹어도 다 좋다[탕액].

풍으로 머리가 아픈 것을 치료하고 두풍을 없앤다 본초.

고본 藁本

약을 만들어 먹는 방법

이 약은 정수리와 이마가 아프고 속골과 이빨이 아픈 것을 치료하며 여러 가지 약 기운을 머리로 끌어 올린다. 달여 먹거나 가루를 내어 먹어도 다 좋다[단심].

어지럼증頭眩을 치료한다 본초.

반하 半夏 끼무릇

약을 만들어 먹는 방법

족태음의 담궐痰厥로 생긴 두통은 이 약이 아니면 치료할 수 없다. 달여 먹는다 동원.

풍風으로 머리가 아프고 속골에서 소리가 나는 것 같은 것을 치료한다.

만형자 蔓荊子 순비기 열매

약을 만들어 먹는 방법

달여 먹는다 본초.

⊙ 태양경두통太陽經頭痛에 쓰는 약인데 풍사風邪를 없애고 머리가 흐릿하며 눈앞이 캄캄한 것을 치료한다 단심.

두풍증頭風證과 머리뼈가 아픈 것을 치료한다.

산수유 山茱萸

약을 만들어 먹는 방법

또한 간이 허하여 나는 어지럼증도 치료하는데 간병에 쓰는 약이다. 달여 먹는다본초.

두풍증과 머리가 아픈 것을 치료한다.

조협 주염 열매

약을 만들어 먹는 방법

가루를 내어 콧구멍에 불어넣는데 목욕시키는 약으로도 쓴다본초.

작설차는 머리와 눈을 맑게 하고 시원하게 한다.

다 茶

약을 만들어 먹는 방법

달여서 늘 먹는다. 차 싹과 잎도 효과가 같다본초.

머리가 핑핑 돌고 눈앞이 어지러운 것을 치료하는데 두풍증에 중요하게 쓰는 약이다.

형개 荊芥

약을 만들어 먹는 방법

달여 먹거나 가루를 내어 먹어도 다 좋다본초.

⊙ 두풍頭風을 치료하는데 형개수荊芥穗와 석고달군 것를 각

각 같은 양으로 하여 가루를 내서 한번에 8g씩 생강이나 파를 달인 물에 타 먹는다. 일명 형개산荊芥散이라고도 한다강목.

상한傷寒으로 머리가 아픈 데는 달여 먹고 땀을 내면 효과가 있다.

총백 파밑

약을 만들어 먹는 방법

뿌리가 달린 채로 쓴다. 태양경의 약이다본초.

두풍증과 머리가 아픈 것을 치료한다.

녹두 菉豆

약을 만들어 먹는 방법

베개를 만들어 베고 자면 좋다본초

편두통을 치료하는데 즙을 내어 콧구멍에 넣는다코에 약을 넣는 방법에 자세하게 있다.

나복 蘿蔔 무

약을 만들어 먹는 방법

숯 냄새를 맡아서 머리가 아픈 데는 생무 즙을 내어 먹는데 무가 없으면 무씨를 갈아서 즙을 내어 먹어도 좋다득효.

두풍증을 치료한다. 또한 풍열風熱로 머리가 아픈 것도 치료한다.

박하 薄荷

약을 만들어 먹는 방법

상초를 시원하게 하는데 좋은 약이다. 달여 먹거나 가루를 내어 먹어도 다 좋다본초.

편두통偏頭痛, 정두통正頭痛을 치료한다.

황우뇌수 黃牛腦髓 누런 소의 골

약을 만들어 먹는 방법

골 1마리 분을 구릿대백지와 궁궁이천궁가루 각각 12g을 사기그릇에 담은 다음 술을 붓고 푹 달여서 따뜻할 때 마음껏 먹고 취했다가 깨어나면 병이 낫는다입문.

두풍증으로 어지러워서 넘어지는 것을 치료한다.

치두 소리개 대가리

약을 만들어 먹는 방법

불에 태워 가루를 내서 술에 타 먹는다본초.

얼굴 面

얼굴에 생긴 병은 주로 위에 속한다 面病專屬胃

손과 발의 6개 양경맥은 다 머리로 올라갔는데 족양명위경맥만은 코뼈가 맞닿은 곳에서 시작하여 이빨로 들어갔다가 입술을 돌아 협거頰車를 지나 올라가서 귀 앞에 있는 객주인客主人, 혈이름을 지나 올라가 얼굴을 이리저리 얽었다. 그러므로 얼굴병은 주로 위胃에 속한다. 위에 풍열이 들어오면 얼굴이 붓거나 얼굴과 코에 자줏빛이 나고 혹 풍자風刺나 두드러기가 돋고 얼굴이 달거나 시리기도 한데 그 경맥에 나타나는 증상에 따라 치료하여야 한다 의감.

註 풍자風刺: 피부병의 한 가지. 얼굴에 여드름같이 돋는데 그 빛이 여드름보다 붉다.

단방 單方

얼굴에 생긴 5가지 헌데를 치료한다.

염탕 鹽湯 소금 끓인 물

약을 만들어 먹는 방법

더운 소금 끓인 물에 솜을 적셔서 헌데를 눌러 주는데 하루에 다섯에서 여섯 번 하면 절로 낫는다 본초.

분독으로 생긴 뾰두라지를 치료한다.

백반 白礬

약을 만들어 먹는 방법

가루를 내서 술에 개어 바른다득효.

⊙ 얼굴에 적자색이 나는 뾰두라지나 두드러기에는 백반과 유황硫黃을 각각 같은 양으로 하고 여기에 황단黃丹을 조금 섞어서 쓰는데 가루를 내서 침에 개어 바른다 입문.

얼굴에 생긴 기미와 얼룩점을 치료하는데 보드랍게 가루를 내서 젖에 개어 밤마다 바른다.

밀타승 密陀僧

약을 만들어 먹는 방법

얼굴에 윤기가 돌게 하며 얼굴이나 코에 벌건 뾰두라지가 생긴 것을 치료한다본초.

얼굴에 생긴 거먼 사마귀나 군살, 분독으로 생긴 뾰두라지를 없앤다.

석회 石灰

약을 만들어 먹는 방법

거먼 사마귀를 없애는 방법은 다음과 같다. 석회가루를 물에 묽은 죽처럼 되게 갠다. 여기에 찹쌀을 하룻밤 박아 두되 쌀알이 수정처럼 될 때까지 둔다. 그 다음 먼저 바늘 끝으로 거먼 사마귀를 약간 헤쳐 놓고 그 위에 수정처럼 된 찹쌀 알을 놓으면 한나절 정도 지나서 사마귀에서 저절로 물이 나온다. 그때에는 찹쌀을 떼버려야 한다. 그 다음 물을 묻히지 말아야 한다본초.

살빛을 희게 하고 살결이 비단결같이 되게 하며 기미와 사마귀를 없앤다.

장수 漿水 신좁쌀죽웃물

약을 만들어 먹는 방법

신좁쌀죽웃물을 따뜻하게 하여 얼굴을 씻은 다음 천으로 사마귀를 아프도록 문지른다. 그 다음 백단향을 물에 갈아 즙을 내서 바른다본초.

⊙ 즉 좁쌀죽웃물을 받아 두어 시어진 것이다.

얼굴빛을 좋게 한다.

주사 朱砂

약을 만들어 먹는 방법

수비水飛하여 새로 길어 온 물에 조금씩 타 먹는다본초.

얼굴에 생긴 거먼 사마귀를 없애준다.

여회 藜灰 명아주 태운 가루

약을 만들어 먹는 방법

물에 개어 볶아서 사마귀에 붙인다본초.

얼굴에 생긴 기미와 분가시粉刺, 얼룩점을 없애준다.

토사자묘 兎絲子苗 새삼씨 싹

약을 만들어 먹는 방법

짓찧어 즙을 내서 늘 바른다본초.

얼굴에 쓰는 약에 넣어 쓰면 얼굴이 윤택해진다.

익모초 益母草

약을 만들어 먹는 방법

음력 5월 5일에 뿌리째로 캐서 햇볕에 말린 다음 가루를 낸다. 이것을 물에 반죽하여 달걀만 하게 만들어 센 불에 약 30분 정도 태운 다음 2시간 정도 두었다가 꺼낸다. 다음 사기그릇에 담고 갈아서 채로 쳐 가지고 가루비누 쓰듯 하면 풍자와 분가시風粉刺가 없어지고 얼굴이 고와진다 본초.

얼굴이 고와지게 하고 손과 얼굴에 생긴 주름살을 없앤다.

과루근 瓜蔞根

약을 만들어 먹는 방법

분처럼 만들어 늘 바르면 좋다 본초.

기미와 주근깨, 흠집을 없애며 얼굴이 윤택해지게 한다.

백지 白芷 구릿대

약을 만들어 먹는 방법

크림처럼 만들어 늘 바른다 본초.

손톱으로 얼굴을 허빈 것破을 치료한다.

생강즙 生薑汁

약을 만들어 먹는 방법

이 즙에 경분을 타서 바르면 흠집이 생기지 않는다득효.

기미, 여드름, 주사비, 분독으로 생긴 뾰두라지를 낫게 하고 얼굴이 윤택해지게 한다.

고본 藁本

약을 만들어 먹는 방법

이 약으로 얼굴을 씻거나 크림처럼 만들어 쓰는 것이 좋다본초.

얼굴에 생긴 두툴두툴한 흠집을 없앤다.

토과근 土瓜根 쥐참외 뿌리

약을 만들어 먹는 방법

보드랍게 가루를 내어 신좁쌀죽웃물에 타서 쓰는데 잘 때에 신좁쌀죽웃물로 얼굴을 씻은 다음 발랐다가 이튿날 아침에 씻어 버린다. 이와 같이 하면 곧 얼굴이 윤택해지고 주름이 펴진다. 백날만 하면 눈이 부실 정도로 얼굴이 윤택해진다본초.

얼굴에 생긴 온갖 병을 치료하는데 기미와 흠집, 주근깨도 없앤다.

백부자 白附子 노랑돌쩌귀

약을 만들어 먹는 방법

크림에 넣어서 얼굴에 바르거나 가루비누처럼 만들어 쓰는 것이 좋다본초.

기미와 몸푼 부인의 얼굴에 참새알빛 같은 검버섯이 생긴 것을 없앤다.

백복령 白茯 흰솔풍령

약을 만들어 먹는 방법

보드랍게 가루를 내어 꿀에 반죽해서 늘 얼굴에 바르면 좋다 본초.

주근깨와 사마귀를 없앤다.

상시회 桑柴灰 뽕나무 태운 재

약을 만들어 먹는 방법

명아주 태운 가루藜灰와 함께 넣고 잿물을 받아 졸여서 사마귀에 떨어뜨리면 좋다 본초.

얼굴에 생긴 폐독창肺毒瘡이 대풍창大風瘡같이 된 것을 치료한다.

상엽 桑葉 뽕잎

약을 만들어 먹는 방법

뽕잎을 따서 깨끗하게 씻은 다음 쪄서 햇볕에 말린다. 이것을 가루를 내어 한번에 8g씩 하루 세번 물에 타 먹는다. 일명 녹운산綠雲散이라고도 한다 본초.

늘 먹으면 얼굴이 꽃과 같이 된다.

밀 蜜 꿀

약을 만들어 먹는 방법

오랫동안 먹는 것이 좋다 본초.

기미와 얼룩점을 없애며 얼굴이 윤택해지고 생기 있게 한다.

진주 眞珠

약을 만들어 먹는 방법

분처럼 되게 갈아 젖에 타서 늘 바른다 본초.

기미와 흠집을 없애며 얼굴빛이 좋아지게 한다.

백강잠 白殭蠶

약을 만들어 먹는 방법

가루를 내어 늘 바른다. 또한 옷 좀과 웅시백을 같은 양으로 하여 가루를 낸 다음 젖에 개서 흠집에 바르면 곧 없어진다 본초.

얼굴빛을 좋아지게 하는데 오랫동안 먹는 것이 좋다.

복분자 覆盆子

약을 만들어 먹는 방법

봉류와 효과가 같다 본초.

[註] 봉류 : 산과 들에 절로 나서 자라는 멍덕딸기의 열매이다.

거먼 반점黑點, 거먼 사마귀, 군살蝕惡肉을 없애준다.

오매육 烏梅肉 오매살

약을 만들어 먹는 방법

여러 가지 다른 약들과 섞어서 바른다 본초.

⊙ 얼굴에 주근깨가 생긴 데는 오매살, 앵두나무가지櫻桃枝, 주염열매조협, 개구리밥부평초, 뒷면이 자줏빛이 나는 것각각

같은 양으로 하여 가루를 내어 가루비누같이 만들어 쓰는데 이것으로 얼굴을 씻으면 주근깨가 절로 없어진다 입문.

⊙ 백매白梅도 효과가 같다.

밤알에 씌어 있는 엷은 꺼풀인데 이름을 부扶라고 한다.

율피栗皮 밤알 속꺼풀

약을 만들어 먹는 방법

가루를 내어 꿀에 타서 얼굴에 바르면 주름이 펴진다. 늙은 이의 얼굴에 주름살도 없어지게 한다본초.

얼굴을 고와지게 하고 명랑하게 한다.

도화桃花 복숭아꽃

약을 만들어 먹는 방법

술에 담가 두고 그 술을 마시는 것이 좋다.

⊙ 얼굴에 생긴 헌데에서 누런 진물이 나오는 데는 복숭아꽃을 가루를 내어 쓰는데 한번에 4g씩 하루 세 번 물에 타서 먹는 것이 좋다본초.

얼굴에 생긴 기미를 없앤다.

행인杏仁 살구씨

약을 만들어 먹는 방법

가루를 내어 달걀 흰자위에 타서 잠잘 무렵에 얼굴에 발랐다가 이튿날 아침에 데운 술로 씻어 버린다.

⊙ 풍사風邪에 상해서 얼굴이 부은 데는 살구 씨를 짓찧어 붙인다본초.

기름을 짜서 면지面脂에 섞어 바르면 검은 기미가 없어진다.

만청자 蔓菁子 순무씨

약을 만들어 먹는 방법

또한 보드랍게 가루를 내어 면지에 섞어서 얼굴에 늘 바르면 주름살이 없어진다본초.

[註] 면지面脂: 얼굴에 바르는 크림의 일종인데 거기에 들어간 조성과 만든 방법에 따라 여러 가지가 있다.

얼굴이 윤택해지며 고와지게 하고 검버섯과 기미를 없어지게 한다.

동과인 冬瓜仁 동아씨

약을 만들어 먹는 방법

크림처럼 만들어 늘 바르면 좋다. 동아 씨 3~5되를 껍질을 버리고 가루를 내서 꿀에 반죽하여 알약을 만들어 한번에 30알씩 빈속에 먹는다. 오랫동안 먹으면 얼굴이 옥같이 깨끗해지고 고와진다본초.

풍사에 상해서 얼굴과 눈이 부은 것을 치료한다.

청백 葱白 파 밑

약을 만들어 먹는 방법

달여서 먹고 씻는다본초.

얼굴에 생긴 기미와 검은 사마귀, 흠집, 여드름, 주근깨를 없앤다.

노자시

약을 만들어 먹는 방법

노자시백 屎白을 저지猪脂에 개서 바른다 본초.

얼굴에 생긴 기미와 검은 반점을 없애고 얼굴이 윤택해지게 한다.

웅담 熊脂 곰의 기름

약을 만들어 먹는 방법

바르기도 하고 먹기도 하는 것이 좋다 본초.

얼굴에 참새알 빛깔 같은 기미가 많이 생긴 것을 치료한다.

고양담 羊膽 숫양의 쓸개

약을 만들어 먹는 방법

술에 타서 끓여 발랐다가 씻어 버리기를 하루에 세 번 하면 곧 없어진다 본초.

늙은이의 얼굴을 윤택해지게 한다.

대저제 大猪蹄 큰 돼지의 발굽

약을 만들어 먹는 방법

돼지발굽 1마리 분을 먹을 때처럼 손질하여 끓여 갖풀아교 같이 만들어 잠잘 무렵에 발랐다가 새벽에 신좁쌀죽웃물로 씻어 버리면 얼굴의 피부가 팽팽해진다 본초.

오래 먹으면 얼굴빛이 고와진다.

녹각鹿角

약을 만들어 먹는 방법

구워서 가루를 내어 한번에 8g씩 하루 두 번 술로 먹는다.

⊙ 신좁쌀죽웃물에 진하게 갈아 얼굴에 바르면 주름살이 생기지 않는다. 겸하여 헌데, 여드름도 없어지게 하며 얼굴이 윤택해지고 고와지게 한다.

⊙ 기운이 왕성한 청년시기 얼굴에 여드름이 돋았을 때에는 사슴의 기름을 바르면 곧 없어진다본초.

맞아서 머리나 얼굴이 퍼렇게 멍이 진 데는 좋다.

한가지 처방

약을 만들어 먹는 방법

양고기나 쇠고기나 돼지고기를 뜨겁게 구워서 붙이면 곧 낫는다본초.

눈 眼

눈에는 장부의 정기가 나타난다 眼爲臟腑之精

5장 6부五臟六腑의 정기는 다 눈으로 올라가기 때문에 장부臧府의 정기精氣가 나타나게 된다. 그러므로 정기가 모여서 눈이 된다고 한다. 뼈의 정기는 동자가 되고 힘줄의 정기는 검은자위가 되며 혈의 정기는 눈에 얽히고 기의 정기는 흰자위가 되며 근육의 힘줄, 뼈, 혈, 기의 정기를 싸고 있는데 맥줄과 같이 올라가 뇌로 들어갔다가 목덜미 속으로 나왔다. 그러므로 몸이 허하여 사기가 목덜미에 침범하면 그것은 깊이 들어가 목계를 따라 뇌에까지 들어가게 된다. 그러면 머리가 어지럽게 되는데 머리가 어지럽게 되면 목계가 켕기면서 눈앞이 아찔해진다즉 풍으로 눈앞이 아찔해지는 것이다. 정기에 사기가 침범하면 정기가 고르게 모여들지 못하고 흩어진다. 정기가 흩어지면 시기視岐가 된다. 시기란 2가지로 되어 보이는 것을 말한다즉 한 가지 물건이 2가지로 되어 보이는 것이다. 눈에는 5장 6부의 정기가 있다. 그리고 영위榮衛와 혼백魂魄이 늘 드나드는 곳이다. 신기神氣가 생기는 곳이다. 그러므로 정신이 피로하면 혼백이 흐트러지므로 마음이 산란해진다. 눈동자와 검은자위는 음기를 받고 흰자위와 붉은 핏줄은 양기를 받기 때문에 음기와 양기가 합쳐져서 정명精明이 된다. 눈은 심心의 지시를 받는데 심은 정신이 들어 있는 곳이다. 그러므로 정신과 정기가 혼란되어 잘 돌아가지 못하면 갑자기 이상한 것이 보인다. 그리고 정신과 혼백이 서로 어울리지 못하게 되면 의혹이 생기게 된다영추.

단방 單方

눈이 피지고 부은 것과 예장 障이 생겨 깔깔하고 눈물이 나오며 아픈 것을 치료한다.

마아초 馬牙硝

약을 만들어 먹는 방법

가루를 내어 눈에 넣는 것이 좋다본초.

⊙ 백룡산白龍散은 눈을 밝게 하고 예막을 없앤다. 마아초를 두터운 종이에 싸서 가슴에 품고 있는데 살에 닿게 하고 120일 동안 있는다. 다음 이것을 분처럼 보드랍게 갈아 용뇌 조금과 섞어서 쌀 2알만큼씩 떼어 눈에 넣는다. 이 약은 눈이 잘 보이지 않고 예막이 생긴 데 쓰는데 눈동자만 상하지 않으면 다 치료할 수 있다본초.

청맹靑盲을 낫게 하는데 눈을 밝게 하고 예막을 없어지게 한다.

공청 空靑

약을 만들어 먹는 방법

은빛이 푸르므로 나무를 상징하는데 그 약 기운은 간으로 들어간다. 주로 눈동자가 상한 것도 다시 볼 수 있게 한다. 이 약의 겉 부분을 긁어서 마예고에 넣어 쓰면 효과가 좋다본초.

물에 끓여서 더울 때 눈을 씻으면 눈이 잘 보이지 않는 것과 눈에 피진 것이 낫는다.

염鹽 소금

약을 만들어 먹는 방법

⊙ 입소산立消散은 부예浮 와 속예로 안개 같은 막이 눈알을 가린 것을 치료한다. 눈처럼 흰 소금을 아주 보드랍게 갈아 골풀등심초에 묻혀 예막에 살짝 넣어 준다. 여러 번 써보았는데 효과가 좋다직지.

⊙ 아침 일찍 일어나서 소금 끓인 물로 양치하거나 눈을 씻으면 눈을 밝게 하고 이빨을 든든하게 하는 데 아주 좋다본초.

눈을 밝게 한다. 물에 끓여 눈을 씻으면 좋다본초.

청염青鹽 돌소금

약을 만들어 먹는 방법

눈이 깔깔한 것은 소금 덩어리로 눈을 문지르면 낫는다. 소금 덩어리가 이럴 진데 돌소금이야 더 말할 것이 있겠는가. 돌소금 끓인 물로 눈을 씻거나 돌소금을 약에 넣어 먹어도 다 좋다 자생.

눈에 예막이 생겼거나 군살努肉이 나온 것을 치료한다.

백반白礬

약을 만들어 먹는 방법

백반을 기장쌀알만큼씩 떼어 눈에 넣고 눈물이 나오면 씻어 버린다. 오랫동안 하면 예막이나 군살이 저절로 없어진다본초.

눈을 밝게 하고 벌건 군살이 돋아나는 것을 없앤다.

동청 銅青

약을 만들어 먹는 방법

즉 동록銅綠인데 또한 난현풍도 치료한다.

백반달군 것40g과 동청 12g을 함께 보드랍게 갈아 한번에 2g씩 끓인 물 1홉에 담가 가라앉힌 다음 그 물을 따뜻하게 하여 눈을 씻는다. 그러면 처음에는 눈이 깔깔한데 눈을 감고 앉아있으면 깔깔한 것이 없어지고 저절로 눈이 뜨이면서 효과가 난다. 하루에 네다섯 번 씩 씻는다 득효.

눈에 피진 것과 부예를 없앤다.

정화수 井華水

약을 만들어 먹는 방법

눈알이 까닭 없이 부으면서 1-2치 정도 나온 데는 정화수를 자주 부어넣으면 눈알이 절로 들어간다. 새로 길어온 물도 좋다. 그리고 맥문동, 뽕나무뿌리껍질상백피, 산치자를 이 물에 달여 먹어도 좋다 본초.

눈에 군살이 생긴 것과 피가 뭉쳐서 도드라져 나온 것을 치료한다.

붕사 鵬砂

약을 만들어 먹는 방법

붕사 4g과 용뇌 0.2g을 가루를 내어 골풀에 묻혀 하루에 세 번 군살에 바른다 입문.

풍안風眼으로 눈물이 멎지 않고 나오는 것을 치료한다.

노감석 爐甘石

약을 만들어 먹는 방법

노감석과 오징어뼈오적골각각 같은 양에 용뇌를 조금 넣어 보드랍게 가루를 내어 눈에 넣으면 나오던 눈물이 멎는다입문.

연가시飛絲가 눈에 들어가 부으면서 아픈 것을 치료한다.

석창포 石菖蒲

약을 만들어 먹는 방법

석창포를 두드려서 연가시가 왼쪽 눈에 들어갔으면 오른쪽 콧구멍을 막고 오른쪽 눈에 들어갔으면 왼쪽 콧구멍을 막으면 곧 낫는다 득효.

예막을 없애고 눈을 밝게 하며 눈의 피를 보양하고 내장을 낫게 하며 바람을 맞으면 눈물이 나오는 것을 멎게 한다.

감국 甘菊 단국화

약을 만들어 먹는 방법

가루를 내어 먹거나 달여 먹어도 다 좋다본초.

내장과 외장外障을 치료한다.

창출 蒼朮 삽주

약을 만들어 먹는 방법

삽주창출160g을 썰어 돌소금 40g과 함께 누렇게 되도록 닦아서 소금은 버린다. 그 다음 속새목적80g을 동변에 법제하여 그것과 함께 가루를 내어 한번에 4g씩 따뜻한 쌀 씻은 물에 타서 하루 두세 번 먹으면 아주 잘 낫는다. 일명 염출산이라고도 한다 직지.

⊙ 밤눈증省目을 치료하는데 삽주 가루 12g을 쓰는데 돼지 간저간80g을 쪼갠 속에 뿌린 다음 삼실로 동여매서 좁쌀 1홉과 함께 물 1사발에 넣고 삶아 익힌다. 다음 그것을 꺼내어 눈에 김을 쏘이고 먹으면 잘 낫는다 강목.

양쪽 눈이 피지고 부은 것과 정창睛脹과 예막이 생기며 피가 뭉치고 군살이 나와 참을 수 없이 아픈 것을 치료한다.

초룡담 草龍膽 용담초

약을 만들어 먹는 방법

눈병 때 반드시 써야 할 약이나. 알약을 만들어 먹거나 달여 먹어도 다 좋다 탕액.

눈을 밝게 한다.

세신 細辛 족두리풀

약을 만들어 먹는 방법

결명씨초결명, 잉어쓸개鯉魚膽, 푸른 양의 간青羊肝과 함께 쓰면 눈이 아픈 것도 낫는다 본초.

눈을 밝게 하고 청맹靑盲과 내장과 예막, 열기熱氣로 눈이 아프고 눈의 내자와 외자가 진물 면서 눈물이 나오는 것을 치료한다.

황련 黃連

약을 만들어 먹는 방법

달여 먹거나 가루를 내어 먹어도 다 좋다.

⊙ 황련을 젖에 담그고 그 젖을 눈에 넣으면 눈에 생긴 모든 병이 낫는다. 눈의 내자와 외자가 상하여 눈물이 나오는 데는 황련을 달인 물을 솜에 묻혀 눈을 자주 씻으면 좋다본초.

청맹靑盲과 부예나 운예가 생기고 벌겋거나 흰 막이 끼며 붓고 아프면서 눈물이 나오는 것을 치료하는데 간열을 없앤다.

결명자 決明子 결명씨

약을 만들어 먹는 방법

매일 아침에 좋은 것으로 1숟가락씩 빈속에 먹는다. 1백일만 지나면 어두운 밤에도 물건을 보게 된다.

⊙ 눈이 보이지 않은 지 오래된 데는 결명씨결명자2되를 가루를 내어 한번에 8g씩 미음에 타서 끼니 뒤에 먹으면 좋다.

⊙ 결명잎으로 나물을 만들어 늘 먹으면 눈을 밝게 하는 데 아주 좋다 본초.

⊙ 밤눈증을 치료한다. 결명씨결명자40g과 댑싸리씨지부자 20g을 쓰는데 가루를 내어 죽에 반죽해서 알약을 만들어 먹으면 낫는다 천금.

눈 내장과 예막이 생긴 것과 청맹靑盲이 된 것, 부은 것을 치료하며 또한 내장內障도 낫게 한다.

청상자 靑箱子 개맨드라미씨

약을 만들어 먹는 방법

가루를 내어 한번에 4g씩 미음에 타서 먹는다본초.

간담肝膽을 보하고 눈을 밝게 하며 눈병을 낫게 하고 예막을 없앤다.

목적木賊 속새

약을 만들어 먹는 방법

동변에 하룻밤 담갔다가 햇볕에 말린 다음 마디를 버리고 가루를 내어 조금씩 먹거나 달여 먹어도 좋다본초.

눈알이 아픈 것이 밤이 되면 더 심해지는 것을 치료한다.

하고초 夏枯草 꿀풀

약을 만들어 먹는 방법

꿀풀 20g과 향부자 40g을 가루를 내어 한번에 4g씩 찻물에 타서 먹는다본초.

⊙ 이 약초는 음력 3-4월이 되면 꽃이 피고 하지夏至가 되면 음기가 생기면서 말라 버린다. 이 약은 본래 순양純陽의 기를 받아 궐음경의 혈맥을 보양하는 효력이 있으므로 검은자위가 아픈 것을 치료하면 잘 낫는다. 이것이 양약陽藥으로 음병陰病을 치료하는 것이다 강목.

눈을 밝게 하고 눈이 잘 보이지 않는 것을 낫게 한다.

괴실 槐實 홰나무열매

약을 만들어 먹는 방법

음력 10월 상사일上巳日에 1백일 동안 두었다가 꺼낸다. 이것을 첫날에는 1알을 빈속에 먹고 두 번째 날에는 2알을 먹으며 세 번째 날에는 3알을 먹고 열흘이 되는 날에는 10알을 먹는다. 그 다음 날부터는 다시 1알부터 먹기 시작하는데 오래 먹으면 낫는다본초.

간열肝熱로 예막이 생긴 것과 또한 기로 작은 점 같은 예막이 생긴 것, 눈알에 덮인 예막을 없앤다.

저실자 楮實子 닥나무열매

약을 만들어 먹는 방법

보드랍게 가루를 내어 한번에 4g씩 꿀물에 타서 끼니 뒤에 먹는다직지.

눈에 열이 있어서 피지고 아프며 눈물이 많이 나오는 것을 치료하는데 간열을 없애고 눈을 밝게 한다.

황백 黃栢 황경피나무껍질

약을 만들어 먹는 방법

달여서 눈을 씻으면 매우 좋다본초.

⊙ 황경피나무껍질을 젖을 발라 잿불에 구워 짜서 즙을 내어 눈이 아픈 데 넣으면 매우 좋다강목.

청맹을 치료하는데 새매처럼 잘 보이게 한다.

상지전탕 桑枝煎湯 뽕나무가지 달인 물

약을 만들어 먹는 방법

음력 1월 8일, 2월 8일, 3월 6일, 4월 6일, 5월 5일, 6월 2일, 7월 7일, 8월 25일, 9월 12일, 10월 12일, 11월 26일, 12월 30일에 뽕나무 태운 재 가루 1홉을 사기그릇에 담고 여기에 끓는 물을 붓는다. 그리고 가라앉은 다음 그 물을 따뜻하게 하여 눈을 씻는다. 식으면 다시 따뜻하게 해서 씻는데 신기하게 낫는다본초.

⊙ 바람을 맞으면 찬 눈물이 나오는 데는 겨울에 뽕나무에서 떨어지지 않은 잎을 쓰는데 구리그릇에 달여서 그 물을 따뜻하게 하여 눈을 씻는다강목.

눈에 피지고 눈귀가 아파서 뜨지 못하며 예장障이 생긴 것을 치료한다.

죽력 竹瀝 참대기름

약을 만들어 먹는 방법

참대기름에 황련을 하룻밤 담가 두었다가 즙을 짜서 눈에 넣는다본초.

눈에 푸른 예막과 흰 예막白膜이 생긴 것과 두 눈이 피지고 부으며 아프고 눈물이 멎지 않는 것을 치료한다.

진피 秦皮 물푸레나무껍질

약을 만들어 먹는 방법

물푸레나무껍질 1되를 물에 달여 가라앉힌 다음 그 웃물을 받아 차게 해서 눈을 씻으면 눈을 좋게 하고 잘 보이게 하는 데 매우 좋다.

⊙ 눈에 피진 것과 눈에 헌데가 생기거나 예막이 생긴 데는 물푸레나무껍질 40g을 쓰는데 물 1되에 담갔다가 물이 파랗게 되면 꺼내고 그 물을 솜뭉치에 묻혀 반듯이 누워서 눈에 넣는다. 약간 아파도 괜찮다. 한참 있다가 눈에서 더워진 약물을 솜에 묻혀 내고 다시 새 약물을 넣는데 하루에 열 번씩 하면 2일이 못 되어서 낫는다본초.

두 눈꺼풀이 벌겋게 진문 것과 부예, 피가 뭉친 것, 군살이 눈알에 생긴 것을 치료한다.

오배자 五倍子 붉나무벌레집

약을 만들어 먹는 방법

붉나무벌레집오배자40g과 순비기열매만형자60g을 함께 가루를 내어 한번에 8g씩 구리그릇이나 돌그릇에 물 2잔과 함께 넣고 절반 정도 되게 달인 다음 맑은 웃물을 받아 따뜻하게 해서 하루에 두세 번씩 눈을 씻는다. 그러면 눈이 밝아져 깔깔하고 가려운 것이 없어진다본초.

청맹靑盲과 내장과 예막을 치료한다.

석결명 石決明 전복껍질

약을 만들어 먹는 방법

껍질을 물에 담그고 그 물로 눈을 씻으면 눈이 밝아진다. 또는 불에 달구어 수비水飛해서 눈에 넣고 문지르면 예막이 없어진다.

⊙ 살은 전복鰒이라고 하는데 먹으면 눈이 밝아진다본초.

눈에 열이 있어서 피지고 아픈 것과 청맹靑盲, 예장을 치료한다.

이어담鯉魚膽 잉어쓸개

약을 만들어 먹는 방법

눈에 넣으면 아주 좋다. 밤눈증 때에는 잉어의 쓸개와 골을 눈에 넣는데 넣으면 눈이 아프던 것도 곧 낫는다본초.

눈에 생긴 군살과 퍼렇거나 흰 예막이 생긴 것을 치료한다.

제조 굼벵이

약을 만들어 먹는 방법

굼벵이제조를 터뜨려 물을 받아서 눈에 넣는다. 또한 약한 불기운에 말려 가루를 내서 먹기도 한다. 성언盛彦의 어머니가 이것을 먹고 눈이 다시 밝아지게 되었는데 이것을 효성의 감동이라고들 한다. 그것은 굼벵이제조의 성질이 그럴 수 있기 때문이다.

⊙ 벼나 보리의 가시랭이芒가 눈에 들어간 것이 나오지 않을 때에는 새 천으로 눈을 덮고 굼벵이제조로 그 위를 문지른다. 그러면 가시랭이가 천에 묻어 잘 나온다본초.

눈에 부예나 벌거면서 흰 예막이 생긴 것을 치료한다.

오적어골 烏賊魚骨 오징어뼈

약을 만들어 먹는 방법

수비水飛하여 꿀에 타서 넣는데 용뇌를 조금 넣어 쓰면 더 좋다본초.

내장, 외장外障을 치료하는데 눈을 밝게 하고 눈이 잘 보이지 않으면서 꽃무늬 같은 것이 나타나는 것을 없앤다.

야명사 夜明砂 편복시

약을 만들어 먹는 방법

물에 씻어 일어서 약한 불기운에 말린 다음 가루를 내어 알약을 만들어 먹거나 가루를 내서 먹어도 좋다본초.

간열肝熱로 눈이 피지고 부으며 아픈 것을 치료한다.

전라즙 田螺汁 우렁이즙

약을 만들어 먹는 방법

우렁이전라, 큰 것를 물에 담가 두어 진흙을 다 뱉어 버리게 한 다음 딱지를 떼어 버리고 이것을 황련가루 4g, 사향 조금과 섞어서 땅 위에 놓아 하룻밤 이슬을 맞힌다. 이튿날 닭의 깃에 우렁이 즙을 묻혀 눈을 씻으면 곧 낫는다강목.

모래나 먼지가 눈에 들어가서 나오지 않는 것을 치료한다.

강랑 말똥구리

약을 만들어 먹는 방법

말똥구리 1마리를 잡아 손으로 쥐고 그 등을 눈에 대면 모래나 먼지가 저절로 나온다본초.

갑자기 눈에 피지고 군살이 돋아나는 것을 치료한다.

이즙梨汁 배즙

약을 만들어 먹는 방법

좋은 배 1개를 갈아서 즙을 낸다. 여기에 황련뿌리 3개를 썰어 솜에 싸서 담가 둔다. 그러면 노란 물이 우러나는데 이것을 눈에 넣는다강목.

보리가시랭이麥芒가 눈에 들어가서 나오지 않는 것을 치료한다.

대맥즙大麥汁 보리 달인 물

약을 만들어 먹는 방법

보리를 달여서 그 물로 눈을 씻으면 곧 나온다본초.

청맹靑盲을 치료하는데 눈이 밝아지게 하며 환히 볼 수 있게 한다.

만청자蔓菁子 순무씨

약을 만들어 먹는 방법

눈동자가 상하지 않았으면 열에 아홉은 나을 수 있다. 순무씨 6되를 찐 다음 그 가마의 더운물을 쳐서 햇볕에 말리기를 세 번 하여 가루를 낸다. 한번에 8g씩 하루 두 번 술로 끼니 뒤에 먹는다. 또는 순무씨 3되를 식초 3되에 넣고 삶아 햇볕에 말려 가루를 내서 한번에 4-8g씩 하루 세 번 깨끗한 물로 먹는데 다 먹고 나면 밤에도 볼 수 있게 된다본초.

청맹으로 아무것도 보지 못하는 것을 치료하는데 눈을 밝게 하고 예장 障을 없앤다.

제채자 薺菜子 냉이씨, 석명자

약을 만들어 먹는 방법

가루를 내어 먹거나 알약을 만들어 먹어도 다 좋다.

⊙ 뿌리로는 눈이 아픈 것을 치료하는데 국을 끓여서 늘 먹거나 생절이를 만들어 먹어도 좋다.

⊙ 갑자기 눈에 피지고 아프며 깔깔한 데는 냉이뿌리를 쓰는데 즙을 내어 눈에 넣으면 낫는다본초.

눈이 피지면서 아프고 눈물이 많이 나오는데 넣으면 좋다.

수생남자유 首生男子乳 첫아들이 먹는 젖

약을 만들어 먹는 방법

젖이 눈병 치료에 좋다. 그 이유는 다음과 같다. 사람의 심은 피를 주관하고 간은 피를 저장한다. 그리고 간은 피를 받아야 잘 볼 수 있게 하고 경맥에 물이 들어가야 피가 생긴다. 그리고 피가 위로 올라가서는 젖이 되고 아래로 내려가서는 월경이 된다. 그러므로 젖이 곧 피라는 것을 알 수 있다. 그러니 이것을 눈에 넣으면 어찌 좋지 않을 수 있겠는가 본초.

[註] 당시 과학 발전의 제한성으로 하여 젖의 분비기 전과 월경이 생기는 생리

적 과정을 잘못 인식한 것이다.

눈이 잘 보이지 않고 내장과 예막이 생긴 것을 치료한다.

선각 蟬殼 매미허물

약을 만들어 먹는 방법

날개와 발을 버리고 가루를 내어 먹거나 달여 먹어도 다 좋다본초.

눈을 밝게 하고 내장과 예막을 없어지게 한다.

사태 뱀허물

약을 만들어 먹는 방법

식초에 담갔다가 구워 말린 다음 가루를 내어 먹거나 알약을 만들어 먹어도 다 좋다.

⊙ 뱀의 허물이 벗어질 때에는 주둥이에서부터 벗어지면서 눈알까지 벗어지므로 이것이 예막을 없어지게 한다는 것도 그럴 듯하다본초.

눈이 잘 보이지 않는 것을 치료한다.

조웅계담즙 烏雄鷄膽汁 살검은 수탉의 담즙

약을 만들어 먹는 방법

잠잘 때에 늘 넣어야 좋다본초.

눈에 군살이 생긴 것과 눈에 피진 것이 눈동자에까지 미친 것과 부예와 벌겋고 흰 막이 가린 것을 치료한다.

웅작시 雄雀屎

약을 만들어 먹는 방법

웅작시雄雀屎를 첫아들을 낳은 어머니의 젖에 타서 눈에 넣으면 곧 삭으면서 낫는다 본초.

⊙ 흰 예막을 없애려면 웅작시와 용뇌龍腦를 각각 조금씩 가루를 내어 젖에 타서 눈에 넣어야 한다 유취.

⊙ 어린이의 밤눈증에는 참새 머리에서 피를 받아 자주 눈에 넣어 준다 본초.

눈병으로 벌겋게 짓무르고 예막이 생겨서 눈물이 많이 흐르는 것을 치료한다.

웅담 熊膽 곰쓸개

약을 만들어 먹는 방법

웅담좋은 것을 물에 갈아 늘 눈에 넣으면 잘 낫는다 자생.

눈을 밝아지게 하는데 회를 만들어 먹거나 삶아 먹어도 좋다.

우간 牛肝 소간

약을 만들어 먹는 방법

어린이의 밤눈증에는 생것으로 먹인다.

⊙ 검정소의 담즙은 눈을 밝아지게 하므로 눈에 넣으면 좋다 본초.

청맹青盲을 치료하는데 눈을 밝게 하여 눈이 잘 보이지 않는 것을 낫게 한다.

청양간 青羊肝 푸른 양의 간

약을 만들어 먹는 방법

⊙ 불깐 양의 간 1보를 얇게 썰어 기왓장 위에 놓아서 약한 불기운에 말린 다음 결명씨초결명반 되, 여뀌씨蓼子1홉과 함께 고소한 냄새가 나게 닦아 가루를 낸다. 한번에 4g씩 하루 세 번 꿀물에 타서 끼니 뒤에 먹는데 8g까지 먹을 수 있다. 2제를 더 쓰지 않아 눈이 아주 밝아져서 밤에 잔글자도 볼 수 있게 된다 본초.

⊙ 눈에 피가 져서 보이지 않으며 아픈 데는 양의 간을 쓰는데 얇게 썰어 양념을 쳐서 먹으면 효과가 있다 본초.

⊙ 열병을 앓은 뒤에 눈이 보이지 않는 데는 양의 간을 얇게 썰어서 눈에 붙인다. 그 다음 생것을 먹으면 더 좋다 본초.

⊙ 푸른 양의 쓸개는 청맹青盲을 치료하는데 눈을 밝게 한다. 눈에 넣으면 벌건 예장과 흰 예막과 바람을 맞으면 눈물이 나오는 것을 없어지게 한다.

⊙ 열병 후에 눈이 보이지 않는 데는 양의 담즙을 눈에 넣는 것이 좋다.

⊙ 여러 가지 눈병에는 양의 열羊膽1개에 꿀 4g을 넣고 실로 입구를 잘 동여매서 가마에 넣고 삶아 익힌 다음 식혀서 눈에 넣으면 좋다 득효.

⊙ 눈병에는 푸른 양의 간이 제일 좋고 검은 양과 흰 양의 간은 그 다음이다 단심.

눈을 밝게 하고 눈에 생긴 고름을 없앤다. 6월 초복 때 개 담즙을 받아 술에 타 먹는다.

견담犬膽 개쓸개

약을 만들어 먹는 방법

눈이 가려우면서 피지고 깔깔한 데는 개 담즙을 눈에 넣는다본초.

눈을 밝게 한다. 또한 간열肝熱로 눈에 피지고 깔깔하면서 아픈 것도 치료한다.

저간猪肝 돼지간

약을 만들어 먹는 방법

돼지간 1보를 얇게 썰어서 양념하여 먹는다본초.

⊙ 밤눈증 때에는 돼지 간을 쌀 씻은 물에 넣고 삶으면서 앓는 눈에 김을 쏘인 다음 먹는다본초.

⊙ 청맹青盲을 치료하는 데는 저담을 쓰는데 1개를 약한 불에 졸여서 기장쌀 만하게 알약을 만들어 눈에 넣으면 좋다본초.

⊙ 외장外障과 예막을 치료하는 데는 저담 1개를 은그릇이나 돌그릇에 넣고 고약같이 되게 졸인 다음 용뇌를 조금 섞어서 눈에 넣는다. 돼지열주머니저담낭의 흰 껍질을 볕에 말려 비녀 굵기 만하게 비벼 끈을 꼬아서 한쪽 끝을 태우다가 재를 받아 식혀서 예막 위에 세 번에서 다섯 번 넣어도 낫는다득효.

눈에 내장과 예막이 생기고 물건이 똑똑히 보이지 않는 것을 치료한다.

달담獺膽 수달의 쓸개

약을 만들어 먹는 방법

담즙을 받아 눈에 넣거나 또는 눈에 넣는 약에 섞어 써도 좋다 본초.

눈을 밝게 한다. 눈이 잘 보이지 않는 것을 치료한다.

토간 兎肝 토끼간

약을 만들어 먹는 방법

결명씨결명자와 섞어서 알약을 만들어 먹는다.

⊙ 열독熱毒이 치밀어 올라 눈이 잘 보이지 않는 데는 생간을 먹는 데 먹는 방법은 양의 간을 먹는 것과 같다.

⊙ 눈이 잘 보이지 않으면서 아픈 데는 생간을 즙을 내어 쓰는데 젖에 넣고 고루 개서 눈에 넣으면 좋다 본초.

귀 耳

귀와 눈은 양기를 받아야 총명해진다 耳目受陽氣以聰明

달이 햇빛의 반사를 받아야 빛을 내는 것과 같이 사람의 귀와 눈도 양기陽氣를 받아야 밝아질 수 있다. 귀와 눈에 음혈陰血이 허하면 양기를 더 받아들일 수 없으므로 보고 듣는 것이 밝지 못하다. 귀와 눈에 양기가 허해도 음혈이 작용할 수 없기 때문에 역시 밝지 못하다. 그러므로 귀와 눈이 밝아지게 하려면 혈기血氣를 조화시켜야 한다. 그래야 잘 보고 들을 수 있다강목.

단방 單方

귀에서 고름이 나오는 것을 치료한다.

백반 白礬

약을 만들어 먹는 방법

구워 가루를 내어 사향 조금과 섞은 다음 솜에 싸서 귓구멍을 막는다본초.

귀가 갑자기 아픈 것을 치료한다.

염 鹽 소금

약을 만들어 먹는 방법

소금 3~5되를 뜨겁게 닦아 쪽물들인 천에 싸서 벤다. 식으면 다른 것을 갈아 베는데 곧 낫는다 강목.

귀가 먹은 지 오래된 것을 치료한다.

자석 磁石 지남석

약을 만들어 먹는 방법

굳은 지남석 콩알만큼을 천산갑태워서 가루를 낸 것1g과 함께 햇솜에 싸서 귓구멍을 꼭 막은 다음 자그마한 무쇠덩어리를 입에 물고 있으면 귀에서 바람소리나 빗소리 같은 소리가 나는 것이 느껴지면서 곧 낫는다 강목.

⊙ 또한 지남석을 보드랍게 갈아 솜에 싸서 들리지 않는 귀 안에 넣은 다음 침사가루鍼砂末를 들리는 귀 안에 넣으면 저절로 귀가 열리면서 들린다 직지.

귀가 먹은 것을 치료한다.

창포 菖蒲 석창포

약을 만들어 먹는 방법

석창포 1치와 파두살 1알을 함께 짓찧어 알약을 만든다. 이것을 솜에 싸서 귓구멍을 막는데 하루 한 번씩 갈아 준다.

⊙ 귀가 아플 때에는 석창포즙을 귀 안에 넣는데 잘 낫는다본초.

귀에서 소리가 나는 것과 귀가 먹은 것을 치료한다.

생지황 生地黃

약을 만들어 먹는 방법

생지황을 잿불에 묻어 구워 가루를 내어 솜에 싸서 귀를 막는데 나올 때까지 여러 번 한다 본초.

귀에 물이 들어간 것을 치료한다.

박하 薄荷

약을 만들어 먹는 방법

즙을 내어 귀에 떨어뜨리어 넣으면 곧 낫는다경험.

귀가 먹은 것과 귀에서 소리가 나는 것을 치료한다.

비마자 麻子 아주까리씨

약을 만들어 먹는 방법

아주까리씨 49알을 껍질을 버리고 대추 10알의 살과 함께 잘 짓찧어 젖에 탄다. 이것을 대추씨만큼씩 솜에 싸서 귓구멍을 막아 두되 귀에서 열이 날 때까지 막아 두어야 한다. 매일 한 번씩 갈아 막아야 한다. 이와 같이 하는 것을 조자정棗子錠이라고 한다 득효.

귀가 먹은 지 오랜 것을 치료한다.

감수 甘遂

약을 만들어 먹는 방법

감수 반치를 솜에 싸서 귓구멍을 막은 다음 감초 반치를 입에 넣고 씹으면 곧 귀가 열린다강목.

⊙ 또한 감수가루를 왼쪽 귀에 불어넣고 감초가루를 오른쪽 귀에 불어넣어도 낫는다. 이 2가지 약은 두 사람이 서로 다른 장소에서 만들어야 잘 듣는다 단심.

귀가 먹은 지 오래되지 않은 것이나 오래된 것, 귀가 아픈 것을 치료한다.

파두 巴豆

약을 만들어 먹는 방법

파두살 40g과 송진송지120g을 함께 넣고 잘 짓찧은 다음 대추씨만큼을 솜에 싸서 귓구멍을 막는데 매일 한 번씩 갈아야 한다 본초.

⊙ 파두 1알을 껍질을 버리고 황랍으로 싸 바른 다음 바늘로 양쪽이 서로 통하게 구멍을 뚫는다. 이것으로 귓구멍을 막는다 본조.

⊙ 파두 14알의 살을 갈아서 녹인 게사니기름鵝脂20g과 함께 반죽하여 알약을 만들어 솜에 싸서 귓구멍을 막는다 단심.

귀가 먹은 지 오래된 것을 치료한다.

구뇨 龜尿 거북이오줌

약을 만들어 먹는 방법

거북이오줌을 파 잎 속에 넣어서 귀 안에 떨어뜨리어 넣는다. 거북이의 오줌을 받는 방법은 다음과 같다. 거울로 거북이를 비추어 주면 성이 나서 오줌을 싼다. 또한 뜸쑥艾灸으로 거북이 꽁무니에 뜸을 떠주어도 오줌을 싼다 단심.

귀가 먹은 것을 치료한다.

이어담 鯉魚膽 잉어쓸개

약을 만들어 먹는 방법

즙을 내어 귀 안에 떨어뜨리어 넣는다본초.

⊙ 잉어골鯉腦髓을 솜에 싸서 귓구멍을 막아도 귀먹은 것이 낫는다직지.

⊙ 갑자기 귀먹은 것을 치료하는 데는 잉어골 80g을 쓰는데 멥쌀 3홉, 소금, 간장과 함께 넣고 죽을 쑤어 먹는다 입문.

귀가 먹은 지 오래된 것을 치료한다.

서담 鼠膽 쥐의 쓸개

약을 만들어 먹는 방법

환자를 옆으로 눕히고 쥐 담즙을 귀 안에 떨어뜨리어 넣어 주면 얼마 있다가 그것이 반대쪽 귀로 나오는데 처음 넣었을 때에는 귀가 더 들리지 않는다. 그러나 한나절이 지나면 낫는다. 이 약으로는 귀가 먹은 지 30년이나 되는 것도 치료한다. 그러나 쥐 쓸개를 얻기가 어려운데 그것은 쥐가 죽는 즉시에 쓸개가 녹아 없어지기 때문이다. 그런데 음력 초사흘 전에는 열이 있다고도 한다입문.

⊙ 쥐의 골을 솜에 싸서 귀를 막아도 귀먹은 것이 낫는다 직지.

귀먹은 것을 치료한다.

사고 蛇膏 뱀의 기름

약을 만들어 먹는 방법

뱀의 기름을 내어 귓구멍을 막으면 잘 낫는다 천금.

⊙ 귀 안이 갑자기 몹시 아프면서 마치 벌레가 귀 안에서 기어 다니는 것 같거나 피가 나오면서 참을 수 없이 아픈 데는 뱀의 허물을 쓰는데 약성이 남게 태워 가루를 내어 귀 안에 불어넣으면 곧 낫는다 정전.

귀가 먹은 것을 치료한다.

구인즙蚓汁 지렁이즙

약을 만들어 먹는 방법

지렁이구인를 잡아서 파 잎에 넣어 두면 녹아 물이 된다. 그것을 귀에 떨어뜨리어 넣는다본초.

귀가 아프면서 고름이 나오는 것을 치료한다.

행인杏仁 살구씨

약을 만들어 먹는 방법

살구씨행인를 벌겋게 되도록 닦아 가루를 내어 파의 진에 반죽한 다음 알약을 만든다. 이것을 솜에 싸서 귓속에 넣는데 하루 세 번 갈아 넣는다본초.

귀가 먹은 것을 치료한다.

개자芥子 겨자

약을 만들어 먹는 방법

겨자를 짓찧어 가루를 내어 젖에 반죽한 다음 알약을 만든다. 이것을 솜에 싸서 귀를 막는데 하루에 두 번씩 갈아준다 본초.

귀 안에 고름이 있고 참을 수 없이 아픈 것을 치료한다.

계포란각 鷄抱卵殼 병아리가 까서 나간 달걀

약을 만들어 먹는 방법

이 달걀껍질을 누렇게 닦아 가루를 내서 참기름에 개어 귀 안에 넣으면 아픈 것이 곧 멎는다 종행.

귀가 먹은 것을 치료한다.

웅묘뇨 雄猫尿 수코양이오줌

약을 만들어 먹는 방법

이 오줌을 받아 귀 안에 넣는데 왼쪽 귀가 아플 때에는 왼쪽 귀에 오른쪽 귀가 아플 때에는 오른쪽 귀에 떨구어 넣는다. 고양이가 오줌을 싸지 않을 때에는 생강으로 고양이 이빨을 문질러 주면 오줌을 싼다강목.

기氣가 막혀 귀가 먹은 것을 치료한다.

사향 麝香

약을 만들어 먹는 방법

좋은 사향을 가루를 내어 파 잎으로 귀 안에 불어넣고 파로 귓구멍을 막으면 귀가 잘 들리게 된다 회춘.

귀가 먹은 지 오랜 것을 치료한다.

여생지 驢生脂 당나귀비계 날것

약을 만들어 먹는 방법

이 비계를 조피열매천초, 생것와 함께 넣고 잘 짓찧어 솜에 싸서 귀를 막으면 효과가 있다.

코 鼻

코는 폐와 통하는 구멍이다 鼻爲肺之竅

『내경』에 "서쪽의 흰빛이 폐肺와 통하는데 폐는 콧구멍과 통해 있다"고 씌어 있다.

⊙ 코는 폐의 구멍이다 정리.

⊙ 5가지 기가 코로 들어가서 심心과 폐肺에 저장된다. 그러므로 심과 폐에 병이 생기면 따라서 코도 순조롭지 못하다 정리.

⊙ 『난경難經』에 "폐기肺氣는 코로 통하므로 폐가 순조로워야 코가 좋고 나쁜 냄새를 맡을 수 있다"고 씌어 있다.

단방 單方

술을 마셔서 코가 벌겋게 된 것을 치료한다.

백염白鹽 소금

약을 만들어 먹는 방법

물에 개어 코를 늘 문지르면 잘 낫는다 득효.

코 안에 생긴 군살을 없앤다.

백반白礬

약을 만들어 먹는 방법

백반가루구운 것를 돼지기름저지에 개어 솜에 싸서 코를 막으면 아주 잘 낫는다 본초.

코가 벌겋게 된 것을 치료하는데 아주 잘 낫는다.

유황 硫黃

약을 만들어 먹는 방법

유황을 녹여서 소주燒酒에 세 번 담가 낸 다음 가루를 내어 가자즙茄子汁에 개서 세 번만 바르면 곧 낫는다 종행.

코 안에 생긴 군살을 치료한다.

웅황 雄黃 석웅황

약을 만들어 먹는 방법

대추씨만한 것으로 콧구멍을 막으면 군살이 저절로 떨어진다 본초.

술을 마셔서 코가 벌겋게 된 것을 치료한다.

경분 輕粉

약을 만들어 먹는 방법

경분과 유황을 가루를 내어 물에 개서 문지른다. 또한 경분, 유황, 유향, 족두리풀세신을 가루를 내어 물에 개어 붙이기도 한다 강목.

코가 메고 냄새가 나며 군살이 생긴 것을 치료한다.

세신 細辛 족두리풀

약을 만들어 먹는 방법

참외꼭지과체와 섞으면 과정산瓜丁散이 된다. 어떤 사람이 코 안에 군살이 생긴 것이 밖에까지 나왔을 때 외용약으로 이 약을 씻는데 삭아졌다 강목.

콧물이 많이 나오는 것을 치료한다.

궁궁 궁궁이

약을 만들어 먹는 방법

달여서 먹거나 가루를 내어 먹어도 좋다 본초.

코가 멘 것을 치료한다.

건강乾薑

약을 만들어 먹는 방법

가루를 내어 꿀에 반죽해서 콧구멍을 막는다 본초.

코가 멘 것을 열리게 한다.

신이辛夷 목련꽃봉오리

약을 만들어 먹는 방법

가루를 내어 한번에 4g씩 파 밑총백과 차를 달인 물로 먹는데 조금씩 자주 먹는다. 또는 솜에 싸서 콧구멍을 막아도 된다 본초.

코가 멘 것을 치료한다.

조각 주염열매

약을 만들어 먹는 방법

닦아서 가루를 내어 조금씩 코 안에 불어넣는다. 또는 음식물이 콧속에 들어가서 나오지 않을 때 이 약 가루를 코에 불어넣은 다음 쪄서 기를 하면 곧 나온다 본초.

코에 생긴 헌데가 오래되어 고름이 나오면서 냄새가 몹시 나는 것을 치료한다.

백초상 百草霜

약을 만들어 먹는 방법

보드랍게 가루를 내어 한번에 8g씩 찬물에 타 먹는다 강목.

코 안에 생긴 군살을 없앤다.

과체 참외꼭지

약을 만들어 먹는 방법

가루를 내어 솜에 싸서 코를 막는다. 양기름이나 족두리풀세신과 섞어서 써도 잘 듣는다 본초.

코 안에 생긴 군살을 치료한다.

호유 고수

약을 만들어 먹는 방법

짓찧어 코를 막으면 군살이 저절로 떨어진다 단심.

코가 몹시 막힌 것과 코 안에 군살이 생긴 것을 치료한다.

견담 犬膽 개쓸개

약을 만들어 먹는 방법

참외꼭지과체와 족두리풀세신을 가루를 내어 개 담즙에 개서 코를 막으면 곧 낫는다 본초.

코가 몹시 막힌 것과 코 안에 군살이 생긴 것을 치료한다.

구두골회 狗頭骨灰 개대가리뼈

약을 만들어 먹는 방법

태워 가루를 낸 다음 망사 砂를 조금 섞어서 코 안에 밀어 넣으면 군살이 저절로 삭는다 단심.

⊙ 『약성가藥性歌』에는

"개대가리뼈 태운 가루 4g에 정향 2g을 섞어서 보드랍게 가루를 내어 코 안에 불어넣으면 군살이 삭아 물이 된다."

고 씌어 있다 유취.

입과 혀口舌

혀는 심에 속한다舌屬心

『내경』에

“심心의 구멍은 혀이다.”

고 씌어 있다. 또한

“심기心氣가 혀에 통하기 때문에 심기가 조화되어야 혀가 5가지 맛을 잘 알 수 있다.”

고 씌어 있다.

⊙ 혀는 심心의 싹이다 입문.

⊙ 혀는 심에 속한 기관인데 주로 5가지 맛을 갈라서 5장에 나누어 보낸다. 심의 본 경맥은 혀뿌리와 연결되어 있다. 비의 낙맥絡脈은 혀의 양쪽에 연결되어 있으며 간의 경맥은 생식기를 돌아서 올라와 혀 밑에 연결되어 있고 신腎의 진액은 혀끝에서 나와 5장五藏에 퍼지는데 심이 이것을 주관한다. 심, 간, 신이 3경맥에 4가지 사기가 침범하면 혀가 가더라들기卷때문에 말을 하지 못하게 된다. 7정七情의 기가 몰리면 혀가 붓기 때문에 말을 하지 못하게 된다. 심에 열이 있으면 혀가 터져서 헌데가 생기고 간기가 막히면 혀에서 피가 샘솟듯이 나오며 비기脾氣가 막히면 눈알은 설태雪가 끼는데 이것은 다 혀에 병이 생긴 것이다 득효.

단방 單方

입이 허는 것을 치료한다.

백반 白礬

약을 만들어 먹는 방법

뜨거운 물 반 사발에 백반을 한자 반 푼 다음 따뜻하게 하여 몇 번 양치하면 낫는다 종행.

⊙ 생백반을 가루를 내서 붙여도 낫는다 단심.

입이 허는 것을 치료한다.

담반 膽礬

약을 만들어 먹는 방법

담반膽礬을 불에 달구었다가 가루를 내서 허는데 붙이면 침이 나오고 곧 낫는다 본초.

⊙ 담반 1덩어리를 끓인 물에 타서 양치하여도 곧 낫는다 강목.

혀가 갑자기 부어서 돼지오줌통猪胞같이 되어 입 안에 가득 찬 것을 치료하는데 이것을 치료하지 않으면 곧 죽는다.

백초상 百草霜

약을 만들어 먹는 방법

백초상을 보드랍게 갈아 식초에 개서 바르면 곧 낫는다 단심.

⊙ 혀가 갑자기 부으면서 헤질破때에는 백초상을 보드랍게 갈아서 식초에 개어 혀의 위아래에 바르는데 약이 씻기면 다시 발라야 한다. 소금을 넣어 쓰면 아주 좋다. 그리고 먼저 침으로 피를 뺀 다음 약을 붙이면 더욱 좋다 강목.

입에서 냄새나는 것을 치료한다.

정화수 井華水 깨끗한 물

약을 만들어 먹는 방법

이른 아침 물을 입에 머금었다가 뱉어 버린다. 몇 번 하면 낫는다 본초.

허가 부어서 밖으로 나온 것을 치료한다.

붕사 鵬砂

약을 만들어 먹는 방법

가루를 내어 생강조각에 묻혀서 부은 곳을 문지르면 곧 낫는다 강목.

⊙ 입 안이 헌 것은 붕사와 염초를 입에 물고 천남성을 가루를 내서 식초에 개어 발바닥 가운데 붙이면 잘 낫는다 정전.

중설重舌을 치료한다.

마아초 馬牙硝

약을 만들어 먹는 방법

가루를 내어 혀 밑에 하루 세 번 바른다 본초.

입 안이 헐어 입에서 냄새가 나는 것을 치료한다.

승마 升麻

약을 만들어 먹는 방법

진하게 달인 다음 소금을 넣어서 자주 양치한다 본초.

입에서 냄새가 나는 것과 충치로 붓고 아픈 것을 치료한다.

세신細辛 족두리풀

약을 만들어 먹는 방

진하게 달여서 뜨거울 때에 입에 머금었다가 식은 다음 뱉어 버리면 낫는다 본초.

입 안과 혀가 허는 것을 치료한다.

황련黃連

약을 만들어 먹는 방법

좋은 술에 달여서 그 술을 입에 머금었다가 넘기면 곧 낫는다 단심.

중설重舌과 혀가 허는 것을 치료한다.

포황蒲黃 부들꽃가루

약을 만들어 먹는 방법

약간 닦아서微炒뿌리면 곧 낫는다본초.

⊙ 혀가 입 안에 가득 차게 부었을 때에는 부들꽃가루를 혓바닥에 뿌린 다음 황련탕을 달여서 먹어 심화心火를 내리게 해야 한다 정전.

심기心氣가 부족하여 입에서 냄새가 나는 것을 치료한다.

익지益智 익지인

약을 만들어 먹는 방법

껍질을 버린 다음 감초와 함께 가루를 내어 먹거나 끓는 물에 조금씩 타 먹는다 득효.

입에서 냄새가 나는 것을 없애준다.

회향 茴香

약을 만들어 먹는 방법

싹과 줄기로 국을 끓여서 먹거나 생것을 먹어도 좋다 본초.

나쁜 피가 심心과 비脾에 있어서 기침하거나 침을 뱉거나 말할 때에 냄새가 나는 것을 치료한다.

사간 射干 범부채

약을 만들어 먹는 방법

뿌리를 달여서 먹는다 본초.

입에서 냄새가 나는 것을 치료하는데 효과가 대단히 빠르므로 정향丁香보다 낫다.

향유 노야기

약을 만들어 먹는 방법

이 약을 달여 즙을 내서 마시거나 양치하면 잘 낫는다 단심.

입 안이 허는 것을 치료한다.

오배자 五倍子 붉나무벌레집

약을 만들어 먹는 방법

가루를 내어 뿌리면 곧 음식을 먹을 수 있게 된다본초.

⊙ 입이 헐어서 헤어지고 아픈 데는 붉나무벌레집 40g, 황백 꿀물에 축여 볶은 것, 곱돌활석각각 20g, 동록 8g, 사향 1g을 쓰는데 위의 약들을 가루를 내어 뿌리면 잘 낫는다정전.

⊙ 긴순緊脣을 치료하는 데는 붉나무벌레집과 가자육을 같은 양으로 하여 쓰는데 가루를 내서 입술에 붙이면 곧 낫는다 단심.

입 안과 혀가 헐어서 헤어진 것이 오랫동안 낫지 않는 것을 치료한다.

장미근 薔薇根 장미뿌리

약을 만들어 먹는 방법

진하게 달여서 그 물로 양치하는데 더울 때에 머금었다가 식은 다음 뱉어 버리기를 자주 하면 낫는다. 겨울에는 뿌리를 쓰고 여름에는 줄기와 잎을 써야 한다 본초.

입 안이 허는 것을 치료한다.

백양수지 白楊樹枝 백양나무가지

약을 만들어 먹는 방법

신좁쌀죽웃물에 달여 소금을 타서 양치한다 본초.

입가에 헌데가 나서 허옇게 짓무른 것을 치료한다.

빈랑

약을 만들어 먹는 방법

태워 가루를 낸 다음 경분을 조금 섞어 마른 채로 뿌린다 득효.

입 안이 허는 것을 치료하는데 아주 잘 듣는다.

황백黃柏

약을 만들어 먹는 방법

꿀물에 축여 볶아서 가루를 내어 바른다 탕액.

⊙ 황백을 식초에 담갔다가 머금고 있어도 낫는다 본초.

⊙ 심心과 비脾에 열이 있어서 혀와 볼이 헐었을 때에는 꿀물에 축여 볶은 황백과 청대를 가루를 내서 입 안에 뿌리면 낫는다 본초.

입 안이 허는 것을 치료한다.

고죽엽급력 苦竹葉及瀝 고죽엽과 고죽력

약을 만들어 먹는 방법

고죽엽을 달인 물로 양치한 다음 고죽력을 바른다 본초.

입술과 입 안이 허는 것을 치료한다.

밀蜜 꿀

약을 만들어 먹는 방법

늘 머금고 있어야 낫는다본초.

입 안이 허는 것을 치료한다.

누고 도루래

약을 만들어 먹는 방법

참먹물好墨에 잘 갈아서 입 안에 바르면 곧 낫는다. 대체로 도루래의 약 기운은 소장과 방광으로 들어가므로 효과가 대단히 빠르다 강목.

긴순緊唇과 볼 안쪽, 입천장이 허는 것과 잇몸이 부은 것을 치료한다.

사태 뱀허물

약을 만들어 먹는 방법

태워 가루를 내서 먼저 입 안을 씻어 낸 다음 바른다본초.

입 안에서 냄새가 나는 것을 치료한다.

백매白梅 소금에 절인 매화나무열매

약을 만들어 먹는 방법

늘 물고 있으면 입 안이 향기롭다 본초.

술을 마시는 사람의 입에서 냄새가 나는 것을 치료한다.

유자柚子 유자나무열매

약을 만들어 먹는 방법

늘 물고 있어도 좋고 달여서 물을 마셔도 좋다 본초.

입에서 냄새가 나는 것을 치료한다.

첨과 甛瓜 참외

약을 만들어 먹는 방법

참외 씨를 가루를 내어 꿀에 반죽한 다음 앵두알 만하게 알약을 만들어 매일 아침 양치를 한 다음 1알씩 물고 녹여 먹는다.

⊙ 입 안이 허는 데는 참외 속의 물을 먹는다 본초.

입 안이 허는 것을 치료한다.

서과 西瓜 수박

약을 만들어 먹는 방법

수박 속의 물을 천천히 마셔야 한다. 겨울에는 껍질을 태워 가루를 내서 물고 있는다 단심.

늙은이가 입 안이 헐어서 음식을 먹지 못하는 것을 치료한다.

인유즙 人乳汁 젖

약을 만들어 먹는 방법

젖을 뜨겁게 하여 먹으면 아주 좋다 본초.

입에서 냄새가 나서 가까이 할 수 없는 것을 치료한다.

난발회 亂髮灰

약을 만들어 먹는 방법

난발회 4g을 깨끗한 물에 타서 빈속에 먹는다 의설.

⊙ 혀가 부은 데는 난발회를 물에 타 먹는다 강목.

어린이가 입 안이 헐어서 헤진 것을 치료한다.

양유 羊乳 양의 젖

약을 만들어 먹는 방법

늘 먹어야 한다. 혀가 부었을 때에는 양의 젖을 빨게 하면 낫는다 본초.

혀가 부어서 밖으로 나온 것을 치료한다.

비마자 麻子 아주까리씨

약을 만들어 먹는 방법

기름을 내어 종이심지에 묻혀 태우면서 연기를 쏘이면 곧 낫는다강목.

연가시飛絲가 입에 들어가서 혀에 물집이 생긴 것을 치료한다.

자소엽 紫蘇葉 차조기잎

약을 만들어 먹는 방법

잘 씹어서 끓인 물로 넘기면 곧 낫는다단심.

이빨 牙齒

이에 병이 생기면 찬 것과 뜨거운 것을 싫어한다齒病惡寒惡熱

『영추』에

"위胃는 뜨거운 것을 싫어하고 시원한 것을 좋아하며 대장大腸은 시원한 것을 싫어하고 뜨거운 것을 좋아한다."

고 씌어 있다.

⊙ 족양명위경의 낙맥絡脈이 윗잇몸으로 들어갔기 때문에 윗니에 병이 생기면 찬 것을 마시기는 좋아하나 뜨거운 것을 마시기는 싫어한다. 그리고 수양명대장경의 낙맥이 아랫잇몸으로 들어갔기 때문에 아랫니에 병이 생기면 뜨거운 것을 마시기는 좋아하나 찬 것을 마시기는 싫어한다 입문.

⊙ 열熱로 이에 병이 생기면 찬물을 싫어하게 되고 냉冷으로 이에 병이 생기면 뜨거운 것을 싫어하게 된다. 그리고 찬 것과 뜨거운 것을 다 싫어하지 않는 것은 풍風으로 병이 생긴 것이다 입문.

⊙ 위胃에 실열實熱이 있으면 윗니가 더 몹시 아프다. 이런 데는 양격산涼膈散, 처방은 화문에 있다을 쓰는데 술에 축여 찐 대황을 주약[君으로 하고 지모, 석고, 승마를 좌약佐으로 하여 물에 달여서 자주 머금었다가 삼키면 곧 낫는다 동원.

단방 單方

이빨이 붓고 아픈 것을 치료한다.

백반 白礬

약을 만들어 먹는 방법

백반구운 것과 말벌집노봉방을 같은 양으로 하여 한번에 8g씩 물에 달인 다음 따뜻하게 해서 아픈 쪽으로 물었다가 식으면 뱉어 버린다.

이를 파먹는 벌레를 죽인다.

웅황 雄黃 석웅황

약을 만들어 먹는 방법

가루를 내어 대추 살에 반죽해서 알약을 만들어 벌레 먹은 구멍을 막는다본초.

이빨을 파먹는 벌레를 죽인다.

담반 膽礬

약을 만들어 먹는 방법

이빨이 아프다가 빠지려 할 때에는 담반을 가루를 내어 젖에 개서 병든 이빨에 문지르는데 파먹은 구멍 속에까지 닿도록 하루 세 번 문지르면 통증이 멎는다. 그리고 빠진 이빨도 다시 돋는데 1백일이면 전과 같이 된다 본초.

이뿌리齒根가 드러나고 이빨이 흔들리는 것을 치료한다.

백염 白鹽 소금

약을 만들어 먹는 방법

소금을 가루를 내서 이빨을 닦은 다음 더운 물로 100여 번 양치하면 5일이 지나지 않아 이빨이 든든해진다 본초.

⊙ 잇몸에서 피가 나올 때에는 소금 끓인 물로 양치하면 곧 멎는다본초.

⊙ 백하염가루로 이빨을 닦으면 이빨을 든든하게 하는 데 아주 좋다.

신腎에 들어가고 뼈에 들어가서 이빨을 든든하게 한다.

청염青鹽 돌소금

약을 만들어 먹는 방법

이것으로 이빨을 닦거나 입에 물고 있어도 다 좋다 득효.

⊙ 여러 가지로 이빨이 아픈 것을 치료하는 데는 돌소금청염 80g과 흰 소금백염160g을 조피열매천초160g을 달인 물에 축여 볶아서 쓰는데 가루를 내어 이빨을 닦은 다음 곧 더운 물로 양치하고 뱉어 버린다입문.

이빨이 풍風이나 감닉으로 붓고 아프며 이뿌리牙根가 들뜨고 뭉크러져서 피고름膿血이 나오는데 치료한다.

승마升麻

약을 만들어 먹는 방법

달여 먹는다. 그리고 자주 양치해야 한다 본초.

풍으로 이빨이 아프거나 치감齒疳으로 패어 들어가는 것을 치료한다.

백질려 남가새열매

약을 만들어 먹는 방법

가루를 내서 8g을 소금 1숟가락과 함께 물에 달인 다음 뜨겁게 하여 양치하면 통증이 잘 멎는데 이빨도 든든해진다 입문.

이빨이 아프고 흔들리면서 피가 나오는 것을 치료한다.

골쇄보 骨碎補

약을 만들어 먹는 방법

80g을 썰어서 거멓게 되도록 볶은 다음 가루를 내어 양치한다. 다음 이뿌리를 문지르고 한참 있다가 뱉어 버린다 강목.

⊙ 골쇄보를 구리칼로 썰어서 구리그릇에 담고 홰나무가지로 저으면서 약간 거멓게 되도록 닦은 다음 불을 끄고 식힌다. 이것을 다시 아주 거멓게 되도록 닦아서 가루를 내어 때때로 이빨을 문지르면 이빨이 든든해진다. 그리고 이빨이 다시 아프지도 않다. 이빨이 흔들리면서 빠지려고 할 때에 자주 이 약을 쓰면 흔들리던 것이 멎어서 다시는 흔들리지 않게 된다 의감.

풍랭風冷으로 이빨이 아픈 것과 이빨이 벌레가 먹어 아픈 것을 치료한다.

세신 細辛 족두리풀

약을 만들어 먹는 방법

족두리풀세신과 구릿대백지를 달인 물로 양치한다 강목.

이빨이 벌레가 먹어 아픈 것을 치료한다.

고삼 苦蔘 너삼

약을 만들어 먹는 방법

매일 이것을 달인 물 3되로 양치하면 5~6일 만에 낫는다. 그 다음 열결혈列缺穴에 뜸을 떠야 한다 한사.

이빨이 아픈 것을 치료한다.

천선자 天仙子 사리풀씨

약을 만들어 먹는 방법

낭탕자이다. 벌레를 나오게 한다 본초.

⊙ 벌레가 먹은 이빨이 아플 때 이 약을 구멍에 대고 물고 있으면 벌레가 나온다 본초.

⊙ 벌레가 먹은 이빨이 아플 때 사리풀씨를 태우면서 연기를 참대대롱으로 빨아서 쏘이면 벌레가 죽고 완전히 낫는다 강목.

이빨이 아픈 것을 치료한다.

파두 巴豆

약을 만들어 먹는 방법

파두 1알을 잿불에 묻어 구워서 껍질을 버린다. 다음 마늘쪽 가운데를 파고 그 안에 파두를 넣고 봉한다. 이것을 솜에 싸서 아픈 이빨이 있는 쪽 귓구멍을 막는다 본초.

⊙ 벌레가 먹은 이빨이 아픈 데는 파두살 1개와 조피열매천초가루 4g을 쓰는데 밥에 반죽하여 삼씨마자만하게 알약을 만든 다음 솜에 싸서 귓구멍을 막는다 직지.

⊙ 벌레가 먹은 이빨이 아픈 것을 치료하는 데는 파두 1알의 살을 쓰는데 기름불에 태워서 벌레가 먹은 구멍을 막는다 강목.

풍風이나 감닉으로 이빨이 아픈 것이나 골조풍骨槽風이 오래된 것을 치료한다.

호동루 胡桐淚

약을 만들어 먹는 방법

가루를 내서 이빨을 문지른다 본초.

⊙ 이 약은 이빨병口齒을 치료한다. 아주 좋은 약이다 본초.

⊙ 한사로 이빨이 아픈 데는 쓰지 말아야 한다 강목.

이빨과 머리털을 충실하게 하고 이빨이 아픈 것을 멎게 한다본초.

천초 川椒 조피열매

약을 만들어 먹는 방법

이빨이 아플 때에는 식초에 달여 양치한 다음 뱉어 버리면 된다본초.

⊙ 이빨이 아픈 데는 반드시 조피열매천초를 써야 통증이 멎는다. 그러나 열로 아픈 데는 쓰지 말아야 한다 직지.

⊙ 이빨이 아픈 데는 조피열매천초와 말벌집노봉방을 같은 양으로 하여 쓰는데 가루를 내서 한번에 8g씩 소금 1숟가락과 함께 물에 달여서 물고 양치한 다음 뱉어 버린다. 이 약을 여신산如神散이라고도 한다 국방.

이빨이 아픈 것을 치료하는데 이빨을 든든하게 한다 본초.

욱리근 郁李根 이스라치나무뿌리

약을 만들어 먹는 방법

⊙ 이빨에 벌레가 먹어서 잇몸이 붓고 아픈 데는 이스라치뿌리속껍질욱리근백피을 쓰는데 썰어서 물에 진하게 달여 그 물로 양치하다가 식으면 뱉어 버린다. 그러면 벌레가 나오고 낫는다 본초.

이빨이 아픈 것을 치료하는데 식초에 달여서 양치하고 뱉어 버린다본초.

백양수피 白楊樹皮 백양나무껍질

약을 만들어 먹는 방법

이빨이 아픈 데는 백양나무의 껍질이나 잎을 달인 물로 양치하고 뱉아 버린다유취.

이빨이 아픈 것을 치료한다.

노봉방 露蜂房

약을 만들어 먹는 방법

말벌집노봉방을 달인 물로 양치하면 낫는다 본초.

⊙ 벌레가 먹은 이빨이 아프고 구멍이 뚫린 데는 말벌집노봉방과 족두리풀세신을 달인 물로 양치한다 본초.

벌레가 먹은 이빨을 낫게 한다 본초.

탁목조 啄木鳥 딱따구리

약을 만들어 먹는 방법

딱따구리가 쪼인 나뭇조각은 벌레가 먹은 이빨을 낫게 한다 회남.

⊙ 이빨에 벌레가 먹어 구멍이 뚫리고 아픈 데는 딱따구리의 혀끝을 잘라서 쓰는데 솜에 싸서 아픈 곳에 대고 물고 있으면 곧 낫는다 본초.

⊙ 이빨 감닉창[齒疳瘡에는 딱따구리를 태워 가루를 내서 쓰는데 벌레 먹은 구멍에 넣으면 세 번 넘지 않아 낫는다 본초.

벌레가 먹은 이빨이 아픈 데 주로 쓴다.

섬소 두꺼비진

약을 만들어 먹는 방법

자그마한 것을 벌레가 먹은 구멍에 넣으면 침이 나오는데 뱉어 버리고 삼키지는 말아야 한다 본초.

⊙ 이빨이 아픈 데는 두꺼비진섬소을 은주銀珠에 넣고 반죽해서 무씨 만하게 알약을 만들어 쓰는데 아픈 이빨에 바르면 곧 통증이 멎는다. 3알을 더 쓰지 않아 건침濃涎을 몇 번 뱉어 버리게 되고 곧 낫는다 강목.

치감牙疳으로 냄새가 나는 것을 치료한다.

지주 蜘蛛 말거미

약을 만들어 먹는 방법

말거미껍질지주각을 가루를 내어 연지, 사향과 섞어서 붙인다 직지.

⊙ 또한 큰거미大蜘蛛를 태워 가루를 내어 사향 조금과 섞어 붙이기도 한다 직지.

이빨과 잇몸이 아픈 데 치료한다.

행인 杏仁 살구씨

약을 만들어 먹는 방법

살구 씨 1백 알과 소금 4g을 물 1되에 넣고 거품이 나도록 달여서 쓰는데 그 물로 양치하고 뱉어 버리는 것을 세 번 하면 낫는다 본초.

⊙ 살구 씨를 태워서 끈적끈적하게 갈아 솜에 싸서 감닉창으로 이빨에 구멍이 난 데 넣으면 벌레가 잘 죽는다[본초].

⊙ 풍으로나 벌레가 먹어서 이빨이 아픈 데는 살구 씨를 쓰는데 침에 꽂아 가지고 참기름 등불에서 나는 연기에 뜨겁게 쏘여 병든 이빨에 붙인다. 7알을 연거푸 쓰면 아픈 것이 완전히 낫는다 득효.

이빨에 벌레가 먹어서 아플 때에는 치료한다.

사과 絲瓜 수세미오이

약을 만들어 먹는 방법

먼저 뜨거운 쌀초로 양치하면 벌레가 나온다. 그 다음 수세미오이를 약성이 남게 태워서 가루를 내어 아픈 곳에 문질러야 한다 강목.

⊙ 풍으로나 벌레가 먹어 이빨이 아픈 데는 서리 맞은 늙은 수세미 오이를 쓰는데 약성이 남게 태워 가루를 내어 아픈 이

빨에 문지르면 곧 멎는다 득효.

이빨에 벌레가 먹는 데 주로 쓴다.

웅작시 雄雀屎

약을 만들어 먹는 방법

웅작시를 솜에 싸서 벌레가 파먹은 구멍에 막되 하루 한번씩 바꾸어 막는다 본초.

이빨이 나오게도 하고 든든하게도 한다.

녹용 鹿茸

약을 만들어 먹는 방법

사람을 늙지 않게도 하는데 가루를 내어 먹거나 알약을 만들어 먹어도 좋다 본초.

이빨을 튼튼하게 하는데 신이 허하여 이빨이 흔들리는 것을 낫게 한다.

양경골회 羊脛骨灰 양의 정강이뼈 태운 재

약을 만들어 먹는 방법

늘 문지르면 잘 듣는다 입문.

⊙ 이빨 사이가 벌어지는 데는 이것을 반드시 써야 한다 단심.

이빨을 튼튼하게 하는데

우치 牛齒 소 이빨

약을 만들어 먹는 방법

소 이빨 30개를 불에 달구었다가 가루를 내어 8g을 물에 달여서 뜨거울 때에 양치하는데 식으면 뱉어 버린다. 또는 가루를 이빨에 문질러도 흔들리던 것이 모두 든든해진다 본초.

풍으로나 벌레가 먹어 이빨이 아픈 것을 치료한다.

마야안馬夜眼

약을 만들어 먹는 방법

칼로 마야안馬夜眼을 쌀알만큼 긁어서 벌레가 먹은 구멍에 넣거나 아픈 곳에 물고 있는다. 그러면 침이 나오는데 그 침을 삼키지 말아야 한다. 이와 같이 하면 곧 완전히 낫는다 득효.

[註] 마야안馬夜眼: 말의 앞 종아리 안쪽에 있는 티눈 같은 것.

인후 咽喉

인과 후는 각기 다르다 咽與喉各異

『영추』에

"인후는 음식물이 통하는 길이고 울대는 숨이 오르내리는 곳이며 회염會厭은 소리가 나오는 문호이고 목젖懸雍은 소리의 관문이다."

고 씌어 있다.

⊙ 후는 통한다는 말이고 인은 삼킨다는 말이다. 인은 3완三脘과 연결되었고 위와 통해 있기 때문에 음식물을 넘길 수 있다. 후는 5장과 통해 있으면서 폐와 연결되었기 때문에 숨은 쉴 수 있다. 숨 쉬는 곳이 음식이 들어가는 곳이 인이다. 이와 같이 한계가 아주 명백하다 득효.

⊙ 인은 위胃의 줄이고 후는 폐기肺氣가 통하는 곳이다. 인으로는 음식이 넘어가고 후로는 숨을 쉬는데 그 이치는 한 가지이다. 그러나 부문이 다르다직지.

⊙ 인은 음식물을 넘기는 문호이다 강목.

단방 單方

목구멍이 막힌 것을 치료한다.

백반 白礬

약을 만들어 먹는 방법

백반가루 4g과 파두살 1알을 함께 넣고 볶아서 말린 다음 백반가루만 다시 보드랍게 가루를 내어 목 안에 불어넣으면 가래가 나오고 저절로 낫는다[직지].

⊙ 전후풍纏喉風에는 백반가루 2g을 살 검은 닭의 알 1개의 흰자위에 고루 타서 쓰는데 목 안에 떠 넣으으면 곧 낫는다 강목.

후비증을 치료한다. 잘 듣는다.

박초朴硝, 초석硝石을 한 번 구워 만든 약재

약을 만들어 먹는 방법

입에 머금고 천천히 물을 빨아먹으면 곧 낫는다. 마아초나 염초도 효과가 같다 본초.

⊙ 목 안이 헐고 부은 것은 박초 4g과 껍질을 버린 아주까리 씨피마자1알을 함께 갈아서 깨끗한 물에 타 먹으면 곧 낫는다 강목.

인후비咽喉痺를 치료한다. 제일 좋은 약이다.

붕사鵬砂 사붕산나트륨10 수화염으로

약을 만들어 먹는 방법

입에 머금고 녹여서 먹는다 본초.

⊙ 곡적穀賊을 치료하는 데는 붕사와 마아초를 같은 양으로 해서 쓰는데 가루를 내어 한번에 2g씩 솜에 싸서 입에 머금고 녹여 먹는다 직지.

인후비咽喉痺로 아픈 것을 치료한다.

승마 升麻 쌍떡잎식물 미나리아재비목 미나리아재비과의 여러해살이풀

약을 만들어 먹는 방법

잘게 썰어서 달여 그 물을 머금고 있는다 본초.

후폐喉閉로 죽을 것같이 된 것을 치료한다.

마린근 馬藺根 타래붓꽃뿌리

약을 만들어 먹는 방법

뿌리를 캐어 짓찧어 즙을 내서 조금씩 먹는다. 입을 벌리지 못할 때에는 떠넣어 주어야 한다. 잎이나 씨도 효과가 같다. 씨를 쓸 때에는 49알을 가루를 내어 물에 타 먹고 잎을 쓸 때에는 80g을 물에 달여서 먹는다 본초.

후비증을 치료한다.

우방자 牛蒡子 우엉씨

약을 만들어 먹는 방법

우엉씨 1홉을 절반은 닦고 절반은 생것으로 가루를 내서 한번에 4g씩 뜨거운 술에 타 먹는다. 또는 우엉씨 2.4g과 타래붓꽃씨마린자3.2g을 함께 가루를 내서 한번에 4g씩 더운물에 타 먹어도 곧 낫는다 본초.

목구멍이 아픈 것과 후비증을 치료한다.

길경 桔梗 도라지

약을 만들어 먹는 방법

도라지와 감초를 같은 양으로 해서 물에 달여 조금씩 먹는다.

⊙ 후비증이 심해져서 뺨까지 붓고 메스꺼운 증상이 자주 생기는 것을 마후비馬喉痺라고 한다. 이런 데는 도라지길경80g을 썰어서 물 3되에 넣고 1되가 되도록 달여 세 번에 나누어 먹는다 본초.

후폐喉閉로 물도 넘기지 못하는 것을 치료한다.

사간 射干 범부채

약을 만들어 먹는 방법

뿌리를 캐어 짓찧어 즙을 내서 조금씩 먹는다. 후비증을 낫게 하는 데는 가장 빠르다. 식초에 갈아 즙을 내어 입에 머금고 있어서 가래를 나오게 하면 더 좋다 단심.

후비喉痺와 목구멍이 붓고 헌 것을 치료한다.

비마자 麻子 아주까리씨

약을 만들어 먹는 방법

아주까리씨 1알을 껍질을 버리고 박초 4g과 함께 깨끗한 물에 갈아서 먹는데 계속 몇 번 먹으면 낫는다 단심.

⊙ 또 한 가지 방법은 아주까리씨를 껍질을 버리고 짓찧은 다음 종이에 말아 참대대롱같이 만들어 불에 태우면서 그 연기를 빨아 삼키게 하는 것인데 후비증을 낫게 한다. 이것을 일명 성연통聖烟筒이라고도 한다 정전.

후폐喉閉로 목구멍이 아픈 것을 치료한다.

마발 馬勃 말버섯

약을 만들어 먹는 방법

꿀에 개서 조금씩 물에 타 먹는다본초.

⊙ 또는 백반과 같은 양으로 하여 가루를 내서 관으로 목 안에 불어넣어도 가래를 토하고 낫는다 강목.

급성후폐증을 치료한다.

조협 주염열매

약을 만들어 먹는 방법

두드려서 껍질과 씨를 버린 다음 물에 넣고 주물러서 1잔을 마시면 혹 토하고 낫거나 토하지 않고도 낫는다 득효.

급성후폐증을 치료한다.

여어담 鱺魚膽 가물치쓸개

약을 만들어 먹는 방법

조금씩 아픈 곳에 넣는데 약을 넣자 곧 낫는다. 병이 오래되었으면 물에 타서 떠 넣어야 한다. 음력 섣달에 잡은 것이 좋다 본초.

후비증과 쌍유아雙乳蛾를 치료한다.

벽전 壁錢 납거미집

약을 만들어 먹는 방법

남거미집 1개를 환자의 뒷 머리털 1오리로 얽어맨 다음 은비녀에 꽂아 등불에 약성이 남게 태워 가루를 내서 불어넣으면 곧 낫는다회춘.

⊙ 또 한 가지 방법은 남거미집약성이 남게 태워 가루를 낸 것, 백반구운 것, 난발회를 같은 양으로 하여 가루를 내서 목안에 불어넣는 것인데 후폐증을 낫게 한다. 이것을 일명 취후산吹喉散이라고 한다 의감.

후비증을 치료한다.

제조 굼벵이

약을 만들어 먹는 방법

즙을 내어 목 안에 넣으면 곧 목이 열린다 본초. .

후폐喉閉증을 치료한다.

사태 뱀허물

약을 만들어 먹는 방법

태워서 가루를 내어 목 안에 불어넣는다.

[註] 후폐喉閉: 목구멍이 부어 막혀서 숨쉬기 불편한 것.

⊙ 전후풍纏喉風으로 숨을 잘 쉬지 못하는 데는 뱀허물누렇게 구운 것과 당귀를 같은 양으로 하여 쓰는데 가루를 내서 한번에 4g씩 술에 타 먹으면 낫는다 본초.

후폐증을 치료한다.

구인 지렁이

약을 만들어 먹는 방법

즙을 내서 먹으면 목구멍이 열린다 본초.

급성후폐증을 치료한다.

백강잠누에가 회색이 되어 죽은 것으로, 민간요법으로 사용되는 재료

약을 만들어 먹는 방법

보드랍게 가루를 내어 생강즙에 개서 먹으면 곧 낫는다 본초.

⊙ 또는 백강잠닦은 것과 백반을 같은 양으로 하여 가루를 내서 소금에 절인 매화열매 살白梅肉에 반죽한 다음 주염 열매 子만하게 알약을 만들어 솜에 싸서 입에 머금고 녹여 먹어도 낫는다직지.

목구멍이 막힌 것과 여러 가지 물건이 목에 걸려 내려가지 않는 것을 치료한다.

누고 도루래

약을 만들어 먹는 방법

도루래의 골을 먹으면 낫는다본초.

목구멍이 부어서 막힌 것을 치료한다.

석해 石蟹 가재

약을 만들어 먹는 방법

짓찧어 즙을 내어 먹으면 목이 열린다 본초.

목구멍이 막히고 이를 악문 것을 치료한다.

웅작분 雄雀糞

약을 만들어 먹는 방법

웅작분을 보드랍게 갈아서 한번에 2g씩 더운물에 타 먹는다 본초.

목구멍이 막힌 것을 열어 주므로 막힌 것을 치료한다.

계자 달걀

약을 만들어 먹는 방법

생달걀 1알을 노른자위는 버리고 흰자위만 쌀초에 넣고 겻불에 뜨겁게 되도록 끓여서 식초까지 먹는데 한두 번 먹으면 곧 낫는다 강목.

목구멍이 부어서 아프고 막힌 것을 치료한다.

호화상비아 瓠花上飛蛾 박꽃에 날아다니는 나비

약을 만들어 먹는 방법

태워서 가루를 내서 목구멍에 불어넣으면 곧 낫는다 속방.

후비喉痺증으로 열熱이 나면서 아픈 것을 치료한다.

이즙 梨汁 배즙

약을 만들어 먹는 방법

제일 좋은 배를 짓찧어 즙을 내서 자주 마시는 데 많이 쓰는 것이 좋다 정전.

후비증으로 음식을 넘기지 못하는 것을 치료한다.

나복즙 蘿蔔汁 무즙

약을 만들어 먹는 방법

즙을 내어 천천히 마시면 곧 낫는다 강목.

물고기 가시가 목에 걸려서 내려가지 않는 것을 치료한다.

이당 飴糖 엿

약을 만들어 먹는 방법

달걀 노른자위 만하게 빚어서 넘기는데 그래도 내려가지 않으면 더 크게 빚어서 넘겨도 좋다본초.

목구멍이 헌 것을 아물게 하고 후비증을 낫게 한다.

미초 米醋 쌀초

약을 만들어 먹는 방법

쌀초로 입을 가셔서 가래를 토하게 하면 좋다회춘.

전후풍纏喉風으로 음식을 넘기지 못하는 것을 치료한다.

대맥면 大麥麵 보릿가루

약을 만들어 먹는 방법

보릿가루로 죽을 묽게 쑤어 먹는다. 보릿가루 죽은 위기胃氣를 돕는데 미끄러워서 넘기기도 쉽다 본초.

곡적穀積을 치료한다.

지마脂麻 참깨

약을 만들어 먹는 방법

닦아서 가루를 내어 끓인 물로 조금씩 먹는다직지.

목 頸項

목의 부위 頸項部位

앞목을 경頸이라고 하고 뒷목을 항項이라고 한다.

⊙ 두 결분缺盆의 한가운데는 임맥任脈에 속하는데 이곳이 바로 천돌혈天突穴이다. 임맥에서 옆으로 첫번째줄의 경맥은 족양명경이며 혈 이름은 인영혈人迎穴이고 두 번째 줄은 수양명경인데 부돌혈扶突穴이다. 세 번째 줄은 수태양경인데 혈이름은 천창혈天窓穴이고 네 번째 줄은 족소양경인데 천용혈天容穴이다. 다섯 번째 줄은 수소양경인데 천유혈天 穴이고 여섯 번째 줄은 족태양경인데 천주혈天柱穴이다. 일곱 번째 줄은 뒷목의 가운데 독맥督脈인데 혈 이름은 풍부혈風府穴이다 영추.

단방 單方

머리와 목덜미가 뻣뻣해서 잘 돌리지 못하는 것을 치료한다.

흑두 黑豆 검정콩

약을 만들어 먹는 방법

검정콩을 쪄서 주머니에 넣어 베면 좋다 본초.

풍風으로 목이 뻣뻣하여 잘 돌리지 못하는 것을 치료한다.

도엽 桃葉 복숭아나뭇잎

약을 만들어 먹는 방법

생복숭아 나뭇잎을 뜨겁게 쪄서 주머니에 넣어 목에 찜질한다 본초.

목이 뻣뻣하면서 등뼈가 당기는 것을 치료한다.

활서 活鼠 산 쥐

약을 만들어 먹는 방법

산 쥐를 잡아서 배를 가르고 내장은 버린 다음 따뜻하게 하여 목에 붙이면 곧 낫는다 본초.

풍습風濕으로 목이 뻣뻣한 데 치료한다.

비마엽 아주까리잎

약을 만들어 먹는 방법

늘 붙이면 좋다속방.

등 背

등뼈는 몇 개의 마디로 되어 있다背脊骨節有數

흉추골부터 미저골까지는 21개의 마디로 되어 있는데 길이는 3자이다 영추.

⊙ 위로부터 7개 추골椎骨은 매추골每椎骨사이의 길이가 1치 4푼 1리이므로 총 길이는 9치 8푼 7리이다. 중간에 있는 7개 추골은 매추골 사이의 길이가 1치 6푼 1리이므로 총 1자 1치 2푼 7리이다. 아래에 있는 7개 추골은 매추골 사이의 길이가 1치 2푼 6리이므로 총 8치 8푼 2리이다 신응.

⊙ 21개 추골의 길이는 3자인데 나누어 보면 위에 있는 7개 추골의 길이는 9치 8푼 7리이고 중간에 있는 7개 추골의 길이와 아래에 있는 7개 추골의 길이는 합하여 2자 1푼 3리이다. 이것을 합하면 3자가 된다 자생.

단방 單方

풍습으로 등뼈가 아프고 목이 뻣뻣하여 돌리지 못하는 것을 치료한다.

강활 羌活 강호리

약을 만들어 먹는 방법

썰어서 물에 달여 먹는다 탕액.

습濕에 상하여 목을 들기 힘들어 하는 것을 치료한다.

독활 獨活 땃두릅

약을 만들어 먹는 방법

썰어서 술과 물을 섞은 데 달여 먹는다.

방광膀胱과 신腎사이에 있던 냉기가 등심으로 치미는 것을 치료한다.

오약 烏藥

약을 만들어 먹는 방법

썰어서 물에 달여 먹거나 가루를 내어 먹는다 탕액.

주로 등뼈와 어깨뼈가 뻐근하거나 아픈 것을 치료한다.

울눌제 해구신

약을 만들어 먹는 방법

술에 담갔다가 구워 가루를 내어 먹거나 알약을 만들어 먹는다.

가슴 胸

가슴의 위치 胸膈部位

가슴은 심장과 폐장이 들어 있는 곳이다 강목.

⊙ 가슴과 배는 5장 6부의 성곽이다. 단중은 심이 들어 있는 궁성宮城이다 영추.

⊙ 목구멍 아래는 위완胃脘, 식도이다. 식도는 격막을 뚫고 숨길과 나란히 올라갔는데 숨길의 뒤에 있다. 그 위가 즉 인문咽門이다. 식도의 아래는 위의 윗구멍인데 분문賁門이라 하고 격막과 서로 붙은 사이에는 또한 넓은 기름덩이가 둘러싸여 있다 입문.

⊙ 위완위관胃管이라고 한 데도 있다은 격막을 뚫고 올라가 심폐心肺와 서로 통해 있고 격막膈膜과 서로 연결되어 있다입문.

⊙ 심포락心包絡은 심장 아래 격막 위에 비스듬히 놓여 있다. 이것은 격막과 서로 붙어 있는데 누런 기름막이 넓게 싸여 있는 것이 심장이다. 넓은 기름 막의 바깥쪽에는 실 같은 가는 힘줄과 막이 있는데 심장과 폐장을 서로 연결시키고 있다. 이것이 심포락이다 입문.

단방 單方

갑자기 가슴이 아픈 것을 치료한다.

복룡간 伏龍肝

약을 만들어 먹는 방법

복룡간을 가루를 내어 따뜻한 물에 8g씩 타 먹는다. 만일 냉증冷證이면 술에 타 먹는다 본초.

가슴앓이心痛를 치료한다.

백반 白礬

약을 만들어 먹는 방법

백반을 보드랍게 가루를 내어 한번에 4g씩 찻물에 타 먹는다 강목.

⊙ 또 한 가지 방법은 백반가루 8g을 식초 반잔에 넣고 끓여 녹여서 따뜻하게 하여 먹으면 곧 통증이 멎는다. 이것은 열담熱痰을 삭게 하는 효과가 있다 단심.

가슴앓이를 치료한다.

백초상 白草霜 아궁이나 굴뚝 안에 생긴 검댕이를

약을 만들어 먹는 방법

백초상을 보드랍게 가루를 내어 한번에 8g씩 따뜻한 물에 타 먹으면 곧 낫는다 단심.

위가 아픈데 갑자기 약이 없을 때에는

염鹽 소금

약을 만들어 먹는 방법

소금을 칼끝에 놓고 벌겋게 달구어 물속에 담그는데 뜨거울 때에 마시게 한다. 담痰을 토하면 곧 낫는다정전.

9가지 가슴앓이를 치료한다.

목향木香

약을 만들어 먹는 방법

목향을 가루를 내어 술에 타 먹는다.

⊙ 목향은 가슴과 배에 몰려 있는 냉기를 주로 몰아낸다. 귤껍질陳皮, 육두구, 생강을 서로 엇바꾸어 가면서 좌약佐藥으로 해서 같이 쓰면 더 좋다 본초.

오래되었거나 갓 생겼거나 할 것 없이 일체 가슴앓이心痛를 치료한다.

생지황生地黃

약을 만들어 먹는 방법

생지황을 짓찧어 즙을 내어 밀가루와 함께 반죽한 다음 수제비나 찬 국수를 만들어 먹는다. 얼마 후에 반드시 설사하는데 길이가 1자 가량 되는 회충이 나오고 다시는 앓지 않는다. 후에 두 사람이 가슴앓이로 거의 죽게 되었는데 이 약을 먹었더니 회충이 나오고 모두 나았다 본초.

갑자기 가슴이 아픈 것을 치료한다.

건강乾薑 마른 생강

약을 만들어 먹는 방법

건강을 가루를 내어 8g씩 미음에 타 먹는다본초.

끼무릇반하과 같이 달여 먹으면 명치 아래가 갑자기 아픈 것을 치료한다.

생강 生薑

약을 만들어 먹는 방법

또 생강즙과 살구씨행인를 같이 달여 먹으면 기가 몰려서 가슴이 아프고 더부룩하던 것이 잘 멎는다.

갑자기 가슴이 아픈 것을 치료한다.

황련 黃連

약을 만들어 먹는 방법

황련을 썰어서 물에 달여 하루에 세 번 먹는다.

⊙ 황련은 명치 아래가 무직하고 그득한 것을 치료한다. 반드시 써야 할 약이다. 중경은 명치 아래가 묵직한 9가지 병을 치료한다. 5가지의 사심탕을 다 썼다.

⊙ 황련은 명치 아래의 습토濕土의 사기를 사해 버리므로 더부룩한 증을 치료한다. 가장 효과가 있다 탕액.

가슴이 더부룩하고 아파서 눕지 못하며 명치가 아픈 것이 잔등까지 뻗친 것을 치료한다.

과루실 瓜蔞實 하늘타리열매

약을 만들어 먹는 방법

누른하늘타리열매黃瓜蔞, 큰 것1개, 염교흰밑 白120g, 끼무릇 반하, 법제한 것160g 등을 썰어서 소주 7되에 넣고 달여 2되가 되면 짜서 두 번에 나누어 먹는다 강목.

⊙ 가슴이 아픈 것과 담이 많아서 기침하는 것을 치료한다. 하늘타리씨과루인, 껍질째로 닦은 것를 보드랍게 가루를 내어 밀가루풀로 반죽한 다음 벽오동씨 만하게 알약을 만든다. 한 번에 50알씩 미음으로 먹는다 본초.

가슴과 배가 냉으로 아픈 것을 주로 치료한다.

초두구 생강과의 초두구

약을 만들어 먹는 방법

초두구씨 , 산치자닦은 것등을 가루를 내어 생강즙을 두고 쑨 풀로 반죽한 다음 알약을 만들어 먹거나 초두구만 달여 먹어도 좋다 단심.

⊙ 이 약은 성질이 따뜻하여 체기滯氣를 잘 헤친다. 만일 위가 차서 아플 때 쓰면 효과가 좋다. 습담으로 아플 때 먹어도 역시 효과가 있다. 다만 열로 아프기만 한 데는 쓰지 못한다정전.

갑자기 가슴이 아픈 것을 치료한다.

진애엽 陳艾葉 묵은 약쑥잎

약을 만들어 먹는 방법

비빈쑥을 진하게 달여 먹으면 곧 낫는다 본초.

가슴앓이를 멎게 한다.

현호색玄胡索 양귀비목 현호색과

약을 만들어 먹는 방법

현호색을 가루를 내어 술에 타 먹는다. 뇌공雷公은 가슴앓이로 죽을 것 같은 데는 빨리 현호색을 찾으라고 한 것은 이것을 말한 것이다 본초.

⊙ 또한 어혈瘀血로 찌르는 듯이 가슴이 아픈 것을 치료한다. 현호색을 기와 위에 놓고 닦아서 가루를 내어 8g을 데운 술에 타 먹으면 곧 낫는다 득효.

가슴앓이를 치료한다.

백부자白附子 노랑돌쩌귀

약을 만들어 먹는 방법

위의 약을 싸서 구워 가루를 내어 한번에 8g씩 따뜻한 물에 타 먹으면 곧 낫는다 본초.

가슴이 묵직한 것을 없애며 담을 삭이고 또 명치 아래가 몹시 아프고 단단하면서 묵직한 것을 치료한다.

반하半夏 끼무릇

약을 만들어 먹는 방법

끼무릇을 가루를 내어 참기름을 두고 볶아 익혀서 생강즙에 불린 증병으로 반죽한 다음 알약을 만든다. 한번에 30~50알씩 생강을 달인 물로 먹는다. 또 숨이 차면서 가슴이 아픈 것도 치료한다 강목.

결흉結胸이 오래되도록 낫지 않고 미친 소리를 하며 대소변이 나오지 않는 것을 치료한다.

우담남성牛膽南星

약을 만들어 먹는 방법

우담남성가루 8g을 인삼을 달인 물에 타 먹고 얼마 있다가 또다시 뜨거운 인삼을 달인 물로 먹으면 대소변으로 검누른 것이 나온다. 이렇게 되면 효과가 있는 것이다 득효.

9가지 가슴앓이와 어혈瘀血로 가슴이 아픈 것을 치료한다.

건칠乾漆 마른옻

약을 만들어 먹는 방법

마른 옻을 연기가 나지 않을 때까지 닦아서 가루를 내어 식초를 두고 쑨 풀로 반죽한 다음 벽오동씨 만하게 알약을 만든다. 한번에 5-7알씩 뜨거운 술이나 식초를 끓인 물로 먹는다본초.

위구胃口에 열이 있어 아플 때에는 산치자가 아니면 안 된다.

치자梔子 산치자

약을 만들어 먹는 방법

반드시 생강즙을 좌약으로 하고 궁궁이천궁로 풀어 주어야 한다.

⊙ 가슴앓이心痛에는 큰 산치자 15개껍질을 버리고 닦는다를 진하게 달여 작은 잔으로 생강즙 1잔을 넣어 맵게 한 다음 궁궁이천궁가루 4g을 넣고 다시 달여 먹으면 곧 효과가 나타난다.

⊙ 또 한 가지 방법은 산치자닦은 것를 가루를 내어 생강즙을

두고 쑨 풀로 반죽한 다음 알약을 만들어 먹어도 효과가 있다 단심.

명치 아래가 묵직한 것을 치료한다.

지실 枳實

약을 만들어 먹는 방법

결고潔古는 이 약을 써서 비경脾經에 쌓인 피를 헤치므로 명치 아래가 묵직한 것을 없앨 수 있다고 하였다. 비경에 쌓인 피가 없으면 명치 아래가 묵직하지 않다.

⊙ 지실은 비脾의 어혈瘀血을 없앨 수 있다. 어혈이 없어지면 묵직하던 것이 스스로 없어진다.

⊙ 지실이 아니면 묵직한 것을 없앨 수 없다 동원.

⊙ 흉비胸 로 아픈 데는 지실을 밀기울과 함께 볶아서 가루를 낸 다음 한번에 8g씩 미음으로 먹는다. 물에 달여 먹어도 좋다 본초.

오래된 가슴앓이로 참을 수 없이 아플 때 치료한다.

다 茶

약을 만들어 먹는 방법

찻물에 식초를 타 먹으면 매우 효과가 좋다 본초.

가슴과 배가 냉으로 아픈 것을 치료한다.

호초 胡椒 후추

약을 만들어 먹는 방법

술에 달여 즙을 내어 먹는다.

⊙ 또 후추 49알과 유향 4g을 가루를 내어 남자는 생강을 달인 물로 먹고 여자는 당귀를 달인 물로 먹는다 단심.

냉으로 명치 밑이 아픈 것을 치료한다.

천초 川椒 조피열매

약을 만들어 먹는 방법

술에 달여 즙을 짜서 마신다.

⊙ 쓰고 뜨거운 것을 먹거나 얼음과 눈 등 찬 것을 너무 먹어서 적랭積冷이 생겨 명치 밑이 아픈 지 반 년이 되어도 낫지 않는 데는 조피열매 30알을 신좁쌀죽웃물에 하룻밤 담갔다가 건져 내어 신좁쌀죽웃물로 먹으면 곧 낫고 다시는 도지지 않는다 득효.

가슴이 참을 수 없이 아픈 데 치료한다.

합분 蛤粉 조가비가루

약을 만들어 먹는 방법

조가비가루를 닦아서 끓인 물에 타 먹으면 좋다 단심.

⊙ 조가비가루와 향부자 가루를 섞어서 생강즙에 타 먹으면 담으로 가슴이 아픈 데 효과가 좋다 단심.

⊙ 열심통熱心痛에는 조가비가루와 가루를 낸 백초상을 찻물이나 찬물에 타 먹는다 단심.

갑자기 가슴이 아픈 것을 치료한다.

전라각 田螺殼 우렁이껍질

약을 만들어 먹는 방법

우렁이껍질을 태워 가루를 낸 다음 한번에 6g씩 뜨거운 술에 타 먹으면 곧 낫는다 강목.

⊙ 또한 습담濕痰으로 위胃가 아픈 것을 치료한다. 먹으면 곧 멎는다 정전.

여러 가지 기생충으로 가슴앓이가 생겨 담연痰涎을 많이 토하는 것을 치료한다.

만려어 뱀장어

약을 만들어 먹는 방법

고기를 슴슴하게 구워 먹는다. 이렇게 세 번에서 다섯 번 먹으면 낫는디 본초.

부인에게 붕루崩漏가 있으면서 가슴앓이가 심한 것을 살혈심통殺血心痛이라고 하는데 이것을 치료한다.

오적어묵 烏賊魚墨 오징어먹

약을 만들어 먹는 방법

오징어 먹을 볶아서 가루를 내어 식초를 끓인 물에 타 먹는다. 또한 유산 뒤에 피를 많이 흘려서 가슴이 아픈 것도 치료한다 입문.

갑자기 가슴이 아픈 것을 치료한다.

밀 蜜 꿀

약을 만들어 먹는 방법

꿀과 생강즙을 각각 1홉씩 물에 타서 단번에 먹으면 곧 멎는다 본초.

가슴앓이를 낫게 한다.

도인 桃仁 복숭아씨

약을 만들어 먹는 방법

복숭아씨도인, 꺼풀과 끝을 버린 것7개를 잘 갈아서 1홉의 물에 탄 다음 단번에 마시면 좋다. 30년이나 된 가슴앓이도 치료한다 본초.

가슴앓이와 주심통 心痛을 치료한다.

도노 桃奴 나무에 달린 마른 복숭아

약을 만들어 먹는 방법

위의 약을 가루를 내어 한번에 8g씩 데운 술로 빈속에 먹는다. 일명 반도주蟠桃酒라고도 한다 의감.

갑자기 가슴이 아픈 것을 치료한다.

도지 桃枝 복숭아 나뭇가지

약을 만들어 먹는 방법

복숭아 나뭇가지 한 줌을 썰어서 술 1되에 넣고 달여 반 되쯤 되면 단번에 먹으면 매우 효과가 있다 본초.

가슴앓이를 치료한다.

개자 芥子 겨자

약을 만들어 먹는 방법

겨자에 술과 식초를 두고 갈아서 즙을 내어 먹는다 본초.

가슴앓이가 냉증이거나 열증이거나 할 것 없이 다 치료한다.

지마유 脂麻油 참기름

약을 만들어 먹는 방법

참기름 1홉을 날것으로 먹는다.

⊙ 또한 회충으로 인한 가슴앓이에 먹으면 좋다.

⊙ 어떤 사람이 요통이 명치에까지 뻗치면서 발작하여 숨이 끊어질 듯하였다. 서문백徐文伯이 진찰하고 나서 이것을 발가라고 하였다. 기름을 먹이니 눈이 없는 뱀 같은 것을 토했다. 이것을 달아매 두었더니 물이 다 빠지고 오직 한 올의 털만 남아 있었다 본초.

가슴과 배가 아픈 것을 치료하며 또 갑자기 가슴이 아파서 이를 악물고 죽어가는 것을 치료한다.

총백 파 밑

약을 만들어 먹는 방법

파 밑총백, 묵은 것3-5대를 짓찧어 고약처럼 만들어 입을 벌리고 떠 넣은 다음 참기름 160g을 부어 넣는다. 그것이 목구멍에서 내려가면 그 환자는 반드시 살아난다. 뱃속에서 충적蟲積이 녹아 노란 물이 된 것을 조금 설사하면 곧 멎는데 완전히 낫는다 강목.

혈기血氣로 가슴이 아픈 데 치료한다.

산蒜 마늘

약을 만들어 먹는 방법

생마늘을 짓찧어 낸 즙 1잔을 마시면 곧 낫는다.

⊙ 오래된 가슴앓이로 참을 수 없이 아픈 데는 달래를 식초에 넣고 끓여 소금을 치지 말고 단번에 배부르게 먹으면 곧 좋은 효과가 난다 본초.

가슴이 더부룩하고 명치가 몹시 아프며 혹 아픈 것이 잔등에까지 뻗쳐서 죽을 것 같은 것을 치료한다.

구즙 부추즙

약을 만들어 먹는 방법

위의 약을 짓찧어 즙을 내어 떠 넣으면 곧 가슴 속에 있는 궂은 피를 토하고 낫는다 본초.

⊙ 식울食鬱이 오래되어 위 속에 어혈이 생겨서 아픈 것을 치료한다. 먼저 복숭아씨도인10여 알을 씹은 다음 부추즙 1잔으로 넘긴다 정전.

⊙부추즙은 가슴 속의 궂은 피惡血와 뭉친 기滯氣를 없앤다 강목.

가슴앓이를 치료한다.

계란鷄卵 달걀

약을 만들어 먹는 방법

달걀 1개를 깨어 좋은 식초 2홉과 함께 잘 섞어서 따뜻하게 하여 단번에 먹으면 곧 낫는다 본초.

귀주로 생긴 주심통을 치료한다.

사향麝香

약을 만들어 먹는 방법

콩알만 한 사향을 더운 물에 두고 갈아 먹는다 본초.

충심통蟲心痛을 치료한다.

웅담熊膽 곰쓸개

약을 만들어 먹는 방법

콩알만 한 웅담熊膽을 물에 타 먹으면 매우 효과가 좋다 본초.

[註] 웅담熊膽의 용량에 대해서는 임상치료에서 참작해서 써야 한다.

젖 乳

남자와 여자는 젖과 신이 근본이 된다男女乳腎爲根本

남자에게는 신腎이 중요하고 여자에게는 젖이 중요하다. 위아래가 같지 않으나 생명의 근본이 되는 것은 한가지이다 직지.

⊙ 여자는 음陰에 속하는데 음이 극도에 이르면 반드시 아래로부터 위로 올라와 젖 몸을 커지게 하고 음부는 오므라진다. 남자는 양陽에 속하는데 양이 극도에 이르면 반드시 위로부터 아래로 내려가 음경陰莖은 늘어지고 젖꼭지는 졸아든다 입문.

단방 單方

젖을 나오게 한다.

석고 石膏

약을 만들어 먹는 방법

80g을 물에 달여 하루 세 번 먹는다 본초.

⊙ 유옹乳癰이 처음 생겼을 때에 불에 달구어 보드랍게 가루를 내어 한번에 12g씩 데운 술에 타 먹는다직지.

마산약, 생것는 취유吹乳로 붓고 아픈 것을 치료한다.

산약 山藥 마

약을 만들어 먹는 방법

마를 짓찧어 젖 위에 붙이면 곧 삭아진다. 삭아지면 빨리 떼

버린다. 그것은 살이 썩을 염려가 있기 때문이다 의감.

투유妬乳가 유옹이 되려는 것을 치료한다.

익모초 益母草

약을 만들어 먹는 방법

익모초생것를 짓찧어 붙이면 낫는다. 마른 것이면 가루를 내어 물에 개어 붙인다 본초.

투유와 유옹으로 붓고 아픈 것을 치료한다.

포황초 蒲黃草 부들

약을 만들어 먹는 방법

부들생뿌리을 짓찧어 부은 위에 붙이되 하루 두 번 갈아 붙인다. 먹이도 좋다. 잎을 달여 먹는 것도 역시 좋다 본초.

젖을 나오게 한다.

맥문동 麥門冬

약을 만들어 먹는 방법

맥문동심을 버린다을 가루를 내어 한번에 8g씩 서각 4g술로 간다에 타 먹으면 두 번을 넘지 않아 젖이 나온다 득효.

유옹이 붓고 아픈 것을 치료한다.

황과루 黃瓜蔞 누른하늘타리열매

약을 만들어 먹는 방법

누른하늘타리열매 1-2개껍질과 씨와 같이 썬다를 부스러뜨려 좋은 술 2되에 달여 1되가 되면 따뜻하게 해서 수시로 먹는다. 술이 다 없어지면 또 그렇게 달여 먹으면 곧 낫는다.

⊙ 하늘타리씨도 역시 젖을 나오게 하는데 닦아 가루를 내어 한번에 4g씩 술에 타 먹는다.

⊙ 뿌리도 역시 젖을 나오게 한다. 뿌리를 짓찧어서 가루를 내어 한번에 4g씩 물에 타 먹는다 본초.

젖을 나오게 한다.

통초 通草

약을 만들어 먹는 방법

통초 40g을 썰어서 물에 달여 먹는다 본초.

젖을 나오게 한다.

왕과근 王瓜根 쥐참외뿌리

약을 만들어 먹는 방법

쥐참외뿌리를 짓찧어 가루를 낸 다음 한번에 4g씩 하루 세 번 술로 먹는다 본초.

투유妬乳와 유옹乳癰으로 붓고 아픈 것을 치료한다.

포공영 蒲公英 민들레

약을 만들어 먹는 방법

민들레를 깨끗이 씻어서 짓찧어 인동덩굴과 함께 진하게 달여 술을 조금 두고 먹으면 곧 잠을 자려고 한다. 이것은 약효가 나는 것이다. 잠을 자고 나면 곧 편안해진다 단심.

⊙ 또는 민들레를 캐어 물에 달여 마시거나 짓찧어 아픈 곳에 붙이면 곧 삭는다 입문.

젖이 단단하면서 아픈 것을 치료한다.

청상엽靑桑葉 푸른 뽕잎

약을 만들어 먹는 방법

푸른 뽕잎의 연한 잎생것을 따서 잘 짓찧어 미음으로 개어 아픈 곳에 붙인다 득효.

취유吹乳가 가렵지도 아프지도 않고 부어서 돌처럼 단단한 것을 치료한다.

청피靑皮 선귤껍질

약을 만들어 먹는 방법

선귤껍질청피을 약한 불기운에 말리어 가루를 낸 다음 한번에 8g씩 술에 타 먹으면 잘 낫는다 본초.

젖을 나오게 한다.

적소두赤小豆 붉은팥

약을 만들어 먹는 방법

붉은팥을 물에 달여 그 즙을 마시면 곧 나온다 본초.

⊙ 투유와 유옹을 치료한다. 붉은팥적소두을 술과 같이 갈아서 찌꺼기를 버리고 따뜻하게 하여 먹고 찌꺼기는 아픈 곳에 붙이면 곧 낫는다 득효.

유옹으로 아프고 추워하다가 열熱이 나는 것을 치료한다.

만청蔓菁 순무

약을 만들어 먹는 방법

순무와 그 잎을 깨끗하게 씻어서 소금을 넣고 짓찧어 붙인다. 더워지면 바꾸어 붙이는데 세 번에서 다섯 번 하면 낫는다 본초.

취유를 치료한다. 잘 낫는다.

방해 방게

약을 만들어 먹는 방법

방게다리는 버리고 딱지를 쓴다를 약성이 남게 태워 가루를 낸 다음 한번에 8g씩 황주에 타 먹는다 의감.

취유와 유옹을 치료한다.

지주蜘蛛 거미

약을 만들어 먹는 방법

거미 3개, 대추씨를 뺀 것3알을 쓰되 거미 1개에 대추 1알을 넣어 닦아 익혀서炒熟술로 먹으면 곧 낫는다 의감.

투유를 치료한다.

녹각 鹿角

약을 만들어 먹는 방법

녹각을 돌에다 갈아서 흰죽을 내어 바른다. 마르면 또 바르는데 빨아서 노란 물이 나오면 곧 삭는다 본초.

젖이 없는 것을 나오게 한다.

우비 牛鼻 소코

약을 만들어 먹는 방법

국을 끓여 2-3일 동안 빈속에 먹으면 젖이 잘 나온다 본초.

젖줄을 잘 통하게 한다 본초.

저사제 猪四蹄 돼지의 네 개 발쪽

약을 만들어 먹는 방법

산모의 기혈이 쇠약하고 적어서 젖이 조금도 없는 데는 돼지 발쪽 4개와 통초 160g을 함께 물 1말에 넣고 달여 4-5되가 되면 즙을 짜서 연거푸 먹는다. 다 먹고 나서 빗등으로 젖 몸 위를 문질러 주면 곧 효과가 난다 단심.

없는 젖을 나오게 한다.

야저지 野猪脂 멧돼지기름

약을 만들어 먹는 방법

기름 1숟가락에 데운 술 1잔을 타서 하루 세 번 먹으면 젖이 곧 많아져서 5명의 어린이에게 먹일 수 있다 본초.

허로를 겸한 유옹으로 젖 몸이 헤져서 속이 들여다보이는 것을 치료한다.

묘아모 猫兒毛 고양이털

약을 만들어 먹는 방법

고양이의 배 밑 털을 약성이 남게 태워 가루를 낸 것에 경분을 조금 넣고 참기름에 개어 바른다입문.

배 腹

배에는 윗배와 아랫배가 있다 腹有大小

⊙ 배가 아픈 데는 부위가 다르다. 중완中脘이 아픈 것은 태음太陰에 속하므로 이중탕理中湯, 처방은 상한문傷寒門에 있다, 가미소건중탕, 초두구환 등으로 치료한다. 또한 배꼽 둘레가 아픈 것은 소음少陰에 속하므로 사역탕, 강부탕, 오적산五積散, 위의 3가지 처방은 상한문傷寒門에 있다에 오수유를 더 넣어 쓰고 아랫배가 아픈 것은 궐음에 속하므로 당귀사역탕當歸四逆湯, 처방은 상한문傷寒門에 있다에 오수유를 더 넣어 쓴다동원.

⊙ 윗배가 아픈 것은 흔히 음식에 체한 것과 외부의 사기가 원인이 되고 배꼽 둘레가 아픈 것은 쌓인 열熱과 담화痰火가 원인이며 아랫배가 아픈 것은 흔히 어혈瘀血과 담과 오줌이 잘 나가지 않는 데 그 원인이 있다 입문.

⊙ 명치 밑에서 아랫배까지 단단하고 그득하면서 아픈 것은 사기가 실한 것이므로 반드시 대함흉탕大陷胸湯, 처방은 상한문傷寒門에 있다으로 설사시켜야 하고 만일 아랫배가 단단하고 그득하면서 아프고 오줌이 잘 나오는 것은 축혈증蓄血證이다. 오줌이 잘 나오지 않는 것은 오줌이 막힌 증상이다 정전.

단방 單方

배가 불러 오르고 아프며 묵직하고 답답해서 죽으려고 할 때

염 鹽 소금

약을 만들어 먹는 방법

몹시 짜게 끓인 소금물 1-2사발을 단번에 먹여서 토하게 하거나 설사시키면 진정된다 본초.

가슴과 배가 차서 아픈 것을 치료한다.

조중열회 아궁이 속의 뜨거운 재

약을 만들어 먹는 방법

식초로 개어 찜질하되 식으면 갈아 댄다 본초.

쇠 기운鐵氣이 배에 들어가서 아플 때 치료한다.

자석 磁石

약을 만들어 먹는 방법

자석을 가루를 내어 자리 밑에 펴고 그 위에서 자게하고 또 자석을 달인 물에 소조기산을 타 먹이면 낫는다.

뱃속에 몹시 아픈 것을 치료한다.

작약 芍藥 함박꽃뿌리

약을 만들어 먹는 방법

집함박꽃뿌리를 주약君으로 하고 감초를 좌약佐으로 하여 달여 먹는다.

⊙ 열이 허하여 배가 아픈 것을 치료하는 데는 좋으나 기로

인한 여러 가지 통증에 쓰는 것은 나쁘다 단심.

비脾가 차서 배가 아프고 토하는 것을 치료한다.

건강乾薑

약을 만들어 먹는 방법

건강닦은 것12g, 감초닦은 것2g을 썰어서 대추 1알과 함께 물에 넣고 달여 먹는다. 혹은 가루를 내어 미음에 타 먹는다 직지.

나쁜 기운으로 명치 밑이 아픈 것을 치료한다.

애엽艾葉 약쑥잎

약을 만들어 먹는 방법

짓찧어 낸 약쑥잎애엽의 즙을 마신다. 마른 쑥이면 진하게 달여 먹는다 본초.

뱃속이 그득하고 아픈 것을 치료한다.

길경桔梗 도라지

약을 만들어 먹는 방법

썬 도라지를 진하게 달여 먹는다 본초.

뱃속이 차서 아픈 것을 멎게 한다.

정향丁香

약을 만들어 먹는 방법

썬 정향을 물에 달여 먹는다. 혹은 가루를 내어 끓인 물에 타 먹는다 본초.

배가 참을 수 없이 아픈 데 주로 쓴다.

오수유 吳茱萸

약을 만들어 먹는 방법

오수유를 물에 달여 먹는다 본초.

배가 아프고 불러 올라 그득하며 몹시 끓는 것을 치료한다.

후박 厚朴

약을 만들어 먹는 방법

생강즙으로 법제하여 물에 달여 먹거나 가루를 내어 생강을 달인 물에 타 먹는다 본초.

뱃속이 차서 참을 수 없이 아픈 것을 치료한다.

계피 桂皮

약을 만들어 먹는 방법

계피를 달여 먹거나 가루를 내어 먹어도 다 좋다. 가을과 겨울에 배가 아픈 데는 계피가 아니면 멈출 수 없다 탕액.

뱃속이 차서 아픈 것을 치료한다.

산초 山椒 조피열매

약을 만들어 먹는 방법

조피열매 49알을 신좁쌀죽웃물에 하룻밤 담갔다가 입에 물고 우물물로 빈속에 삼킨다 본초.

배가 차서 아픈 것을 주로 치료한다.

총백 파밑

약을 만들어 먹는 방법

진하게 달여 먹거나 또는 잘게 썰어서 소금을 두고 뜨겁게 볶아 찜질하여도 좋다 속방.

비위脾胃가 차고 약하여 뱃속이 찌르는 듯이 아픈 것을 치료한다.

구육 狗肉 개고기

약을 만들어 먹는 방법

살찐 개의 고기 300g에 후추, 생강, 소금, 간장 등을 두고 끓여 먹으면 좋다 본초.

허리 腰

허리는 신에 속한 부이다腰爲腎府

허리는 신腎에 속한 부府이므로 허리를 잘 돌리지 못하는 것은 신에 병이 생긴 것이다 내경.

⊙ 허리에는 신장의 상태가 나타난다. 온몸이 허리의 힘을 빌려 움직이고 구부렸다 폈다 한다. 그러므로 모든 경맥은 신을 거쳐서 허리와 등뼈에 연락되었다. 비록 외감外感과 내상병內傷病은 같지 않지만 반드시 신이 허해야 침입하게 된다. 그러므로 순전히 성질이 찬약만을 쓰지 말며 또 순전히 인삼, 황기 등 기를 보하는 약만을 써도 안 된다 입문.

단방 單方

신腎을 보하며 요통을 치료한다.

자석 磁石 지남석

약을 만들어 먹는 방법

자석을 불에 달구어 식초에 담그기를 아홉 번 하여 가루를 낸다. 그 다음 수비하여 알약을 만들어 먹는다. 보신약에 넣어 먹어도 좋다 본초.

⊙ 신허腎虛로 허리를 잘 쓰지 못하는 데도 좋다 본초.

허리가 아프고 무릎이 시린 것을 치료한다.

토사자 兎絲子 새삼씨

약을 만들어 먹는 방법

술에 달여 가루를 낸 다음 한번에 8g씩 데운 술로 먹는다.

⊙ 새삼씨, 쇠무릎우슬각각 40g을 5일 동안 술에 담갔다가 햇볕에 말린다. 이것을 가루를 내어 술을 두고 쑨 풀로 반죽한 다음 알약을 만들어 먹는다.

⊙ 새삼씨가루 80g과 두충꿀을 발라 구워 가루를 낸 것40g을 마가루에 술을 두고 쑨 풀로 반죽한 다음 알약을 만든다. 한번에 50-70알씩 술로 먹는다. 이것을 고양단固陽丹이라고 한다본초.

허리와 등뼈가 아픈 것을 낫게 한다.

우슬 牛膝 쇠무릎

약을 만들어 먹는 방법

쇠무릎을 달여 즙을 내서 먹거나 술에 담갔다가 술을 먹어도 좋다. 또한 연한 잎을 따서 쌀과 장을 넣고 죽을 쑤어 빈속에 먹기도 한다 본초.

허리가 아프고 다리가 약한 것을 치료한다.

석곡 石斛

약을 만들어 먹는 방법

석곡을 달여 먹거나 가루를 내어 먹거나 술에 담갔다가 술을 마셔도 좋다 본초.

허리와 등뼈가 아픈 것을 치료한다.

질려자 남가새 열매

약을 만들어 먹는 방법

남가새 열매를 가루를 내어 꿀로 반죽한 다음 알약을 만들어 먹거나 가루를 내어 술을 타 먹어도 좋다 본초.

요통을 치료한다.

육종용오리나무 더부살이

약을 만들어 먹는 방법

알약을 만들어 먹는다 본초.

요통을 치료한다.

속단 續斷

약을 만들어 먹는 방법

속단을 달여 먹거나 가루를 내어 먹어도 다 좋다 본초.

갑자기 허리가 아픈 것을 치료한다.

비해나도 물통이의 뿌리

약을 만들어 먹는 방법

술에 담갔다가 우러난 술을 마신다.

⊙ 또 비해 120g, 두충 40g 을 가루를 내어 한번에 8g씩 술에 타서 빈속에 먹는다. 약을 먹을 때 쇠고기를 먹지 말아야 한다 본초.

요통을 치료한다.

위령선威靈仙 으아리

약을 만들어 먹는 방법

으아리를 가루를 내어 한번에 8g씩 술에 타 먹는다 본초.

⊙ 또 한 가지 방법은 보드랍게 가루를 내어 한번에 8g씩 쪼갠 돼지콩팥猪腰子속에 뿌리고 젖은 종이로 싸서 잿불에 묻어 구워 익혀서 이른 새벽에 뜨거운 술로 잘 씹어 먹는다 강목.

⊙ 또한 술에 담갔다가 가루를 내어 밀가루 풀로 반죽한 다음 벽오동씨 만하게 알약을 만든다. 한번에 8-100알씩 술로 먹는다. 대변에 퍼런 고름 같은 것이 나오면 효과가 있는 것이다 본초.

허리가 아프고 고름이 나오는 것을 치료한다.

견우자牽牛子 나팔꽃씨

약을 만들어 먹는 방법

나팔꽃씨견우자, 절반은 생것, 절반은 닦아서 맏물가루를 낸다40g에 유황 0.4g을 넣고 함께 갈아서 세 번에 나누어 먹는다. 매번 먹을 때마다 밀가루 1숟가락을 물로 개어 약 가루를 속에 넣고 바둑씨 만하게 만든다. 이 약을 물 1잔에 넣고 달여 익혀서 새벽에 물까지 먹는다. 한번 먹으면 통증이 멎는다 강목.

요통이 신기하게 낫는다.

파고지破故紙

약을 만들어 먹는 방법

파고지를 닦아서 가루를 내어 한번에 8g씩 술로 먹는다 본초.

허리와 등뼈가 아픈 것과 허리가 갑자기 아픈 것을 치료한다.

오가피 五加皮

약을 만들어 먹는 방법

오가피를 잘게 썰어서 술에 담갔다가 우러난 술을 마신다 본초.

허리와 등뼈가 아픈 것과 허리가 갑자기 아픈 것을 치료한다.

두충

약을 만들어 먹는 방법

또한 신로腎勞로 허리와 등뼈가 오그라드는 것도 치료한다본초.

⊙ 생강즙으로 축여 볶아서 가루를 내어 한번에 4g씩 술로 빈속에 먹는다.

⊙ 또한 누충 40g을 실이 없어지도록 닦아서 술 2되에 담가두고 그 술을 한번에 3홉씩 하루 세 번 마신다 강목.

요통을 치료한다.

귤핵 橘核 귤씨

약을 만들어 먹는 방법

약간 닦아서 꺼풀을 버리고 가루를 내어 한번에 8g씩 술로 빈속에 먹는다 본초.

허손虛損으로 허리가 아픈 것을 치료한다.

호도 胡桃 호두

약을 만들어 먹는 방법

호두살을 두충, 회향과 함께 술에 담갔다가 우러난 술을 빈속에 마신다 입문.

허리와 등뼈가 아픈 것을 치료한다.

검인 가시연밥

약을 만들어 먹는 방법

가시연밥을 가루를 내어 죽을 쑤어 빈속에 먹는다 입문.

요통을 치료한다.

호마 胡麻 참깨

약을 만들어 먹는 방법

참깨를 고소하게 닦아서 가루를 내어 한번에 12g씩 술이나 미음, 꿀물이나 생강을 달인 물에 타 먹되 하루 세 번 먹으면 다시 도지지 않는다 본초.

허리와 등뼈가 아픈 것을 치료한다.

녹용 鹿茸

약을 만들어 먹는 방법

녹용솜털을 훔쳐 버리고 졸인 젖을 발라 자줏빛이 나도록 구운 것을 가루를 내어 한번에 4g씩 날마다 따뜻한 술로 빈속에 먹는다 본초.

허리와 등뼈가 아픈 것을 치료한다.

녹각 鹿角

약을 만들어 먹는 방법

녹각을 누렇게 구워서 가루를 내어 한번에 4g씩 하루 두 번 데운 술 1잔에 타 먹는다 본초.

허리가 아파서 몸을 돌리지 못하는 것을 치료한다.

양척골 羊脊骨 양의 등뼈

약을 만들어 먹는 방법

양의 등뼈 1대를 부스러뜨려 푹 삶은 다음 양념을 두고 먹고 나서 술을 조금 마신다 본초.

허리와 무릎을 덥게 하고 아픈 것을 멎게 한다.

황구육 黃狗肉 누렁이의 고기

약을 만들어 먹는 방법

개고기를 푹 삶아서 양념을 두고 빈속에 먹는다 본초.

신허腎虛로 허리가 아픈 것을 치료한다.

저신 猪腎 돼지콩팥

약을 만들어 먹는 방법

돼지콩팥腰子1개를 얇게 썰어서 후추와 소금가루를 두고 재운다. 그 다음 속에 두충가루 12g을 뿌리고 연잎이나 젖은 종이로 싸서 약한 잿불에 묻어 구워 익혀서 술로 씹어 먹는다.

이것을 외신환 腎丸이라고 한다 입문.

⊙또 한 가지 방법은 물 2잔, 좋은 술 1잔, 돼지콩팥 1보를 사기단지에 같이 넣고 진흙으로 아가리를 싸 바른 다음 저녁부터 밤중까지 약한 불에 삶아서 새벽 4시경 다시 불에 데워 단지를 헤치고 국물을 마시면서 콩팥을 먹는다. 이것은 혈로 혈을 보하는 것이며 광물성 약이나 식물성 약보다 훨씬 좋다 입문.

옆구리 脇

옆구리와 겨드랑이는 간담에 속한다脇腋屬肝膽

간담의 맥은 옆구리와 갈빗대에 분포되어 있다. 늑肋이란 갈비뼈이다.

⊙ 간에 사기邪氣가 있으면 그 기운이 양쪽 옆구리로 간다 영추.

⊙ 옆구리가 아픈 것은 궐음간경厥陰肝經이 병든 것이다 의감.

⊙ 어깨 밑을 겨드랑이腋라 하며 겨드랑이 밑을 옆구리脇라 하고 옆구리 밑을 계협季脇이라고 한다 강목.

단방 單方

옆구리가 아픈 데 치료한다.

청피 靑皮 선귤껍질

약을 만들어 먹는 방법

선귤껍질청피, 식초로 축여 볶은 것을 달여 먹거나 가루를 내어 먹어도 다 좋다 의감.

⊙ 선귤껍질은 간肝, 담膽두 경經의 약이다. 성을 몹시 내는 사람은 옆구리에 간기가 몰려서 적積이 생기게 되는데 이 약을 써야 풀린다. 만일 두 경에 기혈이 부족하면 반드시 먼저 혈을 보하고 선귤껍질을 조금 쓰는 것이 좋다 단심.

풍風으로 옆구리가 아픈 것을 치료한다.

지실 枳實

약을 만들어 먹는 방법

지실을 달여 먹거나 가루를 내어 먹어도 다 좋다 본초.

양쪽 옆구리가 아픈 것을 치료한다.

지각 枳殼

약을 만들어 먹는 방법

지각을 달여 먹거나 가루를 내어 먹어도 다 좋다 본초.

담음痰飮이 몰려서 양쪽 옆구리가 부어오르면서 아픈 것을 치료한다.

선복화 旋覆花

약을 만들어 먹는 방법

물에 달여 먹는다 본초.

풍風으로 옆구리가 아픈 것을 치료한다.

방풍 防風

약을 만들어 먹는 방법

물에 달여 먹는다 본초.

어혈瘀血이 옆구리에 있어 단단하면서 아픈 것을 치료한다.

제조 굼벵이

약을 만들어 먹는 방법

약한 불기운에 말려 가루를 낸 다음 술에 타 먹는다 본초.

겨드랑이에서 노린내가 나는 것을 치료한다.

생강 生薑

약을 만들어 먹는 방법

즙을 내어 겨드랑이에 늘 바르면 완전히 낫는다 본초.

피부 皮

피부와 털은 폐에 속한다 皮毛屬肺

『내경』에는

"폐와 배합되는 것은 피부이고 폐의 상태가 겉에 나타나는 곳은 털이다. 또한 폐는 피부와 털을 주관한다. 또한 장에 있어서는 폐가 되고 형체에 있어서는 피부와 털이 된다."

고 씌어 있다.

⊙ 사기가 폐에 있으면 피부가 아프다 영추.

⊙ 피부는 주리 理라고도 하는데 진액이 스며나가는 곳을 주라 하고 살금이 모인 곳을 이理라고 한다 내경.

⊙ 주리를 현부玄府라고도 하는데 현부는 땀구멍이다. 땀은 빛이 검붉고 구멍을 따라 나오는데 땀이 속에 모여 있기 때문에 현부라고 한다. 부府는 모이는 곳이라는 말이다 내경.

사마귀를 빼는 약떡

찹쌀粘米100알, 석회 엄지손가락만 한 것, 파두껍질을 버리고 간 3알을 붙힌다..

약을 만들어 먹는 방법

위의 약들을 가루를 내어 떡을 만들어 사기그릇에 담아 움에 3일간 두었다가 꺼내어 참대꼬챙이로 좁쌀만큼 떼어 사마귀에 바르면 저절로 떨어진다 강목.

기미를 없애는 방법

약을 만들어 먹는 방법

석회를 물 1잔에 넣고 묽은 풀처럼 되게 갠다. 여기에 온전한 찹쌀을 꽂아 놓되 찹쌀이 석회 속으로 절반 정도 들어가게 해서 하룻밤 두면 찹쌀은 마치 수정같이 변한다. 먼저 바늘로 기미를 약간 들치고 그 위에 쌀을 조금 놓는다. 반나절쯤 지나서 기미에서 진물이 나오면 약을 떼버리고 물을 치지 않으면 2-3일에 없어진다 강목.

단방 單方

여러 가지 풍증風痒으로 가려운 것을 치료한다.

염탕 鹽湯 소금 끓인 물

약을 만들어 먹는 방법

소금 1말을 물 10말에 두고 끓여 절반쯤 줄면 따뜻하게 해서 세 번 목욕한다.

⊙ 가려움증 때 목욕하는 데는 소금보다 나은 것이 없다. 목욕은 진하게 달인 소금물로 하는 것이 제일 좋다[강목].

⊙ 해수욕을 하면 더 좋다 속방.

풍진風疹으로 참을 수 없이 가려운 것을 치료한다.

적토 赤土 붉은 흙

약을 만들어 먹는 방법

붉은 흙을 가루를 내어 한번에 8g씩 찬물에 타 먹는다. 또한 꿀물에 타서 바르기도 한다 본초.

백전풍과 역양풍을 치료한다.

석회 石灰

약을 만들어 먹는 방법

석회즙을 따뜻하게 하여 씻는다.

⊙ 갑자기 은진이 돋았을 때 석회를 신좁쌀죽醋漿水으로 개어 바르면 곧 낫는다 본초.

백철을 치료한다.

반천하수 半天河水 나뭇구멍이나 왕대그루에 고인 빗물

약을 만들어 먹는 방법

이 물로 그곳을 씻고 계피를 가루를 내어 물로 갠 다음 하루에 두 번씩 백철이 난 곳에 바른다 본초.

일체 반진을 치료한다.

망초 芒硝

약을 만들어 먹는 방법

망초를 물에 달여 바른다. 염초도 좋다 본초.

자전풍과 백전풍을 치료한다.

유황 硫黃

약을 만들어 먹는 방법

유황 풍화된 것을 식초에 두고 하루 동안 달인 것 40g과 오징어뼈 오적골 2개를 한데 모아서 가루를 내어 목욕한 뒤에 생강 자른 부분에 약 가루를 묻혀 여러 번 잘 문지르면 완전히 낫는다득효.

은진으로 가려운 데 치료한다.

충위경모 익모초의 줄기와 잎

약을 만들어 먹는 방법

진하게 달인 물로 목욕한다 본초.

풍진風疹과 단독丹毒을 치료한다.

남엽즙藍葉汁 쪽잎즙

약을 만들어 먹는 방법

마시거나 바르거나 다 좋다 본초.

풍으로 가려운 데와 백전풍에 쓴다.

질려자 남가새열매

약을 만들어 먹는 방법

달여 먹기도 하고 씻기도 한다 본초.

은진으로 몹시 가려운 데 치료한다.

경천景天 꿩의 비름

약을 만들어 먹는 방법

짓찧어 낸 즙을 바른다 본초.

온몸이 풍으로 가렵고 헌데가 난 것을 치료한다.

인진茵蔯 더위지기

약을 만들어 먹는 방법

더위지기인진를 진하게 달여 씻는다 본초.

부인이 풍으로 가렵거나 은진으로 몸이 계속 가려운 데 쓴다.

창이蒼耳 도꼬마리

약을 만들어 먹는 방법

꽃과 잎, 열매를 각각 같은 양으로 가루를 내어 한번에 8g씩 두림주豆淋酒에 타 먹는다 본초..

풍열風熱로 온몸에 아주 작은 두드러기가 돋아서 참을 수 없이 가렵고 아픈 데 쓴다.

고삼苦蔘 너삼

약을 만들어 먹는 방법

너삼가루 40g, 주염열매조각80g을 물 1되에 넣고 비벼서 즙을 내어 은그릇이나 돌그릇에 넣고 고약처럼 졸인 다음 벽오동씨 만하게 알약을 만든다. 30-50알씩 따뜻한 물로 끼니 뒤에 먹으면 다음날에는 낫는다 본초.

피부에 풍열이 있어 온몸에 은진이 나서 가려운 것을 치료한다.

우방자牛蒡子 우엉씨

약을 만들어 먹는 방법

우엉씨대력자와 개구리밥부평초을 각각 같은 양으로 가루를 내어 박하를 달인 물에 8g씩 타서 하루 두 번 먹는다 본초.

백전풍에 쓴다.

나마초 蘿摩草

약을 만들어 먹는 방법

줄기 속의 흰 즙을 세 번만 바르면 낫는다 본초.

자전풍과 백전풍에 쓴다.

하고초 夏枯草 꿀풀

약을 만들어 먹는 방법

꿀풀을 진하게 달인 물로 하루 여러 번 씻는다 단심.

유풍遊風, 풍진風疹, 단독丹毒등을 치료한다.

파초유 芭蕉油 파초진

약을 만들어 먹는 방법

진을 내어 바른다 본초.

풍으로 가려운 것과 은진이 돋아서 몸이 가려운 것을 치료한다.

삭조 말오줌나무

약을 만들어 먹는 방법

말오줌나무를 진하게 달인 물로 목욕하면 곧 낫는다 본초.

역양풍을 치료한다.

양제근 羊蹄根 소루쟁이뿌리

약을 만들어 먹는 방법

뿌리를 캐어 철판 위에 놓고 좋은 식초를 치면서 갈아낸 즙을 바른다. 유황가루를 조금 넣으면 더욱 좋다 본초.

온몸이 풍으로 가렵거나 은진이 돋은 것을 치료한다.

능소화

약을 만들어 먹는 방법

능소화를 보드랍게 가루를 내어 한번에 4g씩 술에 타 먹으면 낫는다 단심.

풍으로 가렵거나 은진이 돋은 데 쓴다.

유목중충설 柳木中蟲屑 버드나무의 좀똥

약을 만들어 먹는 방법

물에 달여 목욕하면 낫는다 본초.

폐의 풍독風毒으로 몸이 가려운 데 쓴다.

화피樺皮 봇나무껍질

약을 만들어 먹는 방법

봇나무껍질을 달여 먹는다 본초.

풍으로 계속 가려운 것을 치료한다.

노봉방 露蜂房 말벌집

약을 만들어 먹는 방법

말벌집구운 것과 매미허물선태을 같은 양으로 가루를 내어 한번에 4g씩 술에 타서 하루 두세 번 먹는다 본초.

적유진赤遊疹과 백유진白遊疹을 치료한다.

제조 굼벵이

약을 만들어 먹는 방법

생베로 헌데를 문질러 껍질이 약간 벗겨지게 한 다음 굼벵이의 즙을 바른다 본초.

풍으로 가려운 것과 백철, 역양풍을 치료한다.

만려어 뱀장어

약을 만들어 먹는 방법

뱀장어를 구워 늘 먹는다. 또는 불에 구워 기름을 내어 바르기도 한다 본초.

백전풍, 백철, 역양풍을 치료한다.

사태 뱀허물

약을 만들어 먹는 방법

뱀허물을 구워 가루를 낸 다음 식초로 개어 바른다. 뱀허물을 달인 물로 바르기도 한다 본초.

역양풍에 주로 쓴다.

강랑 말똥구리

약을 만들어 먹는 방법

길가에서 죽은 말똥구리를 짓찧어 뜨겁게 하여 붙인다 본초.

갑자기 풍으로 가려운 것과 몸에 백전풍, 역양풍, 얼룩점이 나는 것을 치료한다.

백화사 白花蛇

약을 만들어 먹는 방법

백화사의 살을 발라 가루를 낸 다음 4-8g씩 술에 타 먹는다. 검은 뱀이 더욱 좋다 본초.

백전풍과 역양풍을 치료한다.

단웅계관혈 丹雄鷄冠血 붉은 수탉볏의 피

약을 만들어 먹는 방법

그 피를 바른다 본초.

풍으로 가려운 것, 백전풍, 역양풍을 치료한다.

발합 집비둘기

약을 만들어 먹는 방법

집비둘기 고기를 구워 먹는다 본초.

붉은 은진을 치료한다.

우락 牛酪 졸인 젖

약을 만들어 먹는 방법

졸인 젖酪에 소금을 조금 넣어 끓인 다음 바르면 곧 낫는다 본초.

자전풍과 백전풍을 치료한다.

계란 鷄卵 달걀

약을 만들어 먹는 방법

달걀생것1개를 식초에 하룻밤 담갔다가 바늘로 찔러서 흰자위를 뺀 다음 비상과 녹두가루를 조금씩 넣어 고루 섞어서 돌로 전풍을 문질러 껍질이 벗겨진 다음 쪽물 들인 천에 약을 묻혀 문지르면 낫는다 득효.

살 肉

살로써 살찌고 여윈 것을 표준한다 肉主肥瘦

비脾가 허虛하면 살이 몹시 빠진다 동원.

⊙ 살찌고 윤택한 것은 혈血과 기氣가 여유가 있는 것이고 그렇지 못한 것은 기는 여유가 있으나 혈이 부족한 것이다. 그리고 여위고 윤기가 없는 것은 혈과 기가 모두 부족한 것이다 영추.

⊙ 혈이 실實하고 기가 허하면 살찌고 기가 실하고 혈이 허하면 여윈다. 살찌면 추위에 견딜 수 있으나 더위에는 견디지 못한다. 여위면 더위에 견디나 추위에는 견디지 못한다. 이것은 찬 것에 혈을 상하고 더운 것이 기를 상하기 때문이다. 부족한 데다 상하면 음양이 한쪽으로 더욱 치우치므로 견디지 못한다. 여유가 있는 데다 상하면 음양이 고르게 되므로 견디는 것이다 하간.

⊙ 사람의 혈과 기에 변동이 없으면 몹시 여위어도 괜찮으나 혈과 기가 고갈되면 비록 살이 쪄도 죽는다고 했다. 즉 사람이 여위는 것은 부족으로 해를 입는 것과 같은 것이다. 몸이 여위는 것은 음식을 먹지 못하기 때문이다. 음식을 먹지 못하면 영위榮衛가 생겨날 수 없고 영위가 생겨나지 못하면 기와 혈이 쇠약해져서 반드시 죽게 된다는 것을 알지 못한다 자생.

단방 單方

살찌고 건강하게 한다.

건지황 乾地黃 마른지황

약을 만들어 먹는 방법

알약을 만들어 먹는다. 이 약으로 술을 빚어 오랫동안 먹으면 더욱 좋다 본초.

살찌게 하고 허로虛勞로 몸이 여윈 것을 보하여 살찌게 한다.

서여 薯 마

약을 만들어 먹는 방법

마생것를 풀지게 갈아서 졸인 젖酪에 타서 죽을 쑤어 먹는 것이 좋다 본초.

여러 해 된 허로로 몸이 여윈 것을 치료하여 살찌게 한다.

하수오 何首烏 은조롱

약을 만들어 먹는 방법

은조롱을 가루를 내어 먹거나 알약을 만들어 먹어도 다 좋다 본초.

허해서 몸이 여윈 것을 치료하여 살찌게 한다.

오가피 五加皮 오갈피

약을 만들어 먹는 방법

오가피로 술을 빚어 먹거나 달여 먹어도 다 좋다 본초.

허해서 몸이 여윈 것을 치료하여 살찌고 건강하게 한다.

해송자 海松子 잣

약을 만들어 먹는 방법

잣으로 죽을 쑤어 늘 먹으면 매우 좋다 본초.

허해서 몸이 여윈 것을 치료하여 살찌게 한다.

부어 붕어

약을 만들어 먹는 방법

붕어로 국을 끓여 먹거나 쪄서 먹어도 다 좋다 본초.

허로로 몸이 여윈 것을 치료하여 살찌게 한다.

별 鱉 자라

약을 만들어 먹는 방법

자라의 살을 발라 국을 끓여 늘 먹는다. 또 자라등딱지별갑를 발라 구운 다음 가루를 내어 한번에 4g씩 술에 타 먹는다 본초.

살과 피부를 좋게 하고 살찌게 하여 멀쑥하게 한다.

우 芋 토란

약을 만들어 먹는 방법

토란으로 국을 끓여 늘 먹으면 좋다 본초.

살찌고 건강하게 한다.

호마 胡麻 참깨

약을 만들어 먹는 방법

참깨를 쪄서 햇볕에 말려 오랫동안 먹으면 좋다 본초.

허로로 몸이 여윈 것을 보하고 살찌고 건강하게 한다.

대두황말 大豆黃末 대두황가루

약을 만들어 먹는 방법

졸인 돼지기름저지에 섞어서 알약을 만들어 먹는다. 또 기러기 기름으로 반죽한 다음 알약을 만들어 먹는 것도 좋다 본초.

살과 피부를 좋아지게 하여 살찌고 건강하게 한다.

대맥 大麥 보리

약을 만들어 먹는 방법

밥을 지어 먹거나 죽을 쑤어 먹되 오랫동안 먹으면 좋다 본초.

살찌고 건강하게 한다.

만청자 蔓菁子 순무씨

약을 만들어 먹는 방법

순무씨를 쪄서 햇볕에 말려 가루를 낸 다음 8-12g씩 술이나 미음으로 먹는다. 순무로 국을 끓여 늘 먹는 것이 좋다 본초.

모두 살찌고 건강하게 한다.

구해 부추와 염교

약을 만들어 먹는 방법

2가지를 다 나물을 무쳐 늘 먹는 것이 좋다 본초.

몹시 여윈 것을 살찌고 윤기 나게 한다.

인유즙 人乳汁 젖

약을 만들어 먹는 방법

오랫동안 먹는 것이 좋다 본초.

혈기血氣가 부족하여 몸이 여윈 것을 치료하며 살찌게 한다.

인포 人胞 태반

약을 만들어 먹는 방법

태반을 쪄서 익힌 다음 양념을 두고 먹어도 좋고 보하는 약에 섞어서 알약을 만들어 오랫동안 먹는 것이 더욱 좋다 본초.

허하여 몸이 여윈 것을 보하고 살찌게 한다.

우유 牛乳 소젖

약을 만들어 먹는 방법

우유로 죽을 쑤어 늘 먹는 것이 좋다 본초.

몸이 여위어 자리에서 잘 일어나지 못하는 것을 치료하여 살찌게 한다.

황자계 黃雌鷄, 누른 암탉

약을 만들어 먹는 방법

잘 풀어지도록 국을 끓여 먹는 것이 더 좋다 본초.

몸이 여위는 병을 치료하여 살찌고 건강하게 한다.

양육 羊肉 양고기

약을 만들어 먹는 방법

삶거나 구워 늘 먹는 것이 좋다 본초.

여위는 병을 치료하여 살찌게 한다.

흑우수 黑牛髓 검정소의 골수

약을 만들어 먹는 방법

지황즙과 꿀을 각각 같은 양으로 하여 달여 먹으면 좋다 본초.

오랫동안 먹으면 사람의 기름이 빠져서 여위게 된다.

다 茶 차

약을 만들어 먹는 방법

그러므로 몹시 살찐 사람이 먹는 것이 좋다 본초.

몸을 여위게 한다.

적소두 赤小豆 붉은팥

약을 만들어 먹는 방법

오랫동안 먹으면 살빛이 검어지면서 여위고 마른다. 그러므로 지나치게 살찐 사람이 먹는 것이 좋다 본초.

너무 살쪄서 몸을 좀 여위게 하고 가볍게 하면서 건강하게 하려면 동아 국을 끓여 먹거나 나물을 무쳐 오랫동안 먹는 것이 좋다.

동과 冬瓜 동아

약을 만들어 먹는 방법

살찌는 것을 원하면 먹지 말아야 한다 본초.

습기를 내몰아 여위게 한다.

상지다 桑枝茶 뽕나무 가지차

약을 만들어 먹는 방법

지나치게 살찐 사람은 오랫동안 먹는 것이 좋다 본초.

기氣를 내리기 때문에 오랫동안 먹으면 여윈다.

곤포 昆布 다시마

약을 만들어 먹는 방법

다시마 국을 끓이거나 나물을 무쳐 늘 먹는 것이 좋다 본초.

[註] 당시 다시마에 대한 성분을 모른 데서 한 말이다. 다시마는 먹을수록 좋다.

맥 脈

맥은 혈과 기보다 앞선다 脈者血氣之先

하간河間은 맥은 혈과 기보다 앞선다고 하였는데 이 말은 옳은 말이다. 사람의 몸에서 맥은 혈과 기가 하는 일이지만 계속 쉬지 않고 돌고 있다는 것을 사람들은 잘 알지 못한다. 이것은 이理가 기氣에 의존하는 원칙이다. 그러므로 맥은 혈과 기보다 앞선다는 것이다. 앞선다는 말에는 궐厥이란 뜻도 있다 강목.

⊙ 맥脈은 선천적인 하나의 기운이다. 이 선천적인 미묘한 기운은 정신이 깨끗하고 기가 안정된 사람이 아니면 진찰하여 알아내지 못하는 것이다. 의학하는 사람이 평소에 선천도先天圖를 마주하고 조용히 앉아 숨을 조절하며 기가 오가는 것을 관찰하는 공부를 하여야만 알 도리가 나서게 된다 입문.

⊙ 한쪽 팔이 꺾어지거나 한쪽 눈이 멀어서는 생명을 단축하는 일이 없지만 맥은 조금만 변동되어도 병이 따라오므로 심중히 하여야 한다 입문.

단방 單方

혈맥血脈을 통하게 해주고 보한다.

건지황 乾地黃 마른지황

약을 만들어 먹는 방법

알약을 만들어 먹거나 술을 빚어 먹되 오랫동안 먹으면 더욱 좋다 본초.

맥이 결대結代하면서 가슴이 두근거리는 것을 치료한다.

감초 甘草

약을 만들어 먹는 방법

감초닦은 것80g을 썰어서 물 3되에 넣고 달여 절반이 되면 세 번에 나누어 먹는다 본초.

12경맥을 돕는다.

우슬 牛膝 쇠무릎

약을 만들어 먹는 방법

쇠무릎을 물에 달여 먹거나 술을 빚어 먹으면 더욱 좋다 본초.

9규九竅와 혈맥을 잘 통하게 하고 또 여러 경맥이 막혀 기가 잘 통하지 못하는 것을 통하게 한다.

통초 通草

약을 만들어 먹는 방법

통초를 물에 달여 먹는다 본초.

12경맥을 통하게 해준다.

연복자 燕覆子 으름덩굴열매

약을 만들어 먹는 방법

으름덩굴열매를 늘 먹는 것이 좋다 본초.

12경맥을 통하게 해준다.

방기 防己

약을 만들어 먹는 방법

방기를 물에 달여 먹는다 탕액.

기氣가 웅장雄壯하여 12경락을 잘 통하게 한다.

하수오 何首烏 은조롱

약을 만들어 먹는 방법

은조롱을 가루를 내어 먹거나 알약을 만들어 먹어도 다 좋다 입문.

12경맥을 도와준다. 대추를 달여 늘 먹는 것이 좋다.

대조 大棗 대추

약을 만들어 먹는 방법

그 맛이 달아서 경맥의 기가 부족한 것을 보하면서 음혈陰血을 완화하게 한다. 음혈이 완화해져서 맥에 생기가 나기 때문에 12경맥을 도울 수 있는 것이다 탕액.

12경맥의 혈기를 좋게 한다.

연자 蓮子 연밥

약을 만들어 먹는 방법

연밥을 달여서 늘 먹는 것이 좋다. 연밥을 가루를 내어 죽을 쑤어 늘 먹으면 더욱 좋다 본초.

혈맥을 통하게 해주는데 모든 약 가운데서 으뜸가는 약이다.

주 酒 술

약을 만들어 먹는 방법

술을 데워 약간 취한 듯하게 마시는 것이 좋다 본초.

12경맥을 잘 돌아가게 한다.

녹두 菉豆

약을 만들어 먹는 방법

녹두를 물에 넣고 달여 먹는다. 죽을 쑤어 먹기도 한다 본초.

12경맥을 고르게 한다.

고거 씀바귀

약을 만들어 먹는 방법

늘 먹는 것이 좋다 본초.

혈맥을 보하여 준다.

황구육 黃狗肉 누렁이의 고기

약을 만들어 먹는 방법

개고기에 양념을 두고 푹 삶아 빈속에 먹는다 본초.

맥이 삭數한 것을 잘 낫게 한다.

석고 石膏

약을 만들어 먹는 방법

앓고 난 다음 계속 삭맥이 있을 때 달여 먹는다 동원.

힘줄 筋

힘줄은 간에 속한다 筋屬肝

『내경』에는

"간은 힘줄을 주관한다."

고 씌어 있다.

⊙ 또한 간은 몸의 힘줄과 막膜을 주관한다 득효.

⊙ 간은 몸의 힘줄을 생기게 하므로 힘줄은 간과 배합된다.

⊙ 또한 간이 병들면 놀라면서 힘줄이 경련을 일으킨다.

종근 宗筋

『내경』에는

"종근은 뼈를 단속해서 뼈마디를 잘 놀리게 한다."

고 씌어 있다. 주해에는

"종근은 음모가 난 곳에 가로질러 있는 뼈의 위아래에 있는 힘줄을 말한다. 이것이 위로는 가슴과 배에 연락되어 있고 아래로는 엉덩이를 꿰뚫었다. 이것이 다시 잔등과 배를 거쳐 머리와 목덜미까지 올라갔기 때문에 종근宗筋이라고 한다."

고 씌어 있다.

단방 單方

풍風과 한寒으로 뼈와 힘줄이 저리고 가느라드는 병 때에 목욕하면 좋다.

온천 溫泉

약을 만들어 먹는 방법

그러나 습이 많으면 좋지 않다 본초.

열熱과 풍으로 근맥筋脈이 가느라들고 땅기는 것과 힘줄에 갑자기 경련이 일어 가느라드는 데 치료한다.

의이인 薏苡仁 율무쌀

약을 만들어 먹는 방법

율무쌀죽을 쑤어 늘 먹는다 본초.

힘줄과 뼈가 가느라드는 것을 치료한다.

독활 獨活 땃두릅

약을 만들어 먹는 방법

물에 달여 먹는다 본초.

힘줄과 뼈가 가느라들고 땅기는 것을 치료한다.

음양곽 淫羊藿 팔파리

약을 만들어 먹는 방법

달여 먹거나 술을 빚어 먹어도 다 좋다 본초.

힘줄이 아프고 가느라드는 것을 치료한다.

송절 松節 소나무마디

약을 만들어 먹는 방법

소나무마디썬 것40g에 유향 4g을 섞어서 은그릇이나 돌그릇에 넣고 눋도록 볶아 가루를 내어 8g씩 모과술로 먹으면 모든 힘줄병을 다 치료할 수 있다 본초.

힘이 나게 한다.

하수오 何首烏 은조롱

약을 만들어 먹는 방법

알약을 만들거나 가루를 내거나 술에 담갔다가 먹되 다 오랫동안 먹으면 좋다 본초.

힘줄과 뼈를 든든하게 한다.

오가피 五加皮 오갈피

약을 만들어 먹는 방법

오가피를 달여 먹거나 술을 빚어 오랫동안 먹으면 좋다 본초.

풍風으로 힘줄과 뼈가 오그라들고 아픈 것을 치료한다.

산조인 酸棗仁 메대추씨

약을 만들어 먹는 방법

메대추씨를 가루를 내어 술에 타 먹거나 죽을 쑤어 먹는다 본초.

힘줄과 뼈를 든든하게 한다.

두충

약을 만들어 먹는 방법

두충을 달여 먹거나 알약을 만들어 먹어도 다 좋다 본초.

간肝으로 가는 약이기 때문에 힘줄을 좋게 하며 힘줄과 뼈를 튼튼하게 한다.

목과 木瓜 모과

약을 만들어 먹는 방법

모든 힘줄의 병을 다 치료할 수 있다. 물에 달여 먹거나 알약을 만들어 먹어도 다 좋다 본초.

힘이 나게 하고 또한 힘을 곱절 쓰게 한다.

복분자 覆盆子

약을 만들어 먹는 방법

복분자를 가루를 내어 먹거나 알약을 만들어 먹어도 다 좋다 본초.

손과 발의 힘줄이 땅기는 것을 치료한다.

형개 荊芥

약을 만들어 먹는 방법

물에 달여 먹는다. 만문한嫩것으로 생절이를 해 먹어도 좋다 본초.

힘줄이 땅기면서 아픈 것을 치료한다.

녹수鹿髓 사슴의 골수

약을 만들어 먹는 방법

데운 술에 타 먹는다 본초.

풍병風病으로 힘줄이 가느라드는 것을 치료한다.

영양각羚羊角

약을 만들어 먹는 방법

가루를 내어 물에 달여 먹는다 본초.

이것을 먹으면 힘이 세 진다.

여러 동물의 힘줄諸筋

약을 만들어 먹는 방법

가축이나 노루, 사슴의 힘줄은 다 먹을 수 있다 본초.

뼈 骨

뼈는 신에 속한다 骨屬腎

『내경』에는

"신腎은 뼈를 주관한다. 또 뼈는 신과 배합된다."

고 씌어 있다.

⊙ 소음少陰은 신의 경맥인데 속에서 돌아가면서 골수를 축여 준다[내경].

뼈는 골수가 모이는 곳이다 骨爲髓府

『내경』에는

"뼈는 골수가 모이는 곳이다. 오래 서 있지 못하고 걸을 때 후들후들 떨리는 것은 뼈에 병이 생기려는 것이다."

고 씌어 있다.

⊙ 골수는 뼛속에 차 있다 내경.

⊙ 뼈는 골수가 저장되는 곳이다. 골수는 음식물의 정기이다. 골수가 비면 뼈가 허약해지는 것은 당연하다 직지.

단방 單方

뼈를 튼튼하게 한다.

자석 磁石 지남석

약을 만들어 먹는 방법

자석을 아홉 번 달구어 식초에 아홉 번 담갔다 낸 것을 가루를 내어 수비한 다음 소금 끓인 물에 타 먹는다 본초.

골수骨髓와 뼈를 보한다.

지황 地黃

약을 만들어 먹는 방법

알약을 만들어 먹거나 달여 먹거나 술을 빚어 먹어도 다 좋다 본초.

골수를 보한다.

우슬 牛膝 쇠무릎

약을 만들어 먹는 방법

달여 먹거나 알약을 만들어 먹거나 술을 빚어 먹어도 다 좋다 본초.

뼛속이 오랫동안 차고 허손虛損된 것을 치료한다.

석곡 石斛

약을 만들어 먹는 방법

알약을 만들어 먹거나 달여 먹어도 다 좋다. 오랫동안 먹으면 뼈가 영영 아프지 않게 된다 본초.

힘줄과 뼈를 든든하게 한다.

오미자 五味子

약을 만들어 먹는 방법

알약을 만들어 오랫동안 먹는 것이 좋다 본초.

골증노열骨熱勞을 치료한다.

지모 知母

약을 만들어 먹는 방법

알약을 만들어 먹거나 달여 먹어도 다 좋다 본초.

골수가 상한 데 쓴다.

보골지 補骨脂

약을 만들어 먹는 방법

알약을 만들어 먹거나 가루를 내어 먹어도 다 좋다 본초.

뼈가 다는 것을 낫게 한다.

지골피 地骨皮 구기나무뿌리껍질

약을 만들어 먹는 방법

달여서 늘 먹으면 좋다 본초.

뼈마디 사이에 있는 노열勞熱을 없앤다.

별갑 鼈甲 자라등딱지

약을 만들어 먹는 방법

등딱지를 노랗게 구워 가루를 낸 다음 한번에 4g씩 술로 먹고 자라고기는 국을 끓여 먹는 것이 좋다 본초.

뼈마디에 한습寒濕이 있어 저리고 아픈 것을 치료한다.

천초 川椒 조피열매

약을 만들어 먹는 방법

조피열매를 달여 먹거나 알약을 만들어 먹어도 다 좋다. 또 한가지 먹는 법이 있는데 상한문을 볼 것이다 본초.

골절풍骨節風을 치료한다.

해송자 海松子 잣

약을 만들어 먹는 방법

잣으로 죽을 쑤어 늘 먹는다 본초.

힘줄과 뼈를 든든하게 한다.

녹용 鹿茸

약을 만들어 먹는 방법

구워 가루를 내어 술에 타 먹는다 본초.

골수를 보한다.

우수 牛髓 소의 골수

약을 만들어 먹는 방법

소의 골수를 술에 타 먹는 것이 좋다 본초.

골수를 보한다.

황구육 黃狗肉 누렁이의 고기

약을 만들어 먹는 방법

푹 삶아 먹는다 본초.

손 手

팔에는 어깻죽지, 팔죽지, 팔굽, 팔뚝, 손목이 포함된다

手領肩 臂腕

목덜미 옆, 결분缺盆의 위를 어깨肩라고 한다.

⊙ 어깨 아래에서 팔뚝까지를 통틀어 팔죽지라고 한다.

⊙ 팔죽지 아래 끝과 팔뚝 위 끝이 맞닿은 곳을 팔꿈치라고 한다. 팔꿈치라는 것은 팔의 뼈마디臂節다.

⊙ 팔꿈치에서부터 손목까지를 팔뚝臂이라고 하는데 팔뚝에는 2개의 뼈가 있다.

⊙ 팔뚝 아래 끝, 손바닥 위쪽의 마디진 곳을 손목腕이라고 한다. 또는 손바닥 뒤를 손목이라고 한다 동인.

⊙ 팔다리는 몸통에 붙어 있다 영추.

단방 單方

팔다리의 뼈마디가 아픈 것을 치료한다.

강활 羌活 강호리

약을 만들어 먹는 방법

물에 달여 먹는다 동원.

팔다리에 경련이 일어 가느라드는 것을 치료한다.

방풍 防風

약을 만들어 먹는 방법

달여 먹거나 알약을 만들어 먹는다 본초.

손발이 켕기는 것을 치료한다.

세신 細辛 족두리풀

약을 만들어 먹는 방법

물에 달여 먹거나 가루 내어 먹어도 다 좋다 본초.

팔다리에 경련이 일어 가느라들면서 아픈 데 쓴다.

창이자 蒼耳子 도꼬마리씨

약을 만들어 먹는 방법

120g을 닦아서 가루 내어 물 1되 반에 넣고 절반이 되게 달인 다음 즙을 내어 마신다 본초.

팔다리가 경련이 일어 가느라드는 데 쓴다.

천마 天麻

약을 만들어 먹는 방법

물에 달여 먹거나 쪄서 먹거나 생것으로 먹어도 다 좋다 본초.

팔다리를 잘 쓰지 못하는 것을 치료한다.

음양곽 淫羊藿 팔파리

약을 만들어 먹는 방법

물에 달여 먹거나 술에 담갔다가 먹어도 좋다 본초.

손발이 달면서 아픈 것을 치료한다.

지부초 地膚草 댑싸리

약을 만들어 먹는 방법

물에 달여 하루 세 번 먹는다 본초.

팔이 아픈 것을 치료하는데 늘 먹어야 한다.

상지다 桑枝茶 뽕나무가지차

약을 만들어 먹는 방법

어떤 사람이 양팔이 다 아파서 여러 가지 약을 썼으나 효과가 없었다. 그런데 이 약을 먹고 곧 나았다 강목.

손발이 트는 것을 치료한다.

오배자 五倍子 붉나무벌레집

약을 만들어 먹는 방법

가루 내어 소의 골에 개서 튼 곳에 밀어 넣고 잘 싸매면 곧 낫는다 득효.

생손앓이代指를 치료한다.

송지 松脂 송진

약을 만들어 먹는 방법

황랍과 함께 넣고 녹여서 따뜻할 때에 앓는 손가락에 바르면 곧 낫는다 본초.

손가락이 가느라들면서 아픈 것을 치료한다.

장청 醬淸 간장

약을 만들어 먹는 방법

꿀에 타서 따뜻하게 한 다음 거기에 손을 담그면 곧 낫는다 본초.

팔다리를 잘 쓰지 못하는 데 쓴다.

녹수지 鹿髓脂 사슴의 골수와 기름

약을 만들어 먹는 방법

술에 타서 먹으면 좋다 본초.

열독熱毒이 손발에 침범하여 손발이 붓고 빠져 나오는 것같이 아픈 데 쓴다.

마분 馬糞

약을 만들어 먹는 방법

물에 달여 즙을 짜내서 따뜻하게 한 다음 거기에 손발을 담근다 본초.

팔다리가 몹시 아프거나 몹시 아프지 않거나를 물론하고 쓰면 다 효과가 있다.

호골주 虎骨酒

약을 만들어 먹는 방법

범의 정강이뼈虎脛骨, 누렇게 되도록 구워서 가루 낸 것80g, 영양각가루 낸 것40g, 집함박꽃뿌리백작약80g을 썰어서 한데 섞어 좋은 술 5되에 담그는데 봄과 여름에는 7일 동안, 가을과 겨울에는 14일 동안 담갔다가 매일 빈속에 1잔씩 마신다. 겨울에 빨리 쓰려면 은으로 만든 그릇에 담아서 화로 가운데 놓아두었다가 쓰는데 2-3일 동안 놓아두었다가 쓰면 된다 본초.

다리 足

다리에는 넓적다리, 허벅지, 무릎, 종지뼈, 장딴지, 정강이, 발목이 포함된다 足領股膝 脛腕

무릎 위를 넓적다리라 하고 무릎 위에 있는 뼈를 넓적다리뼈라고 하며 넓적다리뼈와 엉덩이뼈가 맞붙은 곳을 비추 樞, 혈의 이름이다라고 한다. 넓적다리 안쪽을 허벅지股라고 하고 넓적다리의 바깥쪽을 허벅다리腿라고 한다. 넓적다리 아랫부분과 정강이 윗부분이 맞붙은 곳을 무릎膝이라고 하며 무릎에 덮인 뼈를 종지뼈라고 하고 무릎 아래를 정강이脛라고도 하고 종아리라고도 한다. 무릎 아래의 뼈를 경골이라고도 하고 경골의 바깥쪽의 뼈를 비골輔骨이라고 한다. 정강이 뒤쪽 물고기 배같이 생긴 데를 장딴지라고 하고 또 족두라고도 한다. 장딴지 및 정강이 아랫부분과 발뒤축 윗부분이 맞붙은 곳을 발목腕이라고 하며 발목뼈를 과라고 한다 동인.

단방 單方

다리와 무릎이 아프며 여위고 약해져 굽혔다 폈다 하지 못하는 것을 치료한다.

우슬 牛膝 쇠무릎

약을 만들어 먹는 방법

달여 먹거나 알약을 먹거나 술에 담가 두고 그 술을 마셔도 다 좋다. 허리나 다리 병에는 이 약을 반드시 써야 한다 본초.

다리와 무릎이 아프고 시리며 약해지는 것을 치료한다.

석곡 石斛

약을 만들어 먹는 방법

달여 먹거나 알약을 만들어 먹으면 좋다 본초.

건각기乾脚氣와 습각기濕脚氣를 치료한다. 효과가 좋다.

의이인 薏苡仁 율무쌀

약을 만들어 먹는 방법

이스라치씨욱리인와 함께 죽을 쑤어 늘 먹는 것이 좋다 본초.

다리에 병이 생겨 걸음을 걷지 못할 때 치료한다.

위령선 威靈仙 으아리뿌리

약을 만들어 먹는 방법

어떤 사람이 다리에 병이 생겨 걸음을 걷지 못한 지가 수십 년이 되었는데 어떤 사람이 이 약을 가루 내어 한번에 8g씩 술에 타서 먹으라고 알려 주었다. 그리하여 며칠 동안 먹었는데 걸어 다닐 수 있게 되었다 본초.

뼈가 연약한 것과 풍으로 허리와 무릎이 아픈 것을 치료한다.

하수오 何首烏 은조롱

약을 만들어 먹는 방법

은조롱 600g과 쇠무릎우슬300g을 섞어서 검정콩흑두3되를 삶은 물에 버무려 세 번 찐 다음 풀기 있게 짓찧는다. 이것을 볕에 말려 가루내서 대추살棗肉에 반죽하여 벽오동씨 만하게 알약을 만든다. 한번에 50-70알씩 술로 먹는다 입문.

각기병脚氣病으로 붓고 아픈 것을 치료한다.

피마엽 麻葉 아주까리잎

약을 만들어 먹는 방법

잎을 쪄서 하루 세 번 다리에 찜질하면 낫는다 본초.

각기병으로 다리가 퉁퉁 붓는 데 쓴다.

견우자 牽牛子 나팔꽃씨

약을 만들어 먹는 방법

맏물가루를 내어 꿀로 팥알만 하게 알약을 만들어 한번에 5알씩 생강을 달인 물로 먹으면 오줌이 잘 나오면서 낫는다 본초.

다리가 약해지면서 저리고 아픈 것을 치료한다.

송절 松節 소나무마디

약을 만들어 먹는 방법

끓여서 즙을 내어 술을 만들어 맑은 술을 먹으면 좋다 본초.

위벽으로 다리가 약해진 것을 치료한다.

오가피 五加皮

약을 만들어 먹는 방법

술을 빚어 먹거나 물에 달여서 차처럼 마신다 본초.

각기병을 치료한다.

상지다 桑枝茶 뽕나무가지차

약을 만들어 먹는 방법

오랫동안 먹으면 좋다 본초.

한습寒濕으로 생긴 각기병을 치료한다.

천초 川椒 조피열매

약을 만들어 먹는 방법

설핀 베주머니에 넣어서 미지근한 불돌 위에 놓은 다음 발로 조피열매 주머니를 밟고 있으면 한습이 빠지고 낫는다 입문.

각기충심脚氣衝心으로 숨이 몹시 찬 것을 치료한다.

빈랑

약을 만들어 먹는 방법

좋은 빈랑을 가루 내어 8g을 생강즙과 술 각각 반잔씩 섞은 데 타서 먹는다 본초.

각기병을 치료하는데 회를 쳐서 늘 먹어야 한다.

여어장여어 가물치와 뱀장어

약을 만들어 먹는 방법

붕어회도 좋다 본초.

주로 각기병이 위로 올라간上衝것을 치료하는데 삶아서 먹는다.

약을 만들어 먹는 방법

전라우렁이

가막조갯살 肉도 좋다 본초.

각기병과 다리가 약해지고 힘이 없는 것을 치료한다.

생율 生栗 생밤

약을 만들어 먹는 방법

자루에 넣어서 바람에 말려 매일 열 알씩 빈속에 먹는다 본초.

각기병과 각기병이 위로 올라간 것을 치료한다.

목과 木瓜 모과

약을 만들어 먹는 방법

1개를 진하게 달여서 마신다 본초.

각기충심脚氣衝心을 치료한다.

흑두 黑豆 검정콩

약을 만들어 먹는 방법

검정콩을 진하게 달여서 그 물을 마신다. 감초와 함께 달여 먹으면 더 좋다 본초.

각기병과 수종水腫병을 치료한다.

적소두赤小豆 붉은팥

약을 만들어 먹는 방법

잉어鯉魚와 함께 끓여서 먹으면 아주 좋다 본초.

각기병을 치료하는데 잎을 달여서 찻물처럼 늘 마신다.

자소紫蘇 차조기

약을 만들어 먹는 방법

또한 차조기씨자소자80g을 갈아서 즙을 낸 다음 여기에 입쌀粳米, 파, 간장, 후추, 생강을 넣고 죽을 쑤어 먹어도 된다 본초.

다리와 무릎이 시고 아파서 땅을 밟을 수 없는 것을 치료한다.

녹제육鹿蹄肉 사슴발족고기

약을 만들어 먹는 방법

사슴발족 4개를 보통 먹는 것처럼 손질한 다음 양념을 두고 삶아 익혀서 먹는다 본초.

각기병이 위로 올라간 데 쓴다.

견간저간 犬肝猪肝 개간과 돼지간

약을 만들어 먹는 방법

회를 만들어 생강과 식초를 쳐서 먹으면 설사가 난다. 만일 약을 먹기 전에 먼저 설사가 나면 먹지 말아야 한다 본초.

머리털 毛髮

머리털은 신에 속한다 髮屬腎

『내경』에

"신腎은 털을 주관한다. 또한 신은 뼈와 연관이 있는데 그의 상태는 겉으로 머리털에 나타난다."

고 씌어 있다.

머리털은 혈의 나머지이다 髮者血之餘

혈血이 성盛하면 머리털에 윤기가 있고 혈이 부족하면 머리털髮에 윤기가 없으며 혈이 열을 받으면 머리털이 누렇게 되고 혈이 상하면 머리털이 희어진다 입문.

머리는 자주 빗어야 한다 髮宜多櫛

머리털은 혈의 나머지이므로 하루 한 번씩은 빗어야 한다 유취.

⊙ 머리를 자주 빗으면 눈이 밝아지고 풍風사가 없어진다. 그러므로 양생하는 사람들은 매일 새벽에 빗질을 늘 120번 정도 한다 연수.

단방 單方

희어진 머리털을 검어지게 한다.

침사 鍼砂

약을 만들어 먹는 방법

8g을 식초에 7일 동안 담가 두었다가 햇볕에 말려서 거멓게 되도록 닦은 다음 몰석자沒石子1개를 가루 낸 것과 섞어서 위와 같은 방법으로 바른다 본초.

마른 지황과 찐지황숙지황이 2가지는 수염과 머리털을 검어지게 하는 좋은 약이다.

지황 地黃

약을 만들어 먹는 방법

알약을 만들어 먹거나 술을 빚어 먹어도 좋다 본초.

머리털을 희어지지 않게 치료한다.

우슬 牛膝 쇠무릎

약을 만들어 먹는 방법

달여서 먹거나 술을 빚어 먹어도 좋다 본초.

수염과 머리털을 자라게 하고 희어진 털을 검어지게 한다.

한련초 旱蓮草

약을 만들어 먹는 방법

음력 6월에 채취하여 즙을 내서 생강즙, 꿀과 함께 넣고 달여 고약을 만들어 한번에 1숟가락씩 먹는다 본초.

눈썹과 머리털이 빠져서 나오지 않는 것을 치료한다.

반하 半夏 끼무릇

약을 만들어 먹는 방법

먼저 생강으로 세 번 문지른 다음 끼무릇반하을 가루내서 참기름에 개어 바르면 털이 곧 나온다 입문.

남자나 여자의 머리털이 축축하거나 기름때가 껴서 끈적끈적한 것을 치료한다.

죽력 竹瀝 참대기름

약을 만들어 먹는 방법

참대기름을 발라야 곧 없어진다. 소금을 조금 타서 쓰면 더 좋다 아어.

수염과 머리털을 검어지게 하는데

하수오 何首烏 은조롱뿌리

약을 만들어 먹는 방법

가루내서 먹거나 알약을 만들어 먹거나 술을 빚어 먹어도 다 좋다 본초.

부인의 머리털이 빠지는 것을 치료한다.

파초유 芭蕉油 파초기름

약을 만들어 먹는 방법

바르면 머리털이 길어지고 검어진다 본초.

오랫동안 먹으면 수염과 머리털이 희어지지 않는다.

괴실 槐實 홰나무열매

약을 만들어 먹는 방법

먹는 방법은 신형문에 자세하게 있다 본초.

희어진 머리털을 검어지게 하는데 술을 빚어 먹어야 좋다.

흑상심 黑桑 익은 오디

약을 만들어 먹는 방법

또한 익은 오디 600g을 올챙이 1되와 함께 병에 넣고 마개를 막아서 동쪽 처마 밑에 1백일 동안 매달아 두면 다 녹아 거멓게 되고 풀기가 있게 된다. 이것을 희어진 머리털이나 수염에 바르면 옻칠한 것같이 검어진다 본초.

생강즙에 갈아서 희어진 수염을 뽑아 버린 다음 털구멍을 바르면 곧 검은 털이 나온다.

모정향 母丁香 정향

약을 만들어 먹는 방법

꿀을 털구멍에 발라도 검은 털이 나온다 본초.

퍼런 겉껍질과 올챙이를 한데 섞어서 풀기 있게 짓찧어 희어진 털에 바르면 검어진다.

호도 胡桃

약을 만들어 먹는 방법

호도씨 기름을 수염이나 머리털에 발라도 검어지면서 윤기가 난다 본초.

생기름을 내서 대머리에 바르면 머리털이 나온다.

호마 胡麻 참깨

약을 만들어 먹는 방법

그리고 검정참깨를 쪄서 말리기를 아홉 번 해서 가루 내어 대추살고棗膏에 반죽한 다음 알약을 만들어 먹어도 희어졌던 머리털이 검어진다. 참깨 잎을 달인 물로 머리를 감으면 머리털이 길게 자란다 본초.

눌러서 기름을 내어 머리에 바르면 마늘뿌리처럼 희어졌던 머리털도 검어신다.

만청자 蔓菁子 순무씨

약을 만들어 먹는 방법

요즘 사람들이 반발斑髮이라고 하는 것은 산발蒜髮을 말한다 본초.

주로 머리가 가렵거나 백독창白禿瘡이 생겨 머리털이 빠진데 늘 바른다.

웅지 熊脂 곰기름

약을 만들어 먹는 방법

그러면 빠졌던 머리털이 나오고 또 길게 자라며 검어진다.

⊙ 머리털이 빠진 데는 곰의 골수熊腦髓로 기름을 내어 바른다.

⊙ 머리털이 노랗게 되면서 빠지는 데는 곰기름을 늘 발라야 한다 본초.

백독창白禿瘡을 치료한다.

백합분

약을 만들어 먹는 방법

백합분을 받아서 가루 내어 신쌀 씻은 물에 씻은 다음 참기름에 개어 바른다 본초.

머리털이 빠지는 것을 치료한다.

양분 羊糞

약을 만들어 먹는 방법

태워 재를 내서 잿물을 받아 머리를 감으면 머리털이 잘 나오고 검어진다. 또한 머리털이나 수염이 빠지는 데는 양분과 기러기기름을 섞어서 바른다. 그러면 3일이 지나서 곧 털이 나온다 본초.

주로 머리털이 빠지는 데 쓴다.

저기고 돼지목덜미의 기름

약을 만들어 먹는 방법

음력 섣달의 것을 불에 녹여서 바르면 머리털이 나온다. 그리고 드물게 나오거나 나오지 않는 데도 바른다 본초.

한 가지 약으로 병을 쉽게 치료할 수 있는

단방

잡병편雜病

하늘과 땅의 운기天地運氣

의사는 반드시 하늘과 땅의 운기를 알아야 한다醫當識天地間運氣

『내경』에는

"그 해에 해당한 운기가 세고 약한 것과 허虛하고 실實한 것을 잘 알지 못하면 훌륭한 의사가 될 수 없다."

고 씌어 있다.

왕빙王氷은

"자연의 변화를 잘 알지 못하면 사람의 병을 어떻게 잘 알 수 있겠는가?"

고 하였다. 이것이 바로 옛날 지식 있는 사람들의 의미 깊은 말이다. 의사들은 반드시 이것을 알아야 한다.

약을 쓰는 대체적 방법用藥大體

『내경』에

"병이 생긴 초기에는 침을 놓아서 낫게 해야 하고 병이 한창 심해지는 때에는 병이 덜릴 때까지可待衰 치료해야 한다. 병이 경輕하면 발산揚시키고 중重하면 덜리게減 하고 몸이 약하면衰 좋아지게彰 하며 병이 상초上焦에 있으면 토하게 하고 하초下焦에 있으면 아래로 이끌어 없어지게 해야 하며 뱃속이 그득하면 설사시키고 속에 사기가 있으면 몸이 젖도록 땀을 내야 한다. 병이 피부에 있으면 땀을 내어 발산시켜야 하고 급하고 맹렬하면 눌러서 억제해야 하고 실하면 발산시키고 설사시켜야 한다."

고 씌어 있다.

차면 덥게 하고 열하면 차게 해야 한다. 경微하면 역치逆하고 심甚하면 종치從해야 한다. 굳은 것은 깎아 내고 들어온 것은 내보내며 피로하면 따뜻하게 하고 뭉쳐 있는 것은 흩어지게 하며 머물러 있는 것은 치고 말랐으면 눅여 주어야 한다. 팽팽해진 것은 늦추어 주고 흩어진 것은 거둬들이고 줄어든 것은 보하며 머물러 있는 것은 돌아가게 하고 놀란 것은 안정시켜야 한다. 이와 같이 올라가게 하고 내려가게 하고 안마를 하고 목욕시키고 고약을 붙이고 몰아내고 열어 주고 발산시키는 등 알맞은 방법을 써야 한다 내경.

⊙ 쇠약하면 보補하고 실强하면 사瀉하여 각기 그 기운이 편안해지게 해야 한다. 그리고 반드시 깨끗해지게 하고 안정되게 하면 사기가 약해지고 원기는 회복될 것이다. 이것이 대체적인 치료방법이다 내경.

⊙ 상초上焦가 실한 것이 낫지 않으면 토하게 해서 없어지게 하고 하초下焦가 실한 것이 낫지 않으면 설사시켜서 없어지게 해야 한다 왕빙.

병을 치료할 때에는 반드시 본을 치료해야 한다治病必求於本

병을 치료할 때에는 반드시 표標와 본本을 알아야 한다. 몸에서 겉外은 표가 되고 속內은 본이 된다. 양陽은 표이고 음陰이 본이다. 그러므로 6부六府는 양이기 때문에 표가 되고 5장五臟은 음이기 때문에? 본이 된다. 각 장부藏府의 경락經絡에서 겉으로 있는 것은 표가 되고 속으로 있는 것은 본이 된다. 또한 몸에서 기氣는 표가 되고 혈血은 본이 된다. 병에서는 먼저 생긴 것이 본이 되고 후에 생긴 것이 표가 된다. 병을 치료할 때에는 먼저 본을 치료한 다음 표를 치료해야 한다. 만일 표標를 먼저 치료하고 후에 본本을 치료하면 사기邪氣가 더 왕성해지면서 병이 더 심해진다. 그러나 먼저 본本을 치료하고 후에 표를 치료하면 비록 수십 가지 증상이 있다가도 다 없어진다. 그리고 먼저 경한 병이 생기고 후에 중한 병이 생겼을 때에는 먼저 경한 병을 치료하고 후에 중한 병을 치료해야 한다. 이와 같이 하면 사기는 저절로 없어질 것이다. 그것은 본을 먼저 치료했기 때문이다. 뱃속이 그득할 때에는 표본標本을 가리지 말고 먼저 속이 그득한 것부터 빨리 치료해야 한다. 뱃속이 그득해진 다음부터 대소변이 잘 나오지 않을 때에는 표본을 가리지 말고 먼저 대소변이 나오도록 치료하고 후에 뱃속이 그득한 것을 치료해야 한다. 왜냐하면 그것이 더 급한 것이기 때문이다. 대변과 오줌이 잘 나오지 않는 것과 뱃속이 그득한 이 3가지 병 이외에는 그 어떤 병이거나를 막론하고 다 먼저 본을 치료한다. 주의를 돌려야 한다 입문.

약 쓰는 요령 用藥凡例

모든 풍습風에는 방풍防風을 주약으로 하고 풍사風에 상傷한 것을 풀리게 하는 데도 방풍을 주君약으로 하여 흰삽주백출와 감초를 좌佐약으로 해야 한다. 왜냐하면 풍사는 맛이 매운 약으로 발산시켜야 좋기 때문이다.

⊙ 한사寒에 상한 것을 낫게 하는 데는 감초를 주약으로 하고 방풍, 흰삽주백출를 좌약으로 해야 한다. 왜냐하면 한사寒는 맛이 단 약으로 발산시켜야 좋기 때문이다.

⊙ 눈이 갑자기 벌겋게 붓는 병에는 방풍, 속썩은풀황금을 주약으로 하여 화火를 사瀉하고 황련과 당귀를 좌약으로 하여 혈血을 조화시켜야 한다. 오랜 눈병으로 눈앞이 흐린 데는 찐지황숙지황, 당귀를 주약으로 하고 강호리강활와 방풍을 신臣약으로 하여 단국화감국와 감초를 좌약으로 해서 써야 한다.

⊙ 이질痢疾로 배가 아픈 데는 집함박꽃뿌리백작약와 감초를 주약으로 하고 당귀와 흰삽주백출를 좌약으로 해야 한다. 물 같은 설사가 나는 데는 흰솔풍령백복령과 흰삽주백출를 주약으로 하고 감초와 집함박꽃뿌리백작약를 좌약으로 해서 써야 한다.

⊙ 모든 기침에는 오미자를 주약으로 하는데 담이 있으면 끼무릇반하, 숨이 차면 갖풀아교을 좌약으로 해야 한다. 그리고 열熱이 있으면 속썩은풀황금을 좌약으로 해야 한다.

⊙ 모든 학질에는 시호를 주약君으로 해야 한다.

⊙ 오줌이 잘 나가지 않는 데는 황백과 지모를 주약으로 하고 흰솔풍령백복령과 택사를 좌약으로 해야 한다.

⊙ 하초下焦에 습濕이 있으면 용담초, 방기를 주약으로 하고 감초가는 뿌리와 황백을 좌약으로 해야 한다.

⊙ 치루痔漏에는 삽주창출와 방풍을 주약으로 하고 감초와 집함박꽃뿌리백작약를 좌약으로 해야 한다.

⊙ 모든 헌데瘡에는 황련과 당귀를 주약으로 하고 속썩은풀황금을 좌약으로 해야 한다 동원.

토하게 하는 것 吐

토하게 하는 방법 取吐法

날씨가 맑을 때에만 반드시 이 방법을 써야 한다. 그러나 병이 급하면 아무 때나 써도 좋은데 오전 7-9시 혹은 새벽 5-7시에 하는 것이 좋다.

『내경』에

"이른 아침부터 한낮까지는 천기天가 양陽에 속하는데 양 가운데 양이다."

고 씌어 있다.

『중경』에

"중요한 방법에 봄에는 토하게 하는 것이 좋다."

고 씌어 있다. 그것은 이때에 자연의 기天氣도 위上에 있고 사람의 기人氣도 위上에 있기 때문이다. 하루 날씨에서는 오전 7-9시와 새벽 5-7시까지가 바로 이때이다. 그러니 이른 아침에 토하게 하는 것이 좋고 밤에는 좋지 않다. 그리고 먼저 토하게 하려는 전날 저녁부터 음식을 먹지 않게 해야 한다[단심.

⊙ 토하게 할 때에는 빈속이나 끼니 사이에 긴 천으로 허리와 배를 돌려 매 준 다음 바람이 없는 곳에서 날씨가 맑은가를 보고 토하게 하는 것이 좋다.

⊙ 풍담風痰이나 급한 병이나 음식에 상傷하였을 때는 이에 구애되지 말고 아무 때나 토하게 해도 된다[입문.

⊙ 대체로 토할 때에는 눈을 치뜨기 쉬우므로 반드시 양쪽 눈을 다 감는 것이 좋다. 그리고 정신을 차리지 못하는 사람이면 다른 사람을 시켜서 양쪽 눈을 꼭 가려 주게 해야 한다 득효.

단방 單方

대체로 진기眞氣를 끌어올리거나 동動하게 하는 약은 토하게 한다. 예하면 방풍, 도라지길경, 작설차, 산치자, 궁궁이천궁, 무씨나복자 같은 것들이다 단심.

주로 여러 가지 오이나 과실을 먹고 가슴 속에 병이 생겼을 때에 다 토하게 하고 설사하게 한다.

과체 참외꼭지

약을 만들어 먹는 방법

또한 목구멍에 담연痰涎이 막혀서 내려가지 않는 데는 과체산을 쓴다[본초.

당나라 재상 왕탁王鐸이 회창會昌 절도사節度使가 되어 애첩이 수백 명이나 되었는데 그들이 모두 난조와 사향을 넣은 주머니를 차고 다녔다. 그런데 그들이 지나가는 곳마다 10리 밖에 있는 오이까지 다 열매 맺지 못하였다. 그러니 사향이 오이 독을 잘 푼다는 것을 알 수 있다 의설.

몹시 토하게 한다.

여로 藜蘆 박새뿌리

약을 만들어 먹는 방법

가슴에 생긴 풍담風涎과 암풍暗風, 간질癎病 때에는 위上에 있는 여로산을 쓴다 본초.

잘 토하게 한다.

고삼 苦參 너삼

약을 만들어 먹는 방법

가슴에 열이 몰렸을 때에 이것을 가루 내어 한번에 8g씩 식초를 넣고 끓인 물에 타 먹으면 곧 토한다 본초.

토하게 하는데 썰어서 달여 먹는다.

고과 苦瓠 호리병박

약을 만들어 먹는 방법

많이 먹지 말아야 한다. 그것은 독이 있기 때문이다 본초.

잘 토하게 한다.

치자 梔子 산치자

약을 만들어 먹는 방법

가슴이 번조煩燥하면 달여서 먹고 토해야 한다[자화].

⊙ 치자 달인 물이 원래 토하게 하는 약은 아니다. 조열燥熱이 몰린 것이 심해서 치는攻 성질이 있는 약을 써도 풀리지 않을 때 이것을 쓰면 풀린다.

⊙ 산치자는 약전국과 같이 쓰지 않으면 시원히 토하게 하지 못한다 입문.

⊙ 몰리고 맺힌 데鬱結 쓰면 기氣가 통하고 잘 돌게 된다 단심.

달여서 토하게 하는 약으로 쓴다.

송라 松蘿 소나무겨우살이

약을 만들어 먹는 방법

가슴 속에 열熱이 있어 담연痰涎이 생긴 것을 토하게 한다 본초.

가슴에 담열痰熱이 있을 때

유지피 柳枝皮 버드나무가지껍질

약을 만들어 먹는 방법

토하게 하는 약으로 달여 쓴다 본초.

잘 토하게 한다.

인삼노두 人參蘆頭

약을 만들어 먹는 방법

방풍이나 도라지길경 등의 노두도 다 기운을 위上로 끌어올리므로 달여서 먹으면 토하게 된다 단심.

⊙ 허약한 사람에게 쓰면 아주 적당하다 단심.

담痰을 토하게 하고 물기를 없앤다.

백반 白礬

약을 만들어 먹는 방법

위에 있는 희연산이 이것이다 본초.

붉은팥가루는 잘 토하게 한다.

적소두 赤小豆 붉은팥

약을 만들어 먹는 방법

상한傷寒 때 찬물을 마셔서 음식을 보기만 하여도 헛구역이 나는 데는 붉은팥가루 8g을 신좁쌀죽웃물에 타서 먹는다. 그 다음 목구멍에 무엇을 넣고 자극하여 토하게 해야 한다 자화.

식적담食積痰을 잘 토하게 한다.

나복자 蘿蔔子 무씨

약을 만들어 먹는 방법

무씨 5홉을 닦아 짓찧어 신좁쌀죽웃물에 탄 다음 걸러서 즙을 받는다. 여기에 기름과 꿀을 조금씩 넣고 저어서 따뜻하게 하여 먹는다 단심.

잘 토하게 한다.

하즙 蝦汁 새우즙

약을 만들어 먹는 방법

또한 풍담風痰도 잘 토하게 한다. 새우 300g에 간장, 생강, 파 등을 넣고 달여서 먼저 새우를 먹은 다음 국물을 마신다. 다음 목구멍에 무엇을 넣어 자극하여 토하게 해야 한다 단심.

잘 토하게 한다.

다 茶 차

약을 만들어 먹는 방법

달여서 많이 마신 다음 목구멍에 무엇을 넣고 자극하여 토하게 해야 한다 본초.

펄펄 끓는 물과 새로 길어온 물을 절반씩 섞은 것인데 마시면 곧 토하게 된다.

반생반숙탕 半生半熟湯

약을 만들어 먹는 방법

이것을 음양탕陰陽湯이라고도 한다 본초.

토하게 하려면 역류수에 약을 타서 먹는다.

역류수 逆流水

약을 만들어 먹는 방법

그러면 곧 토한다 단심.

잘 토하게 한다.

염탕 鹽湯 소금 끓인 물

약을 만들어 먹는 방법

자세한 것은 곽란문에 있다.

땀 汗

땀을 내는 방법發汗法

땀은 손발이 다 축축하게 젖도록 2시간 정도 내는 것이 좋다. 땀이 뚝뚝 떨어지도록 내서는 안 된다. 약을 먹은 다음 땀이 나면 약을 더 먹지 말아야 한다. 땀을 낼 때에 허리 위에는 평상시와 같이 덮고 허리 아래에는 두텁게 덮어야 한다. 그것은 허리 위에는 땀이 질벅하게 나고 허리 아래로부터 발바닥까지 땀이 약간 축축하게 나면 병이 낫지 않기 때문이다. 그러므로 허리에서부터 다리까지 땀이 푹 나도록 해야 한다 득효.

단방 單方

모두 11가지이다.

해기解肌시켜서 독이 땀으로 나가게 한다 본초.

석고 石膏

약을 만들어 먹는 방법

40g을 부스러뜨려서 달여 먹으면 양명경陽明經병 때 땀이 나게 한다 단심.

표증表證 때 땀이 나게 한다.

마황 麻黃

약을 만들어 먹는 방법

뿌리와 마디는 땀을 먹게 한다 본초.

⊙ 마황은 파밑총백과 같이 쓰지 않으면 땀을 나게 하지 못한다 입문.

⊙ 인삼은 마황을 보조한다. 마황은 표表가 실實하여 땀이 나지 않을 때 한번만 먹어도 곧 효과가 난다 입문.

보다 더 땀이 잘 나게 한다.

수평 水萍 개구리밥

약을 만들어 먹는 방법

중풍中風으로 반신불수가 된 것과 열독熱毒을 치료하는데 풍문風門에 있는 거풍단이 바로 이것이다 단심.

해기를 잘 시킨다.

갈근 葛根 칡뿌리

약을 만들어 먹는 방법

양명경병陽明經病 때 땀을 나게 한다. 40g을 썰어서 달여 먹는다 단심.

땀이 나게 한다.

형개 荊芥

약을 만들어 먹는 방법

또한 혈풍血風도 치료하는데 물에 달여서 먹는다 단심.

땀이 나게 하여 독기를 내보낸다.

박하 薄荷

약을 만들어 먹는 방법

또한 풍열風熱을 땀이 나게 해서 치료한다 본초.

땀이 나게 해서 표表의 기운을 헤친다散 본초.

자소엽 紫蘇葉 차조기잎

약을 만들어 먹는 방법

오랫동안 땀이 나지 않는 데는 차조기잎자소엽과 선귤껍질 청피을 섞어서 써야 곧 땀이 난다 단심.

땀이 잘 나게 한다.

목적 木賊 속새

약을 만들어 먹는 방법

마디는 버리고 쓴다 단심.

땀이 잘 나게 한다 속방.

인동초 忍冬草

약을 만들어 먹는 방법

달여서 먹는다. 땀이 잘 나게 한다 속방.

땀이 잘 나게 한다.

총백 파밀

약을 만들어 먹는 방법

이상의 약들은 다 달여서 먹는다 본초.

땀내는 것을 잘 한다 속방.

청주 清酒

약을 만들어 먹는 방법

땀내는 것을 잘 한다 속방.

설사 下

설사시켜야 할 증 宜下證

병이 양명위경陽明胃經에 있다는 것을 정확히 안 다음에는 날짜에 관계없이 설사시켜야 한다. 만일 날짜가 지나도록 설사시키지 않으면 기혈氣血이 통하지 못하게 되고 팔다리가 싸늘해진다. 이것을 알지 못하는 사람들은 음궐陰厥이라고 하면서 또 성질이 뜨거운 약을 먹어서 곧 해를 입게 된다 득효.

⊙ 설사시키는 약을 쓰려고 할 때 갈증이 없는 것은 형체形가 없다는 것을 알고 설사시키지 말아야 한다. 만약 갈증이 있으면 형체가 있다는 것을 알아야 한다. 형체가 있다는 것은 병이 속에 있다는 것인데 이때에는 반드시 설사를 시켜야 한다. 약은 3가시 승기탕에서 골라 써야 한다 동원.

단방 單方

모두 14가지이다.

장위腸胃에 열이 몰린 것을 치료하는데 대소변이 잘 나가게 한다.

대마인 大麻仁 역삼씨

약을 만들어 먹는 방법

짓찧어 짜낸 즙으로 죽을 쑤어 먹는다 본초.

장위腸胃를 윤활하게 하고 대소변이 잘 나가게 하여 열이 몰린 것을 내린다.

지마유 脂麻油 참기름

약을 만들어 먹는 방법

빈속에 1-2홉씩 먹으면 대변이 이내 나온다 본초.

적취積聚를 삭이고 대소변이 잘 나가게 한다.

도화 복숭아꽃받침

약을 만들어 먹는 방법

꽃이 질 때 꽃받침을 따서 밀가루에 반죽한 다음 전병을 만들어 먹어도 된다 본초.

대소변이 잘 나가게 한다.

천금자 千金子 일명 속수자 續隨子

약을 만들어 먹는 방법

가루내서 한번에 4-8g씩 미음에 타서 먹거나 알약을 만들어 먹어도 된다 본초.

음식이 잘 내리게 하고 장위腸胃를 깨끗하게 씻어낸다.

대황 大黃

약을 만들어 먹는 방법

한번에 20g씩 물에 달여 먹거나 알약을 만들어 먹어도 다 좋다 본초.

검은씨는 수水기를 주로 다스리고 흰 씨는 기氣를 주로 다스린다.

흑견우자 黑牽牛子 나팔꽃검은씨

약을 만들어 먹는 방법

만물가루를 내서 한번에 8g씩 먹으면 곧 설사가 난다. 알약을 만들어 먹어도 좋다 본초.

장부藏府에 기氣가 몰려 막힌 것을 잘 통하게 한다.

빈랑

약을 만들어 먹는 방법

보드랍게 가루 내어 한번에 8g씩 꿀물에 타서 먹는다 본초.

적취積聚를 삭이고 대소변이 잘 나가게 한다.

감수 甘遂

약을 만들어 먹는 방법

가루 내어 미음에 타서 먹거나 알약을 만들어 먹는다 본초.

징결을 삭이고 대소변이 잘 나가게 한다.

대극 大戟 버들옻

약을 만들어 먹는 방법

썰어서 한번에 12g씩 물에 달여서 먹는다. 혹은 알약이나 가루약을 만들어 먹어도 된다 본초.

5장五臟을 잘 통하게 하고 오줌이 잘 나가게 한다.

원화

약을 만들어 먹는 방법

물에 달여서 먹거나 가루 내어 먹거나 알약을 만들어 먹어도 다 좋다 본초.

5장五臟을 잘 통하게 하고 관격關格되어 통하지 못하는 것을 치료한다.

욱리인 郁李仁 이스라치씨

약을 만들어 먹는 방법

가루내서 한번에 8g씩 미음에 타서 먹거나 알약을 만들어 먹어도 다 좋다 본초.

적취積聚를 삭이고 대소변이 잘 나가게 한다.

망초 芒硝

약을 만들어 먹는 방법

한번에 4-8g씩 따뜻한 물에 타서 먹거나 알약이나 가루약에 섞어 먹는다 본초.

위胃 속에 몰린 한사寒를 없애고 대소변이 잘 나가게 한다.

파두 巴豆

약을 만들어 먹는 방법

껍질을 버리고 기름을 뺀 다음 가루내서 알약이나 가루약에 넣어 쓴다 본초.

대소변이 잘 나가게 하여 10가지 수종水腫을 낫게 한다.

상륙 商陸 자리공

약을 만들어 먹는 방법

흰빛이 나는 것을 캐서 가루 내어 먹거나 알약을 만들어 먹으면 더 좋다 본초.

풍 風

중풍의 전구증상 中風微漸

집게손가락과 가운뎃손가락이 감각이 둔해져서 말째거나麻木不仁 잘 쓰지 못하게 되면 3년 안에 반드시 중풍中風이 생기게 된다. 이때에는 미리 유풍탕과 천마환天麻丸, 처방은 다 아래에 있다을 각각 1-2제씩 쓰는 것이 좋다. 이것은 병을 미리 예방하려는 것이다 단심.

⊙ 성인들은 병을 미리 예방하고 앞으로 생길 수 있는 병을 미리 알았으니 이것은 훌륭하다. 중풍 때에 전구증상은 엄지손가락과 집게손가락이 감각이 둔하여 말째고麻木不仁 손발에 힘이 약하거나 혹은 힘살이 약간 당기는 감이 있는 것이다. 이렇게 되면 3년 안에 반드시 중풍이 생기게 된다. 이런 때에는 영위榮衛를 고르게 해야 하는데 미리 유풍탕이나 천마환, 가감방풍통성산加減防風通聖散, 처방은 아래에 있다을 먹어 중풍을 예방해야 한다 단심.

⊙ 대체로 손발을 점차 제대로 쓸 수 없게 되거나 팔다리와 손가락마디에 감각이 둔해져서 말째고麻木不人 입과 눈이 비뚤어지며 말이 잘 되지 않거나 가슴이 답답하고 가래를 계속 토하며 6맥이 부활浮滑하면서 허연虛軟하고 힘이 없으면 비록 갑자기 넘어지지는 않는다고 하더라도 이것은 중풍으로 어지러워서 넘어지려는 것이 틀림없다. 이때에는 먼저 단계丹溪의 방법대로 치료해야 한다 정전.

중풍의 주된 증상 中風大證

사람이 풍을 맞으면 졸중卒中, 갑자기 넘어지는 것, 갑자기 벙어리가 되는 것, 정신이 혼미해지는 것蒙昧, 입과 눈이 비뚤어지는 것, 손발을 쓰지 못하는 것, 정신을 차리지 못하는 것不省人事, 말을 더듬는 것言語蹇澁, 담연이 몹시 성하는痰涎壅盛 등의 증상이 나타난다 의감.

중풍은 크게 4가지로 나눈다 中風大法有四

첫째는 편고偏枯인데 한쪽 몸을 쓰지 못하는 것이고 둘째는 풍비인데 몸은 아프지 않으면서 팔다리를 잘 쓰지 못하는 것이다. 셋째는 풍의風懿인데 갑자기 사람을 알아보지 못하게 되는 것이고 넷째는 풍비風痺인데 여러 가지 비증과 같은 풍증이다 천금.

단방 單方

중풍中風으로 입과 눈이 비뚤어진 것을 치료한다.

석회 石灰

약을 만들어 먹는 방법

1홉을 식초에 잘 개어 볶아서 오른쪽으로 비뚤어졌으면 왼쪽에 바르고 왼쪽으로 비뚤어졌으면 오른쪽에 바른다. 이와 같이 하여 제대로 되면 곧 씻어버려야 한다 본초.

36가지 풍증을 다 치료한다.

창포 菖蒲 석창포

약을 만들어 먹는 방법

뿌리를 캐어 썰어서 술에 담갔다가 먹거나 술을 빚어서 먹는데 그 방법은 잡방雜方에 있다 본초.

모든 풍증과 풍風으로 생긴 어지럼증을 치료한다.

감국 甘菊 단국화

약을 만들어 먹는 방법

말려서 달여 먹거나 술에 담갔다가 먹거나 술을 빚어 먹는다. 술을 만드는 방법은 잡방에 있다 본초.

모든 풍증과 저리면서 감각이 없는 것, 중풍으로 이를 악물고 정신을 차리지 못하는 것을 치료한다.

백출 白朮 흰삽주

약을 만들어 먹는 방법

흰삽주백출 160g을 술 3되에 넣고 1되가 되게 달여서 단번에 먹는다 본초.

아랫도리에 생긴 풍증을 치료한다.

독활 獨活 따두릅

약을 만들어 먹는 방법

강호리강활는 윗도리에 생긴 모든 풍증을 치료한다. 또한 여러 가지 풍증風證과 백절풍百節風도 치료한다. 강호리강활 40g을 썰어서 술에 달여 먹는다.

⊙ 중풍으로 이를 악물고 정신을 차리지 못하는 데는 따두릅독활 40g을 쓰는데 썰어서 술 2되에 넣고 절반이 되게 달인다. 다음 여기에 검정콩흑두 5홉을 뜨겁게 닦아서 놓고 한참동안 뚜껑을 덮어 두었다가 따뜻하게 된 것을 먹는다 본초.

노두, 몸통, 잔뿌리는 각기 상부上部, 중부中部, 하부下部에 생긴 풍증을 치료한다.

방풍 防風

약을 만들어 먹는 방법

36가지 풍증을 치료하므로 풍증을 치료한다. 없어서는 안 될 약이다. 40g을 썰어서 물과 술을 섞은 데 넣고 달여 먹는다 본초.

모든 풍기風氣와 풍습비風濕痺를 치료한다.

창이자 蒼耳子 도꼬마리

약을 만들어 먹는 방법

도꼬마리 120g을 가루 내어 물 1되 5홉에 넣고 절반이 되게 달인 다음 따뜻하게 하여 먹는다. 또는 물에 달여서 차처럼 먹기도 한다 본초.

중풍中風으로 몸 한쪽을 쓰지 못하는 것을 치료한다.

선령비 仙靈脾 팔파리

약을 만들어 먹는 방법

팔파리음양곽 600g을 썰어 명주주머니에 넣어서 술 2말에 며칠 동안 담가 두었다가 그 술을 늘 취하도록 마신다 본초.

160가지 풍병과 두풍頭風을 치료한다.

고본藁本

약을 만들어 먹는 방법

고본 40g을 썰어서 물에 달여 먹는다 본초.

여러 가지 풍증으로 저린 것과 팔다리를 쓰지 못하는 것을 치료한다.

천마天麻

약을 만들어 먹는 방법

천마싹을 성풍초定風草라고도 하고 직진赤箭이라고도 한다. 바람에 흔들리지 않는다는 뜻에서 나온 이름이다. 물에 달여서 먹는다 본초.

중풍으로 입과 눈이 비뚤어진 것을 치료한다.

비마자아주까리씨

약을 만들어 먹는 방법

아주까리씨피마자를 껍질을 벗기고 잘 짓찧어 쓰는데 오른쪽이 비뚤어졌으면 왼쪽에 바르고 왼쪽이 비뚤어졌으면 오른쪽에 바른다.

⊙ 또 한 가지 처방은 다음과 같다. 잘 갈아서 손바닥에 놓은

다음 뜨거운 물을 담은 쟁반을 그 위에 올려놓으면 입과 눈이 제대로 돌아선다. 그러면 빨리 씻어 버린다. 왼쪽이 비뚤어졌는가, 오른쪽이 비뚤어졌는가에 따라 위에서와 같이 왼쪽이나 오른쪽 손바닥에 한다[본초].

⊙ 일명 어풍고禦風膏라고도 한다.

중풍이 오래되어 온갖 치료를 다 하여도 낫지 않는 것을 치료한다.

희렴 진득찰

약을 만들어 먹는 방법

음력 5월 5일에 잎사귀와 연한 가지를 따서 술과 꿀에 버무려 아홉 번 쪄서 아홉 번 볕에 말려 가루를 낸다. 다음 꿀에 반죽하여 벽오동씨 만하게 알약을 만든다. 한번에 50-70알씩 데운 술이나 미음으로 먹는다. 오랫동안 먹으면 눈이 밝아지고 몸이 든든해지며 희어졌던 머리털이 다시 검어진다 본초.

중풍으로 입이 비뚤어진 것을 치료한다.

송엽 松葉 솔잎

약을 만들어 먹는 방법

푸른 잎靑葉 600g을 짓찧어 즙을 내어 청주 1병에 넣어 하룻밤 더운 곳에 두었다가 처음에는 300g 정도 먹고 점차 양을 늘려 1되까지 먹는다. 그 다음 땀을 내면 비뚤어졌던 것이 곧 바로 선다 본초.

편풍偏風으로 입과 눈이 비뚤어진 것과 독풍毒風으로 힘줄이 켕기고 뼈가 아픈 것을 치료한다.

황송절 黃松節 소나무마디

약을 만들어 먹는 방법

술에 우려서 먹는다. 이것을 일명 송절주松節酒, 처방은 탕액편 곡식문에 있다라고 한다.

풍증을 치료하는데 허한 것을 보한다.

오가피 五加皮 오갈피

약을 만들어 먹는 방법

또한 풍비風痺와 통풍痛風도 치료한다. 술을 빚어 마시는데 이것을 일명 오갈피술처방은 탕액편 곡식문에 있다라고 한다 본초.

⊙ 눈이 비뚤어진데 오갈피를 먹으면 눈이 바로 선다. 또한 오갈피를 거칠게 가루 내어 술에 담갔다가 먹어도 눈이 곧 바로 선다 뇌공.

편풍偏風과 모든 풍증을 치료한다.

약을 만들어 먹는 방법

상지다桑枝茶 뽕나무가지차

잎이 돋기 전의 뽕나무가지를 썰어서 물에 달여 차처럼 한번에 1잔씩 마신다. 오랫동안 마시면 일생동안 편풍偏風에 걸리지 않고 또한 풍기風氣도 미리 막을 수 있다.

서리 맞은 잎을 달여서 그 물에 손발을 담그고 씻으면 풍비

風痺를 없애는데 아주 좋다 본초.

[註] 편풍偏風 : 몸 한쪽이 풍을 맞은 것 즉 중풍으로 한쪽 팔다리를 쓰지 못하는 것과 입과 눈이 한 쪽으로 비뚤어진 것을 말한다.

서리 맞은 잎을 달여서 그 물에 손발을 담그고 씻으면 풍비를 없애는데 아주 좋다 본초.

졸중풍卒中風으로 이를 악물고 말을 하지 못하여 안타깝게 답답해하는 것을 치료한다.

죽력 竹瀝 참대기름

약을 만들어 먹는 방법

참대기름 1홉을 떠 넣어 주는데 계속 먹이는 것이 좋다. 파상풍으로 죽은 것같이 된 것도 2-3홉을 떠 넣어 주면 곧 살아난다 본초.

⊙ 풍비風 로 정신이 흐릿한 것을 치료한다.는 참대기름 2홉과 생칡뿌리즙 1홉, 생강즙 5잔을 함께 타서 쓴다. 이것을 일명 죽력탕竹瀝湯이라고도 한다 본초.

졸중풍卒中風으로 이를 악물고 정신을 차리지 못하는 것을 치료한다.

조협 주엽열매

약을 만들어 먹는 방법

주엽열매를 가루 내어 코에 불어넣어 주면 재채기를 하고 곧 깨어난다.

⊙ 중풍으로 입이 비뚤어졌을 때 주엽열매 가루를 식초에 개어 오른쪽이 비뚤어졌으면 왼쪽에 바르고 왼쪽이 비뚤어졌으

면 오른쪽에 바르는데 마르면 갈아 붙인다.

⊙ 중풍으로 정신을 차리지 못하는 데는 주염열매 가루를 백반가루나 끼무릇 가루와 함께 생강즙에 개어 입에 떠 넣어 주면 담痰을 토하고 곧 깨어난다 본초.

중풍으로 입과 눈이 비뚤어졌을 때 치료한다.

선어 두렁허리

약을 만들어 먹는 방법

큰 두렁허리의 대가리를 침으로 찔러서 피를 받아 비뚤어진 곳에 바르는데 왼쪽이 비뚤어졌으면 오른쪽에 바르고 오른쪽이 비뚤어졌으면 왼쪽에 바른다. 바로 서면 곧 씻어버려야 한다. 그리고 두렁허리는 물속에 놓아 준다 득효.

파상풍破傷風으로 이를 악물고 몸이 싸늘하면서 뻣뻣해진 것을 치료한다.

오공 蜈蚣 왕지네

약을 만들어 먹는 방법

보드랍게 가루 내어 이빨에 문지르면 느침을 흘리면서 곧 깨어난다 강목.

파상풍破傷風에 쓰면 효과가 아주 좋다.

제조 굼벵이

약을 만들어 먹는 방법

병의 초기에 거름더미 속에 있던 굼벵이제조 1-2마리를 손으로 주물러 즙을 조금 토하게 한 다음 곧 상처에 바른다. 그 다음 옷을 두껍게 입고 한참동안 있으면 상처가 저리고 양쪽 옆구리에서 약간 땀이 나면서 바람이 빠지고 곧 낫는다.

⊙ 만일 풍증風證으로 위급하면 빨리 굼벵이제조 3-5마리를 잡아서 꼬리를 잘라버리고 뱃속에 있는 누런 물을 상처에 바르고 또 따끈한 술에 조금 타서 마신 다음 땀을 내면 곧 낫는다 단심.

⊙ 또한 굼벵이제조를 상처 위에 놓고 그 꼬리에 뜸을 떠도 곧 낫는다 유취.

풍비風痺로 팔다리를 쓰지 못하고 감각이 둔해진 것을 치료한다.

잠사 蠶沙 누에똥

약을 만들어 먹는 방법

누에똥을 뜨겁게 볶아서 주머니에 넣어 찜질하는데 식으면 비꾼다. 술에 버무려 볶아 쓰면 더 좋다 본초.

일체 풍風으로 입이 비뚤어지고 팔다리를 쓰지 못하면서 아픈 것을 치료한다.

백화사 白花蛇 살모사

약을 만들어 먹는 방법

살모사를 술에 담가 우려서 그 술을 마신 다음 살모사고기를 가루 내어 술에 타먹는다.

⊙ 풍증을 치료한다.는 오사가 더 좋다 본초.

모든 상처에 바람과 물이 들어가 벌겋게 부어오르면서 파상풍이 되려고 하는 것을 치료한다.

행인 杏仁 살구씨

약을 만들어 먹는 방법

짓찧어 밀가루와 함께 물에 반죽하여 바르면 곧 부은 것이 내린다 본초.

중풍으로 목이 쉬어 말을 하지 못하고 번열煩熱이 나는 것을 치료한다.

이 梨 배

약을 만들어 먹는 방법

생배 즙을 한번에 1홉씩 하루에 세 번 먹는다.

⊙ 풍병이 있을 때에 배를 적당한 양 먹으면 10여 일이 지나서 곧 낫는다 본초.

중풍中風으로 이를 악물고 말을 하지 못하며 눈과 입이 비뚤어지고 팔다리를 쓰지 못하는 것을 치료한다.

흑두 黑豆 검정콩

약을 만들어 먹는 방법

검정콩흑두을 닦아서 뜨거운 채로 술병에 넣고 꼭 덮어 두었다가 그 술을 하루 세 번 마신다. 이것을 일명 두림주豆淋酒라고도 한다 본초.

중풍으로 얼굴이 부은 것을 치료한다.

총백 파밀

약을 만들어 먹는 방법

물에 달여 먹는다 본초.

중풍으로 입과 눈이 비뚤어지고 저린 것과 모든 풍증을 치료한다.

형개 荊芥

약을 만들어 먹는 방법

물에 달여 먹는다 본초.

중풍으로 목이 쉬고 말을 하지 못하는 것과 열풍熱風으로 안타깝게 답답한 것을 치료한다.

박하 薄荷

약을 만들어 먹는 방법

박하 즙을 내서 먹는데 달여 먹기도 한다 본초.

이것이 바로 좌반룡左蟠龍이다.

야합분

약을 만들어 먹는 방법

술에 우려먹거나 닦아서 가루 내어 한번에 8g씩 술에 타서 먹는다 본초.

중풍으로 말을 하지 못하는 것과 풍風, 한寒, 습濕으로 생긴 비증痺證을 치료한다.

오계뼈 검은 닭

약을 만들어 먹는 방법

뼈 검은 닭의 고기를 국을 끓이면서 파, 후추, 생강, 소금, 간장, 기름을 넣고 익혀 먹는다.

⊙ 오계분은 풍風을 주관한다. 치병으로 이를 악물고 몸이 뻣뻣해진 데는 오계시백屎白을 검정콩흑두, 뜨겁게 닦은 것과 함께 술에 담갔다가 먹는다.

중풍으로 입이 비뚤어진 것을 치료한다.

작鵲 까치

약을 만들어 먹는 방법

살아 있는 까치를 배를 갈라서 뜨거운 피가 있는 채로 비뚤어진 곳에 붙이면 곧 바로 선다 속방.

⊙ 뼈 검은 닭도 역시 좋다.

여러 가지 풍증으로 가느라들면서 몸 한쪽을 쓰지 못하고 혈기血氣가 잘 통하지 못하는 것과 저리고 아픈 것을 치료한다.

안방 기러기기름

약을 만들어 먹는 방법

기름을 졸여 하루에 1숟가락씩 데운 술에 타서 먹는다 본초.

급중풍急中風으로 입이 비뚤어지고 팔다리를 쓰지 못하는 것을 치료한다.

오아 烏鴉 까마귀

약을 만들어 먹는 방법

까마귀 1마리를 소금을 넣고 이긴 진흙으로 잘 싸발라서 불에 구운 다음 가루내서 술에 타 먹는다 본초.

풍병風病을 주로 치료한다. 또한 풍비風痺로 감각이 둔해진 것도 낫게 한다.

웅지 熊脂 곰 기름

약을 만들어 먹는 방법

술에 달여 한 번에 큰 숟가락으로 하나씩 데운 술에 타서 먹는다. 고기를 먹어도 좋다 본초.

독풍毒風으로 힘줄과 뼈가 켕겨서 굽혔다 폈다 하기 힘들며 여기저기가 아픈 것을 치료한다.

호골 虎骨 범 뼈

약을 만들어 먹는 방법

범 뼈를 가루 내어 술에 담가 두고 그 술을 먹는다. 이것을 일명 호골주虎骨酒라고도 한다 본초.

중풍으로 입과 눈이 비뚤어진 것을 치료한다.

녹생육 鹿生肉 생사슴고기

약을 만들어 먹는 방법

사슴의 고기에 후추를 두고 함께 짓찧어 붙이는데 비뚤어졌던 것이 바로 서면 떼버려야 한다. 뼈를 넣어 빚은 술虎釀酒, 처방은 탕액편 곡식문에 있다은 풍증을 치료하고 약한 것을 보한다 본초.

상한 傷寒

겨울에는 상한에 걸린다 冬爲傷寒

상강霜降 이후부터 춘분春分 전까지 사이에 찬 이슬이나 서리를 맞으면 한사寒邪가 몸에 침범하여 병이 생기는데 이것을 상한傷寒이라고 한다 활인.

⊙ 봄 날씨는 따뜻하고 여름 날씨는 덥고 가을 날씨는 서늘하며 겨울 날씨는 찬데 이것은 4철의 정상 날씨이다. 겨울에는 날씨가 몹시 차므로 세상 만물이 깊이 잠긴다. 위생을 잘 지키면 한사에 상하지 않는다. 한사에 감촉된 것을 상한이라고 한다. 사철 날씨에 상하면 병이 생기게 되는데 그 가운데서 상한병독傷寒病毒이 제일 심하다. 그것은 쌀쌀한 기운 때문이다. 한사가 침범하면 곧 병이 생기는데 이것을 상한이라고 한다. 한사가 침범했으나 그 즉시에는 앓지 않고 살 속에 잠복하면 그것이 봄에는 온병溫病으로 변하고 여름에는 서병暑病으로 변한다. 서병이라는 것은 온병 때보다 몸에 열이 더 심하게 나는 것이다. 부지런한 사람들이 봄과 여름에 온병과 열병을 많이 앓는 것은 겨울에 한사에 감촉되었기 때문이지 돌림병은 아니다 활인.

단방 單方

상한과 열병으로 땀이 난 뒤에 맥이 홍대洪大하고 머리가 아프며 입이 마르고 몹시 갈증이 나는 것을 치료한다.

석고 石膏

약을 만들어 먹는 방법

석고를 부스러 40g을 물에 달여 먹는다 본초.

상한음증에 몸이 차고 맥이 미微하며 손발이 싸늘하면서 날치는躁 것을 치료한다.

유황 硫黃

약을 만들어 먹는 방법

유황 20g을 가루 내어 약쑥 달인 물에 타 먹고 바로 편안히 누워 땀을 내면 낫는다 입문.

상한을 치료한다. 해기解肌를 잘 시키며 번열煩熱을 없앤다.

시호 柴胡

약을 만들어 먹는 방법

시호 40g을 썰어서 물에 달여 먹는다 본초.

상한 초기에 머리가 아프고 몸에서 열이 나는 것을 치료한다.

갈근 葛根 칡뿌리

약을 만들어 먹는 방법

칡뿌리갈근, 썬 것 40g을 물에 달여 먹는다.

⊙ 생칡뿌리즙 1되를 마셔도 낫는다 본초.

상한 때 해기解肌시키기 위해 땀을 내는 데 제일이다.

마황麻黄

약을 만들어 먹는 방법

마황마디를 버린 것 20g을 물에 달여 먹는다 본초.

상한음독을 치료한다.

백합百合 나리

약을 만들어 먹는 방법

진하게 달인 나리물 1되를 먹으면 좋다 본초.

상한의 노복증勞復證을 치료한다.

죽력竹瀝 참대기름

약을 만들어 먹는 방법

참대기름을 약간 달여 자주 먹고 땀을 낸다 본초.

상한과 열병의 노복증勞復證을 치료한다.

치자梔子 산치자

약을 만들어 먹는 방법

산치자 10알을 짓찧어 물에 달여 먹고 약간 땀을 낸다 본초.

상한 때 정신이 혼미하여 사람을 알아보지 못하는 것을 치료한다.

조협 주염열매

약을 만들어 먹는 방법

주염열매 가루를 종이로 말아 태우면서 그 연기를 코에 쏘인다. 재채기가 나면 치료할 수 있고 안 나면 치료하기 힘들다. 그것은 재채기가 나지 않으면 폐기肺氣가 끊어진 것이기 때문이다. 치료할 수 있는 것은 주염열매, 끼무릇반하, 백반 등을 가루 내어 한번에 6g씩 생강즙으로 개어 먹고 가래를 토하게 하면 곧 깨어난다 회춘.

노복勞復을 치료한다.

모서분 牡鼠糞

약을 만들어 먹는 방법

모서분을 파, 약전국과 함께 물에 넣고 달여 먹는다 본초.

상한 초기에 머리가 아프고 열이 나면 곧 총시탕을 먹는다.

총백 파밑

약을 만들어 먹는 방법

파밑총백 한 줌, 약전국 1홉, 생강 5쪽을 물에 넣어 달여 먹고 땀을 낸다. 돌림병에도 이것을 쓴다 본초.

상한에 열이 심할 때에 먹는다 본초.

생리 生梨 생배

약을 만들어 먹는 방법

상한에 열이 심할 때에 먹는다 본초.

감기에 걸린 초기에 치료한다.

총주 파술

약을 만들어 먹는 방법

파밑총백, 뿌리가 달린 것을 잘게 썰어서 따끈한 술에 담갔다가 술을 마시고 땀을 낸다 속방.

상한으로 머리가 아플 때에 치료한다.

형개 荊芥

약을 만들어 먹는 방법

형개수 40g을 진하게 달여 먹는다 본초.

풍한에 감촉된 것을 치료한다.

자소엽 紫蘇葉 차조기잎

약을 만들어 먹는 방법

진하게 달여 먹고 땀을 낸다 본초.

풍한에 감촉된 것을 치료한다.

인동등 忍冬藤 인동덩굴

약을 만들어 먹는 방법

인동덩굴을 진하게 달여 따뜻한 것을 먹고 땀을 낸다 본초.

상한 때의 음독과 양독을 치료한다.

박하 薄荷

약을 만들어 먹는 방법

박하잎을 달여 따뜻한 것을 먹고 땀을 내면 낫는다 본초.

상한과 열병으로 번갈이 나는 것을 치료한다.

녹두죽 菉豆粥

약을 만들어 먹는 방법

녹두죽을 쑤어 늘 먹는다 속방.

서 暑

서병暑病의 형태와 증상 暑病形證

하지夏至 후에 열병을 앓는 것은 서병暑病이다. 서병은 몸에서 열이 나고 저절로 땀이 나며 입이 마르고 얼굴에 때가 낀 것 같다 입문.

⊙ 더위에 상한 증상傷暑證은 얼굴에 때가 끼고 저절로 땀이 나며 몸에서 열이 나고 잔등이 시리며 안타깝게 답답하고煩悶 몹시 갈증이 나며 몸이 나른하면서 기운이 없고 솜털이 일어서면서 오한惡寒이 나고 혹 머리가 아프거나 곽란이 있거나 팔다리가 싸늘하며四肢厥冷 다만 몸이 아프지 않다 직지.

단방 單方

날씨가 몹시 더울 때에 생긴 병을 주로 치료한다.

석고 石膏

약을 만들어 먹는 방법

석고부스러뜨린 것 40g을 달여 짜먹으면 곧 낫는다 중경.

일체 서병暑病과 곽란으로 토하고 설사하는 데 치료한다.

향유 노야기

약을 만들어 먹는 방법

노야기를 달여 짜먹거나 날것으로 즙을 내어 먹어도 좋다 본초.

더위를 먹어 정신을 잃고 넘어지며 가슴이 답답한 것心悶을 치료한다.

대료 大蓼

약을 만들어 먹는 방법

홍초이다. 대료를 진하게 달여 먹는다.

⊙ 여름철에 더위를 먹어 정신을 잃고 죽게 된 데도 또한 먹인다 본초.

무더운 여름에 먹으면 더위를 먹지 않으므로 조금씩 먹는 것이 좋다 본초.

첨과 甛瓜 참외

약을 만들어 먹는 방법

무더운 여름에 먹으면 더위를 먹지 않으므로 조금씩 먹는 것이 좋다 본초.

음력 섣달에 눈 마분馬糞을 말린 것인데 물에 달여 마시면 일체 서병暑病을 치료한다 속방.

마통 馬通

약을 만들어 먹는 방법

음력 섣달에 눈 마분馬糞을 말린 것인데 물에 달여 마시면 일체 서병暑病을 치료한다 속방.

습 濕

습은 물 기운이다濕乃水氣

습濕이란 곧 물水이다. 동남지방은 지대가 낮고 바람과 비가 자주 와서 산과 늪에서 증기蒸氣가 떠올라 사람들이 흔히 중습中濕에 걸리게 된다. 습이 경락經絡에 있으면 해질 무렵에 열이 나고 코가 메며鼻塞 습이 뼈마디에 있으면 온몸이 다 아프고 5장 6부에 있으면 청기淸氣와 탁기濁氣가 뒤섞여 설사하고 오줌은 도리어 잘 나가지 않으며 배가 혹 불러 오르고 그득해진다脹滿. 습과 열이 서로 부딪치면 온몸이 훈증한 것처럼 누렇게 된다 입문.

단방 單方

생것으로 피부가 건조한 것을 치료하는데 눅여 준다.

산약 山藥 마

약을 만들어 먹는 방법

마산약를 쪄서 먹거나 갈아서 죽을 쑤어 먹기도 한다 탕액.

죽을 쑤어 늘 먹는 것이 아주 좋다 본초.

우락 牛酪 졸인 젖

약을 만들어 먹는 방법

죽을 쑤어 늘 먹는 것이 아주 좋다 본초.

모두 조병燥病을 치료한다.

천문동과 맥문동 天麥門冬

약을 만들어 먹는 방법

천문동과 맥문동을 달여 먹거나 알약을 만들어 오랫동안 먹는 것이 좋다 본초.

모두 피를 생기게 한다.

생숙지황 生熟地黃 생지황과 찐 지황

약을 만들어 먹는 방법

생지황과 찐 지황을 달여 먹거나 알약을 만들어 오랫동안 먹으면 좋다 본초.

화 火

화에는 군화와 상화의 두가지가 있다 火有君相之二

5행五行에는 각각 한가지의 성질이 있는데 오직 화火만 두 가지가 있다. 하나는 군화君火 즉 인화人火이고 다른 하나는 상화相火 즉 천화天火이다. 화는 속은 음陰이고 겉은 양陽이어서 움직이는 것을 주관한다. 이름을 가지고 말하면 형체와 실질이 상생相生하여 5행에 배열되는 것을 군화君火라 하고 지위를 가지고 말하면 허무虛無에서 생겨 제자리를 지키며 생명을 주관하고 그 작용을 보고 알 수 있기 때문에 상화라고 한다. 천지는 만물을 주로 생기게 하므로 늘 움직이고 있으며 사람도 살면서 늘 움직이고 있는데 그것은 다 상화가 하는 것이다[동원].

⊙ 군화는 심心과 소상小腸의 기운이 되는 것이고 상화는 심포락心包絡 3초三焦의 기운이 되는 것이다 단심.

단방 單方

3초의 화열火熱과 위열胃熱, 몸에서 열이 나는 것身熱, 번갈煩渴 등을 없앤다.

석고 石膏

약을 만들어 먹는 방법

석고 160g, 감초 10g을 잘 갈아서 한 번에 8g씩 물로 먹되 하루에 2번씩 먹는다. 골증열도 치료한다.

⊙ 증병蒸病의 5번째가 내증內蒸인데 내증이라고 한 것은 병의 원인이 5장 6부에 있기 때문이다. 그 증상은 뼈와 살이 녹아나는 것 같고 음식 맛이 없으며 피부가 말라 윤기가 없다. 그 증이 심한 때에는 팔다리가 점차 가늘어지고 발등이 부어오르는데 쓴다. 이 약은 몸이 서늘할 때까지 먹어야 한다 본사.

⊙ 위화胃火, 식적食積, 담화痰火 등을 전적으로 치료한다. 석고를 불에 달구어 가루를 내어 식초를 두고 쑨 풀로 반죽한 다음 녹두알 만하게 알약을 만들어 한 번에 30알씩 미음으로 먹는다. 이것을 단석고환單石膏丸이라고 한다. 일명 옥액환玉液丸이라고도 한다 입문.

골증열骨蒸熱을 치료한다.

생지황 生地黃

약을 만들어 먹는 방법

생지황즙을 한 번에 1-2홉씩 몸이 서늘할 때까지 먹는다. 혹은 그 즙을 죽에 섞어서 빈속에 먹기도 한다 본초.

열로熱勞로 뼈마디가 안타깝게 아픈 것을 치료한다.

시호 柴胡

약을 만들어 먹는 방법

시호를 12g씩 물에 달여 먹는다 본초.

골증열과 열로를 치료한다.

박하 薄荷

약을 만들어 먹는 방법

박하를 달여 먹거나 생것을 짓찧어 즙을 내어 먹는다. 또는 즙을 졸여 고약을 만들어 여러 가지 약에 섞어서 먹는다 단심.

땀이 나는 골증骨蒸을 치료한다.

지모 知母

약을 만들어 먹는 방법

또는 신화腎火를 내린다. 지모를 물에 달여 먹거나 알약을 만들어 먹는다 본초.

열독熱毒으로 생긴 골증을 치료한다.

황금 黃芩 속썩은풀

약을 만들어 먹는 방법

속썩은풀황금을 술로 축여 볶아 쓰면 폐화肺火를 내린다. 혹은 그것을 가루 내어 천문동 고로 반죽한 다음 알약을 만들어 먹는데 청금환淸金丸이라고 한다.

⊙ 조금은 대장大腸의 화를 내리는데 달여 먹거나 알약을 만들어 먹어도 다 좋다 단심.

일체 열증과 혈열血熱, 술로 생긴 열을 치료한다.

黃連

약을 만들어 먹는 방법

황련을 깨끗한 물에 담갔다가 사기그릇에 담아 중탕으로 달여 웃물을 먹는다 직지.

실열實熱과 혈열血熱, 장부에 쌓인 열을 치료한다.

대황 大黃

약을 만들어 먹는 방법

또는 풍열風熱로 헌데가 난 것을 치료한다. 대황 80g과 형개 160g을 물에 달여 먹는데 이것을 형황탕荊黃湯이라고 한다 득효.

골증骨蒸과 열로熱勞를 치료한다. 제일 좋은 약이다.

청호 靑蒿 제비쑥

약을 만들어 먹는 방법

제비쑥을 물에 달여 먹거나 알약을 만들어 먹거나 다 좋다 본초.

골증骨蒸으로 살이 뜨거운 것을 치료하는데 피의 열을 내리고 뼈를 시원하게 한다.

지골피 地骨皮

약을 만들어 먹는 방법

지골피를 썰어서 한 번에 12g씩 물에 달여 하루 두세 번씩 먹는다 탕액.

소장열小腸熱과 열로 헌데가 생긴 것을 치료한다.

상심 오디

약을 만들어 먹는 방법

잘 익은 오디의 즙을 내어 사기그릇에 넣고 졸여 고약을 만든 다음 졸인 꿀을 넣고 잘 섞어서 한번에 2-3숟가락씩 먹는다 단심.

5장과 장위腸胃 속에 몰린 열을 치료하며 또 신화腎火와 방광화膀胱火를 내린다.

황백 黃栢

약을 만들어 먹는 방법

황백으로 알약을 만들어 먹거나 달여 먹거나 다 좋다 본초.

번열煩熱을 없앤다.

죽엽 竹葉 참대잎

약을 만들어 먹는 방법

참대잎을 물에 달여 먹는다.

⊙ 참대기름죽력은 가슴에 있는 심한 열과 안타깝게 답답한 것을 치료한다. 참대기름을 마신다 본초.

적열積熱로 가슴을 쥐어뜯는 듯한 것을 치료한다.

치자 梔子 산치자

약을 만들어 먹는 방법

또는 3초의 화를 사한다. 산치자를 물에 달여 마신다. 또는 검게 닦은 산치자를 가루 내어 밀가루 풀로 반죽한 다음 알약을 만들어 먹는데 이것을 유금환柔金丸이라 한다. 만일 꿀로 반죽하여 알약을 만들었으면 산치환山梔丸이라 하는데 가슴에 있는 번열을 없앤다 입문.

번열煩熱을 없앤다.

모려 牡蠣 굴조개

약을 만들어 먹는 방법

굴조개의 살을 발라 회를 만들어 생강과 식초를 두고 먹는다 본초.

갑자기 나는 열을 없애고 열기를 내린다.

현육 가막조개살

약을 만들어 먹는 방법

가막조개살에 생강과 식초를 두고 생으로 먹는다 본초.

답답한 증을 없애며 열독熱毒을 푼다.

규육 蚌肉 진주조개살

약을 만들어 먹는 방법

먹는 법은 위와 같다 본초.

뱃속에 몰린 열을 내린다.

전라 田螺 우렁이

약을 만들어 먹는 방법

우렁이를 삶아먹거나 즙을 내어 마셔도 좋다 본초.

노열勞熱과 열독熱毒을 푼다.

와 머구리

약을 만들어 먹는 방법

머구리를 달여 먹는다. 즙을 내어 먹어도 좋다. 이것은 물속에 있는 개구리를 말한다 본초.

골열과 뼈마디에 생긴 노열勞熱을 없앤다.

별 鼈 자라

약을 만들어 먹는 방법

자라의 살을 발라서 국을 끓여 양념을 두고 먹는다. 또는 그 껍질을 누렇게 구워 가루를 내어 8g씩 술에 타 먹는다 본초.

가슴에 몰린 열을 치료한다.

해 蟹 게

약을 만들어 먹는 방법

게장에 생강과 식초를 두고 버무려 먹는다 본초.

골증을 치료하며 가슴이 안타깝게 답답한 것을 없앤다.

오매 烏梅

약을 만들어 먹는 방법

오매를 물에 달여 차처럼 마신다[본초.

열독을 풀며 가슴이 안타깝게 답답한 것을 없앤다.

우 藕 연뿌리

약을 만들어 먹는 방법

쪄먹거나 생것을 먹어도 다 좋다 본초.

열사熱邪를 없애며 가슴이 답답한 것을 치료한다.

이 梨 배

약을 만들어 먹는 방법

배를 늘 먹는 것이 좋다. 풍열風熱로 가슴이 답답한 데는 배 3개, 사탕 20g을 물에 달여 아무 때나 먹는다 유취.

번열煩熱을 풀고 실열實熱을 내린다.

미후도 다래

약을 만들어 먹는 방법

다래의 속을 파내어 꿀에 타서 달여 늘 먹는다 본초.

열독熱毒을 내리는 데 매우 좋다.

지마유 脂麻油 참기름

약을 만들어 먹는 방법

참기름 1홉, 달걀 2개, 망초 12g을 섞어서 먹으면 조금 있다가 곧 설사한다 본초.

일체 열독으로 번갈煩渴이 나는 것과 대변이 굳고 오줌이 잘 나가지 않는 것을 치료한다.

흑두 黑豆 검정콩

약을 만들어 먹는 방법

검정콩 2홉, 감초 8g, 생강 7쪽을 물에 넣고 달여 먹는데 이것을 감두탕甘豆湯이라고 한다 입문.

열을 내린다. 녹두를 삶아 먹는다.

녹두 菉豆

약을 만들어 먹는 방법

녹두죽을 쑤어 먹어도 좋다.

⊙ 녹두가루는 열독을 없앤다 일용.

번열煩熱을 없앤다.

첨과 甛瓜 참외

약을 만들어 먹는 방법

참외껍질을 벗겨서 끼니 뒤에 먹는다 본초.

가슴을 시원하게 하고 소장열小腸熱을 없앤다.

서과西瓜 수박

약을 만들어 먹는 방법

수박을 늘 먹는 것이 좋다 일용.

쌓인 열을 없애며 열독을 풀고 번조증을 멎게 한다.

동과冬瓜 동아

약을 만들어 먹는 방법

동아김치를 만들어 먹는다. 혹은 짓찧어 즙을 내어 먹는다 본초.

가슴 속의 번열을 풀며 사열을 없앤다.

숭채 배추

약을 만들어 먹는 방법

배추 국을 끓이거나 김치를 만들어 먹는다 본초.

열로 생긴 담을 없앤다.

고채苦菜 씀바귀

약을 만들어 먹는 방법

씀바귀로 나물을 만들어 늘 먹는다 본초.

갑자기 나는 열을 없앤다.

궐 蕨 고사리

약을 만들어 먹는 방법

고사리로 나물을 만들어 먹는다 본초.

잠복된 열을 없앤다.

수근 水芹 미나리

약을 만들어 먹는 방법

김치를 만들어 먹거나 달여 먹거나 생것을 먹어도 다 좋다 본초.

만일 열이 나면서 기분이 좋지 못한 때 치료한다.

밀 蜜 꿀

약을 만들어 먹는 방법

깨끗한 물에 꿀을 타서 한 사발 먹으면 곧 낫는다 본초.

5장의 열을 내린다.

백아 白鵝 흰 거위

약을 만들어 먹는 방법

흰 거위를 삶아 국을 마시고 나서 고기도 먹는다 본초.

번열을 내리며 열독을 없앤다.

백압 白鴨 흰오리

약을 만들어 먹는 방법

흰 오리고기에 파와 약전국을 두고 끓여 국물을 마시고 나서 고기도 먹는다 본초.

가슴에서 번열이 나는 데 치료한다.

계자 鷄子 달걀

약을 만들어 먹는 방법

달걀 흰자위생것 1개를 먹는다.

⊙ 열독이 발작하면 달걀 흰자위 3개에 꿀 1홉을 타서 단번에 먹으면 곧 낫는다 본초.

열독을 풀며 가슴에서 열이 나는 것을 없애는 데 소젖을 마시면 좋다.

우유 牛乳 소젖

약을 만들어 먹는 방법

검정소의 젖이 더욱 좋다 본초.

골증과 열로를 치료한다.

저두 돼지 위

약을 만들어 먹는 방법

돼지 위를 삶아 먹는다. 돼지열물저담도 좋은데 물에 타 먹는다 본초.

골증과 열로를 치료한다.

달육 獺肉 수달의 고기

약을 만들어 먹는 방법

수달을 푹 삶아서 하룻밤 이슬을 맞힌 다음 이튿날 아침에 초장을 두고 먹으면 곧 낫는다. 오소리고기도 같다 본초.

골증로가 심하여 팔다리가 여위어 가는 것을 치료한다.

서육 鼠肉 쥐고기

약을 만들어 먹는 방법

쥐고기를 삶아 먹든지 구워 먹든지 다 좋다. 환자가 모르게 해야 한다 본초.

내상 內傷

음식과 약으로 병을 치료한다 食藥療病

몸을 튼튼하게 하는 기본은 음식물에 있고 병을 치료하는 방법은 오직 약에 달려 있다. 음식을 적당히 먹을 줄 모르는 사람은 생명을 보존할 수 없고 약의 성질에 밝지 못한 사람은 병을 치료할 수 없다. 그러므로 음식물은 사기를 없애는 동시에 5장 6부를 편안하게 하고 약은 정신을 안정시키며 오래 살 수 있게 혈기를 자양한다. 사람은 이 2가지를 몰라서는 안 된다. 때문에 웃어른이나 부모가 병에 걸리면 먼저 식사요법을 적용해야 하며 그래도 낫지 않으면 약으로써 치료해야 한다. 그러므로 자식 된 사람은 음식물과 약의 성질을 잘 알아야 한다 천금.

단방 單方

오래 된 체기로 배가 창만한 것을 낫게 한다 본초.

벽해수 碧海水 바닷물

약을 만들어 먹는 방법

1~2홉을 마시면 토하고 설사하는데 오래 된 체기로 배가 창만한 것을 낫게 한다 본초.

술에 몹시 취했거나 오이나 과일을 너무 많이 먹었을 때 치료한다.

생숙탕 生熟湯

약을 만들어 먹는 방법

생숙탕에 몸을 담그고 있으면 물에서 술과 오이 맛이 난다. 생숙탕이란 즉 끓은 물에 새로 길어온 물을 탄 것이다 본초.

중초中焦에 열이 있어서 음식을 먹지 못할 때 치료한다.

생강즙 生薑汁

약을 만들어 먹는 방법

생강즙 1홉, 꿀 1숟가락, 물 3홉, 생지황즙 조금 등을 타서 단번에 먹으면 곧 낫는다 본초.

음식을 소화시키며 기氣를 내려가게 한다.

상지다 桑枝茶 뽕나무가지차

약을 만들어 먹는 방법

뽕나무가지를 구리칼로 잘게 썬 다음 사기그릇에 넣고 누른 빛이 나게 닦아서 물에 달여 먹는다 본초.

음식에 체한 것을 내려가게 한다.

다 茶 차

약을 만들어 먹는 방법

차를 따뜻하게 데워 마신다. 좋은 차도 역시 좋다 속방.

탄산증呑酸證으로 신물이 명치를 자극하는 것을 치료한다.

오수유 吳茱萸

약을 만들어 먹는 방법

오수유 1홉을 달여 먹으면 곧 낫는다. 요즈음 어떤 사람이 탄산증으로 명치가 찢어지는 듯하였는데 이 약을 먹고 20년 동안이나 도지지 않았다 본초.

음식물을 소화시킨다.

후박 厚朴

약을 만들어 먹는 방법

갈뿌리와 후박을 강물에 달여 먹으면 곧 낫는다.

⊙ 뇌공雷公이 말하기를 음식을 더 먹고 술을 더 먹으려면 반드시 갈뿌리와 후박을 달여 먹으라고 한 것은 바로 이것을 말한 것이다 본초.

식적食積을 치료하며 음식을 소화시킨다.

산사자 찔광이

약을 만들어 먹는 방법

찔광이를 쪄서 살을 발라 햇볕에 말린 다음 달여 먹는다. 혹은 찔광이의 살을 발라 가루를 내어 약누룩신국을 두고 쑨 풀로 반죽한 다음 알약을 만들어 먹는다. 일명 관중환寬中丸이라고도 한다 본초.

⊙ 또는 고기를 많이 먹고 적이 된 것을 치료한다. 찔광이 40g을 물에 달여 먼저 물을 마시고 나서 남은 살을 먹는다 종행.

술이나 음식을 많이 먹고 배가 그득한 것을 치료한다.

청피 青皮 선귤껍질

약을 만들어 먹는 방법

선귤껍질소금 40g을 물에 풀어서 재웠다가 볶는다 160g을 가루내어 한번에 6g씩 찻가루 2g과 함께 고루 섞어서 끓인 물에 타 먹으면 좋다 본초.

음식을 소화시키고 술독을 풀며 탄산呑酸을 멈추고 주담酒痰과 누런 물이 나오는 것을 없앤다.

약을 만들어 먹는 방법

명사를 늘 씹어 먹는다. 모과와 같다 본초.

먹은 국수가 소화되지 않고 배가 팽팽하게 불러 오르는 것을 치료한다.

오매 烏梅

약을 만들어 먹는 방법

오매살로 알약을 만들어 한번에 30알씩 끓인 물로 먹는다 유취.

붕어와 함께 국을 끓여 먹는다.

순 蓴 순채

약을 만들어 먹는 방법

위가 약하여 소화되지 않는 데는 위구를 잘 통하게 해서 효과를 본다. 특히 늙은이에게 더욱 좋다 본초.

이 두 가지 고기는 모두 진흙을 먹기 때문에 비위脾胃를 보하며 음식을 잘 먹게 한다.

부어급치어 붕어와 숭어

약을 만들어 먹는 방법

늘 먹는 것이 좋다 본초.

위기胃氣를 고르게 하여 음식을 소화시킨다.

해蟹 게

약을 만들어 먹는 방법

게장에 양념을 쳐서 날것으로 먹는다 본초.

비위脾胃의 기를 고르게 하고 음식생각이 나게 한다.

이당飴糖 엿

약을 만들어 먹는 방법

편片으로 된 검은 엿이다. 늘 먹는 것이 좋다 본초.

기가 허약한 사람에게 쓰면 비위를 도와 음식을 소화시킨다.

대맥얼大麥蘖 보리길금

약을 만들어 먹는 방법

맥아麥芽이다. 보리길금을 가루 내어 먹거나 달여 먹어도 다 좋다 본초.

음식을 잘 소화시키며 오래 된 체기를 없앤다.

신국 神麴 약누룩

약을 만들어 먹는 방법

약누룩을 가루 내어 먹거나 달여 먹어도 좋다 탕액.

음식을 잘 소화시키며 오래 된 체기를 없앤다.

술독이나 식중독을 치료한다.

녹두분 菉豆粉 녹두가루

약을 만들어 먹는 방법

국수를 만들어 먹으면 좋다 일용.

음식을 소화시키며 국수 독을 푼다.

나복 蘿葍 무

약을 만들어 먹는 방법

또한 보리나 밀 독들도 푼다. 날무를 씹어 먹으면 좋다.

⊙ 옛날 어떤 사람이 국수 먹는 사람을 보고 말하기를

"국수는 몹시 열熱한데 왜 이것을 먹는가?"

또한 그가 무를 먹는 것을 보고

"무를 먹는 것이 좋다."

고 하였다. 이로부터 국수를 먹게 되면 반드시 무를 먹게 되었다 본초.

주로 비위脾胃를 보補한다.

우두 소의 위

약을 만들어 먹는 방법

우양이다. 이것을 문드러지게 찐 다음 양념을 두고 먹는다 속방.

주로 비위가 허약하여 음식을 잘 먹지 못하고 얼굴빛이 누르스름하게 된 것을 치료한다.

황자계 누른암탉

약을 만들어 먹는 방법

닭고기 200g, 밀가루白麪 280g, 파밑총백, 썬 것 2홉 등으로 만두를 만들어 양념을 넣어 삶아 먹는다 입문.

술독으로 몹시 열이 나는 것을 치료한다.

납설수 臘雪水

약을 만들어 먹는 방법

이 물을 마신다 본초.

[註] 납설수臘雪水 : 납일에 온 눈록인 물이다.

술을 마신 뒤에 갈증이 나는 것을 없앤다.

이 梨 배

약을 만들어 먹는 방법

배를 먹으면 아주 좋다 본초.

술에 취해서 깨지 않는 것을 치료한다.

감국화 甘菊花 단국화

약을 만들어 먹는 방법

좋은 단국화를 가루 내어 4-8g씩 물로 먹는다 본초.

술독을 풀고 술에 취해서 깨지 않는 것을 치료한다.

갈근 葛根 칡뿌리

약을 만들어 먹는 방법

칡뿌리를 짓찧어 즙을 낸 다음 1-2홉을 마시면 깨어난다. 칡뿌리를 먹어도 또한 좋다.

⊙ 칡뿌리를 잘 짓찧어 물을 두고 가라앉힌 가루를 받아 끓는 물에 넣으면 얼마 후에 갖풀빛이 나는데 이것을 꿀물에 타 먹는다. 생강을 조금 넣으면 더욱 좋다. 술을 마신 뒤에 생긴 갈증을 잘 치료한다.

⊙ 칡꽃갈화도 술독을 잘 푼다 본초.

술을 마시고 머리가 아픈 것을 치료한다.

죽여 竹茹 참대속껍질

약을 만들어 먹는 방법

청죽여青竹茹 120g을 물 5되에 달여 3되가 되면 찌꺼기를 버리고 식힌 다음 달걀 3개를 깨 넣고 고루 섞어서 다시 한 번 끓여 마신다 본초.

술을 마신 뒤에 번열煩熱이 나는 것을 치료한다.

모려 牡蠣 굴조개

약을 만들어 먹는 방법

굴조개살에 생강과 식초를 넣어 날것으로 먹는다 본초.

술독을 풀고 술에 취한 것을 깨게 한다.

방합 蚌蛤 진주조개

약을 만들어 먹는 방법

조개살에 생강과 식초를 두고 날 것으로 먹거나 끓여 먹는다 본초.

열을 없애고 술에 취한 것을 깨게 한다.

전라 田螺 우렁이

약을 만들어 먹는 방법

여러 달 술을 마셔서 입과 혀가 몹시 헌데는 우렁이 고기螺肉에 파와 약전국, 후추, 생강을 넣고 끓여 즙을 마신다 본초.

술독과 식중독을 치료한다.

우 藕 연뿌리

약을 만들어 먹는 방법

연뿌리를 생것으로 또는 쪄서 먹는다 본초.

술독과 술을 마시고 나는 갈증을 없애며 술에 취한 것을 쉽게 깨게 한다.

감피 柑皮

약을 만들어 먹는 방법

감피를 약한 불기운에 말리어 가루 낸 다음 한번에 4g씩 소금을 약간 둔 끓인 물에 타 먹는다. 일명 독성탕獨醒湯이라고도 한다 본초.

술독을 풀며 술로 생긴 병을 치료한다.

적소두화 赤小豆花 붉은팥꽃

약을 만들어 먹는 방법

붉은팥 꽃과 칡꽃갈회을 각각 같은 양으로 하여 약한 불기운에 말린 뒤에 가루를 낸다. 한번에 4-8g씩 먹으면 취하지 않는다. 일명 쌍화산雙花散이라고도 한다 집요.

술을 마시고 나는 갈증을 없앤다.

숭채 배추

약을 만들어 먹는 방법

배추 국을 끓여 먹든지 김치를 만들어 먹든지 다 좋다 본초.

소주독燒酒毒을 잘 푼다.

과자 瓜子 오이씨

약을 만들어 먹는 방법

오이씨를 생것으로 먹는다. 혹은 오이나 오이덩굴을 짓찧어 낸 즙을 먹는다 속방.

술을 마시고 피로해 하는 것을 풀어준다.

우간급백엽 牛肝及百葉 소의 간과 위

약을 만들어 먹는 방법

생회를 만들어 생강과 식초를 두고 먹는다 본초.

마른 생고기生脯를 지나치게 많이 먹고 까무러치는 것을 치료한다.

응분 鷹糞

약을 만들어 먹는 방법

멀건 미음에 응분가루를 조금 두고 3~5홉을 먹으면 낫는다 본초.

술을 끊는 방법

약을 만들어 먹는 방법

술 7되를 병에 넣고 주사보드랍게 간 것 20g을 그 속에 넣어 꼭 막은 다음 돼지우리에 약 1주일 동안 두었다가 먹으면 다시 술을 마시지 않는다.

⊙ 노자분 태운 가루 4g을 물로 먹거나 응시 태운 가루를 술에 타 먹어도 좋은데 먹는 사람에게 알리지 말아야 한다 본초.

⊙ 또는 우물 벽에 거꾸로 난 풀을 달여 마시거나 참대 잎죽엽에 맺힌 이슬을 술에 타 먹기도 한다 속방.

허로 虛勞

허로병의 원인 虛勞病源

손맥損脈이 나타나는 병은 어떤 것인가. 첫째로, 손병損病은 피모皮毛를 상하므로 피부가 조여들고 털이 빠지며 둘째로, 손병은 혈맥血脈을 상하므로 혈맥이 허하고 적어서 5장 6부를 정상적으로 영양하지 못하며 셋째로, 손병은 살을 상하므로 살이 점점 빠지고 음식을 먹어도 살로 가지 않으며 넷째로, 손병은 힘줄을 상하므로 힘줄이 늘어져서 몸을 잘 움직이지 못하며 다섯째로, 손병은 뼈를 상하므로 뼈가 약해져서 침대에서 잘 일어나지 못한다. 이와 반대되는 것은 지맥至脈이 나타나는 병이다. 손맥이 나타나는 병은 위로부터 아래로 내려가 뼈가 약해져서 침대에서 일어나지 못하게 되는데 이것은 치료할 수 없다. 지맥이 나타나는 병은 아래에서 부터 위로 올라가서 피부가 조여들고 머리털이 빠지게 되는데 이것 역시 치료할 수 없다 난경.

단방 單方

허손虛損과 5로 7상五勞七傷을 치료한다. 5장을 편안하게 한다.

황정 黃精 낚시둥글레

약을 만들어 먹는 방법

그 뿌리와 줄기, 꽃, 씨를 모두 먹는다. 혹 뿌리를 캐어 쪄서 볕에 말려 먹거나 가루를 내어 하루 세 번씩 깨끗한 물에 타 먹는다 본초.

허로를 치료하는데 진양眞陽이 부족한 것을 보한다.

토사자 兎絲子 새삼씨

약을 만들어 먹는 방법

대개 사람들이 기혈이 온전하지 못한 때에 섭생을 잘 하지 못하면 여러 가지 허증이 생긴다. 이 약을 술에 담갔다가 찌꺼기를 아홉 번 한 다음 가루를 내어 한번에 8g씩 하루 두 번 술에 타 먹는다 본초.

5로 7상을 치료하며 5장을 영양補한다. 이 약은 성질이 차면서도 보한다.

천문동 天門冬

약을 만들어 먹는 방법

천문동을 가루 내어 술에 타 먹거나 꿀로 반죽한 다음 알약을 만들어 먹거나 술을 빚어 먹거나 다 좋다 본초.

5로 7상을 치료하며 5장을 편안하게 한다.

맥문동 麥門冬

약을 만들어 먹는 방법

먹는 법은 천문동과 같다 본초.

주로 5로 7상을 치료하며 비위脾胃를 든든하게 하고 오래 살게 한다.

출朮 삽주

약을 만들어 먹는 방법

이 약을 가루 내어 술에 타 먹거나 꿀로 반죽한 다음 알약을 만들어 먹거나 달인 즙을 다시 졸여서 고약을 만들어 오랫동안 먹으면 다 좋다 본초.

허로와 5로 7상을 치료하는데 혈기를 잘 보하며 음을 도와주고 양을 든든하게 한다.

하수오何首烏

약을 만들어 먹는 방법

그 뿌리를 가루 내어 술에 타 먹거나 알약을 만들어 오랫동안 먹는 것이 좋다 입문.

5로 7상을 치료하며 기력氣力을 도와주고 허손된 것을 보한다.

지황地黃

약을 만들어 먹는 방법

지황으로 술을 빚어 먹거나 알약을 만들어서 오랫동안 먹는다 본초.

허로로 몸이 여윈 것을 치료하며 5로 7상을 보한다.

산약山藥 마

약을 만들어 먹는 방법

그 뿌리를 캐어 먹거나 죽을 쑤어 먹어도 좋다 본초.

5장을 보하고 허로虛勞로 몸이 여윈 것을 보한다.

석곡 石斛

약을 만들어 먹는 방법

석곡을 술에 담가 두고 먹거나 달여 먹거나 알약을 만들어 먹어도 좋다 본초.

허로로 몸이 여윈 것과 여러 가지 허손증虛損證을 보하며 허화虛火를 내린다.

황기 단너삼

약을 만들어 먹는 방법

단너삼을 썰어서 꿀물로 축여 볶아서 달여 먹는다 동원.

허로로 몸이 여윈 것을 치료하는데 부족한 것을 보하고 피부를 윤택하게 하고 허열虛熱을 없앤다.

오미자 五味子

약을 만들어 먹는 방법

오미자를 달여 먹거나 알약을 만들어 먹거나 달여 먹어도 좋다 본초.

허로로 추웠다 열이 났다 하는 것을 치료하는데 부족한 것을 보하고 혈을 보하면서 고르게 하고 잘 돌아가게 한다.

당귀 當歸

약을 만들어 먹는 방법

당귀를 썰어서 달여 먹거나 알약을 만들어 먹거나 가루를 내어 먹어도 다 좋다 본초.

허로로 골증열이 나는 것을 치료하는데 음기陰氣를 보한다.

지모 知母

약을 만들어 먹는 방법

지모를 썰어서 한번에 20g씩 달여 먹거나 가루를 내어 알약을 만들어 먹어도 좋다 본초.

허로와 냉증을 치료하며 신腎을 보하고 기력을 도와준다.

선령비 仙靈脾 팔팔이

약을 만들어 먹는 방법

일명 음양곽陰陽藿이라고도 한다. 술에 담가 두고 먹으면 아주 좋다 본초.

열로熱勞와 골증열骨蒸熱을 치료한다.

청호 青蒿 제비 쑥

약을 만들어 먹는 방법

제비 쑥을 물 8되에 넣고 달인 다음 그 물을 다시 졸여 고膏가 되면 벽오동씨 만하게 알약을 만든다. 한번에 30알씩 술로 먹는다.

⊙ 어떤 처방에는 동변에 담갔다가 햇볕에 말린 다음 가루를 내어 알약을 만들어 먹어도 좋다고 하였다 본초.

5로 7상과 여러 가지로 쇠약해진 것을 치료한다.

구기 枸杞

약을 만들어 먹는 방법

구기자뿌리껍질지골피과 잎, 씨 등도 다 효과가 같다. 다 허로를 치료한다.

⊙ 씨와 껍질은 술을 만들어 먹거나 알약을 만들어 먹는다.

⊙ 잎은 국을 끓여 양념을 두고 늘 먹는다 본초.

5로 7상과 허손된 것을 보한다.

오가피 五加皮 오갈피

약을 만들어 먹는 방법

오갈피를 많이 술에 담가 두고 먹거나 술을 빚어 먹거나 달여서 차처럼 늘 먹어도 다 좋 본초.

허로로 몹시 허손된 것을 주로 보한다.

모려 牡蠣 굴조개

약을 만들어 먹는 방법

그 살을 발라서 끓여 먹는다 본초.

허로虛勞, 열로熱勞, 골증열骨蒸熱을 주로 치료한다.

별갑 鼈甲 자라등딱지

약을 만들어 먹는 방법

자라등딱지를 구워서 가루를 낸 다음 알약을 만들어 먹거나 물에 달여 먹는다.

⊙ 고기는 국을 끓여 먹는데 열로를 주로 치료하며 허손을 보한다 본초.

열로와 골증열을 치료하며 허손을 보한다.

만려어 뱀장어

약을 만들어 먹는 방법

그 고기로 국을 끓여 양념을 두고 먹으면 아주 좋다 본초.

등에 누런 줄이 있는 것인데 열로로 몸이 여윈 것을 치료하며 열독을 푼다.

금선와 金線蛙 누런 줄이 간 개구리

약을 만들어 먹는 방법

개구리로 국을 끓여 먹거나 구워 먹어도 다 좋다 본초.

여러 가지 허증을 보한다.

연실 蓮實 연밥

약을 만들어 먹는 방법

연밥연육 600g을 돼지위 안에 넣고 푹 찌거나 물에 넣고 문드러지게 끓여서 짓찧은 다음 벽오동씨 만하게 알약을 만든다. 한번에 100알씩 술로 먹는다. 이것을 수지환水芝丸이라고 한다 입문.

허손으로 몸이 여윈 것을 치료하며 5장을 보한다.

호마 胡麻 참깨

약을 만들어 먹는 방법

참깨를 쪄서 햇볕에 말리기를 아홉 번 한 다음 짓찧어 가루를 낸다. 한번에 12g씩 하루 세 번 술이나 미음으로 먹는다. 혹은 알약을 만들어 늘 먹는다 본초.

허로로 몸이 여윈 것을 보한다.

오웅계뼈 검은 수탉

약을 만들어 먹는 방법

수탉 1마리에 양념을 두고 푹 삶아 먹으면 몹시 보한다. 늘 먹는 것이 좋다 본초.

허로를 치료하며 비위脾胃를 보한다.

황웅계 누른 암탉

약을 만들어 먹는 방법

위의 방법과 같이 삶아 먹는다 본초.

몸시 허약한 것을 보하며 비위脾胃의 기를 든든하게 한다.

이당 飴糖 엿

약을 만들어 먹는 방법

늘 먹는 것이 좋다. 즉 검정 엿이다 본초.

허손된 것을 보한다.

녹육 鹿肉 사슴고기

약을 만들어 먹는 방법

푹 삶아서 양념을 두고 먹는다.

⊙ 녹용은 허로로 몸이 여위고 학질같이 오싹오싹하는 것을 치료한다. 녹용졸인 젖을 발라 구운 것을 가루 내어 술에 타 먹는다.

⊙ 사슴의 뼈는 허로를 치료한다. 그 뼈를 썰어서 달인 물로 술을 빚어 먹는다.

⊙ 사슴의 골수는 중기中氣가 상하였거나 맥이 약하면서 힘줄이 켕기는 것을 치료하는데 술에 타 먹는 것이 좋다 본초.

허로를 치료하고 골수를 보충해 주며 사람을 살찌게 하고 튼튼하게 한다.

녹각교 鹿角膠

약을 만들어 먹는 방법

녹각교를 구워 가루를 낸 다음 한번에 8-12g씩 하루 2번 술로 먹는다 본초.

주로 5로 7상을 치료하며 중기를 보하고 뼈가 끊어진 것을 이어지게 한다.

우수 牛髓 소의 골수

약을 만들어 먹는 방법

골수를 술에 타 먹는다.

⊙ 중병을 앓은 뒤와 허로로 허해진 데는 누른 소의 젖 1되, 물 4되와 함께 달여 1되가 되면 조금씩 먹는다 본초.

5로 7상과 허로로 뱃속이 차고 몸이 여윈 것을 치료한다.

양육 羊肉 양고기

약을 만들어 먹는 방법

양고기로 국을 끓여 양념을 두고 먹는다.

⊙ 양의 콩팥은 신양腎陽이 쇠약한 것을 보한다. 국을 끓여서 양념을 두고 먹는다 본초.

5로 7상으로 허한 것을 세게 보한다.

황구육 黃狗肉 누른 개고기

약을 만들어 먹는 방법

고기를 푹 삶아서 양념을 두고 먹는다.

⊙ 무술주戊戌酒는 아주 잘 보한다처방은 잡방에 있다.

허손된 것을 보한다.

약을 만들어 먹는 방법

돼지위 1보를 깨끗이 씻어서 단너삼과 지황을 넣고 참대껍질로 잡아맨 다음 술지게미로 위를 싸서 단지 안에 넣고 중탕으로 푹 삶아서 늘 먹으면 비위를 든든하게 하고 허약한 것을 보한다 활심.

⊙ 또 한 가지 방법에는 인삼 20g, 건강, 후추 각각 8g, 파 밑 총백 7개, 찹쌀 3홉 등을 가루 내어 돼지위 안에 넣고 푹 삶아서 술로 빈속에 먹는다고 하였다 입문.

5로 7상을 치료하며 허로로 몸이 여윈 것을 보한다.

올눌제

약을 만들어 먹는 방법

올눌제를 불에 구워 가루를 낸 다음 한번에 8g씩 술로 먹거나 알약을 만들어 먹는 것도 좋다 본초.

여러 가지 허증과 5로 7상을 치료한다.

인유 人乳 젖

약을 만들어 먹는 방법

젖 2잔과 좋은 청주 반잔을 은그릇이나 돌그릇에 넣고 약간 끓여 빈속에 단번에 먹는다 종행.

허로로 담痰이 있고 기침하며 살이 빠지고 조열潮熱과 식은땀이 나는 것을 치료한다.

인포의 人胞衣 자하거

약을 만들어 먹는 방법

자하거紫河車 1보를 강물에 깨끗이 씻어서 사기 냄비에 넣고 중탕으로 익혀 소금과 후추 가루를 조금 두고 먹는다. 이것은 진원眞元의 기를 보하는데 효과가 좋다 종행.

곽란

곽란의 형태와 증상

곽란의 증상은 명치와 배가 갑자기 아프고 토하며 설사하고 오한이 나며 열이 계속 나고 머리가 아프며 어지러운 것이다. 먼저 명치가 아프면 먼저 토하게 되고 먼저 배가 아프면 먼저 설사하게 되며 명치와 배가 동시에 아프면 토하고 설사하게 된다. 심하면 힘줄이 뒤틀리게 되는데 이것이 뱃속으로 들어가면 곧 죽는다 정전.

⊙ 3초三焦는 음식물이 통하는 길이기 때문에 병이 상초上焦에 있으면 토하기만 하고 설사는 하지 않는다. 병이 하초下焦에 있으면 설사만 하고 토하지는 않으며 병이 중초에 있으면 농시에 토하고 설사하게 된다. 곽란 亂이라는 것은 음식을 조절하지 못해서 맑은 기운과 흐린 기운이 서로 뒤섞여져 음기와 양기가 가로 막혀서 생긴 병이다. 그러므로 경輕할 때에는 토하고 설사하며 중重할 때에는 온몸을 휘두르고 변동이 심하기 때문에 곽란이라고 한다. 곽란이라는 것은 사기가 비위脾胃에 들어가서 생긴 것이므로 토하고 설사하게 되는 것이다 입문.

단방 單方

건곽란을 치료한다.

염 鹽 소금

약을 만들어 먹는 방법

소금을 큰 숟가락으로 하나씩 누렇게 되도록 닦아 물 1되에 풀어서 먹어 토하고 설사하면 곧 낫는다 본초.

곽란을 치료한다.

과저묵 鍋底墨 가마밑검댕이

약을 만들어 먹는 방법

8g을 끓는 물 1잔에 타 먹으면 토하고 설사한 뒤에 곧 낫는다 본초.

곽란을 치료한다.

감란수 甘爛水

약을 만들어 먹는 방법

여기에 약을 넣어서 달여 먹으면 대단히 좋다자세한 것은 탕액편 수부水部에 있다.

일명 음양탕陰陽湯이라고도 하는데 건곽란을 치료한다.

생숙탕 生熟湯

약을 만들어 먹는 방법

체한 음식물과 나쁜 독물을 토하게 한다. 소금을 타서 먹으면 더욱 좋다. 끓는 물과 새로 길어온 물을 섞은 것이 바로 음양탕이다 본초.

곽란으로 죽을 것 같이 된 것을 치료한다.

생강 生薑

약을 만들어 먹는 방법

생강썬 것 200g을 물 1되에 넣고 달여 즙을 내서 먹으면 곧 낫는다 본초.

토하고 설사하는 것이 멎지 않으며 팔다리가 싸늘하고 정신을 잃은 것을 치료한다.

천남성 天南星

약을 만들어 먹는 방법

천남성가루 12g, 대추 3알을 함께 달여 먹으면 팔다리가 점차 더워지면서 정신을 차리고 깨어나게 된다 본초.

곽란으로 숨쉬기가 힘든 것을 치료한다.

노화 蘆花 갈꽃

약을 만들어 먹는 방법

일명 봉농이라고도 한다. 1줌을 달여서 그 물을 단번에 먹으면 곧 낫는다 본초.

건곽란을 치료한다.

조각 주염열매

약을 만들어 먹는 방법

건곽란 때에 소금물 1사발에 주염 열매 가루를 조금 타서 먹은 다음 목구멍을 자극하여 토하게 하면 곧 효과가 있다 본초.

곽란으로 토하고 설사하며 힘줄이 뒤틀리는 것이 멎지 않는 것을 치료한다.

모과 木瓜 모과

약을 만들어 먹는 방법

달여 먹는다. 가지나 잎도 효과가 같다.

⊙ 명사도 모과와 같은 효과가 있다 본초.

곽란으로 번갈煩渴이 나는 것을 치료한다.

오매 烏梅

약을 만들어 먹는 방법

물에 담갔다가 그 물에 꿀을 타서 마신다 본초.

푸른빛이 나는 것은 곽란으로 토하고 설사하는 데 매우 좋다.

임금 林檎 능금

약을 만들어 먹는 방법

삶아서 즙을 내어 마시거나 씹어 먹는다 본초.

곽란으로 힘줄이 뒤틀려서 힘줄이 복숭아나 오얏처럼 몹시 울룩불룩해지고 가느라들어 참기 어려운 것을 치료한다.

약을 만들어 먹는 방법

진하게 달여서 먹는다 종행.

곽란으로 번갈煩渴이 나는 것을 치료한다.

속미감 좁쌀 씻은 물

약을 만들어 먹는 방법

반 되를 먹으면 곧 낫는다.

⊙ 또한 쌀을 갈아서 물에 걸러 그 즙을 먹기도 하는데 이것은 힘줄이 뒤틀리는 것이 속에까지 들어갔을 때에 쓴다 본초.

곽란으로 번갈이 나는 것을 치료한다.

나미 찹쌀

약을 만들어 먹는 방법

물에 갈아 즙을 내어 마음대로 먹는다 본초.

곽란으로 힘줄이 뒤틀리는 것을 치료한다.

요 蓼 여뀌풀

약을 만들어 먹는 방법

진하게 달여 뜨거울 때 김을 쏘이면서 그 물에 씻는다. 그 다음 1-2잔 마시면 곧 낫는다 득효.

곽란으로 토하고 설사하며 힘줄이 뒤틀리는 것을 치료한다.

향유 노야기

약을 만들어 먹는 방법

진하게 달여 마시면 곧 멎는다.

⊙ 곽란을 치료할 때에 없어서는 안 될 약이다 본초.

곽란으로 토하고 설사하는 것을 치료한다.

소산 小蒜 달래

약을 만들어 먹는 방법

삶아서 즙을 내어 마신다 본초.

건곽란 때에 마시면 곧 토하고 신기하게 효과가 난다 속방.

연록피 烟鹿皮 연기를 쏘인 사슴의 가죽

약을 만들어 먹는 방법

연기를 쏘인 노루가죽도 쓰는데 연기를 쏘이면 흔히 누른빛이 난다. 이것을 물에 담갔다가 즙을 짜서 건곽란 때에 마시면 곧 토하고 신기하게 효과가 난다 속방.

곽란을 치료한다.

초 醋 식초

약을 만들어 먹는 방법

토하지도 설사도 하지 못할 때에 이틀 밤에 반 되를 마시면 좋다.

⊙ 힘줄이 뒤틀릴 때 솜을 식초에 적셔서 따뜻하게 하여 아픈 곳에 붙이는데 식으면 갈아 붙인다. 그러면 곧 낫는다[천금].

구토 嘔吐

구토의 원인 嘔吐之因

⊙구嘔와 토吐, 얼은 다 위胃에 속한다. 그리고 위는 모든 것을 관할한다. 구, 토, 얼도 기혈氣血이 많은가 적은가에 따라 다른 것이다. 구嘔라는 것은 양명경陽明經과 관련되어 생기는 것인데 양명경에는 혈도 많고 기도 많기 때문에 소리도 나고有聲 나오는 물건도 있다有物. 이것은 기혈이 다 병든 것이다. 토吐라는 것은 태양경과 관련되어 생기는 것인데 태양경太陽經에는 혈이 많고 기가 적기 때문에 나오는 물건은 있으나 소리가 없다. 이것은 혈에 병이 든 것이다. 음식물이 들어가면 곧 토하거나 먹고 난 다음에 토하는 데는 귤홍을 주로 쓴다. 얼이라는 것은 소양경少陽經과 관련되어 생기는 것인데 소양경에는 기가 많고 혈이 적기 때문에 소리는 있으나 나오는 물건이 없다. 이것은 기에 병이 든 것이다. 이런 때에는 끼무릇반하을 주로 쓴다. 이 3가지 병의 원인은 비기脾氣가 허약하거나 찬 기운이 위胃에 침범했거나 음식물에 상한 데 있다. 이런 때에는 정향, 곽향, 끼무릇반하, 흰솔풍령백복령, 귤껍질陳皮, 생강 등을 주로 쓴다 동원.

단방 單方

반위증을 치료한다.

황단 黃丹

약을 만들어 먹는 방법

황단 40g과 백반 80g을 약탕관에 넣어 불에 달구었다가 식힌 다음 가루 내어 증병에 반죽해서 벽오동씨 만하게 알약을 만든다. 한번에 5-7알씩 데운 술로 먹는다 강목.

토하면서 구역하는 것을 치료한다.

흑연 黑鉛

약을 만들어 먹는 방법

흑연을 닦아서 재를 만들어 빈랑과 같은 양으로 하여 가루내서 미음에 타서 빈속에 먹는다 단심.

반위와 뭉친 담음을 치료한다.

활석 滑石 곱돌

약을 만들어 먹는 방법

곱돌가루를 생강 제 몸의 즙에 가라앉힌 녹마로 반죽하여 알약을 만들어 때때로 먹는다 단심.

⊙ 갑자기 토하거나 구역이 나는 데는 곱돌가루를 따뜻한 물에 8g씩 타서 먹으면 좋다 본초.

담음으로 물을 토하다가 반위증이 된 것을 치료한다.

적석지 赤石脂

약을 만들어 먹는 방법

적석지를 수비하여 한번에 4g씩 빈속에 술이나 물에 타서 먹는다. 양을 늘려서 8-12g까지 먹을 수 있다. 이것이 없으면 대신 벌건 흙 좋은 것으로 쓴다 본초.

반위증으로 죽을 것 같이 된 것을 치료한다.

인삼 人蔘

약을 만들어 먹는 방법

인삼가루 12g, 생강즙 5홉, 좁쌀 1홉으로 죽을 쑤어 빈속에 먹는다 입문.

⊙ 또는 인삼 40g을 썰어서 물에 달여 단번에 먹는데 하루 번 쓴다 본초.

대체로 토하는 것은 기가 거슬러 오르는 것을 치료한다.

생강 生薑

약을 만들어 먹는 방법

이때에는 맛이 매운 생강으로 헤쳐 주어야 한다.

⊙반위로 토하는 데는 생강즙에 좁쌀을 넣고 죽을 쑤어 먹는다.

⊙ 헛구역은 생강즙 2홉 반을 먹으면 곧 낫는다 본초.

토하는 것과 딸꾹질에 쓰는데 그것은 이 약이 몰린 기운을 헤치기 때문이다.

반하 半夏 끼무릇

약을 만들어 먹는 방법

반위와 토하는 데는 끼무릇반하, 법제한 것 40g과 생강 80g을 썰어서 2첩으로 나누어 물에 달여 먹는다 본초.

⊙ 토하는데 끼무릇반하을 쓰는 것은 물을 없애려는 것이다. 물이 없어지면 토하는 것이 저절로 멎는다 금궤.

헛구역과 딸꾹질, 5열로 안타깝게 답답해하는 것을 치료한다.

노근 蘆根 갈뿌리

약을 만들어 먹는 방법

갈뿌리노근 200g을 물에 달여 2홉 반을 단번에 먹는데 7홉 반을 먹지 않아 곧 낫는다 본초.

토하는 데와 딸꾹질하는데 주로 쓴다.

죽여 竹茹 참대속껍질

약을 만들어 먹는 방법

푸른 참대속껍질 1되를 물에 달여 단번에 먹는다.

⊙ 토하는 데와 딸꾹질하는 데는 참대속껍질죽여을 쓰는데 그것은 이 약이 위를 수렴시키고 답답한 것을 풀어 주기 때문이다 입문.

반위를 치료한다.

즉어 붕어

약을 만들어 먹는 방법

붕어 큰 것으로 내장을 빼버리고 열은 그대로 둔 다음 녹반을 채워 넣어서 불에 눋도록 구워 가루 낸다. 한번에 4g씩 미음으로 하루 3번 먹는다 강목.

⊙ 모든 물고기 태운 가루는 다 물고기가시가 목에 걸린 데 쓴다 본초.

반위증으로 토하는 것을 치료한다.

방합분 蚌蛤粉 대합조개가루

약을 만들어 먹는 방법

가루 내어 한번에 4-8g씩 미음에 타서 먹는다. 가막조개껍질, 말조개껍질, 우렁이껍질은 다 반위증에 주로 쓰는 약인데 태워 가루내서 미음에 타 먹는다 본초.

반위증으로 토하는 것을 치료한다.

위 蝟 고슴도치

약을 만들어 먹는 방법

살만 양념하여 구워 먹는다. 그리고 가죽을 태워 가루 내어 술에 타서 먹기도 한다. 또한 달여서 그 물을 마시기도 한다 본초.

반위증으로 토하는 것을 치료한다.

귤피 橘皮 귤껍질

약을 만들어 먹는 방법

귤껍질 귤피과 해가 늘 비치는 서쪽 벽의 흙을 가루 낸 것과 함께 고소한 냄새가 나도록 닦는다. 다음 귤껍질귤피만 가루 내서 한번에 8g씩 연하게 달인 생강 물에 달여 먹는다 직지.

토하기를 멎게 하는데 달여서 그 물을 마시면 좋다. 생강과 함께 달여 먹으면 더 좋다.

모과 木瓜 모과

약을 만들어 먹는 방법

명사는 메스껍고 헛구역이 나는데 달여서 먹는다 본초.

토하는 것과 딸꾹질을 멎게 한다.

포도근 蒲萄根 포도나무뿌리

약을 만들어 먹는 방법

진하게 달여서 조금씩 마신다 본초.

열이 몰려서 반위증이 생긴 것을 치료한다.

미후도 다래

약을 만들어 먹는 방법

즙을 내서 생강즙에 타 먹는다.

⊙ 다래넝쿨의 즙은 몹시 미끄럽기 때문에 주로 위가 막혀 토하는 것과 구역하는 것을 치료하는데 달여서 생강즙에 타 먹으면 아주 좋다 본초.

음식이 목에 메어 내리지 않는 것과 목구멍이 막힌 것을 치료한다.

저두강 杵頭糠 절구공이에 붙어 있는 겨

약을 만들어 먹는 방법

보드라운 겨를 꿀에 반죽하여 달걀노른자위만하게 알약을 만들어 입에 머금고 녹여 먹는다.

⊙ 또는 보드라운 겨 40g을 흰죽웃물에 타서 먹는다 입문.

반위증으로 음식이 내리지 않는 것을 치료한다.

앵자속 아편꽃씨

약을 만들어 먹는 방법

참대기름에 타서 죽을 쑤어 먹는다 본초.

붕어와 함께 넣고 국을 끓여 먹는다.

순 순채

약을 만들어 먹는 방법

반위증으로 음식이 내리지 않는데 주로 쓴다. 구역도 멎게 한다 본초.

반위증과 열격을 치료하는 중요한 약이다.

우유 牛乳 소젖

약을 만들어 먹는 방법

부추 즙 2잔, 소젖 1잔, 참대기름 반잔, 생강 20g으로 낸 즙을 함께 고루 타서 단번에 먹는다 의감.

⊙ 어떤 사람이 반위증이 있으면서 대변이 굳어 나오지 않았다. 이것은 정혈精血이 몹시 줄어들었기 때문이었다. 그리하여 먼저 사탕수수 즙으로 육군자탕六君子湯, 처방은 담음문痰飮門에 있다에

부자, 대황을 넣어서 달여 먹은 다음 소젖만 15일 동안 마시면서 다른 음식은 먹지 않았다. 그랬더니 대변이 묽어지면서 나왔다 단심.

반위증을 치료하는데 큰 것으로 많이 잡아 깨끗한 물에 넣어 진흙을 토하게 한다.

전라田螺 우렁이

약을 만들어 먹는 방법

다음 그 진흙을 가라앉히고 맑은 웃물은 버린다. 그리고 재 위에 재灰를 펴고 그 위에 종이를 편 다음 여기에 위의 흙을 펴 놓아 물기를 빼고 쓰는데 흙이 절반 정도 말랐을 때 벽오동씨 만하게 알약을 만든다. 한번에 30알씩 곽향 달인 물로 먹으면 곧 낫는다. 일명 나니환螺泥丸이라고도 한다. 그리고 우렁이는 버린다. 우렁이를 삶아 먹지 말아야 한다 강목.

반위증과 열격을 치료한다.

방합

약을 만들어 먹는 방법

방합을 깨끗하게 씻어 병에 넣고 물을 4손가락 너비 정도 올라오도록 부은 다음 여기에 참기름 1술잔을 넣어서 또 2손가

락 너비 정도 올라오게 한다. 다음 여기에 밀가루를 뿌리면 우렁이가 침을 곧 뱉는다. 다음날 방합을 버리고 물채로 햇볕에 말려서 밀가루를 가루 낸다. 한번에 2g씩 주정이 약한 소주淡燒酒에 타서 먹으면 낫는다 의감.

열격과 반위증을 치료한다.

마박아 馬剝兒

약을 만들어 먹는 방법

일명 마도아馬匏兒라고도 하는데 즉 쥐참외王瓜이다. 약성이 남게 태워 가루내어 한번에 4g씩 쓰는데 평위산 8g과 함께 대추살에 버무려서 데운 술에 풀어먹는다. 그러면 먹은 것이 내려간다. 그 다음 증상에 맞게 조리해야 한다.

⊙ 어떤 처방에는 약성이 남게 태워서 한번에 8g씩 미음에 타 먹게 되어 있다[정전.

열격으로 오랫동안 음식을 먹지 못하는 것을 치료한다.

취건반 炊乾飯 누룽지

약을 만들어 먹는 방법

여러 해가 된 누룽지를 강물에 달여서 아무 때나 마신다. 그 다음 음식을 먹게 되면 약으로 조리해야 한다 정전.

목이 메는 것을 치료한다.

계곡대 닭의 사낭

약을 만들어 먹는 방법

사낭鷄袋 속에 있는 것은 하나도 버리지 않고 쓰는데 진흙에 싸서 불에 약성이 남게 굽는다. 사낭 한 개분을 생강즙에 닦은 향부자 가루 20g과 섞어서 약누룩으로 쑨 풀에 반죽한 다음 벽오동씨 만하게 알약을 만들어 생강을 달인 물로 빈속에 먹는다 강목.

반위증을 치료한다.

묘태의 猫胎衣 고양이태

약을 만들어 먹는 방법

고양이태를 그늘에서 말린 다음 태워 가루내서 술에 타 먹으면 효과가 아주 좋다. 고양이가 새끼를 낳을 때 빨리 빼앗지 않으면 고양이가 그것을 먹어 버린다 종행.

반위증으로 누런 거품을 토하는 것을 치료한다.

구담 狗膽 개열

약을 만들어 먹는 방법

주사 40g, 대황 80g을 가루 내어 구담狗膽에 2일 동안 담가 두었다가 말려서 다시 가루 낸다. 이것을 밀가루 풀에 반죽하여 벽오동씨 만하게 알약을 만들어 한번에 30알씩 빈속에 소금 끓인 물로 먹는다 종행.

열식과 반위증을 치료한다.

갈호蝎虎 도마뱀

약을 만들어 먹는 방법

산 도마뱀 1마리를 소주에 7일 동안 담가두었다가 따뜻하게 데운다. 다음 뱀은 버리고 그 술을 마시면 곧 낫는다.

⊙ 또는 수탉을 하루 굶겼다가 도마뱀을 탕쳐서 먹인 다음 그 계시糞를 받아 약한 불기운에 말려 가루 내어 한번에 4g씩 소주에 타 먹는다 회춘.

기침 咳嗽

기침병의 원인 咳嗽病因

『내경』에

"찬 기운寒에 감촉되었는데 약하게 감촉되었으면 기침이 나고 심하게 감촉되었으면 설사가 나면서 배가 아프다."

고 씌어 있다.

⊙ 가을에 습濕에 상하면 겨울에 가서 기침이 난다. 또한 가을에 습에 상하였는데 그것이 치밀어 오르면 기침이 나고 위궐이 된다 내경.

⊙ 몸이 찰 때 또 찬 것을 마시면 폐肺가 상하는데 폐가 상하면 기침이 난다 난경.

⊙ 가을에 습에 상하면 겨울에 가서 반드시 기침이 나게 된다. 대체로 가을에 습에 상하면 그것이 비脾에 몰려 있게 된다. 가을기운은 반드시 맑고 안정되어 있어야 하는데 반대로 동動하면 반드시 그 기운이 위로 치밀어 오른다. 그러면 기침이 나는데 심하면 비습脾濕까지 동하게 되어 담痰이 생긴다. 이것을 보아 비에 습이 머물러 있지 않으면 폐가 상한다고 하여도 담이 생기지 않는다는 것을 알 수 있다. 만일 담이 있을 때 한寒이 적고 열熱이 많으면 기침이 난다. 그러니 기침은 전적으로 폐에 병이 있어서만 생기는 것이 아니다. 폐는 피모皮毛를 주관하면서 표外를 관할하기 때문에 풍한風寒 에 먼저 상하게 된다. 『내경』에 "기침은 5장 6부와 연관되어 생길 수 있다. 폐에서만 생기는 것은 아니다"고 씌어 있다. 5장 6부와 연관되어 나는 기침은 각 장기와 연관된 계절에 생긴 것이고 장기와 계

절이 맞지 않는 기침은 다른 장기에서 생긴 것이다. 기침의 원인은 한 가지가 아니다. 한寒, 조燥, 습濕, 풍風, 화火가 다 기침이 나게 한다. 습증으로 담음이 위에 들어가 머물러 있으면서 나가지 않고 있다가 폐로 들어가게 되면 기침이 난다. 습이 심경心經에 있으면 열담熱痰이라고 하고 습이 간경肝經에 있으면 풍담風痰이라고 하며 습이 폐경肺經에 있으면 기담氣痰이라고 하고 습이 신경腎經에 있으면 한담寒痰이라고 한다. 이것을 치료하는 방법은 각각 다르다. 그러므로 증상에 따라서 약을 써야 한다. 하간.

단방 單方

폐가 허하여 숨결이 밭고 몹시 빠르며 기침이 나고 숨이 찬 데 쓴다.

인삼 人參

약을 만들어 먹는 방법

인삼고人蔘膏, 처방은 기문氣門에 있다, 독삼탕獨蔘湯, 처방은 위에 있다을 쓰면 특이한 효과가 있다 단심.

⊙ 기가 허하여 숨이 찬 것을 치료한다.는 인삼 1치, 호두 2알 껍질을 버리고 속꺼풀은 버리지 않는다을 쓰는데 썰어서 생강 5쪽과 함께 물에 달여 먹는다. 이것을 인삼호도탕이라고 한다. 일명 삼도탕蔘桃湯이라고도 한다. 대체로 인삼은 숨이 찬 것을 안정시키고 속꺼풀이 있는 호두는 폐기肺氣를 걷어 들이게 한다 직지.

⊙ 폐가 허한 데는 인삼이 좋지만 처음 풍한風寒을 받아서 사

기가 성한 데와 오래된 기침으로 열이 몰린 데는 쓰지 않는다. 쓰면 도리어 숨이 차고 가슴이 그득해지면서 심해진다. 때문에 더덕이나 현삼을 대신 쓴다 단심.

주로 기침이 나고 기가 치밀어 오르며 열이 나는 것을 치료한다.

오미자 五味子

약을 만들어 먹는 방법

오미자는 폐기를 걷어 들이기 때문에 화열火熱이 있는 데는 반드시 써야 할 약이다 동원.

⊙ 인삼, 오미자, 맥문동은 폐가 허하여 저절로 땀이 나고 기가 약하여 숨이 찬 것을 치료하는 좋은 약이다 강목.

⊙ 오래된 기침에 오미자를 반드시 쓰는 것은 『동원』의 방법이다. 그러나 갑자기 쓰면 사기를 머물러 있게 할 우려가 있기 때문에 반드시 먼저 발산시키는 약을 쓰거나 그것과 같이 쓰는 것이 좋다 단심.

주로 기침이 나고 기가 치밀어 오르는 것을 치료한다.

생강 生薑

약을 만들어 먹는 방법

생것이나 마른 것도 다 기침을 치료한다 본초.

⊙ 기침할 때 생강을 많이 쓰는 것은 이 약의 매운 맛이 발산을 잘 시키기 때문이다 정전.

⊙ 기침이 나고 숨이 찬 데는 생강 2홉 반과 사탕 200g을 함께 넣고 절반이 되게 달여서 늘 먹는다 천금.

⊙ 오래된 딸꾹질에는 생강즙 반 홉에 꿀 1숟가락을 타서 잘 달인 다음 뜨거울 때 세번에 나누어 먹는다 본초.

담수痰嗽를 치료하는데 가슴을 시원하게 한다.

과루실 瓜蔞實 하늘타리씨

약을 만들어 먹는 방법

잘 여물고 큰 것으로 쪼개어 씨를 빼서 깨끗하게 씻어 썬 다음 약한 불기운에 말린다. 다음 끼무릇반하 49개를 끓는 물에 열 번 씻어서 썰어 약한 불기운에 말려 가루 낸다. 그 다음 하늘타리과루를 씻은 물에 하늘타리씨와 속을 넣고 고약이 되게 달인다. 여기에 끼무릇반하가루를 넣고 반죽하여 벽오동씨 만하게 알약을 만든다. 한번에 20알씩 생강을 달인 물로 먹는다 본초.

⊙ 하늘타리씨는 맛이 달고 폐를 보하며 눅여 주고 기를 잘 내리기 때문에 기침을 치료한다. 중요하게 쓰이는 약이다 단심.

담수로 기가 치밀어 오르는 것과 몸이 찬 데 또 찬 것을 마셔서 폐가 상하여 기침이 나는 것을 치료한다.

반하 半夏 끼무릇

약을 만들어 먹는 방법

끼무릇법제한 것, 생강썬 것 각각 20g을 물에 달여서 먹으면 낫는다 역로.

폐기가 막혀 기가 치밀어 올라서 숨이 차고 혹 얼굴이 붓는 것을 치료한다.

정력자 꽃다지씨

약을 만들어 먹는 방법

꽃다지 씨를 누렇게 되도록 닦아 가루 내어 한번에 8g씩 대추를 달인 물에 타 먹는다 득효.

효천哮喘을 치료한다.

저마근 苧麻根 모시뿌리

약을 만들어 먹는 방법

모시뿌리를 사탕과 함께 푹 달여서 때때로 씹어 먹으면 병의 뿌리가 완전히 없어진다 정전.

기침이 나고 숨이 차며 숨결이 밭아서 앉아 숨쉬기 힘들어 하는 것을 치료한다.

마두령 馬兜鈴

약을 만들어 먹는 방법

마두령 80g껍질은 버리고 속의 씨만 빼서 동변에 버무려 볶는다과 감초닦은 것 40g을 가루 낸다. 한번에 4g씩 물에 달여 따뜻하게 해서 먹거나 가루를 입에 머금고 침으로 넘겨도 좋다 본초.

⊙ 마두령은 폐열을 없애고 폐를 보한다 정전.

폐기로 숨이 차고 기침이 나며 피를 토하는 것을 치료한다.

상백피 桑白皮 뽕나무뿌리껍질

약을 만들어 먹는 방법

뽕나무뿌리껍질 160g을 쌀 씻은 물에 3일 밤 동안 담갔다가 잘게 썰어서 찹쌀 40g과 함께 약한 불기운에 말려 가루 낸다. 한번에 4-8g씩 미음에 타서 먹는다 본초.

⊙ 뽕나무뿌리껍질은 폐기를 사瀉하지만 성질이 순조롭지 못하기 때문에 많이 쓰지 말아야 한다. 대체로 땅 위에 드러나 있던 것은 독이 있다 단심.

기침이 나고 기가 치밀어 오르면서 걸쭉한 가래가 나오기 때문에 눕지는 못하고 앉아만 있는 것을 치료한다.

조협 주염열매

약을 만들어 먹는 방법

주염열매를 졸인 젖을 발라 구워서 가루 내어 꿀에 반죽한 다음 벽오동씨 만하게 알약을 만든다. 한번에 3알씩 대추를 달인 물로 하루 세 번 먹는다 탕액.

주로 기침을 치료한다.

이어육 鯉魚肉 잉어고기

약을 만들어 먹는 방법

불에 태워 가루 내어 한번에 4-8g씩 찹쌀미음에 타서 먹는데 회를 쳐서 생강과 식초를 두어 먹는 것도 좋다 본초.

기침이 나고 기가 치밀어 오르는 것을 치료한다.

귤피 橘皮 귤껍질

약을 만들어 먹는 방법

귤홍 160g과 감초닦은 것 40g을 가루 내어 한번에 8g씩 끓는 물에 타서 하루 세 번 먹는다.

⊙ 또한 딸꾹질에는 귤껍질 40g을 진하게 달여서 뜨겁게 하여 단번에 마신다 본초.

가래가 성하는 천식을 치료한다. 폐기를 잘 걷어 들인다.

호도 胡桃 호두

약을 만들어 먹는 방법

호두 3알을 겉껍질은 버리고 속꺼풀은 벗기지 않고 생강 3쪽과 함께 잠잘 무렵에 잘 씹어서 따뜻한 물에 넘긴다 득효.

주로 기침이 나고 기가 치밀어 오르는 것과 숨이 찬 것, 효수哮嗽를 치료한다.

행인 杏仁 살구씨

약을 만들어 먹는 방법

살구씨 40g을 쓰는데 껍질과 끝은 버리고 동변童便에 15일 동안 담가 두었다가동변은 매일 한 번씩 갈아주어야 한다 갈아서 한 번에 대추씨만큼씩 박하잎과 꿀봉밀을 조금 넣어서 달인 물로 먹는다. 2제만 먹으면 낫는다 강목.

⊙ 또는 늙은이의 오래된 천식과 기침에는 살구씨, 호두를 각각 같은 양으로 하여 가루내서 꿀에 반죽한 다음 달걀 노른자

위 만하게 알약을 만들어 쓰는데 씹어서 생강을 달인 물로 넘긴다 회춘.

⊙ 살구씨는 폐기와 풍열風熱을 헤쳐 버리기는 하나 그 성질이 실지는 뜨겁기 때문에 찬 기운으로 생긴 기침에 쓴다 단심.

⊙ 동변에 살구씨를 담가두는 것은 폐기가 순조롭게 되도록 눅여주기 위해서이다 강목.

열수熱嗽에 주로 쓴다.

이 梨 배

약을 만들어 먹는 방법

갑자기 나는 기침에 쓴다. 배 1알에 50개의 구멍을 내고 매 구멍마다에 후추호초 1알씩 넣은 다음 밀가루반죽으로 싸 발라서 잿불에 묻어 굽는다. 그 다음 식혀서 후추는 버리고 먹는다 본초.

⊙ 기침해서 가슴이 더부룩하면 좋은 배를 속을 빼고 거기에 꿀봉밀을 넣어 쪄서 식혀 먹는다 입문.

폐기로 숨이 차고 기침이 나는 것을 치료한다.

자소자 紫蘇子 차조기씨

약을 만들어 먹는 방법

차조기씨를 물에 넣고 찧어서 즙을 낸다. 여기에 멥쌀大米을 버무려 죽을 쑤어 먹는다. 살구씨행인즙을 타서 먹으면 더 좋다 본초.

폐기를 걷어 들이고 기침과 천식을 멎게 한다.

앵소각 罌粟殼

약을 만들어 먹는 방법

이것은 오래된 기침에 쓰는 약이다. 그러므로 갑자기 생긴 기침에는 쓰지 말아야 한다 의감.

⊙ 앵속각은 본래 든든한 사람이 오랜 기침에 쓰면 곧 효과가 난다. 앵속각을 꿀물에 축여 볶아서 가루내어 한번에 4g씩 꿀물에 타 먹는다 득효.

효천哮喘을 치료한다.

계자 鷄子 달걀

약을 만들어 먹는 방법

10알을 속껍질이 상하지 않게 겉껍질을 약간 깨뜨린 다음 슬쩍 삶아서 날마다 잠잘 무렵에 먹는다. 이것은 풍담風痰을 없앤다 단심.

기침이 나고 숨이 찬 것과 폐위로 피를 토하는 것을 치료한다.

저폐 猪肺 돼지 허파

약을 만들어 먹는 방법

돼지허파 1보를 피는 씻어버리고 환자의 나이 수만큼 참대침으로 구멍을 낸 다음 매 구멍마다 살구씨행인, 꺼풀과 끝을 버린 것를 1알씩 넣는다. 다음 실로 동여매서 익도록 중탕重湯하여 살구씨는 버리고 허파만 먹는데 효과가 있다 회춘.

⊙ 기가 치밀어 오르고 기침이 나며 몸에 열이 나고 입이 마

르는 데는 돼지비계 600g을 쓰는데 썰어서 삶아 익혀 소금과 약전국을 넣어 먹는다 입문.

폐가 몹시 허손虛損되어 기침이 나고 피고름을 뱉는 것을 치료한다. 허한 것은 갖풀이 아니면 보할 수 없다.

아교 阿膠 갖풀

약을 만들어 먹는 방법

천식이 심하면 반드시 갖풀을 써야 한다 탕액.

⊙ 갖풀을 닦아 가루 내어 미음에 타서 먹으면 천식이 멎는다 본초.

기가 치밀어 오르고 기침이 나는 것을 치료한다.

단육 오소리고기

약을 만들어 먹는 방법

구워서 가루 내어 한번에 8g씩 데운 술에 타 먹는다. 하루 2번 쓴다.

⊙ 폐위증으로 기가 치밀어 올라 숨이 찬 데는 오소리기름 1홉을 데운 술에 타서 먹는다본초.

효천으로 잠을 잘 자지 못하는 것을 치료한다.

묘두골 描頭骨 고양이머리뼈

약을 만들어 먹는 방법

고양이머리뼈를 태워 가루 내어 한번에 8g씩 데운 술에 타서 먹으면 곧 멎는다 입문.

적취 積聚

적취의 원인 積聚之因

『영추』에 지나치게 기뻐하거나 노여워하면 5장五臟이 상하는데 5장이 상하면 허해진다고 씌어 있다. 비바람을 맞아서 허해지면 상초上焦에 병이 생기는데 그것이 혈맥에 생겨서 그 자리에 오래 머물러 있게 되면 적積이 된다.

⊙ 양명경陽明經에 적積이 생기면 이 경맥은 배꼽 옆으로 지나갔기 때문에 배가 부를 때에는 적 덩어리가 더 크게 나타나고 배가 고플 때에는 작게 나타난다.

⊙ 완근緩筋에 생겼을 때에는 양명경에 생긴 적 때와 비슷하여 배가 부를 때에는 아프고 배가 고플 때에는 편안하다.

⊙ 장위腸胃의 막원膜原에 생기면 아프다. 그리고 막원이 밖으로는 완근과 연결되었기 때문에 배부르게 먹으면 편안하고 배가 고프면 아프다.

[註] 완근緩筋 : 장간막에 붙어 있는 기름막을 말한다.

[註] 막원膜原 : 늑막과 횡격막이 있는 부위를 말하는데 모원이라고도 한다.

단방 單方

징가가 뭉친 것과 갑자기 징가가 생겨 뱃속에 돌 같은 것이 있으면서 찌르는 것같이 아픈 것을 치료한다.

우슬 牛膝 쇠무릎

약을 만들어 먹는 방법

40g을 잘게 썰어서 술에 달인 다음 빈속에 따뜻하게 하여 먹는다 본초.

주로 오랜 벽과 징가, 비괴를 치료한다.

삼릉 三稜

약을 만들어 먹는 방법

고약같이 진하게 달여서 아침마다 1숟가락씩 술로 먹는데 하루 두 번 쓴다 본초.

징과 벽을 없앤다.

현호색 玄胡索

약을 만들어 먹는 방법

현호색을 삼릉, 자라등딱지별갑, 대황과 같은 양으로 하여 가루내서 한번에 8g씩 술로 먹으면 효과가 있다 본초.

징가와 적취를 없애며 묵은 것을 몰아내고陳推 새것을 생기게 하는 데는 제일 효과가 있다.

대황 大黃

약을 만들어 먹는 방법

대황을 가루 내어 식초에 넣고 고약이 되게 달인 다음 꿀봉밀을 넣고 다시 달여서 벽오동씨 만하게 알약을 만든다. 한번에 30알씩 생강을 달인 물로 먹는다.

⊙ 풍열風熱을 헤치고 적체積滯를 없애는 데는 대황과 나팔꽃

검은씨견우자, 절반은 생것으로 절반은 닦은 것으로 만물가루 낸 것를 같은 양으로 하여 꿀에 반죽해서 벽오동씨 만하게 알약을 만든다. 한번에 15알씩 빈속에 찻물로 먹는다[본초.

갑자기 징가가 생겨 뱃속에 돌 같은 것이 있으면서 찌르는 것같이 아픈 것을 치료한다.

상륙 商陸 자리공

약을 만들어 먹는 방법

이것을 치료하지 않으면 백날 만에 죽을 수 있다. 자리공을 많이 캐서 잘 짓찧어 찐 다음 베천에 싸서 배에 붙이고 찜질하는데 식으면 더운 것으로 바꾸어 해야 한다. 그러면 징가가 저절로 없어진다 본초.

5가지 적취와 현벽, 기괴를 치료한다.

견우자 牽牛子 나팔꽃씨

약을 만들어 먹는 방법

나팔꽃검은씨黑丑 절반은 생것으로 절반은 닦은 것으로 만물가루를 내어 꿀봉밀에 반죽한 다음 벽오동씨 만하게 알약을 만들에 잠잘 무렵에 생강을 달인 물로 먹으면 잘 낫는다 본초.

갑자기 적이 생겨 뱃속이 돌같이 단단해지고 죽을 것같이 아픈 것을 치료한다.

삭조

약을 만들어 먹는 방법

삭조뿌리 작게 1묶음을 잘게 썰어서 술 1병에 3일 밤 담가 두었다가 한번에 5홉씩 하루 세 번 따뜻하게 하여 먹으면 효과가 좋다 본초.

여러 가지 적체를 치료하는데 매일 10알씩 먹는다.

속수자 續隨子

약을 만들어 먹는 방법

그 다음 설사가 심하게 나면 약간 신 죽酸粥을 차게 하여 먹어야 곧 멎는다 본초.

혈병血病과 징가와 적취를 치료한다.

상이 桑耳 뽕나무버섯

약을 만들어 먹는 방법

태워 가루내서 술에 타 먹는다 본초.

징가가 뭉친 것과 갑자기 징가가 생겨 죽을 것같이 아픈 것을 치료한다.

호장근 虎杖根 범싱아뿌리

약을 만들어 먹는 방법

뿌리를 거칠게 가루 내어 술에 풀어서 하루 세 번 먹는다 본초.

현벽을 치료한다.

욱리인 郁李仁 이스라치씨

약을 만들어 먹는 방법

씨를 끓인 물에 담갔다가 껍질을 버리고 보드랍게 가루 내어 한번에 8g씩 쓰는데 흰밀가루와 함께 반죽한 다음 떡을 만들어 구워서 빈속에 먹는다. 그러면 반드시 설사가 시원하게 나간다. 만일 설사가 멎지 않으면 끓인 물에 식초를 섞어서 식혀 먹어야 한다 본초.

징벽으로 돌같이 단단한 것이 생겨 여러 해 동안 낫지 않는 것을 치료한다.

백양목 白楊木 사시나무

약을 만들어 먹는 방법

동남쪽으로 뻗은 가지를 쓴다. 잘게 썰어서 5되를 노랗게 되도록 볶아 술 5되에 담그고 아가리를 잘 막아 2일 밤 동안 두었다가 한번에 1홉씩 하루 세 번 먹는다 본초.

뱃속에 생긴 복량伏梁, 현벽, 기괴를 치료한다.

어회 魚膾 생선회

약을 만들어 먹는 방법

마늘, 부추, 생강, 식초를 두고 회를 쳐서 먹는다. 잉어회鯉魚膾는 더 좋다 본초.

징가와 현벽을 치료한다.

별갑鱉甲, 자라등딱지

약을 만들어 먹는 방법

누렇게 되도록 구워서 가루 내어 한번에 8g씩 술로 하루 두 번 먹는다 본초.

냉기로 생긴 징과 벽을 치료하며 혈괴를 삭이는데 담도 삭일 수 있다.

감각살 조개껍질

약을 만들어 먹는 방법

이것을 일명 와롱자瓦壟子라고도 하는데 불에 달구었다가 식초에 담그기를 세 번 하여 가루 낸 다음 식초에 쑨 풀에 반죽하여 알약을 만들어 생강을 달인 물로 먹는다 입문.

별가를 치료한다.

서미감 기장쌀 씻은 물

약을 만들어 먹는 방법

붉은 햇기장 쌀 씻은 물을 받아 1되씩 먹는데 두세 번 넘지 않아 낫는다 입문.

사가를 치료한다.

백경구인 흰띠가 있는 지렁이

약을 만들어 먹는 방법

즙을 내어 먹는다 입문.

적취를 없앤다.

도화악 복숭아꽃받침

약을 만들어 먹는 방법

꽃이 질 때에 받침을 따서 밀가루와 섞은 다음 떡을 만들어 구워 먹는다 자화.

복량의 기伏梁氣가 명치 밑에 몰려 뭉쳐서 헤쳐지지 않는 것을 치료한다.

도노 桃奴 나무에서 떨어지지 않고 마른 복숭아

약을 만들어 먹는 방법

나무에서 떨어지지 않고 마른 복숭아를 따서 120g을 가루 내어 한번에 8g씩 빈속에 술에 타 먹는다 본초.

현벽과 적병을 치료한다.

요여꺼

약을 만들어 먹는 방법

매일 1줌씩 물에 달여서 빈속에 먹는다 본초.

현벽을 삭이는데 치료한다.

대산 大蒜 마늘

약을 만들어 먹는 방법

늘 먹어야 좋다 본초.

징가, 현벽, 복량 등 여러 가지 괴증을 치료한다.

웅작시 雄雀屎

약을 만들어 먹는 방법

가루 내어 꿀봉밀로 알약을 만들어 빈속에 미음으로 먹는다 본초.

부종 浮腫

부종의 원인 浮腫之因

종腫이라는 것은 모인다는 뜻이다. 즉 찬 기운과 열기가 모인다는 것이다 의감.

⊙ 모든 습종濕腫과 창만脹滿은 다 비토脾土에 속한다[내경].

⊙ 3음이 뭉친 것을 수종水腫이라고 한다. 주해에 3음이 뭉친다는 것은 비와 폐의 경맥에 찬 기운이 몰리는 것을 말한다고 씌어 있다. 비脾와 폐肺에 찬 기운이 몰리면 기화氣化작용이 잘 안 되어 수종水腫이 생긴다 내경.

⊙ 하초下焦에 수기水氣가 넘쳐나면 수종이 생긴다. 주해에 하초는 수분이 갈라져서 나가는 곳인데 기氣가 막혀서 통하지 못하면 물이 넘쳐난다고 씌어 있다[내경].

⊙ 부종 때에는 피부와 힘살이 다 부어서 누르면 움푹 들어가는데 그 자리가 곧 올라오지 못한다 내경.

⊙ 음기와 양기의 길이 막히면 4해四海가 통하지 못하고 3초三焦도 작용하지 못하므로 진액이 생기지 못한다.

음식은 장위腸胃 속으로 내려가다가 회장廻腸에서 갈라져야 하는데 그렇지 못하고 하초下焦에 머물러 있으면서 방광으로 스며들지 못하면 하초가 창만해지고 물이 넘쳐나서 수창水脹이 된다 영추.

[註] 4해四海 : 혈해, 기해, 수해, 수곡지해를 말한다. 즉 혈해는 충맥을 말하고 기해는 단중을 말하며 수해는 뇌를 말하고 수곡지해는 위를 말한다.

단방 單方

수창水脹이 잘 낫는다 본초.

상시회즙 桑柴灰汁 뽕나무잿물

약을 만들어 먹는 방법

뽕나무잿물을 받아서 그 웃물에 붉은팥적소두을 넣고 죽을 쑤어 늘 먹으면 수창水脹이 잘 낫는다 본초.

수종으로 숨이 몹시 찬 것을 치료한다.

상백피 桑白皮 뽕나무뿌리껍질

약을 만들어 먹는 방법

뽕나무뿌리껍질상백피 160g과 푸른 기장쌀청양미 4홉을 함께 잘 달여서 웃물을 받아 마신다. 이것을 상백피음桑白皮飮이라고 한다 입문.

팔다리가 퉁퉁 부은 것을 치료한다.

백출 白朮 흰삽주

약을 만들어 먹는 방법

흰삽주썬 것 120g과 대추 3알을 함께 물에 달여서 먹는데 하루 서너 번 쓴다 강목.

방광과 3초三焦에 머물러 있는 물을 빠지게 하는데 치료한다.

택사澤瀉

약을 만들어 먹는 방법

썰어서 달여 먹거나 가루 내어 끓인 물에 타서 먹는다. 하루 두세 번 쓴다 본초.

수기로 몹시 숨이 찬 것도 낫게 한다.

정력자 꽃다지씨

약을 만들어 먹는 방법

꽃다지씨 정력자, 종이 위에 놓아서 닦은 것를 가루내서 대추살에 반죽하여 팥알만 하게 알약을 만든다. 한번에 10알씩 삼씨마자인를 달인 물로 하루 세 번 먹는다 동원.

⊙ 수종을 치료하는 데는 꽃다지씨정력자, 보드랍게 가루 낸 것 120g, 방기가루 160g을 쓰는데 푸른 오리의 대가리綠頭鴨를 잘라서 피까지 받아 절구에 넣은 다음 거기에 약 가루를 넣고 섞어서 오리 대가리가 잘 짓찧어지도록 5천여 번 찧어 벽오동씨만 하게 알약을 만든다. 한번에 10알씩 빈속에 끓인 물로 먹는다. 이 약을 쓰면 오줌이 잘 나온다 본초.

10가지 수종병을 치료한다.

상륙商陸 자리공

약을 만들어 먹는 방법

흰빛이 나는 것으로 잘게 썰어 잉어이어생선과 함께 국을 끓여 먹는다 본초.

수기와 고창을 치료한다.

견우자 牽牛子 나팔꽃씨

약을 만들어 먹는 방법

나팔꽃흰씨, 나팔꽃검은씨맏물가루 각각 8g과 보리쌀가루 160g을 섞은 다음 떡을 만들어 구워 잠잘 무렵에 씹어서 찻물로 넘긴다. 이 약은 기를 내리는 효과가 있는데 이기산二氣散이라고도 한다 정전.

⊙ 수水는 신腎에 속하는데 신이 수를 잘 돌게 하는 데는 나팔꽃검은씨黑丑보다 나은 것이 없다. 이것을 보드랍게 가루 내어 돼지콩팥에 넣은 다음 잿불에 묻어서 잘 구워 씹어 데운 술로 넘기면 돼지콩팥의 기운이 신으로 들어가기 때문에 궂은 물이 빠진다. 그리고 다시 붓지 않는다 직지.

10가지 수기, 5가지 고창과 장기를 받은 것을 치료한다.

피마자 아주까리씨

약을 만들어 먹는 방법

아주까리씨를 껍질을 버리고 베천에 싸서 눌러 기름을 짜낸다. 이것을 나무바가지에 얇게 발라서 가마물 위에 띄워 놓고 솥뚜껑을 덮은 다음 20여 번 끓어오르게 달이되 흰빛이 없어질 때까지 달여 꺼낸다. 한번에 24g씩 빈속에 따뜻한 물에 풀어서 먹는다. 2-3제를 쓰지 않아 오줌이 잘 나오고 효과가 난다 의감.

수종으로 배가 불러 오르고 숨이 몹시 차며 대소변이 잘 나오지 않는 것을 치료한다.

욱리인 郁李仁 이스라치씨

약을 만들어 먹는 방법

이스라치씨욱리인 40g을 갈아서 즙을 낸 다음 여기에 율무쌀의이인가루 2홉을 넣고 죽을 쑤어 먹는다 입문.

⊙ 또한 이스라치씨 1홉을 가루 내어 밀가루에 섞어 떡을 만든 다음 구워 먹으면 곧 대변이 나오고 낫는다 본초.

수종으로 다리가 붓고 숨이 몹시 찬 것을 치료한다.

이어 鯉魚 잉어

약을 만들어 먹는 방법

잉어살 380g과 파밑 1줌을 삼씨마자인 1되로 낸 즙에 넣고 국을 끓인 다음 소금, 약전국, 생강, 후추호초를 쳐서 빈속에 먹는다 입문.

⊙ 또 한 가지 처방은 다음과 같다. 큰 잉어의 고기를 붉은팥적소두 2되와 함께 물 1말에 넣고 2되가 되게 달인다. 다음 찌꺼기를 버리고 두 번에 나누어 먹으면 반드시 설사가 나고 낫는다 본초.

10가지 수종병으로 퉁퉁하게 붓고 숨이 몹시 찬 것을 치료한다.

누고 도루래

약을 만들어 먹는 방법

발이 온전하고 생것으로 1마리를 보드랍게 갈아 사인가루와 같은 양으로 하여 섞어서 오랜 술에 타 먹는다 직지.

⊙ 또 한 가지 처방은 다음과 같다. 음력 5월 5일에 도루래를 잡아서 적당한 양을 햇볕을 보이지 않고 약한 불기운에 말려서 쓴다. 한 환자에게 7마리씩 쓰는데 먼저 대가리를 먹어서 상초上焦를 치료하고 다음 몸뚱이를 먹어서 중초中焦를 치료하며 다음 발을 먹어서 하초下焦를 치료해야 한다. 모두 가루 내어 빈속에 좋은 술에 타서 먹어야 한다 단심.

부종을 치료한다.

흑두黑豆 검정콩

약을 만들어 먹는 방법

검정콩 1되를 물 5되에 넣고 3되가 되게 달인 다음 찌꺼기를 버린다. 다음 술 5되를 또 넣고 다시 3되가 되게 달인다. 다음 찌꺼기를 버리고 세 번에 나누어 먹는데 낫지 않으면 또 달여 먹어야 한다 본초.

수종을 치료하는데 물을 빠지게 한다.

적소두赤小豆 붉은팥

약을 만들어 먹는 방법

뽕나무뿌리껍질상백피이나 통초와 섞어서 달여 먹는다.

⊙ 또 한 가지 처방은 다음과 같다. 붉은팥 5홉, 마늘 1개, 생강 12g다 부스러뜨린다, 흰자리공뿌리白色商陸 1개를 함께 넣고 팥이 푹 무르도록 달인다. 다음 마늘과 생강, 자리공뿌리는 버리고 팥을 빈속에 잘 씹어서 먹는데 그 물까지 다 마시면 곧

낫는다 본초.

수종병이 처음 생겨 위급하게 되었을 때 마음대로 먹으면 효과가 있다.

동과 冬瓜 동아

약을 만들어 먹는 방법

혹 즙을 내서 먹기도 한다. 오랜 병에는 쓰지 말아야 한다 강목.

부종을 치료하는데 물을 빠지게 한다.

고호양 苦瓠 쓴박속

약을 만들어 먹는 방법

흰박속白實을 콩알만큼씩 하게 떼서 솜에 싼 다음 한번 끓여서 7개를 빈속에 먹으면 물이 저절로 계속 빠지면서 몹시 여위고 낫는다. 3년 동안 음식을 가려야 한다 본초.

⊙ 쓴박은 발이 가늘고 깨끗한 것으로 골라서 써야 한다. 그렇지 않은 것은 독이 있다 강목.

수종, 기종, 습종을 치료하면 다 효과를 본다.

계시 鷄屎

약을 만들어 먹는 방법

마른 계시 1되를 누렇게 닦아서 좋은 청주 3사발에 넣고 1사발이 되게 달인 다음 찌꺼기를 버리고 먹으면 좀 있다가 배가 몹시 끓으면서 설사가 난다. 그러면 다리와 배꼽의 아래위가 먼저 쭈글쭈글해지면서 부종이 점차 내린다. 병이 완전히 낫지 않으면 다시 1제를 더 먹은 다음 골뱅이田螺 2개를 술에 넣고 끓여서 그 술을 마셔야 낫는다. 이것을 계례음鷄醴飮이라고도 한다 의감.

10가지 수종병으로 죽을 것같이 된 것을 치료한다.

청두압 靑頭鴨 대가리가 퍼런 오리

약을 만들어 먹는 방법

대가리가 퍼런 오리靑頭鴨 1마리를 보통 먹을 때처럼 손질하여 쌀과 함께 넣고 양념을 둔 다음 고기가 푹 무르게 죽을 쑤어 빈속에 먹는다. 흰 오리도 역시 좋다 입문.

⊙ 오리 대가리가 물을 빠지게 하고 혈血열을 내리기 때문에 수종이 낫는다 입문.

수종으로 배가 팽팽하게 불러 오르는 것을 치료하는데 잘 낫는다.

하마 두꺼비

약을 만들어 먹는 방법

두꺼비 큰 것으로 1마리를 잡아서 사인 7알을 먹인 다음 약탕관에 넣고 뚜껑을 덮는다. 그 다음 소금을 두고 이긴 진흙으로 잘 싸 발라서 숯불에 벌겋게 되도록 굽는데 연기가 나지 않을 때까지 구워서 꺼내 식힌다. 그 다음 흙을 털어버리고 가루내어 술이나 귤껍질陳皮을 달인 물에 타서 단번에 먹으면 방귀가 많이 나가고 낫는다이것이 바로 아래에 있는 금섬산이다.

⊙ 또 한 가지 처방은 수종으로 배가 불러 오르고 그득한 것을 치료하는 것인데 다음과 같다. 두꺼비 2-3마리를 수돼지

위雄猪 속에 넣어서 술에 2시간 동안 달인다. 다음 두꺼비를 버리고 돼지 위와 그 술을 다 먹으면 방귀가 몹시 나가고 설사가 나면서 물이 빠지고 부은 것이 저절로 내린다 의감.

부종으로 배가 불러 오르고 그득한 것을 치료한다.

저간 猪肝 돼지간

약을 만들어 먹는 방법

돼지 간 1보를 잘게 썰어서 식초로 씻은 다음 마늘과 양념을 두어 먹는다. 또는 끓는 물에 달여서 먹어도 좋다 본초.

10가지 수종병이 낫지 않아 죽게 된 것을 치료한다.

단육 오소리고기

약을 만들어 먹는 방법

오소리고기 300g을 썰어서 멥쌀 3홉과 함께 물 3되를 넣은 다음 파, 후추호초, 생강, 약전국을 넣고 죽을 쑤어 먹는다.

⊙ 또는 국을 끓여 먹어도 물이 빠지고 낫는다 본초.

창만 脹滿

창만의 형태와 증상 脹滿形證

중만中滿이나 복창復唱이란 얼굴과 눈, 팔다리는 붓지 않고 배만 불러 오르는 것인데 속이 비어서 북같이 되는 것이다 의감.

[註] 중만中滿 : 뱃속이 창만한 증을 말한다. 비위가 약해져 소화 장애가 생기면 중만이 된다.

⊙ 배꼽노리와 팔다리가 모두 붓는 것은 수종이고 단지 배만 팽팽하게 불러 오르고 팔다리가 몹시 붓지 않는 것은 고蠱다. 고란 바로 창만을 말한다 본사.

⊙ 배가 그득하고 불러 오르면서 가슴과 옆구리 아래를 치받치고 아랫도리가 싸늘하며 갑자기 정신이 혼미해지는 것은 족태음足太陰과 족양명足陽明에 병이 생긴 것이다 내경.

⊙ 창만에는 허창虛脹과 실창實脹이 있다. 허창 때에는 토하고 설사하면서 먹지 못하고 부었다 내렸다 하며 손가락으로 누르면 움푹 들어가고 물렁물렁하다. 실창은 양열陽熱의 사기로 생기는데 이때에는 몸에 열이 나고 목구멍이 마르며 늘 배가 불러 오르고 속이 아프며 손가락으로 눌러도 움푹 들어가지 않고 단단하다 입문.

⊙ 배가 그득해졌으나 눌러도 아프지 않은 것은 허창이고 아픈 것은 실창이다. 실창 때에는 설사시키는 것이 좋다.

⊙ 배가 불러 오르는 것이 때로 낮아졌다 불러 올랐다 하는 것은 한증이므로 성질이 더운 약을 쓰는 것이 좋다.

⊙ 배가 그득해진 것이 내리지 않거나 내린다고 하여도 내렸

다고 할 정도가 되지 못할 때에는 반드시 설사시키는 것이 좋다 중경.

단방 單方

배가 불러 오른 것을 치료하는데 뭉친 것을 헤치는 좋은 약이다 탕액.

후박 厚朴

약을 만들어 먹는 방법

어떤 사람이 명치 밑이 불러 오르고 그득하여 오직 후박 1가지를 잘게 썰어서 생강즙에 법제하여 한번에 20-28g씩 생강 7쪽과 함께 달여서 먹은 다음 그 찌꺼기를 다시 달여 먹었는데 대여섯 번 먹고 곧 나았다고 한다 자생.

⊙ 배가 불러 오른 데는 반드시 후박을 조금씩 좌약佐藥으로 넣어 쓰는데 그것은 이 약의 맛이 매워서 상초에 몰린 기운을 헤치기 때문이다 단심.

창만을 치료하는데 대추大棗 1말과 함께 냄비에 담아서 달인다.

대극 大戟 버들 옻

약을 만들어 먹는 방법

다음 버들 옻을 버리고 대추만 아무 때나 먹는데 그 대추를 다 먹으면 곧 낫는다 역로.

창만을 치료한다.

노자시

약을 만들어 먹는 방법

누렇게 되도록 닦아서 가루 내어 한번에 4g씩 따뜻한 물에 타 먹으면 곧 낫는다.

⊙ 뇌공雷公이 몸이 차고 배가 몹시 불러 오른 것은 노자로만 치료할 수 있다고 한 것이 이것을 두고 한 말이다 본초.

고창을 치료한다.

하마 두꺼비

약을 만들어 먹는 방법

1마리를 잡아 내장을 버린 다음 그 속에 도루래누고 7마리를 넣어서 새 기왓장 위에 놓고 볶아 말린다. 다음 이것을 가루 내어 풀에 반죽해서 알약을 만들어 술로 먹는다 강목.

곡창과 여러 가지 창만을 치료한다.

계시 鷄屎

약을 만들어 먹는 방법

계시백을 누렇게 되도록 닦아서 끓인 물에 담그고 맑은 즙만 받아서 먹는다 본초.

배가 불러 오른 데 효과가 있다 본초.

흑두 黑豆 검정콩

약을 만들어 먹는 방법

뽕나무잿물에 넣고 달여서 먹으면 수고水鼓와 배가 불러 오른 데 효과가 있다 본초.

창만을 치료한다.

저소두 赤小豆 붉은팥

약을 만들어 먹는 방법

뽕나무잿물에 죽을 쑤어 늘 먹는다 본초.

명치 아래가 불러 오르고 그득한 것을 치료한다.

자소경엽 紫蘇莖葉 차조기의 줄기와 잎

약을 만들어 먹는 방법

달여서 찻물처럼 늘 먹는다 본초.

명치 아래가 불러 오르는 것을 치료한다.

만청자 蔓菁子 순무씨

약을 만들어 먹는 방법

1홉을 잘 짓찧어 물 1되에 넣고 간 다음 걸러서 즙 1잔을 받아 단번에 먹는다. 그러면 저절로 토하거나 설사하거나 땀이 나고 뱃속이 시원해진다 본초.

창만을 치료한다.

나복자 蘿葍子 무씨

약을 만들어 먹는 방법

닦아 갈아서 물에 달여 찻물처럼 늘 먹으면 좋다.

⊙ 무씨나 봄에 장다리무를 달여 먹어도 또한 좋다 속방.

창만을 치료하는데 늘 먹으면 아주 좋다.

대맥면 大麥麵 보리쌀가루

약을 만들어 먹는 방법

보리밥을 지어 먹는 것도 또한 좋다 속방.

기氣를 내려 배가 불러 오른 것을 내리게 하는 데 늘 먹으면 아주 좋다.

상지다 桑枝茶 뽕나무가지차

약을 만들어 먹는 방법

붉은팥적소두을 넣고 죽을 쑤어 먹어도 좋다 본초.

수고를 치료하는데 물을 빠지게 한다.

초목 椒目 조피열매씨

약을 만들어 먹는 방법

가루 내어 4g씩 따뜻한 물에 타서 먹는다 본초.

소갈 消渴

소갈의 형태와 증상 消渴形證

소갈병에는 소갈消渴, 소중消中, 소신消腎의 3가지가 있다.

⊙ 열기가 위로 올라오는 것을 심心이 허하여 받게 되면 심화心火가 흩어지는 것을 수렴하지 못하기 때문에 가슴 속이 번조煩燥하고 혀와 입술이 붉어진다. 이렇게 된 사람은 목이 말라 늘 물을 많이 마시고 오줌을 자주 누는데 양은 적다. 이런 병은 상초上焦에 속하는데 소갈이라고 한다.

⊙ 중초中焦에 열이 몰린 것을 비脾가 허하여 받게 되면 잠복되어 있던 양기가 위胃를 훈증蒸하기 때문에 음식이 빨리 소화되어 배가 금방 고프다. 그러므로 음식을 평상시보다 곱으로 먹게 된다. 그러나 살이 찌지 않는다. 그리고 갈증은 심하지 않으나 답답하고 오줌을 자주 누게 되는데 오줌 맛이 달다. 이런 병은 중초에 속하는데 소중消中이라고 한다.

⊙ 하초下焦에 열이 잠복되어 있는 것을 신腎이 허하여 받게 되면 다리와 무릎이 여위어 가늘어지고 뼈마디가 시며 아프고 정액이 소모되며 골수骨髓가 허해지고 물이 당긴다. 그러나 물을 많이 마시지는 않는다. 그리고 물을 마시는 즉시로 오줌이 나오는데 양이 많고 뿌옇다. 이런 병은 하초에 속하는데 소신消腎이라고 한다.

단방 單方

소갈을 치료한다.

석고 石膏

약을 만들어 먹는 방법

가루 내어 20g을 멥쌀粳米과 함께 달여 즙을 짜서 먹는다 본초.

소갈을 멎게 한다.

죽엽 竹葉 참대잎

약을 만들어 먹는 방법

푸른 잎을 따서 달여 즙을 받아먹는다 본초.

소갈을 치료한다.

활석 滑石 곱돌

약을 만들어 먹는 방법

가루 내어 12g을 깨끗한 물이나 꿀물에 타서 먹는다. 이것이 바로 익원산益元散이다. 일명 신백산神白散이라고도 한다 의감.

열갈熱渴로 가슴이 답답한 것을 치료한다.

지장 地漿 지장수

약을 만들어 먹는 방법

1잔을 만들어 마시면 좋다 본초.

소갈을 치료한다.

죽력 竹瀝 참대기름

약을 만들어 먹는 방법

아무 때나 마음대로 마시면 좋다. 뇌공雷公이 “오랜 소갈로 가슴이 답답한 데는 참대기름을 먹는 것이 좋다.”고 하였다 본초.

소갈과 입이 마르고 갈증이 나는 것을 치료한다.

맥문동 麥門冬

약을 만들어 먹는 방법

심心을 버리고 달여서 먹는다 본초.

소갈을 주로 치료한다.

황백 黃栢 황경피나무껍질

약을 만들어 먹는 방법

물에 달여서 먹거나 가루 내어 물에 반죽한 다음 알약을 만들어 먹는다 본초.

소갈을 치료하는 묘한 약이다.

황련 黃連

약을 만들어 먹는 방법

술에 담갔다가 쪄서 햇볕에 말린 다음 가루 낸다. 다음 꿀에 반죽하여 알약을 만들어 한번에 50-70알씩 끓인 물로 먹는다 강목.

소갈을 주로 치료한다.

황기 단너삼

약을 만들어 먹는 방법

여러 가지 소갈로 헌데가 생기려 하는 데와 옹저가 생긴 다음 갈증이 나는 데는 단너삼황기을 많이 달여서 먹으면 좋다 강목.

소갈을 주로 치료한다.

갈근 葛根 칡뿌리

약을 만들어 먹는 방법

20g을 물에 달여서 먹거나 생것으로 즙을 내어 먹어도 좋다 본초.

소갈을 치료하는 좋은 약이다.

과루근 瓜蔞根 하늘타리뿌리

약을 만들어 먹는 방법

이것이 바로 천화분天花粉이다. 물에 달여 즙을 받아 마음대로 먹으면 아주 좋다 본초.

소갈을 주로 치료한다.

지저즙 漬苧汁 모시 담근 물

약을 만들어 먹는 방법

생모시를 잘라서 물에 담가놓고 그 물을 마신다 본초.

소갈을 치료한다.

지골피 地骨皮 구기자나무뿌리껍질

약을 만들어 먹는 방법

물에 달여서 먹거나 잎을 따서 즙을 내어 마신다 본초.

진액을 잘 생기게 하고 갈증을 잘 멈춘다.

문합 蚊蛤 붉나무벌레집

약을 만들어 먹는 방법

이것이 바로 오배자이다. 가루내어 한번에 8g씩 끓는 물로 먹으면 아주 좋다 입문.

소갈을 치료한다.

인동초 忍冬草 인동덩굴

약을 만들어 먹는 방법

물에 달여서 4철 늘 먹어야 한다 단심.

입이 마르는 것을 치료한다.

상지다 桑枝茶 뽕나무가지차

약을 만들어 먹는 방법

차처럼 늘 먹으면 좋다 본초.

열로 갈증이 나는 것을 주로 치료하는데 물에 달여 먹는다.

상근백피 桑根白皮 뽕나무뿌리껍질

약을 만들어 먹는 방법

오디를 짓찧어 찌꺼기를 버리고 즙을 받아 돌그릇에 담은 다음 거기에 꿀을 넣고 졸여서 고약을 만들어 한번에 2-3순가락씩 끓는 물로 먹어도 갈증이 멎고 정신이 난다 본초.

주갈酒渴을 치료한다.

모려육 牡蠣肉 굴조개살

약을 만들어 먹는 방법

생것으로 생강과 식초를 넣어서 먹는다. 민간에서는 굴을 석화라고 한다 본초.

소갈을 멎게 하는데

방합 蚌蛤 진주조개

약을 만들어 먹는 방법

삶아서 먹거나 생것으로 생강과 식초를 넣어서 먹어도 다 좋다 본초.

3가지 소갈을 치료한다.

점어연 鮎魚涎 메기침

약을 만들어 먹는 방법

침을 받아서 여기에 황련가루를 반죽한다.

다음 알약을 만들어 한번에 50알씩 오매를 달인 물로 먹으면 소갈이 훨씬 낫는다 본초.

소갈로 오줌이 잦은 것을 치료한다.

전라 田螺 우렁이

약을 만들어 먹는 방법

우렁이 5되를 물 1말에 하룻밤 동안 담가두었다가 그 물을 마시되 매일 물을 갈아 부어야 한다. 또는 우렁이를 삶아서 그 물을 마시는데 살까지 먹어도 좋다 본초.

소갈치료에 아주 좋다 강목.

생우 生藕 생연뿌리

약을 만들어 먹는 방법

즙을 내어 1잔을 꿀 1홉과 섞어서 3번에 나누어 먹는다.

갈증을 멎게 하는데

홍시 紅柿 연감

약을 만들어 먹는 방법

그대로 먹는다 본초.

입이 마르는 것을 치료하는데 소갈도 멎게 한다.

오매 烏梅

약을 만들어 먹는 방법

달여서 꿀을 좀 섞어 늘 먹어야 한다 본초.

소갈을 멎게 하는데 늘 먹어야 한다.

이 梨 배

약을 만들어 먹는 방법

특히 심心에 열이 있어서 나는 갈증을 잘 치료한다 본초.

소갈을 멎게 하는데 서리 맞고 잘 익은 것을 따서 늘 먹어야 한다.

미후 도다래

약을 만들어 먹는 방법

또는 꿀에 넣어 정과正果를 만들어 먹으면 더 좋다 속방.

[註] 정과正果: 과실이나 연뿌리, 동아, 인삼, 살구씨 등 약재를 물엿이나 꿀에 재우든가 거기에 넣고 졸여서 만든 음식을 말한다.

소갈을 멎게 하는 데 아주 좋다.

오미자 五味子

약을 만들어 먹는 방법

오미자 단물을 만들어 먹거나 알약을 만들어 오랫동안 먹으면 진액이 생기고 갈증이 멎는다 본초.

소갈을 멎게 한다.

마인 麻仁 삼씨

약을 만들어 먹는 방법

삼씨는 1되를 짓찧어 물 3되에 넣고 달인 다음 즙을 받아서 따뜻하게 하여 먹거나 차게 하여 먹는다 본초.

시어진 것은 소갈을 멎게 하는데 아주 좋다쌀 씻은 물을 오랫동안 둬두면 시어진다.

속미감 粟米 좁쌀 씻은 물

약을 만들어 먹는 방법

늘 먹어야 한다 본초.

소갈을 치료한다.

녹두 菉豆

약을 만들어 먹는 방법

달여 즙을 내서 마시거나 갈아서 즙을 내어 마셔도 다 좋다 본초.

열중熱中과 소갈을 주로 치료한다.

청양미 青粱米 생동찹쌀

약을 만들어 먹는 방법

달여서 즙을 내어 먹거나 죽을 쑤거나 밥을 지어 늘 먹어도 좋다 본초.

소갈을 주로 치료한다.

나미 찹쌉

약을 만들어 먹는 방법

씻은 물을 받아 마신다. 또는 물에 갈아서 흰 즙을 받아 나올 때까지 먹어도 된다 본초.

⊙ 찰볏짚 잿물을 받아 마시면 아주 좋다. 어떤 사람이 소갈로 거의 죽게 되었을 때 한 사람이 알려주기를 찰 볏짚에서 이삭과 뿌리는 버리고 볏짚의 가운데 것만 깨끗한 그릇에 담고 태워 재를 내어 한번에 1홉씩 끓인 물 1사발에 담가 가라앉힌 다음 찌꺼기를 버리고 윗물만 단번에 먹으라고 하였다. 그리하여 그대로 하였는데 곧 신기하게 효과가 났다 담료.

3가지 소갈을 주로 치료한다.

동과 冬瓜 동아

약을 만들어 먹는 방법

즙을 내어 마신다. 또는 국을 끓이거나 김치를 담가 먹어도 좋다 본초.

소갈을 주로 치료한다.

순 蓴 순채

약을 만들어 먹는 방법

국을 끓여서 먹거나 김치를 담가서 늘 먹으면 좋다 본초.

소갈을 치료한다. 늘 먹으면 아주 좋다.

숭채 배추

약을 만들어 먹는 방법

그리고 즙을 내어 먹어도 역시 좋다 본초.

3가지 소갈을 치료한다.

웅계탕 雄湯 수탉고기 국물

약을 만들어 먹는 방법

수탉고기를 삶아서 국물을 가라앉혀 맑은 웃물만 먹는다 의감.

⊙ 흰 수탉이 더 좋다 본초.

소갈을 주로 치료한다.

백아 白鵝 흰거위

약을 만들어 먹는 방법

끓여서 국물을 마신다 본초.

소갈을 주로 치료한다.

황자계 黃雌鷄 누런 암닭

약을 만들어 먹는 방법

잘 끓여서 국물을 마시는데 고기까지 다 먹어도 좋다 본초.

소갈을 주로 치료하는데 생것을 갈증이 날 때 마신다.

우유 牛乳 소젖

약을 만들어 먹는 방법

또는 소젖죽을 쑤어서 늘 먹어도 좋다 본초.

물을 마시기만 하면 오줌이 나가는 것을 멎게 한다.

저두 돼지 위

약을 만들어 먹는 방법

푹 쪄서 생강과 식초를 넣어 먹는다 본초.

황달 黃疸

황달의 원인 黃疸之因

⊙ 모든 황달 때에는 다 오줌이 잘 나오지 않는데 오직 어혈瘀血로 생긴 황달 때에만 오줌이 잘 나온다. 대체로 하초에 열이 몰리면 그 열이 진액을 소모시키기 때문에 오줌이 잘 나오지 않는다. 하초에 혈血이 몰리면 열은 혈만 소모시키고 진액은 소모시키지 않는다. 그러므로 오줌이 잘 나오게 된다 입문.

⊙ 황달이 생기는 과정을 비유해 말하면 누룩을 띄우는 것과 같다. 5가지 황달은 습열로 생긴다. 습열이 훈증熏蒸하면 혈에 열이 생겨 혈이 흙빛을 띠게 된다. 그리고 그것이 얼굴과 눈에 퍼지고 손톱과 발톱, 피부에까지 퍼지므로 몸이 노랗게 된다. 노랗게 된다는 것은 바로 황달이 생긴다는 것을 말한다 입문.

⊙ 대체로 황달은 습열과 음식으로 생기는데 민간에서는 이것을 식로황食勞黃이라고도 한다 자화.

⊙ 식로감황食勞疳黃을 일명 황반黃 이라고도 한다. 대체로 황달은 매우 급한 병暴病이므로 『중경仲景』은 치료기간을 18일 간으로 정하였다. 식로황이란 오랜 병인데 오래되어도 잘 낫지 않는다 강목.

⊙ 여러 가지 병으로 땀을 내야 할 때 땀을 내지 못하면 황달이 생긴다. 또는 오줌이 잘 나가게 해야 할 때 나가게 하지 못하여도 황달이 생긴다. 그 이유는 다음과 같다. 비脾가 살과 팔다리를 주관하는데 위와 같이 하지 않으면 한습寒濕과 속에 있던 열이 서로 부딪치기 때문이다 해장.

단방 單方

황달을 치료한다.

밥설수 臘雪水 납일에 내린 눈이 녹은 물

약을 만들어 먹는 방법

약간 따뜻하게 하여 먹는다 본초.

황달을 치료한다.

차전초 車前草 길짱구

약을 만들어 먹는 방법

짓찧어 즙을 내서 먹는다 직지.

황달로 온몸이 누렇게 되고 오줌이 벌건 것을 치료한다.

인진호 茵蔯蒿 더위지기

약을 만들어 먹는 방법

진하게 달여서 먹는데 생것으로 먹어도 역시 좋다[본초].

⊙ 주달酒疸 때에는 40g을 청주에 달여서 먹는데 이것을 주자인진탕酒煮茵蔯湯이라고 한다 의감.

주달로 오줌이 벌거면서 잘 나오지 않는 것을 치료한다.

갈근 葛根 칡뿌리

약을 만들어 먹는 방법

갈근 40g을 물에 달여서 먹는다 본초.

8가지 황달로 몸과 얼굴이 누렇게 되는 것을 치료한다.

과루근 瓜蔞根 하늘타리 뿌리

약을 만들어 먹는 방법

물에 달여서 먹는다 본초.

황달을 치료한다.

산장초 酸漿草 꽈리

약을 만들어 먹는 방법

뿌리는 맛이 매우 쓴데 즙을 내어 먹으면 효과가 많다 본초. .

주달을 치료하는데 즙을 내어 먹는다.

훤초근 萱草根 원추리 뿌리

약을 만들어 먹는 방법

또는 어린 싹을 달여서 먹어도 된다 본초.

주달이 흑달黑疸로 변하여 치료하기 어렵게 된 것을 낫게 한다.

왕과근 王瓜根 왕과 뿌리

약을 만들어 먹는 방법

뿌리를 짓찧어 즙을 내서 빈속에 작은되로 1되씩 단번에 먹으면 반드시 누런 물이 오줌으로 나온다. 그래도 낫지 않으면 다시 먹어야 한다 본초.

열로 생긴 황달로 명치 밑이 아픈 것을 치료한다.

청호 靑蒿 제비쑥

약을 만들어 먹는 방법

짓찧어 즙을 내서 먹는다 본초.

열로 생긴 황달을 치료한다.

편축 篇蓄 마디풀

약을 만들어 먹는 방법

짓찧어 즙을 내서 작은되로 1되를 단번에 먹는다 본초.

황달을 치료한다.

황벽 黃蘗 황경피나무껍질

약을 만들어 먹는 방법

물에 달여서 먹는다 본초.

위열胃熱로 생긴 식달食疸을 치료한다.

치자 梔子 산치자

약을 만들어 먹는 방법

주달을 치료한다.

소맥묘 小麥苗 밀싹

약을 만들어 먹는 방법

짓찧어 즙을 내서 먹거나 달여서 먹는다 본초.

황달을 치료한다.

대맥묘 大麥苗 보리싹

약을 만들어 먹는 방법

즙을 내어 먹는다 본초.

황달을 치료하는데 회를 쳐서 양념을 하여 먹는다.

부어 붕어

약을 만들어 먹는 방법

또는 산 것을 물속에 넣고 늘 봐도 되는데 하루 한 번씩 물을 갈아주면 효과가 있다 의감.

황달을 치료한다.

이어 鯉魚 잉어

약을 만들어 먹는 방법

쓰는 방법은 붕어를 쓰는 방법과 같다 속방.

주달을 치료한다.

별鱉 자라

약을 만들어 먹는 방법

보통 먹을 때처럼 손질하여 국을 끓여서 먹는데 몇 개만 쓰면 낫는다 종행.

황달로 몸과 얼굴이 금빛 같이 된 것을 치료한다.

도근桃根 복숭아뿌리

약을 만들어 먹는 방법

동쪽으로 뻗었던 뿌리 1줌을 잘게 썰어서 물 2종지에 넣고 절반이 되게 달여 빈속에 단번에 먹는다. 그러면 3-5일이 지나서 누렇게 되었던 것이 구름이 사라지듯 없어진다. 그러나 눈이 노랗게 된 것은 나중에 없어지는데 때때로 술 1잔씩 먹으면 빨리 낫는다. 열이 나게 하는 음식, 국수, 돼지고기, 물고기를 먹지 말아야 한다 본초.

급황, 황달, 황달이 속으로 들어가 배에 뭉쳐 잘 통하지 못하는 것을 치료한다.

만청자蔓菁子 순무씨

약을 만들어 먹는 방법

보드랍게 가루 내어 8-12g씩 물에 타 먹으면 반드시 설사가 나면서 궂은 것惡物, 누런 물, 모래, 풀, 털 같은 것들이 나오고 낫는다 본초.

황달 초기와 돌림열병으로 급황急黃이 생긴 것을 치료한다.

첨과체 甛瓜 참외꼭지

약을 만들어 먹는 방법

꼭지를 가루 내어 양 콧구멍에 불어 넣으면 누런 물이 나온다. 또는 4g을 따뜻한 물에 타 먹어도 누런 물을 토하고 낫는다 본초.

술과 국수에 체하여 황달이 생긴 것을 치료한다.

사과 絲瓜 수세미오이

약을 만들어 먹는 방법

온전한 수세미오이를 불에 태워 재를 내서 가루 내어 쓰는데 국수에 체하여 생긴 데는 국수물에 타 먹고 술에 체하여 생긴 데는 술에 타 먹는데 몇 번 먹으면 낫는다 종행.

5가지 황달을 치료한다.

수근 水芹 미나리

약을 만들어 먹는 방법

즙을 내거나 생절이를 하거나 삶거나 날 것으로 먹어도 다 좋은데 늘 먹어야 한다 본초.

상한傷寒으로 황달이 생겨 눈이 잘 보이지 않는 것을 치료한다.

생총 生葱 생파

약을 만들어 먹는 방법

잿불에 묻어 구워서 겉껍질을 버리고 즙을 내어 참기름에 타서 양쪽 눈귀에 넣으면 곧 낫는다.

⊙ 또는 소주를 입에 머금었다가 환자의 눈에 뿜어 넣어주어도 낫는다 종행.

황달을 치료한다.

고호 苦瓠 쓴박

약을 만들어 먹는 방법

달여서 즙을 내어 콧구멍에 떨어뜨리어 넣으면 누런 물이 나오고 낫는다 본초.

열로 생긴 황달을 치료한다.

사순 絲蓴 순채

약을 만들어 먹는 방법

국을 끓이거나 김치를 담가 늘 먹으면 좋다 본초.

돌림황달을 치료하는데 달여서 먹는다.

동규 冬葵 돌아욱

약을 만들어 먹는 방법

또는 국을 끓이거나 김치를 담가 늘 먹는다 본초.

상한으로 생긴 황달로 가슴이 몹시 답답하고 정신을 차리지 못하여 곧 죽을 것 같이 된 데 좋다.

백오계 白烏 흰털이 난 뼈 검은 닭

약을 만들어 먹는 방법

흰털이 난 뼈 검은 수탉 1마리를 털과 내장을 버리고 짓찧어 심장 부위에 붙이면 곧 낫는다 의감.

돌림황달을 치료한다.

웅담 熊膽 곰열

약을 만들어 먹는 방법

조금씩 물에 타서 먹는다 본초.

5가지 황달과 위 속에 마른 대변이 있어서 황달이 생긴 것을 치료한다.

저지 豬脂 돼지기름

약을 만들어 먹는 방법

돼지기름 3홉을 하루 세 번 나누어 먹으면 마른 대변이 나오고 낫는다 본초.

학질

학질의 형태와 증상

학질이 처음 발작할 때에는 먼저 솜털이 일어나고 하품이 나고 춥고 떨리면서 턱이 맞쪼이고 허리와 잔등이 다 아프다. 춥던 것이 멎으면 겉과 속으로 다 열이 나면서 머리가 터지는 것 같이 아프고 갈증이 나서 찬물만 마시려고 한다 내경.

⊙ 음양이 위와 아래에서 서로 부딪쳐서 허증虛證과 실증實證이 번갈아 나타나고 음과 양이 뒤섞이게 되는데 양이 음에 가서 뒤섞이면 음은 실해지고 양은 허해진다. 양명경陽明經이 허하면 추워서 턱까지 떨리고 태양경이 허하면 허리, 잔등, 머리, 목이 아프고 3양경이 다 허하면 음기가 성해진다. 음기陰氣가 성勝하면 뼈까지 시리면서 아프고 속에 찬 기운이 생긴다. 그러므로 겉과 속이 다 차진다. 양이 성하면 겉이 달고 음이 허하면 속이 달며 속과 겉이 다 달면 숨이 차고 목이 말라 찬물을 마시려고 한다 내경.

⊙ 대체로 학질이 처음 발작할 때에는 양기가 음기에 뒤섞인다. 이렇게 되면 양이 허해지고 음은 성해지면서 겉에 기가 약해지므로 먼저 추워하면서 떨게 된다. 그리고 음기가 성해져 극도에 이르면 그것이 양분으로 나가서 양과 겉에서 또 뒤섞이게 된다. 그러면 음은 허해지고 양은 성해지기 때문에 열이 나고 갈증이 난다. 학질 기운이 양분에서 뒤섞이면 양기가 성해지고 음분에서 뒤섞이면 음기가 성해진다. 음기가 성해지면 오한이 나고 양기가 성해지면 열이 난다 내경.

⊙ 서학 때는 열만 나고 습학 때는 오한이 난다. 한학 때에는

먼저 오한이 난 다음에 열이 나고 풍학 때에는 먼저 열이 나다가 오한이 난다. 그 밖의 학질 때에는 다 먼저 오한이 나다가 열이 난다 입문.

단방 單方

노학이 오랫동안 낫지 않는 것을 치료한다.

우슬 牛膝 쇠무릎

약을 만들어 먹는 방법

살찌고 큰 쇠무릎 1줌을 술과 물을 절반씩 섞은 데 넣고 달여 먹는데 3제三劑만 쓰면 낫는다 본초.

장학을 치료한다.

인진 茵蔯 더위지기

약을 만들어 먹는 방법

달여서 먹거나 국을 끓여 먹거나 김치를 만들어 먹어도 좋다 본초.

학질을 치료한다.

갈근 葛根 칡뿌리

약을 만들어 먹는 방법

40g을 달여서 먹는다 본초.

온학 때 땀이 나지 않는 것을 치료한다.

마황 麻黃

약을 만들어 먹는 방법

달여서 먹은 다음 땀이 나면 낫는다 본초.

열학에 달여서 먹으면 좋다 본초.

지모 知母

약을 만들어 먹는 방법

열학에 달여서 먹으면 좋다 본초.

담학을 치료한다.

반하 半夏 끼무릇

약을 만들어 먹는 방법

40g을 달여서 생강즙을 타 먹는다 본초.

온학을 치료한다.

송라 松蘿 소나무겨우살이

약을 만들어 먹는 방법

달여서 먹으면 담을 토하게 된다 본초.

학질이 발작할 날에 치료한다.

사태 뱀허물

약을 만들어 먹는 방법

뱀허물로 양쪽 귓구멍을 막고 또 손에 조금 쥐고 있으면 좋다 본초.

[註] 실용성이 없는 치료방법이다.

온학, 노학의 치료에 좋다.

별갑 鱉甲 자라등딱지

약을 만들어 먹는 방법

자라등딱지를 구워 가루 내어 한번에 8g씩 데운 술에 타 먹는데 연이어 세 번 먹으면 낫지 않는 것이 없다 본초.

온학, 장학의 치료에 좋다.

오공 蜈蚣 왕지네

약을 만들어 먹는 방법

구워 가루 내어 한번에 2g씩 데운 술에 타 먹는다 본초.

한학과 열학의 치료에 좋다.

서부 鼠婦 쥐며느리

약을 만들어 먹는 방법

3마리를 갈아서 데운 술에 타 먹는다. 어린이에게 더 좋다 본초.

해학의 치료에 좋다.

백규화 白葵花

약을 만들어 먹는 방법

꽃을 따서 그늘에 말린 다음 가루 내어 술에 타 먹는다 본초.

열학으로 답답하고 목이 마르는 데 쓴다.

오매 烏梅

약을 만들어 먹는 방법

달여서 마신다 본초.

온학을 치료한다.

호두골 虎頭骨 범머리 뼈

약을 만들어 먹는 방법

졸인 젖을 발라 누렇게 되도록 구워 가루 내어 한번에 8g씩 데운 술로 먹는다. 또는 고기를 삶아서 먹기도 한다. 또는 가죽을 몸에 덮기도 한다 본초.

귀학을 치료한다.

이분 狸糞

약을 만들어 먹는 방법

이것을 태워 가루 내어 술에 타 먹은 다음 고기를 삶아 먹는다. 또는 개머리 뼈를 쓰는데 범 뼈를 먹는 방법으로 먹기도 한다 본초.

한학과 열학을 치료한다.

호육 狐肉 여우고기

약을 만들어 먹는 방법

5장과 창자를 빼버리고 보통 먹는 방법대로 손질하여 양념을 쳐서 삶아 먹으면 좋다 본초.

학질을 치료한다.

연시 燕屎

약을 만들어 먹는 방법

8g을 술 1되에 타서 사발에 담아놓고 발작할 날 아침에 코에 냄새를 쏘인다 본초.

편복시인데 5가지 학질을 치료한다.

야명사 夜明砂

약을 만들어 먹는 방법

가루 내어 한번에 4g씩 식은 찻물에 타서 먹으면 낫는다 본초.

학질을 치료한다.

소산 小蒜 달래

약을 만들어 먹는 방법

잘 짓찧어 황단과 함께 반죽한 다음 벽오동씨 만하게 알약을 만들어 한번에 7알씩 복숭아나무가지와 버드나무가지를 달인 물로 먹는다. 이것은 비한단脾寒丹이라고 한다 유취.

온역 瘟疫

온역의 형태와 증상 瘟疫形證

겨울 날씨는 추워야 하나 도리어 따뜻하면 봄에 가서 온역이 생긴다. 그 증상은 열이 나고 허리가 아프고 몹시 뻣뻣하며 다리가 가느라들어 펴지 못하고 정강이가 끊어지는 것 같으며 눈앞에 꽃 같은 것이 보이고 오싹오싹 추우며 열이 난다.

⊙ 봄 날씨는 따뜻해야 하나 도리어 서늘하면 여름에 가서 조역燥疫이 생긴다. 그 증상은 참을 수 없이 떨리고 혹은 속에서 열이 나며 입이 마르고 혀가 터지며 목구멍이 막히고 목이 쉰다.

⊙ 여름 날씨는 더워야 하나 도리어 차면 가을에 가서 한역寒疫이 생긴다. 그 증상은 머리가 무겁고 목이 곧아지며 피부와 살이 뻣뻣하고 저리거나 혹은 온역의 사기가 몰려서 목구멍이나 목 겉에 멍울이 생기고 그 열독熱毒은 피부와 분육分肉 사이로 퍼진다.

⊙ 가을 날씨는 서늘해야 하나 도리어 흐리거나 비가 많이 내리면 겨울에 습역濕疫이 생긴다. 그 증상은 잠깐 추웠다 열이 났다 하며 폐기가 손상되어 몹시 기침하고 구역하며 혹 몸에 열이 나고 반진이 나오며 숨이 차고 딸꾹질한다 삼인.

⊙ 사철 정상이 아닌 기후에 감촉되면 담연痰涎이 몹시 성하고 번열이 나며 머리와 몸이 아프고 오한이 나며 열이 몹시 나고 목덜미가 뻣뻣하고 눈알이 아프다. 그러나 음식은 제대로 먹고 일상생활은 전과 같이한다. 심하면 목소리가 나오지 않고 눈에 피가 지며 입안이 헐고 뺨이 부으며 후비증喉痺證이 생기고 기침이 나며 걸쭉한 가래가 나오며 재채기를 한다 의감.

단방 單方

온역을 미리 막는다.

주사 朱砂

약을 만들어 먹는 방법

주사 40g을 보드랍게 갈아 꿀에 반죽하여 삼씨 만하게 알약을 만든다. 한번에 3-7알씩 온 가족이 음력 정월 초하룻날 새벽 빈속에 물에 타서 먹는다 본초.

돌림열병을 주로 치료한다.

구인즙 지렁이즙

약을 만들어 먹는 방법

지렁이지룡, 산 것에 소금을 뿌려두면 물이 되는데 그 물을 마신다 본초.

돌림병으로 열이 나고 미친 데 주로 쓴다.

남엽즙 藍葉汁 쪽잎즙

약을 만들어 먹는 방법

잎을 짓찧어 즙을 내어 1잔씩 마신다 본초.

돌림온역으로 열이 몹시 나는 것을 치료한다.

납설수 臘雪水

약을 만들어 먹는 방법

그 물을 마신다 본초.

돌림온역과 열병을 치료한다.

생갈근즙 生葛根汁 생칡뿌리즙

약을 만들어 먹는 방법

뿌리를 캐서 즙을 내어 마신다 본초.

돌림병으로 열이 몹시 나는 것을 치료한다.

고삼 苦蔘 너삼

약을 만들어 먹는 방법

40g을 썰어서 식초에 달여 먹으면 곧 토하고 낫는다 본초

돌림열병으로 답답할 때 치료한다.

수중세태 水中細苔 물속의 보드라운 이끼

약을 만들어 먹는 방법

짓찧어 즙을 내어 마신다 본초.

대두온大頭瘟으로 머리와 얼굴이 벌겋게 붓는 것을 치료한다.

청대 青黛

약을 만들어 먹는 방법

좋은 청대 12g, 소주 1종지, 달걀 흰자위 1알 분을 고루 섞어

서 먹으면 부은 것이 곧 내리는데 참으로 좋은 약이다 회춘.

돌림병으로 열이 몹시 나고 입이 허는 것을 치료한다.

사매 뱀딸기

약을 만들어 먹는 방법

뱀딸기즙 2되 5홉을 절반이 되게 달여 조금씩 마신다 본초.

돌림온역으로 열이 몹시 나고 번조한 것을 치료한다.

죽력 竹瀝 참대기름

약을 만들어 먹는 방법

참대기름 반잔에 새로 길어온 물 반잔을 타서 먹는다 본초.

온역과 습사를 없앤다.

창출 蒼朮 삽주

약을 만들어 먹는 방법

삽주창출와 주염열매조각를 마당 가운데서 태운다 본초.

열병으로 번갈이 나는 것을 치료한다.

생우즙 生藕汁 생연뿌리즙

약을 만들어 먹는 방법

생연뿌리즙 1잔에 꿀 1홉을 타서 마신다 본초.

태우면 나쁜 기운이 없어진다.

납월서 臘月鼠

약을 만들어 먹는 방법

정월 초하룻날 아침에 거처하고 있는 곳에 묻으면 온역기운이 없어진다 본초.

열병이 생기지 않게 한다.

섬서 두꺼비

약을 만들어 먹는 방법

생것을 짓찧어 즙을 내서 먹거나 태워 가루내어 물에 타 먹는데 온역으로 반진이 생긴 것도 치료한다 본초.

돌림병 때에 땀이 나오지 않는 데 주로 쓴다.

도엽 桃葉 복숭아나무잎

약을 만들어 먹는 방법

복숭아나무 잎을 많이 따서 달여 침대 밑에 두고 그 위에 누워 이불을 덮고 땀을 내면 곧 낫는다. 복숭아나무가지를 썰어서 달인 물에 목욕을 해도 된다 본초.

돌림병으로 머리가 아프고 열이 나며 미친 것을 치료한다.

총백 파밑

약을 만들어 먹는 방법

진하게 달여 먹는다 본초.

온역을 미리 막는다.

적소두 赤小豆 붉은팥

약을 만들어 먹는 방법

붉은팥을 새 베주머니에 넣어 음력 정월 초하룻날 우물물 속에 담가두었다가 3일 만에 꺼내어 남자는 10알, 여자는 20알씩 먹는데 온 가족이 다 써야 효과가 있다 본초.

온역의 기운을 없앤다.

온무청즙 溫蕪菁汁 따뜻한 순무즙

약을 만들어 먹는 방법

입춘이 지난 첫 경자일庚子日에 순무즙을 내어 따뜻하게 하여 온 가족이 다 먹으면 돌림병이 생기지 않는다 본초.

음력 정월에 5가지 매운 것을 먹으면 전염병의 기운이 없어진다.

산 蒜 마늘

약을 만들어 먹는 방법

5가지 매운 것이란 첫째는 마늘, 둘째는 파, 셋째는 부추, 넷째는 염교, 다섯째는 생강이다 본초.

온역을 미리 막는데 쓴다.

적마제 赤馬蹄 붉은 말의 발굽

약을 만들어 먹는 방법

가루를 내어 80g을 비단주머니에 넣어서 남자는 왼쪽, 여자는 오른쪽에 차고 다닌다 본초.

온역을 미리 막는 데 태운다.

웅호시 雄狐屎

약을 만들어 먹는 방법

살을 삶아서 먹어도 좋다 본초.

온역기운과 온병을 주로 치료한다.

달육 獺肉 수달의 고기

약을 만들어 먹는 방법

고기를 삶아서 즙을 내어 식혀 마신다 본초.

온역기운을 치료한다.

개채자 芥菜子 겨자씨

약을 만들어 먹는 방법

전염된 초기 머리가 아플 때 겨자씨가루를 배꼽에 놓고 그 위에 천을 1겹 댄 다음 다리미질하면 땀이 나고 낫는다 종행.

온역기운을 치료한다.

백갱미 白粳米 멥쌀

약을 만들어 먹는 방법

5홉을 뿌리 달린 파 20대와 함께 넣고 죽을 쑨다. 여기에 좋은 식초 반 사발을 넣어 다시 한 번 끓여서 먹고 땀을 내면 곧 낫는다 종행.

온병 때에는 먹지 말아야 한다.

순 蓴 순채

약을 만들어 먹는 방법

먹으면 흔히 죽을 수 있다 본초.

돌림병을 앓은 뒤에 쓴다.

규채 葵菜 아욱

약을 만들어 먹는 방법

아욱을 먹으면 곧 눈이 멀게 된다 본초.

사수

사수의 형태와 증상

보고 듣고 말하고 행동하는 것 등 다 마구하는 것을 사수라고 한다. 이것이 심해지면 평생에 보지도 듣지도 못한 일과 5가지 빛이 나는 헛것神鬼이 보인다고 하는데 이것은 기혈氣血이 몹시 허虛하고 정신이 부족하거나 담화痰火의 작용으로 생긴 것이다. 요사스러운 헛것이 정말 있는 것은 아니다 입문.

⊙ 사수의 증상이 전증癲證 같으나 전증은 아니다. 사수 때에는 때로 명랑해지고 때때로 정신이 흐리멍덩해진다 회춘.

⊙ 사수병 때에는 노래도 하고 울기도 하며 시를 읊기도 하고 웃기도 하며 혹은 개울에 앉아 졸거나 더러운 것을 주워서 먹기도 하며 혹은 옷을 다 벗고 밤낮으로 돌아다니고 혹은 성내고 욕설하는 것이 끝이 없다 천금.

⊙ 사람이 헛것에 들리면 슬퍼하면서 마음이 저절로 잘 감동되며 정신이 산란하여 술에 취한 것 같고 미친 말을 하며 놀라거나 무서워하며 벽을 향하고 슬프게 운다. 그리고 꿈에 가위에 잘 눌리고 꿈에 헛것과 방사하며 잠깐 추웠다 잠깐 열이 났다 하고 명치 밑이 그득하고 숨결이 밭으며 음식을 잘 먹지 못한다 병원.

⊙ 정신이 온전치 못하고 의지가 약하며 잘 무서워하면 헛것에 잘 들리게 된다. 헛것에 들리면 말을 하지 않고 멍청해 있거나 허튼소리와 헛소리를 하고 비방하며 욕설하고 남의 잘못을 들추는 데 체면을 가리지 않으며 앞으로 있을 화와 복을 꼭꼭 들어맞게 말하고 남이 생각하고 있는 것을 미리 알아 맞히

며 높은 데 오르는 것과 험한 데 다니는 것을 마치 평지대에서 다니는 것처럼 다닌다. 그리고 슬프게 울고 앓는 소리를 내며 사람을 보려고 하지 않고 술에 취한 것 같기도 하고 미친 것 같기도 한데 그 증상은 여러 가지이다 강목.

⊙ 사람이 5가지 빛이 나는 이상한 헛것이 보인다고 하는 것은 다 정신이 제자리를 지키지 못하고 온전하지 못하기 때문이지 실지로 헛것이 있어서 그런 것은 아니다. 이것은 원기가 극도로 허약해진 증상이다 정전.

⊙ 꿈자리가 나쁘고 몹시 무서워하는 것은 헛것에 들린 병이다 득효.

단방 單方

나쁜 사기와 사귀의 기운을 죽인다.

주사 朱砂

약을 만들어 먹는 방법

가루 내어 한번에 4g씩 따뜻한 물로 먹는다. 늘 몸에 품고 다니면 사기가 없어진다[본초].

나쁜 정기와 악귀, 사기를 죽이고 시주를 치료하며 온갖 사기를 물리친다.

웅황 雄黃 석웅황

약을 만들어 먹는 방법

한 덩어리를 머리에 달아매거나 몸에 품고 있으면 귀신이나 사기가 가까이 오지 못한다. 가루 내어 한번에 4g씩 따뜻한 물로 먹으면 더욱 좋다 본초.

사수와 여자가 헛것과 방사했다고 하는 것을 치료한다.

고감 古鑑

약을 만들어 먹는 방법

빨갛게 태워서 술에 담가놓고 그 술을 마신다 본초.

사귀의 기운으로 미친 것을 치료한다.

반천하수 半天河水

약을 만들어 먹는 방법

환자가 무슨 물인지 모르고 마시게 해야 한다 본초.

[註] 반천하수半天河水: 동의학에서 키나무교목의 구멍이나 잠대를 살라낸 그루터기에 고인 빗물을 약제로 이르는 말이다.

나쁜 정기를 없애고 헛것을 물리친다.

대적 代赤 대자석

약을 만들어 먹는 방법

늘 몸에 품고 있거나 가루 내어 물에 타 먹는다 본초.

사수와 귀주를 치료한다.

패천공 敗天公 헌 패랭이

약을 만들어 먹는 방법

태워서 가루 내어 술에 타 먹는다 본초.

5가지 시주병을 치료한다.

인동초 忍冬草 겨우살이덩굴

약을 만들어 먹는 방법

푹 달인 다음 즙을 내어 하루 2~3번 먹는다 본초.

귀기鬼氣와 시주를 치료한다.

청호자 靑蒿子 제비쑥씨

약을 만들어 먹는 방법

가루 내어 4g씩 술에 타 먹는다.

여러 가지 사귀와 사기를 없앤다.

애실 艾實 약쑥씨

약을 만들어 먹는 방법

씨를 건강가루와 함께 꿀에 반죽해서 벽오동씨 만하게 알약을 만든다. 한번에 30알씩 먹으면 사기가 곧 나간다 본초.

귀사가 침범하여 고통스러운 데 쓴다.

철퇴병 鐵槌柄 쇠방망이자루

약을 만들어 먹는 방법

도노桃奴를 화살나무껍질과 함께 가루 내어 알약을 만들어 먹는다 본초.

사기邪氣, 헛것, 귀주, 악기惡氣, 귀태鬼胎를 치료한다.

안식향安息香

약을 만들어 먹는 방법

태워서 4g씩 술에 타 먹는다 본초.

여러 가지 사기와 사수, 지수를 치료한다.

위모衛矛

약을 만들어 먹는 방법

태우거나 달여서 먹는다 본초.

귀사와 악기를 물리친다.

무환자無患子 무환자나무

약을 만들어 먹는 방법

태우거나 씨를 따서 먹는다 본초.

미쳐서 슬프게 울거나 앓음 소리를 내는 사수병을 치료한다.

잠퇴지蠶退紙 누에알 깐 종이

약을 만들어 먹는 방법

태워서 가루 내어 8g씩 술에 타 먹는다 본초.

5가지 사기로 놀라고 슬프게 우는 것을 치료한다.

천산갑 穿山甲

약을 만들어 먹는 방법

태워서 가루 내어 한번에 4g씩 술이나 물에 타 먹는다 본초.

여러 가지 사귀와 여러 가지 독, 나쁜 기운을 없애준다.

도효 桃梟 나무에서 마른 복숭아

약을 만들어 먹는 방법

가루 내어 데운 술에 타 먹는다 본초.

헛것에 홀린 것을 치료한다.

오아 烏鴉 까마귀

약을 만들어 먹는 방법

태워 가루내서 술에 타 먹는다 본초.

10가지 주疰와 5가지 시주와 귀사병鬼邪病을 치료한다.

도인 桃仁 복숭아씨

약을 만들어 먹는 방법

50알껍질과 끝을 버린 것을 달여서 단번에 먹으면 토한다. 토하지 않으면 다시 먹는다.

⊙ 복숭아씨로 죽을 쑤어 늘 먹어도 좋다 본초.

헛것이나 여우에게 홀린 것을 치료한다.

응육 鷹肉 매의 고기

약을 만들어 먹는 방법

매의 고기를 구워 먹거나 주둥이와 발톱을 태워서 술에 타 먹어도 좋다 본초.

미친병과 헛것에 들린 것을 치료한다.

작소 鵲巢 까치둥지

약을 만들어 먹는 방법

여러 해가 된 것을 태워 데운 술에 타 먹는다.

5가지의 시주독을 치료한다.

관골 황새뼈

약을 만들어 먹는 방법

다리뼈나 주둥이를 태워서 가루 내어 데운 술에 타 먹는다 본초.

악기惡氣를 없애며 헛것의 정기를 죽이며 온갖 헛것을 없앤다.

사향 麝香

약을 만들어 먹는 방법

늘 몸에 띠고 있으면 좋다. 또는 조금씩 술에 타 먹기도 한다 본초.

악귀와 사매, 범, 이리를 물러가게 한다.

고양각 수양의 뿔

약을 만들어 먹는 방법

태워 가루 내어 한번에 4g씩 술에 타 먹으면 곧 귀태鬼胎가 나간다 본초.

남자나 여자가 꿈에 헛것과 방사하는 것을 치료한다.

녹각鹿角

약을 만들어 먹는 방법

녹각가루 4g을 술에 타 먹으면 헛것의 정기가 곧 나온다 본초.

사귀와 악기를 물리친다.

우시牛屎

약을 만들어 먹는 방법

문설주에 바르거나 늘 태운다 본초.

헛것과 사기를 물리치는데 지져 먹는 것이 좋다.

표육豹肉 표범고기

약을 만들어 먹는 방법

표범의 코를 떼어 달여 먹으면 여우에게 홀린 것이 낫는다 본초.

36가지의 나쁜 정기와 사귀를 물리치는데 지져 먹는 것이 좋다.

호육 虎肉 범고기

약을 만들어 먹는 방법

범의 눈알, 범 머리 뼈는 귀사를 물리치기 때문에 늘 몸에 띠고 있거나 침대의 양 옆에 놓아둔다 본초.

모든 시주와 사기를 치료한다.

이육 狸肉 삵의 고기

약을 만들어 먹는 방법

고기로 국을 끓여 먹는다. 또는 머리뼈를 태워 가루 내어 한 번에 8g씩 술에 타 먹어도 좋다. 집고양이도 또한 좋다 본초.

어우에게 홀린 것을 치료한다.

호육 狐肉 여우고기

약을 만들어 먹는 방법

여우나 삵에게 홀리면 산과 들을 허투루 돌아다니거나 손을 맞쥐고 아무에게나 절하거나 조용한 곳에서 혼자 말을 한다. 그리고 옷을 벗고 사람을 대하고 손을 들어 절을 수없이 하며 입을 다문 다음 손을 맞쥐고 앉아서 지나치게 예절을 차리며 대소변을 아무 곳에서나 보기도 한다. 여우의 고기를 구워서 먹거나 장이나 위로 국을 끓여 먹는다.

⊙ 또한 여우의 가죽이나 코끝의 검은 곳을 떼어 내서 가루 내어 술에 타서 먹어도 효과가 있다.

⊙ 여우의 대가리와 꼬리, 시屎를 태우면 사귀나 악귀가 없어

진다 본초.

5가지 시주와 귀주가 서로 전염되어 온 집안이 다 병든 것을 치료한다.

달간 獺肝 수달의 간

약을 만들어 먹는 방법

간 1보를 그늘에서 말려 한번에 4g씩 하루 2번 물로 먹으면 좋다. 또는 헛것한테 홀린 것도 치료한다 본초.

귀주와 사기를 없애준다.

야저황 野猪黃

약을 만들어 먹는 방법

갈아서 물에 타 먹는다 본초.

옹저 癰疽

옹저의 전구증상 癰疽欲發之候

대체로 열이 나고 오한이 나며 머리가 아프고 메스꺼우며 힘줄이 켕기고 숨이 차며 답답한 것과 소갈병이 여러 해 동안 가는 것은 다 옹저가 생기려는 증상이다 직지.

⊙ 모든 맥이 부삭浮數할 때에는 응당 열이 나야 하는데 오히려 오싹오싹 추우면서 아픈 곳이 있는 것은 옹이 생기려는 것이다.

⊙ 맥이 미微하면서 지遲한데 도리어 열이 나거나 맥이 약弱하면서 삭數한데 오히려 추워 떠는 것은 반드시 옹종이 생기려는 것이다.

⊙ 맥이 부浮하면서 삭數한데 몸에 열은 없고 말하기를 싫어하며 가슴이 약간 번조하며 어디가 아픈지 잘 알 수 없는 것은 옹이 생기려는 것이다 중경.

⊙ 분하고 억울한 일을 당하거나 자기의 뜻을 이루지 못하면 흔히 이런 병이 생긴다 정요.

⊙ 입이 마르는 병을 오랫동안 앓으면 반드시 옹저가 생기게 된다. 이런 때에는 인동덩굴과 차를 늘 먹는 것이 제일 좋다. 속방.

단방 單方

창독을 푸는 데는 주사와 석웅황이 없으면 안된다 본초.

주사와 석웅황 朱砂昔雄黃

약을 만들어 먹는 방법

주사, 석웅황, 담반, 백반, 자석 등을 사기그릇에 담고 뚜껑을 덮은 다음 짬이 없이 잘 막는다. 다음 3일 동안 밤낮으로 불에 달구면 약의 정기가 뚜껑에 올라붙는다. 이것을 닭의 깃으로 쓸어 모아서 헌데 속에 넣으면 궂은살과 부골附骨과 피고름이 빠져 나오고 낫는다. 이것이 바로 5가지 독이다 입문.

여러 가지 옹저, 발배, 여러 가지 종독을 치료한다.

복룡간 伏龍肝

약을 만들어 먹는 방법

달걀 노른자위나 식초에 개서 바른다. 혹은 마늘과 같이 갈아서 붙여도 좋다 본초.

여러 가지 악종, 발배를 치료한다.

연석 煉石 달군 돌

약을 만들어 먹는 방법

돌을 불에 벌겋게 달구었다가 식초에 담그기를 10여 번 한다. 다음 식초에 떨어진 돌 부스러기를 보드랍게 가루 내어 식초에 개서 바르면 곧 낫는다. 돌은 망돌 같은 것을 만드는 보통 돌이면 된다 본초.

옹독, 정창, 종독으로 죽을 것 같이 된 것을 치료한다.

감국 甘菊 단국화

약을 만들어 먹는 방법

국화잎을 짓찧어 즙을 내서 2홉 반을 마시면 효과가 좋다

⊙ 또는 국화의 잎과 줄기를 짓찧어 정종에 붙여도 효과가 있다. 이것을 도잠고陶潛膏라고 한다 의감.

정창을 치료한다.

야국화 野菊花 들국화

약을 만들어 먹는 방법

들국화와 녹두를 가루 내어 술에 타서 취하도록 마신 다음 자고나면 아픈 것과 열이 없어진다 입문.

여러 가지 옹종을 치료한다.

생지황 生地黃

약을 만들어 먹는 방법

생지황을 풀지게 짓찧어 천에 바른 다음 목향가루를 뿌린다. 다음 그 위에 또 지황을 짓찧어 발라서 헌데에 붙이는데 세 번만 하면 낫는다 본초.

정창, 유옹, 여러 가지 독종을 치료한다.

충위경엽 익모초의 줄기와 잎

약을 만들어 먹는 방법

줄기와 잎을 짓찧어 즙을 내서 먹은 다음 찌꺼기를 붙이면 낫는다 본초.

옹저와 발배를 치료한다. 꽃,

백봉선화 白鳳仙花, 흰 봉선화

약을 만들어 먹는 방법

뿌리, 잎을 통째로 짓찧어 먼저 쌀초米醋로 헌데를 씻은 다음 붙인다. 날마다 한 번씩 갈아 붙이면 잘 낫는다 회춘.

등창을 치료한다.

벽려줄 사철나무

약을 만들어 먹는 방법

잎을 짓찧어 즙을 내어 꿀물에 타서 1되 정도 먹고 찌꺼기를 헌데에 붙인다. 어떤 처방은 보드랍게 갈아 술에 탄 다음 즙을 짜서 두어 번 끓어오르게 달여 먹게 되어 있다 본초.

옹저와 오랫동안 진물어 있는 헌데를 치료하는데 고름을 빼내고 아픈 것을 멎게 한다.

황기 단너삼

약을 만들어 먹는 방법

진하게 달여서 먹는데 음증창양陰證瘡瘍 때에는 내탁內托하기 위해서 꼭 써야 할 약이다 동원.

여러 가지 옹저와 종독을 치료한다.

인동등 忍冬 인동덩굴

약을 만들어 먹는 방법

꽃이나 줄기 또는 잎을 쓰는데 생것을 짓찧어 데운 술에 타 먹는다 직지.

주로 정창을 치료한다.

창이 蒼耳 도꼬마리

약을 만들어 먹는 방법

줄기와 잎을 약성이 남게 태워 식초에 개서 정창에 바르면 근이 빠진다. 석웅황을 좀 섞어서 바르면 더 효과가 있다.

⊙ 또한 도꼬마리 1줌과 생강 160g을 함께 짓찧어 낸 즙에 술을 타 먹으면 정독의 기운이 가슴에까지 침범하여 구역이 나는 것을 낫게 한다 입문.

발배發背, 유옹乳癰을 치료하는데 아픈 것을 멈추고 새살이 살아나게 하며 고름을 멎게 한다.

백지 白芷 구릿대

약을 만들어 먹는 방법

고름이 없어지지 않는 데는 구릿대를 넣어 써야 곧 없어진다 단심.

옹저나 악창 때 끝이 생기지 않은 것을 치료한다.

모침 茅鍼 띠순

약을 만들어 먹는 방법

띠순을 술에 달여 즙을 내서 먹는다. 1개를 먹으면 1개의 구멍이 뚫어지고 2개를 먹으면 반드시 2개의 구멍이 뚫어진다 본초.

옹저와 열독을 치료한다.

대황 大黃

약을 만들어 먹는 방법

대황술에 씻어 썬 것 8g과 감초 4g을 달여서 먹는다. 맥脈이 실實하고 기름진 음식을 먹은 환자에게 쓰는 것이 좋다 강목.

뿌리와 줄기를 짓찧어 종독과 옹종에 붙이면 곧 삭는다.

자고 茨菰

약을 만들어 먹는 방법

물에 달여서 먹어도 좋다 속방.

여러 가지 창독을 치료한다.

괴화 槐花 홰나무꽃

약을 만들어 먹는 방법

홰나무꽃 160g을 고소한 냄새가 나게 닦아서 술 2사발에 넣고 두세 번 끓어오르게 달여 찌꺼기를 버리고 다 먹으면 곧 삭는다 입문.

옹저의 구멍이 커서 빨리 아물지 않을 때 치료한다.

황상엽 黃桑葉 누렇게 된 뽕잎

약을 만들어 먹는 방법

서리 맞은 누런 뽕잎을 가루내서 자주 뿌리거나 달인 물로 씻으면 좋다 본초.

아픈 것을 멎게 하고 새살이 빨리 살아나게 하며 또 여러 가지 헌데를 속으로 삭게 한다.

유향 乳香

약을 만들어 먹는 방법

혈血이 막히면 기氣도 따라 막힌다. 그러면 경락經絡이 그득 차서 켕기고 아프며 붓는다. 유향은 머물러 있는 혈을 흩어지게 하고 부은 것을 내리며 아픈 것을 멎게 하는 작용이 있으므로 외과치료에 좋은 약이다 입문.

옹저를 치료하는데 아픈 곳까지 약기운을 이끌어 가며 독기를 헤친다.

조각자 주염나무가시

약을 만들어 먹는 방법

약성이 남게 태워서 한번에 4g씩 도수가 낮은 술에 타 먹는다 강목.

유옹, 여러 가지 헌데를 씻으면 아주 좋다 본초.

곡목피 떡갈나무껍질

약을 만들어 먹는 방법

물에 달여서 그 물로 진물이고 헤쳐진 헌데와 유옹, 여러 가지 헌데를 씻으면 아주 좋다 본초.

옹저와 종독에 바르면 곧 삭는다 속방.

생구 生龜 산거북이

약을 만들어 먹는 방법

피를 내서 옹저와 종독에 바르면 곧 삭는다 속방.

현옹懸癰을 치료한다.

지주 蜘蛛 거미

약을 만들어 먹는 방법

큰 것으로 1마리를 잘 갈아 물에 타서 먹은 다음 헌데가 난 쪽으로 누우면 좋다 의림.

옹저, 발배, 독창의 초기에 먹으면 독기가 속으로 침범하지 못한다.

지마유 脂麻油 참기름

약을 만들어 먹는 방법

참기름을 10여 번 끓어오르게 달여 식혀서 600g을 술 2사발에 탄다. 이것을 다섯 번에 나누어 데워 먹는데 하루에 다 먹으면 효과가 좋다 직지.

⊙ 또한 음증 때 속에 있는 독을 푼다 직지.

일명 백정향白丁香이라고도 한다.

웅작시 雄雀屎

약을 만들어 먹는 방법

옹저가 곪아터지지 않는 것을 치료한다. 웅작시를 식초에 개어 팥알만큼 헌데에 바르면 구멍이 뚫어지면서 고름이 나온다 본초.

뱃속에 몰려 뭉친 것을 치료하는데 고름과 피가 뭉친 것을 터져 나오게 한다.

첨과자 甛瓜子 참외씨

약을 만들어 먹는 방법

또한 장위腸胃에 생긴 내옹치료에 가장 중요한 약이다. 가루내어 8-12g씩 술에 타서 먹는다[본초].

여러 가지 옹과 창종으로 참을 수 없이 아픈 것을 치료한다.

촉규화 蜀葵花

약을 만들어 먹는 방법

촉규화의 뿌리를 짓찧어 헌데에 붙이면 곧 낫는다.

⊙ 황촉규화의 잎을 소금과 함께 짓찧어 붙여도 좋다 강목.

달래小蒜도 쓴다. 옹독과 창종으로 아파서 고함을 치고 눕지 못하는 것을 치료한다.

호 葫 마늘

약을 만들어 먹는 방법

외톨마늘을 잘 짓찧어 참기름에 개어 헌데에 두껍게 붙인다. 마르면 갈아 붙이는 것이 좋다 본초.

옹절이 약간 벌겋게 되고 끝이 생기며 은은히 아플 때 말하기 전의 침을 자주 바르면 저절로 삭는다.

인구중타 人口中唾 입안의 침

약을 만들어 먹는 방법

그러나 술을 마신 뒤의 침은 바르지 말아야 한다 강목.

옹저가 곪아 터진 뒤에 치료한다.

저현제 猪懸蹄 돼지발목에 달린 발굽

약을 만들어 먹는 방법

돼지발목에 달린 발굽을 진하게 달여서 그 물로 씻으면 좋다 직지.

옹종을 치료한다. 찜질한다. 악창에는 붙인다.

상륙 商陸 자리공

약을 만들어 먹는 방법

여러 가지 열독종熱毒腫에는 자리공뿌리에 소금을 조금 넣고 짓찧어 쓰는데 하루 한 번씩 갈아 붙이면 낫는다 본초.

옹저와 발배가 아직 곪지 않았을 때 치료한다.

저근 苧根 모시뿌리

약을 만들어 먹는 방법

모시뿌리와 잎을 잘 짓찧어 하루 두어 번 갈아 붙이면 부은 것이 내리고 낫는다 본초.

옹종을 삭히는데 치료한다.

초 醋 식초

약을 만들어 먹는 방법

노래에는 다음과 같이 씌어 있다.

발배정창發背 瘡 험한 병을 삭힐 줄을 다 모르네.

좋은 경묵京墨 초에 갈아 4방으로 발라주고

한가운데 남겨놓고 강즙저담 발라두면

하룻밤이 지나서 씻은 듯이 낫는다네 종행.

가루 내어 달걀 흰자위에 개서 열독과 옹종에 붙이면 낫는다.

적소두 赤小豆 붉은팥

약을 만들어 먹는 방법

또한 일체 종독으로 아픈 것도 치료한다 본초.

발배, 창절, 여러 가지 종독, 매 맞은 상처를 치료한다.

부용 芙蓉 연꽃

약을 만들어 먹는 방법

연꽃과 그 잎을 햇볕에 말려 가루내서 식초에 개어 붙인다. 매 맞은 상처에는 달걀 흰자위에 개어 붙여야 더 효과가 좋다. 흰 연꽃이 더 좋다 단심.

짓찧어 식초에 개어 정창에 붙이면 효과가 좋다.

형개 荊芥

약을 만들어 먹는 방법

물에 진하게 달여서 먹어도 좋다 본초.

여러 가지 창諸瘡

단방 單方

단방單方

약을 만들어 먹는 방법

황랍 40g, 저담 1개, 경분 8g을 쓰는데 녹여 고루 섞어서 기름먹인 종이에 발라 붙인다 단심.

⊙ 또 한 가지 처방은 백교향, 황백, 석고 각각 40g, 청대 20g, 용골 4g으로 되어 있는데 가루 내어 참기름에 개서 붙인다 단심.

⊙ 또 한 가지 처방은 갈양시약성이 남게 태운다 20g, 석고 10g, 적석지 4.8g으로 되어 있는데 가루 내어 참기름에 개서 붙이고 천으로 싸매면 헌데의 근이 빠진다 단심.

⊙ 냉으로 생긴 염창에는 녹각 태운 가루, 기름먹은 머리칼 태운 가루, 유향을 가루 내어 참기름에 개서 붙인다 득효.

⊙ 염창으로 패어 들어가면서 오랫동안 낫지 않는 데는 사탕가루를 물에 개어 붙이는데 하루 두 번씩 3일만 붙이면 낫는다 득효.

⊙ 잇꽃 물들인 천홍견, 번데기가 까나온 누에고치다 태워 가루 낸 것, 호분 각각 1.2g, 진주달군 것 0.8g, 백반구운 것, 난발회, 밀가루 각각 0.4g을 가루 내어 황랍 80g을 녹인 데 넣고 고루 섞어 붙이면 낫는다 회춘.

장딴지에 생긴 헌데가 점차 커지면서 참을 수 없이 가려운 것이 긁어도 멎지 않는 데 치료한다.

단방 單方

약을 만들어 먹는 방법

석류나무뿌리껍질석류근피을 쓰는데 진하게 달여서 약간 식혀 헌데를 씻는다. 그러면 얼음이나 눈을 대놓은 것 같이 시원해지면 곧 딱지가 앉는다 득효.

갑자기 생긴 침음창浸淫瘡을 빨리 치료하지 않으면 온몸에 퍼져서 죽을 수 있다.

단방 單方

약을 만들어 먹는 방법

이런 데는 참깨호마를 생것으로 잘 씹어서 붙인다 본초.

⊙ 조뱅이소계를 잘 짓찧어 새로 길어온 물에 개서 붙이기도 하는데 마르면 갈아 붙인다 본초.

⊙ 기장쌀출미을 노랗게 되도록 닦아 가루 내어 물에 개서 붙인다 본초.

⊙ 닭볏계관에서 더운 피를 받아 바른다 본초.

⊙ 제비둥지호연소의 흙을 물에 개서 붙인다 본초.

끓는 물이나 불에 데서 허는 데 치료한다.

단방 單方

약을 만들어 먹는 방법

황촉규화를 가루 내어 기름에 개서 붙이면 좋다. 혹은 물에 갈아서 붙여도 좋다 정전.

⊙ 서리 맞은 뽕잎霜桑葉을 약한 불기운에 말려 가루내서 참기름에 개어 붙인다[정전.

⊙ 측백잎을 풀지게 짓찧어 찬물에 개서 바르고 천으로 2-3일 동안 싸매두면 낫는다 본초.

⊙ 생배生梨를 쪽지게 썰어서 붙이면 피부가 진물지 않고 아픔도 멎는다 본초.

생참깨를 풀지게 짓찧어 붙인다 본초.

⊙ 백반생것을 가루 내어 참기름에 개서 바른다 의감.

⊙ 끓는 물이나 불이나 끓는 기름에 데었을 때에는 하루 세 번 꿀을 바르고 대청을 붙이면 아픔이 곧 멎으면서 낫는다 본초.

⊙ 식초 찌꺼기를 붙이면 흠집이 없이 낫는다. 콩물을 발라도 좋다 본초.

번화창를 치료한다.

단방 單方

약을 만들어 먹는 방법

쇠비름마치현을 태워 가루내서 돼지기름에 개어 붙인다 본초.

⊙ 버드나무가지나 잎을 진하게 달여 고약을 만들어 바른다 본초.

옻을 타는 사람이 옻만 보면 중독되어 살이 헐면서 얼굴이 가렵고 부으며 온몸이 화끈화끈 달고 아픈 것을 치료한다.

단방 單方

약을 만들어 먹는 방법

이런 데는 게장을 생것으로 바른다 득효.

⊙ 가재즙을 내서 자주 바른다 본초.

⊙ 작설차가루를 기름에 개서 붙이거나 버드나무의 가지나 잎을 달인 물로 씻는다 입문.

⊙ 망초를 달인 물을 가라앉혀 식혀서 씻는다 천금.

⊙ 무쇠를 담가 우린 물로 자주 씻으면 곧 낫는다 본초.

⊙ 우물 속의 이끼를 짓찧어 붙인다 본초.

⊙ 조피열매천초를 달인 물로 씻으면 곧 낫는다 본초.

⊙ 생강 제 몸의 즙眞汁을 바르는 것도 좋다 단심.

⊙ 달걀 노른자위를 바른다 본초.

⊙ 부추잎구엽을 짓찧어 붙인다 본초.

⊙ 차조기잎자소엽을 잘 짓찧어 붙인다 강목.

연절軟癤을 치료한다.

단방 單方

약을 만들어 먹는 방법

연절이란 뽀두라지 같은 작은 부스럼을 말한다.

⊙ 저두산, 삼물산, 대황고 등을 쓰는 것이 좋다.

⊙ 병아리가 까고 나온 달걀껍질을 태워 경분 조금과 섞어서 기름에 개어 붙인다 득효.

⊙ 지각큰 것 1개를 속은 긁어버리고 둘레가 가지런해지게 간다. 다음 걸쭉한 밀가루 풀을 그 둘레에 발라서 헌데에 붙이는데 부항 붙이는 것처럼 붙이면 저절로 터지면서 고름이 나오므로 아주 좋다 득효.

포도창蒲萄瘡을 치료한다.

단방單方

약을 만들어 먹는 방법

창이란 헌데 꼭대기가 포돗빛 같고 둘레가 붓는 것을 말한다.

이런 때에는 먼저 고름을 다 짜낸 다음 빙매氷梅를 붙여야 잘 낫는다.

천행반창天行斑瘡을 치료한다.

단방單方

약을 만들어 먹는 방법

천행반창이 생겨서 온몸에 퍼지면 불에 덴 것처럼 되고 허연 물집이 생긴다. 이것을 치료하지 않으면 며칠 사이에 반드시 죽는다. 나은 다음에도 얼룩얼룩한 흠집은 1년이 지나야 없어진다. 이것은 몹시 독한 기운으로 생긴 것인데 좋은 꿀에 승마를 달여서 자주 씻고 바르기도 해야 한다 본초.

⊙ 또한 아욱잎규채엽을 데쳐서 마늘 양념을 해 먹으면 며칠 사이에 곧 낫는다 강목.

월식창月蝕瘡을 치료한다.

단방單方

약을 만들어 먹는 방법

어린이에게 많이 생기는데 귀 뒤에 생긴다. 그리고 달이 둥글어 지면 헌데도 커지고 달이 이지러지면 헌데도 작아진다. 이런 데는 호분노랗게 되도록 닦은 것, 백반구운 것,

황단, 황련, 경분 각각 8g, 연지마른 것 4g, 사향 조금 등 위의 약들을 가루 내어 참기름에 개서 바른다 입문.

⊙ 또는 황련과 백반구운 것을 가루 내어 붙여도 좋다 본초.

내감창內疳瘡을 치료한다.

단방 單方

약을 만들어 먹는 방법

윗잇몸 안쪽에 생기는데 초기에는 부르튼 것이 연꽃 같고 뿌리는 작으며 아래로 처지면서 커진다. 치료하는 방법은 다음과 같다. 꼬부라진 칼로 헌데 뿌리를 째고 화침으로 지져서 피를 멎게 한 다음 석웅황웅황, 경분, 백령사분상, 구릿대백지, 가위톱백렴을 가루 내어 붙인다. 다음 홰나무가지를 토막지게 잘라서 아래 위 어금니 사이에 물려 입을 다물지 못하게 한다. 그 다음 2-4시간 지나면 헌데 딱지가 앉는데 이때에 입을 다무는 것이 좋다. 다음날 고름이 나오면 생기산을 붙여야 한다 입문.

와창을 치료한다.

단방 單方

약을 만들어 먹는 방법

손이나 발에 생기는데 양쪽에 마주 생긴다. 그 생김새는 갓 열린 산수유 같은데 가렵고 아프며 터트리면 구멍이 생기면서 마치 달팽이 같이 된다. 그리고 오랫동안 낫지 않는다. 이런 데는 살구씨행인, 유향 각각 12g, 유황, 경분 각각 6g을 가루내서 쓰는데 먼저 참기름 12g에 황랍 20g을 넣어 녹인 다음 여기에 약 가루를 넣고 저으면서 졸여 고약을 만들어 바른다 입문.

주피추창을 치료한다.

단방 單方

약을 만들어 먹는 방법

공알이나 매화씨 같이 생긴 헌데가 볼이나 목에 가득 나서 양쪽 귀로 퍼지면서 진물이 나오며 짓무르는 것을 말한다. 이런 때에는 먼저 뽕나무겨우살이상기생, 없으면 대신 뽕나무버섯을 쓴다, 뽕나무뿌리껍질상근피 각각 1줌, 구릿대백지, 황련 각각 조금을 달여 그 물로 피고름을 씻어 없앤 다음 주염열매조협, 참대순껍질죽순피, 약성이 남게 태운 것, 황백, 구릿대백지, 쪽잎남엽을 각각 같은 양으로 하여 가루내서 참기름에 개어 바르면 신기한 효과가 있다 입문.

⊙ 손에 생긴 추창추瘡에는 주염열매조각, 백반구운 것, 경분, 황백, 황련을 가루 내어 붙인다 입문.

⊙ 어린이가 태진胎추으로 머리에 발겋고 떡같이 생긴 헌데가 났을 때에는 먼저 약쑥잎애엽, 구릿대백지, 빈랑껍질, 파밑총백을 달인 물로 씻은 다음 쪽잎남엽, 생것, 약쑥잎애엽, 생것을 꿀에 넣고 짓찧어 붙여야 한다 입문.

사전창蛇纏瘡을 치료한다.

단방 單方

약을 만들어 먹는 방법

몸에 난 헌데가 마치 뱀의 생김새 같은데 대가리와 꼬리 같이 생긴 것도 있는 것을 말한다. 이것이 생긴 초기에는 마늘쪽을 대가리처럼 생긴 곳에 놓고 뜸을 뜬 다음 석웅황 가루 웅황를 식초에 개서 붙이는 것이 좋다. 또는 석웅황 가루를 술에 타 먹기도 한다 입문.

⊙ 온몸에 난 헌데가 마치 뱀머리처럼 생겼을 때에는 납반환蠟礬丸, 처방은 옹저문에 있다을 쓰는데 한번에 1백 알씩 먹으면 신기한 효과가 있다 입문.

어목창魚目瘡을 치료한다.

단방 單方

약을 만들어 먹는 방법

온몸에 난 헌데가 마치 고기눈알처럼 생기고 고름이 없는 것을 말한다. 이것을 정로창征虜瘡이라고도 한다. 이런 데는 승마를 쓰는데 썰어서 물에 진하게 달인 다음 꿀 2-3숟가락을 넣어 거위 깃에 묻혀 헌데를 씻는다 득효.

열독창熱毒瘡을 치료한다.

단방 單方

약을 만들어 먹는 방법

온몸에 열독으로 헌데가 생긴 것을 말하는데 이때에는 아프기만 하고 가렵지는 않다. 그리고 헌데에 옷이나 이불이 들어붙기 때문에 잠을 잘 잘 수가 없다. 이런 데는 석창포창포를 쓰는데 가루 내어 자리 위에 두텁게 펴고 거기에 마음대로 누워서 5-7일 동안 있으면 헌데가 씻은 듯이 없어지고 신기하게 낫는다 본초.

⊙ 자초고나 규화산을 쓰는 것도 좋다 제방.

화반창火斑瘡을 치료한다.

단방 單方

약을 만들어 먹는 방법

늘 불을 가까이 하면 흔히 화반창이 생기는데 진물이 나오면서 아프고 가렵다. 이런 데는 황백과 박하잎박하엽을 가루 내어 뿌리면 잘 낫는다. 혹은 달여서 그 물로 씻어도 좋다 득효.

평혈음平血飮을 치료한다.

단방 單方

약을 만들어 먹는 방법

여러 가지 헌데가 온몸에 퍼지면서 피고름이 나오며 아프고 가려운 것을 치료한다.

승마갈근탕承麻葛根湯, 처방은 상한문에 있다 약재에 천마, 매미허물선각을 넣은 것이다.

위의 약들을 썰어서 인삼패독산 약재와 섞은 다음 여기에 또 생강, 박하, 생지황, 맥문동을 넣어서 달여 먹는다 득효.

여러 가지 헌데에 풍사나 물이 들어가서 붓고 아픈 것諸瘡中風水發腫痛을 치료한다.

단방單方

약을 만들어 먹는 방법

헌데가 아물지 않았을 때 풍사가 들어가면 파상풍破傷風이 생기고 습사가 들어가면 파상습破傷濕이 생긴다. 이 2가지 병은 아주 빨리 사람을 상하게 한다. 그러므로 늘 조심해야 한다 삼인.

⊙ 여러 가지 헌데에 주염열매조각를 달인 물이나 궂은 물이 들어가면 열이 나면서 아픈 것이 멎지 않는다. 이런 데는 주염열매씨조각자를 약성이 남게 태워 갈아서 10g과 사탕가루 20g을 고루 섞어서 고약 같이 만들어 쓰는데 붙인다 본초.

⊙ 여러 가지 헌데에 풍사나 물이 들어가서 아프고 붓는 데는 잉어 눈알이어목을 태워 재를 내어 갈아서 붙이면 진물이 나오고 곧 낫는다. 다른 여러 가지 고기눈알도 다 쓸 수 있다 본초.

⊙ 또 한 가지 처방은 조피열매천초 1되를 밀가루와 섞어 떡을 만들어 쓰게 되어 있는데 젖은 종이나 진흙에 싸서 잿불에 묻어 구운 다음 헌데에 맞게 썰어서 중심에 구멍을 하나 내고 붙인다. 식으면 갈아 붙이는데 진물이 나오고 곧 낫는다 본초.

⊙ 또 한 가지 처방은 뽕나무 잿물을 받아서 쓰는 것인데 잿물에 헌데가 생긴 부위를 담근다. 식으면 더운 것으로 바꾸어 가면서 담가야 낫는다 본초.

⊙ 또 한 가지 처방은 파 밑총백을 뿌리째로 물에 달여서 쓰는 것인데 그 물로 씻는다. 혹은 줄기와 잎이 달린 채로 잿불에 묻어 구워 짓찧어 붙여도 된다 본초.

⊙ 또 한 가지 처방은 염교흰밑을 잘 짓찧어 불에 뜨겁게 구

워서 헌데에 붙이고 천으로 싸매는 것이다. 식으면 더운 것으로 갈아 붙인다. 그러면 진물이 나오고 곧 낫는다 본초.

악창과 여러 가지 헌데를 치료한다.

단방 單方

약을 만들어 먹는 방법

날 참기름을 바르는 것이 좋다. 날 삼씨기름을 발라도 좋다 본초.

⊙ 쇠비름마치현을 잘 짓찧어 헌데에 붙이면 잘 낫는다 본초.

⊙ 웅담을 바르면 좋은데 개열犬膽을 써도 좋다 본초.

⊙ 두꺼비섬서를 태워 재를 내서 기름에 개어 여러 가지 악창에 붙이면 아주 좋다 본초.

⊙ 악창이 오랫동안 낫지 않는 데는 뱀허물사태을 태워 가루내서 돼지기름에 개어 붙인다 본초.

⊙ 여러 가지 악창에는 말똥구리강랑 10마리를 잡아 말려 가루내서 기름에 개어 붙인다 본초.

⊙ 음력 섣달에 잡은 돼지기름으로 악창을 치료하는데 여기에 석웅황과 경분을 개서 붙이면 좋다 정전.

⊙ 두더지기름언서고은 악창을 치료하는데 바르는 것이 좋다 본초.

⊙ 서리 맞은 파초 잎을 가루 내어 참기름에 개서 붙인다 단심.

⊙ 석회石灰에 물을 붓고 잿물을 받듯이 물을 받아 그 물을 따뜻하게 하여 씻으면 좋다 본초.

⊙ 석웅황과 유황은 악창을 치료하는데 제일 좋은 것이다 본초.

⊙ 어떤 부인이 배꼽 아래에서부터 항문에까지 악창이 생겨

열이 나면서 가렵고 아프며 대소변이 잘 나오지 않고 누런 진물이 나왔는데 여러 가지 치료를 하여도 낫지 않았다. 그런데 어떤 사람이 먼저 따뜻한 물로 헌데를 씻고 쇠비름마치현 160g과 청대 40g을 함께 넣고 고루 갈아 헌데에 붙이되 마르면 새 것으로 갈아 붙이고 연이어 팔정산八正散, 처방은 오줌문에 있다을 먹으라고 알려주었다. 그리하여 그대로 하였는데 20일 만에 완전히 나았다 본초.

⊙ 여러 가지 악창에는 패모를 가루내서 석웅황 조금과 섞어 뿌린다 본초.

여러 가지 외상 諸傷

구급치료방법 救急方

쇠붙이나 여러 가지 원인으로 몹시 상하여 아프고 답답해하며 죽은 것같이 되었을 때에는 소의 배를 가르고 내장을 꺼낸 다음 그 속에 상한 사람을 들어앉히되 뜨거운 피에 잠기도록 하면 살아난다. 만일 배가 상하였을 때에는 혈갈을 가루 내어 식초 끓인 물에 타서 먹는데 궂은 피가 나오고 낫는다. 이와 같이 하면 혹 전쟁마당에서 총알이나 화살에 상하여 온 몸에서 피가 나오고 기가 가슴으로 치밀어 올라 까무러친 것도 살릴 수 있다 입문.

단방 單方

쇠붙이에 상하였거나 다른데 상하여 장이 나온 때에는

신급수 新汲水 새로 길어온 물

약을 만들어 먹는 방법

새로 길어온 샘물을 뿌려주어 몸을 오그리게 하면 장이 저절로 들어간 본초.

쇠붙이에 상한 것을 치료하는데 아주 좋다.

석회 石灰

약을 만들어 먹는 방법

결사람 때문에 날이 선 쇠붙이에 상하였을 때 상처에 석회가루를 붙이고 싸매면 아픔과 피를 멎게 하는데 아주 좋다.

⊙ 또는 석회를 달걀 흰자위에 개어 불에 구운 다음 가루내서 상처에 붙여도 곧 낫는다 본초.

쇠붙이에 상하여 아픈 것을 치료하는데 아픈 것을 멎게 한다.

갈근 葛根 칡뿌리

약을 만들어 먹는 방법

가루 내어 붙이거나 진하게 달여 즙을 받아서 먹어도 된다 본초.

쇠붙이에 상한 상처를 꿰맨다.

상백피 桑白皮 뽕나무뿌리껍질

약을 만들어 먹는 방법

생뽕나무뿌리껍질로 실을 만들어 배가 터져서 장이 나왔을 때 꿰맨다. 당나라 안금장安金藏이 배가 갈라졌을 때 이 방법을 쓰고 곧 나았다.

⊙ 신선도전약神仙刀箭藥의 신기함을 말로써는 다할 수 없다. 뽕나무 잎을 가루 내어 마른 채로 상처에 뿌린다.

⊙ 쇠붙이에 상하여 아픈 것을 멎게 하는 데는 뽕나무 태운 재를 붙이면 좋다 본초.

화살이 목이나 가슴에 박혀서 빠지지 않을 때 치료한다.

누고 도루래

약을 만들어 먹는 방법

도루래를 짓찧어 즙을 짜서 화살이 박힌 곳에 3-5번 떨구면 저절로 나온다.

⊙ 또한 바늘이 살에 들어가서 나오지 않는 데는 도루래의 골을 유황과 함께 갈아붙인다. 그러면 가려우면서 바늘이 저절로 나온다 본초.

화살이 뼈에 박혀서 뺄 수 없을 때 치료한다.

강랑 말똥구리

약을 만들어 먹는 방법

파두를 약간 구워 말똥구리와 함께 갈아 상처에 붙인다. 그러면 몹시 가려워지는데 이때에 흔들어 빼면 잘 나온다. 그 다음 새살이 살아나게 하는 고약을 붙여야 한다.

⊙ 화살촉을 빼는 방법은 다음과 같다. 말똥구리강랑, 온전한 것 1마리를 사향 조금과 함께 가루 내어 화살대가리를 움직이면서 상처에 뿌리면 저절로 나온다 본초.

쇠붙이에 상한 것을 아물게 하고 끊어진 힘줄을 이어지게 한다.

선복근 메꽃뿌리

약을 만들어 먹는 방법

뿌리를 캐서 짓찧은 다음 즙을 내어 상처 속에 떨어뜨리어 넣고 그 찌꺼기를 붙이고 싸매면 신기하게 낫는다 본초.

화살촉이나 바늘이 살에 들어가 나오지 않을 때 치료한다.

사아 象牙 코끼리이빨

약을 만들어 먹는 방법

가루 내어 물에 개서 상처에 붙이면 잘 나온다. 상아로 만든 빗梳이 더 좋다 본초.

쇠붙이에 상하여 피가 속으로 흘러내리는데 쓴다.

편복 박쥐

약을 만들어 먹는 방법

2마리를 태워 가루 내어 한번에 4g씩 물에 타서 먹되 하루 동안에 다 먹으면 뒤로 물 같은 것이 나오는데 이것은 못쓸 피가 녹아내리는 것이다 본초.

쇠붙이에 상하면서 놀랐기 때문에 피가 나오는 것이 멎지 않는 것을 치료한다.

총파

약을 만들어 먹는 방법

파를 불에 뜨겁게 구우면서 즙을 받아 붙이면 피가 곧 멎는다.

⊙ 쇠붙이에 다친 상처에 바람이나 물이 들어가서 붓고 아픈 데는 파의 줄기와 잎을 쓰는데 잿불에 묻어 구워 짓찧어 붙이면 곧 낫는다 본초.

장이 나와서 들어가지 않는데 주로 쓴다.

소맥小麥 밀

약을 만들어 먹는 방법

밀 5되를 물 9되에 넣고 4되가 되게 달여서 찌꺼기를 버린 다음 몹시 차게 식힌다. 이것을 다른 사람이 입에 머금었다가 상처와 잔등에 뿜어주면 장이 저절로 점차 들어간다. 여러 사람이 보지 못하게 해야 한다 본초.

쇠붙이에 상하여 피가 나오는 것이 멎지 않는 것을 치료한다.

석류화石榴花 석류나무꽃

약을 만들어 먹는 방법

석회와 함께 가루내서 뿌리면 곧 멎는다 본초.

쇠붙이에 상하여 피가 나오는 것이 멎지 않는데 쓴다.

벽전壁錢 납거미

약을 만들어 먹는 방법

즙을 내어 상처에 바르면 좋다 본초.

화살촉이나 바늘이나 칼이 목구멍이나 들어가서 나오지 않는 것을 치료한다.

서뇌간鼠腦肝

약을 만들어 먹는 방법

쥐를 산 채로 잡아 골과 간을 내서 짓찧어 붙이면 곧 치료가 된다 본초.

쇠붙이에 상한 것을 치료한다.

자단향 紫檀香

약을 만들어 먹는 방법

빨리 가루내서 붙이면 아주 묘하게 피와 아픔이 멎는다 본초.

쇠붙이에 상한 것을 치료한다.

혈갈 血竭

약을 만들어 먹는 방법

피와 아픔을 멎게 하고 새살이 살아나게 하는데 아주 묘하다. 이것을 가루내서 붙이는데 이 약은 성질이 세므로 많이 쓰지 않는 것이 좋다 입문.

피를 멎게 하고 새살이 살아나게 하여 상처를 아물게 하는데 쇠붙이에 상하였을 때 치료한다.

호박 琥珀

약을 만들어 먹는 방법

가루 내어 붙인다.

⊙ 쇠뇌화살에 맞아서 까무러친 데는 호박가루 4g을 물에 타서 먹이면 좋다 본초.

쇠붙이에 상한데 짓찧어 붙이면 좋다.

사함초 蛇含草

약을 만들어 먹는 방법

또한 사함고蛇含膏는 잘라진 손가락을 붙게 한다고 한다 본초.

쇠붙이에 상한 상처에 붙이면 피와 아픈 것을 멎게 하고 새살이 살아나게 하는데 아주 좋다 본초.

청호 青蒿 제비쑥

약을 만들어 먹는 방법

생것을 비벼서 쇠붙이에 상한 상처에 붙이면 피와 아픈 것을 멎게 하고 새살이 살아나게 하는데 아주 좋다 본초.

쇠붙이에 상한 데 붙이면 피와 아픈 것을 멎게 하고 잘 아물게 한다.

숙애 熟艾 비빈약쑥

약을 만들어 먹는 방법

혹은 달여서 그 물로 씻거나 태우면서 연기를 쏘여도 좋다 속방.

쇠붙이에 상하여 피가 멎지 않을 때 치료한다.

소계 조뱅이

약을 만들어 먹는 방법

잎을 비벼서 붙인다 본초.

쇠붙이에 상하여 피가 나면서 답답한 때

남엽즙 藍葉汁 쪽잎즙

약을 만들어 먹는 방법

마신다 본초.

바늘이 살에 들어가서 나오지 않을 때 치료한다.

차지 車脂 수레바퀴기름

약을 만들어 먹는 방법

수레바퀴기름을 종이에 발라 상처에 붙이되 2일에 1번씩 3-5번갈아 붙이면 저절로 낫는다 본초.

넘어졌거나 얻어맞았거나 떨어졌거나 깔리어 상한 것

단방 單方

타박을 받아 속에 어혈이 생겨서 안타깝게 답답한 것을 치료한다.

표황 蒲黃 부들꽃가루

약을 만들어 먹는 방법

한번에 12g씩 따끈한 술에 타서 먹는다 득효.

타박을 받아 어혈이 생겨서 참을 수 없이 아픈 것을 치료한다.

백양수피 白楊樹皮 백양나무껍질

약을 만들어 먹는 방법

술에 우려서 먹는다 본초.

타박을 받아 뼈가 부러진 것을 치료한다.

생구 生龜 산거북이

약을 만들어 먹는 방법

피를 받아 술에 타서 마시고 고기는 생으로 갈아서 상처에 두텁게 붙이면 곧 낫는다 본초.

타박을 받아 발목이 부러지고 어혈이 옆구리에 몰려서 단단하고 그득하면서 아픈데 주로 쓴다.

제조 굼벵이

약을 만들어 먹는 방법

즙을 내어 술에 타서 먹고 또 갈아서 상처에 붙인다 본초.

떨어져서 힘줄과 뼈가 상하여 참을 수 없이 아픈 것을 치료한다.

서시鼠屎

약을 만들어 먹는 방법

태워 가루내서 돼지기름에 개어 상처에 바르고 빨리 싸매면 한나절이 못 되어 낫는다 본초.

얻어맞았거나 떨어져 상하여 궂은 피가 심心으로 치밀어 올라 답답해서 날치는悶亂 데 치료한다.

하엽荷葉 연잎

약을 만들어 먹는 방법

마른 잎을 태워 가루 내어 한번에 8g씩 뜨거운 물에 타서 하루 3번 먹는다.

⊙ 피지 않은 연잎을 가루 내어 물에 타 먹으면 설사로 궂은 물惡物이 나간다 강목.

깔렸거나 얻어맞아 상한 것을 치료한다.

호도胡桃 호두

약을 만들어 먹는 방법

호두살을 잘 짓찧어 따뜻하게 데운 술에 타서 단번에 먹으면 곧 낫는다 본초.

얻어맞았거나 떨어져 상하여 발목이 부러지고 어혈이 생겨 참을 수 없이 아픈데 주로 쓴다.

마근 麻根 삼뿌리

약을 만들어 먹는 방법

뿌리와 잎을 짓찧어 즙을 내어 마시거나 달여 먹는다. 퍼런 삼이 없는 철에는 마른 삼을 달여서 그 물을 먹는다 본초.

떨어졌거나 다쳐서 몹시 아픈 것을 치료한다.

도간회 稻稈灰 볏짚재

약을 만들어 먹는 방법

태워 재를 내어 거르지 않은 술에 탄 다음 잿물을 받아 따뜻하게 하여 아픈 곳을 씻으면 곧 낫는다 본초.

타박을 받아 어혈이 생겨 아픈 데 치료한다.

개자 芥子 흰겨자

약을 만들어 먹는 방법

생강과 함께 짓찧어 약간 따뜻하게 하여 상처에 붙이면 곧 낫는다 본초.

타박을 받아 참을 수 없이 아픈 데 치료한다.

총백 파밑

약을 만들어 먹는 방법

파 밑을 뜨거운 재속에 묻어 더워진 다음 쪼개서 그 속에 있는 즙을 상처에 붙인다. 식으면 더운 것으로 바꾸어 붙여야 잠시 후에 아픈 것이 멎는다 본초.

⊙ 또는 파 밑과 사탕가루를 같은 양으로 하여 짓찧어 상처에 붙이면 아픈 것이 곧 멎고 흠집도 생기지 않는다 단심.

떨어져 상하여 어혈이 생겨 명치 밑이 불러 오르고 얼굴이 퍼렇게 되며 숨이 찬 것을 치료한다.

오아우 烏鴉羽 까마귀깃

약을 만들어 먹는 방법

오른쪽 것 7개를 빼서 태워 가루 내어 술에 타 먹는다. 그러면 피를 토하고 곧 낫는다 본초.

타박을 받았거나 칼이나 화살에 상하여 속에 어혈이 생긴 것을 치료한다.

견담 犬膽 개담

약을 만들어 먹는 방법

술에 타서 먹으면 어혈이 다 빠진다 본초.

타박을 받았거나 떨어져 상하여 어혈이 생겨서 붓고 아픈데 주로 쓴다.

주조 酒糟 술지게미

약을 만들어 먹는 방법

식초에 타서 따뜻하게 찐 것으로 찜질하면 곧 낫는다 속방.

얻어맞았거나 떨어졌거나 부러져서 속에 어혈이 생긴데 주로 쓴다.

수지 水蛭 거머리

약을 만들어 먹는 방법

눋도록 닦아炒焦 가루 내어 사향 조금과 섞어서 한번에 4g씩 따끈한 술에 타 먹으면 어혈이 풀린다 본초.

뼈가 부러지고 힘줄이 끊어진 것 骨折筋斷傷

단방 單方

타박을 받았거나 떨어져 뼈가 부러진 것을 치료한다.

적동설赤銅屑 구리가루

약을 만들어 먹는 방법

구리를 불에 달구었다가 식초에 담그기를 7-9번 하여 보드랍게 가루내서 한번에 1-2g씩 데운 술에 타서 먹으면 약이 상한 뼈로 곧추 들어가 붙게 된다.

⊙ 어떤 사람이 말에서 떨어져 정강이가 부러졌을 때 구리가루를 술에 타서 먹고 나았다. 그런데 늙어서 죽은 후 10여 년 만에 옮겨 묻으면서 그 정강이뼈를 보니 부러졌던 자리에 구리 테가 감겨 있었다고 한다 본초.

상하여 뼈가 부러진 것을 치료한다.

자연동自然銅 산골

약을 만들어 먹는 방법

산골불에 달구었다가 식초에 담그기를 7번 하여 보드랍게 갈아 수비水飛한 것, 당귀, 몰약 각각 2g을 가루 내어 데운 술에 타서 먹고 곧 아픈 곳을 쓰다듬는다 본초.

⊙ 이 약이 금방 불에 달구었을 때에는 독이 있다. 만일 뼈가 부러지지도 부스러지지도 않았을 때에는 산골을 쓰지 말아야 한다 단심.

주로 뼈가 부러진 것을 잘 붙게 하는 약이다.

합환피合歡皮 자귀나무껍질

약을 만들어 먹는 방법

자귀나무껍질검은 빛이 나도록 볶은 것 160g, 흰겨자닦은 것 40g을 가루내어 한번에 8g씩 술에 타서 먹고 찌꺼기는 상처에 붙인다 단심.

주로 뼈와 관련된 약이다.

생지황生地黃

약을 만들어 먹는 방법

상하여 뼈가 부스러졌을 때에는 생지황을 짓찧어 뜨겁게 쪄서 상처에 하루 2번 갈아 싸맨다 본초.

타박을 받아 생긴 어혈을 치료하는데 힘줄이나 뼈도 잘 붙게 한다.

속단續斷

약을 만들어 먹는 방법

달여서 즙을 내어 마시고 겉에는 짓찧어 붙인다 본초.

연장에 찍혀 힘줄이 끊어진 것을 치료한다.

선복근旋根 메꽃뿌리

약을 만들어 먹는 방법

선퇴근旋花根이다. 짓찧어 즙을 내서 상처에 바르고 찌꺼기를 붙인다. 하루 2-3번갈아 붙이면 힘줄이 곧 이어진다 본초.

금金에 속하는 약인데 수렴하는 성질이 있고 굳으면 엉키게 하는 기운이 있으므로 외과에서 긴요하게 쓰는 약이다.

백랍 白蠟

약을 만들어 먹는 방법

새살을 살아나게 하고 피를 멎게 하며 아픈 것을 없애고 뼈나 힘줄을 붙게 하며 허한 것을 보하는데 합환피合歡皮와 같이 쓰면 효과가 좋다 단심.

게다리 속의 살과 게장은 다 뼈나 힘줄을 잘 붙게 하는데 좋다.

해蟹 게

약을 만들어 먹는 방법

짓찧어 약간 닦아서 상처 속에 넣으면 힘줄이 곧 이어지게 된다.

⊙ 힘줄이 끊어지고 뼈가 부러진 데는 생것을 짓찧어 볶아서 붙이면 좋다 본초.

뼈가 부러진 것을 치료하는데 어혈도 푼다.

제조 굼벵이

약을 만들어 먹는 방법

즙을 내서 술에 타 먹고 또 짓찧어 상처에 붙인다 본초.

힘줄이 끊어지고 뼈가 부러진 것을 치료하는데 짓찧어 상처에 붙인다.

모서 牡鼠

약을 만들어 먹는 방법

3일에 1번씩 새 것으로 갈아붙이면 힘줄과 뼈가 붙게 된다 본초.

주로 힘줄이 상하고 뼈가 부러지고 어혈이 생겨서 부으며 아픈데 쓴다.

생율生栗 생밤

약을 만들어 먹는 방법

생밤을 잘 씹어서 상처에 붙인다. 가운데 알을 쓰는 것이 더 좋다. 즉 3알이 든 송이에서 가운데 알을 말한다 본초.

주로 타박을 받았거나 떨어져 뼈가 부러진 데 쓴다.

와거자 부루씨

약을 만들어 먹는 방법

부루씨를 약간 닦아서 가루 내어 한번에 8-12g씩 술로 먹으면 힘줄과 뼈가 잘 붙는다. 이것을 접골산接骨散이라고 한다 회춘.

주로 넘어져서 뼈가 부러져 몹시 아픈데 쓴다.

오웅계 오계

약을 만들어 먹는 방법

오계수컷의 피를 받아 술에 타서 먹고 즉시 그 닭의 배를 갈라서 상처에 싸매면 잘 낫는다 본초.

⊙ 또는 오계의 뼈를 가루 내어 40g과 자연동을 가루내서 16g을 섞어 한번에 8g씩 데운 술에 타서 빈속에 먹는다 강목.

매 맞아 상한 것 杖傷

단방 單方

매맞은 자리가 헐어 곪았으나 터지지는 않고 속으로만 상한 것을 치료한다.

나복근蘿葍根 무우

약을 만들어 먹는 방법

짓찧어 상처에 붙이면 좋다 종행.

매맞은 상처에 풍사가 들어가서 아픈 것을 치료한다.

마분馬糞

약을 만들어 먹는 방법

말이나 나귀의 습濕한 분糞을 뜨겁게 하여 천에 싸서 찜질하는데 하루 50여 번씩 갈아 대면서 하면 아주 좋다 본초.

주로 매맞은 상처가 붓고 참을 수 없이 아픈데 쓴다.

몰약沒藥

약을 만들어 먹는 방법

보드랍게 갈아 한번에 4g씩 따끈한 술에 타서 먹으면 좋다 본초.

매맞은 상처를 치료한다.

서鼠, 쥐

약을 만들어 먹는 방법

쥐 1마리를 산 채로 잡아 내장 채로 썬 다음 기름 300g에 넣고 거멓게 타지도록 졸여서 닭의 깃에 묻혀 상처에 바르면 좋다 본초.

타박을 당하여 어혈진 것을 치료한다.

이당飴糖 엿

약을 만들어 먹는 방법

엿을 달여 술에 타서 먹으면 설사가 나면서 궂은 피가 나온다 본초.

개한테 상한 것 犬傷

단방 單方

모두 6가지이다.

미친개한테 물렸을 때 치료한다.

백반 白礬

약을 만들어 먹는 방법

가루 내어 물린 상처 속에 넣으면 아픈 것이 멎고 빨리 낫는다 본초.

미친개한테 물렸을 때 치료한다.

갈근 葛根 칡뿌리

약을 만들어 먹는 방법

짓찧어 즙을 내어 먹기도 하고 씻기도 한 다음 찌꺼기를 상처에 붙인다 본초.

개독을 치료한다.

행인 杏仁 살구씨

약을 만들어 먹는 방법

늘 죽을 쑤어 먹으면서 짓찧어 상처에도 붙이면 아주 좋다 본초.

주로 미친개한테 물렸을 때 치료한다.

야국 野菊 들국화

약을 만들어 먹는 방법

보드랍게 갈아 술에 타서 취하도록 먹으면 효과가 있다 강목.

주로 개한테 물려서 상한데 쓴다.

비마자 아주까리씨

약을 만들어 먹는 방법

50알을 껍질을 버리고 고약처럼 되게 갈아서 붙인다 강목.

주로 미친개한테 물려서 미쳐 죽을 것같이 된 데 쓴다.

섬여 두꺼비

약을 만들어 먹는 방법

회를 쳐서 먹이는데 환자가 알지 못하고 먹게 해야 한다. 또는 뒷다리 2개를 짓찧어 술에 타서 먹여도 역시 좋다 본초.

부인병 婦人病

임신 때 꺼려야 할 약물 藥物禁忌

노래에는 완청芫靑, 반묘斑猫, 거머리수질, 등에, 오두, 부자, 천웅, 야갈, 수은, 파두, 쇠무릎우슬, 율무쌀의이인, 왕지네오공, 삼릉, 대자석, 원화, 사향, 버들옻대극, 뱀허물사태, 석웅황웅황, 진황, 마아초, 망초, 모란뿌리껍질목단피, 계피, 홰나무꽃괴화, 나팔꽃씨견우, 주염열매조각, 끼무릇반하, 천남성, 통초, 패랭이꽃구맥, 건강, 게발톱, 노사, 마른 옻, 복숭아씨도인, 지담, 띠뿌리모근 등을 쓰지 않는 것이 좋다고 하였다 정전.

⊙ 척촉화, 도루래누고, 우황, 박새뿌리여로, 금박, 은박, 호분, 도마뱀 , 날다람쥐, 매미허물선각, 용뇌, 고슴도치가죽자위피, 화살나무껍질귀전우, 저계, 마도, 웃좀의어, 마늘, 약누룩신국, 돌아욱씨규자, 서각, 대황 등도 써서는 안 된다 국방.

단방 單方

몸 푼 뒤에 궂은 피敗血가 심心에 들어가 헛것鬼이 보인다고 하면서 날치는 것을 치료한다.

주사 朱砂

약을 만들어 먹는 방법

주사 4-8g을 젖 3-4숟가락에 타고 산 지렁이지룡 한 마리를 그곳에 넣어 저은 다음 지렁이는 버리고 다시 좋은 술과 젖을 합해서 잔으로 7분이 되게 넣고 중탕重湯으로 데워 두세 번에 나누어 먹으면 효과가 있다 양방.

몸 푼 뒤에 혈가血 로 배가 아픈 것을 치료한다.

대부 大斧 큰 도끼

약을 만들어 먹는 방법

도끼를 벌겋게 달구어 술에 담갔다가 그 술을 마시든가 쇠방망이나 저울추 같은 것을 벌겋게 달구어 술에 담갔다가 그 술을 마시는 것도 다 좋다 본초.

횡산, 역산, 죽은 태아가 나오지 않아 숨이 끊어질 듯 한 것을 치료한다.

복룡간 伏龍肝

약을 만들어 먹는 방법

복룡간 4-8g을 물에 풀어 마시면 태아는 나온다.

⊙ 난산으로 3일 동안이나 끌면서 낳지 못할 때에는 복룡간 4g을 술에 타 먹는다 단심.

죽은 태아가 나오지 않는 것을 치료한다.

박초 朴硝

약을 만들어 먹는 방법

박초를 보드랍게 갈아서 20g을 물에 타 먹으면 곧 나온다. 염초도 쓸 수 있다 단심.

태루胎漏로 하혈이 멎지 않아 태아가 마를 때 치료한다.

생지황 生地黃

약을 만들어 먹는 방법

생지황즙 1되와 술 5홉을 섞어서 세 번 또는 다섯 번 끓어오르게 달여 두세 번에 나누어 먹는다 본초.

산전 산후의 여러 가지 병을 치료한다. 혈을 잘 돌게 하고 보혈한다.

충위

약을 만들어 먹는 방법

익모초益母草라고 한다. 익모초의 줄기와 잎을 뜯어서 짓찧어 즙을 내어 은그릇이나 돌그릇에 넣고 달여 고약을 만들어 술에 타 먹는다. 난산과 죽은 태아와 태반이 나오지 않는 것을 치료한다. 짓찧어 낸 익모초 즙을 작은 잔을 1잔과 술 1홉에 타서 따뜻하게 하여 먹는다 본초.

⊙ 천지의 기운이 쉬지 않고 돌기 때문에 만물이 계속 생겨나서 끝이 없는 것이고 충위자 蔚子는 기혈을 잘 돌게 하고 음을 보하는 효과가 있기 때문에 익모라는 이름을 지은 것이다. 그것은 잘 돌아가게 하면서도 보하는 힘이 있기 때문이다. 그래서 몸 풀기 전에는 막히게 하지 않고 몸 푼 뒤에는 허하게 하지 않는다[단심.

몸푼 뒤에 피를 너무 많이 흘려서 갈증이 나는 것을 치료한다.

포황 蒲黃 부들꽃가루

약을 만들어 먹는 방법

좋은 부들꽃가루 8g을 끓인 물에 타서 마신다. 갈증이 심할 때에는 우물물에 타서 마신다 본초.

부인의 여러 가지 병과 몸 푼 뒤의 복통을 치료한다.

당귀 當歸

약을 만들어 먹는 방법

당귀가루 12g을 물에 달여 먹는데 독성탕獨聖湯이라고도 한다 양방.

⊙ 궂은 피로 찌르는 듯이 아픈 데는 당귀를 쓴다. 이것은 혈을 고르게 하는 약이기 때문이다. 만일 혈적血積으로 쑤시는 것처럼 아플 때에는 복숭아씨도인, 잇꽃홍화, 당귀} 대가리를 쓴다 단심.

부인의 여러 가지 병과 몸 푼 뒤의 복통을 치료한다.

작약 芍藥 집함박꽃뿌리

약을 만들어 먹는 방법

또는 혈허血虛하여 배가 아픈 것을 치료한다. 집함박꽃뿌리 백작약에 물과 술을 두고 달여 먹는다 본초.

임신이 되게 하며 또는 태아를 편안하게 하고 복통을 멎게 한다.

애엽 艾葉 약쑥

약을 만들어 먹는 방법

태루에는 생약쑥즙 2잔, 갖풀아교, 꿀봉밀 각각 80g을 함께 넣고 달여 절반이 되면 먹는다. 또는 태동胎動이 되어 불안하거나 허리가 아프고 하혈이 계속되는 데는 약쑥 20g을 술에 달여 먹는다. 식초에 달여 먹어도 좋다 본초.

몸풀기 전에 안태安胎시키는 데는 속썩은풀황금과 흰삽주백출가 잘 듣는 약이다.

황금 黃芩 속썩은풀

약을 만들어 먹는 방법

속썩은풀황금이 안태하는 작용이 있는 것은 화를 내려가게 하기 때문이다.

⊙ 속썩은풀황금은 안태하는 데 아주 좋은 약이다. 민간에서는 성질이 열하고 온한 약들만이 태아를 잘 자라게 한다고 하면서 함부로 쓰지만 몸풀기 전에 열을 내리고 혈을 보하며 혈이 경맥을 따라 잘 돌게 하여 허투루 돌아가지 않게 하는 것이 태아를 잘 자라게 한다는 것임을 모른다. 속썩은풀황금은 반드시 가늘고 곧으면서 묵직한 것을 골라 쓸 것이다. 금출환芩朮丸에 쓰는 것이 이것이다 단심.

몸 푼 뒤에 혈훈血暈으로 이를 악물고 까무러쳤을 때 치료한다.

홍화 紅花 잇꽃

약을 만들어 먹는 방법

잇꽃 40g을 술 두 잔에 넣고 달여 한 잔이 된 때 두 번에 나누어 먹이면 곧 효과가 난다 십삼방.

몸 푼 뒤에 혈훈과 궂은 피惡血가 심心으로 치밀거나 후배앓이 兒枕痛로 숨이 끊어지는 것 같을 때 치료한다.

현호색 玄胡索

약을 만들어 먹는 방법

현호색을 가루 내어 4g씩 술에 타 먹으면 곧 낫는다.

⊙ 또는 현호색, 계심 각각 20g, 당귀 40g을 가루 내어 한번에 8g씩 물이나 따끈한 술에 타 먹인다 득효.

몸 푼 뒤에 혈가血 로 배가 아파 숨이 끊어지는 것 같은 것을 치료한다.

계심 桂心

약을 만들어 먹는 방법

계심을 가루 내어 개열물狗膽汁로 반죽한 다음 앵두알 만하게 알약을 만든다. 한번에 2알씩 따끈한 술에 갈아 먹는다 본초.

태루胎漏가 멎지 않는 것을 치료하고 태아를 편안하게 하며 든든하게 한다.

상기생 桑寄生 뽕나무겨우살이

약을 만들어 먹는 방법

뽕나무겨우살이를 달여 먹거나 가루 내어 먹어도 다 좋다 본초.

몸 푼 뒤에 혈훈血暈과 오로惡露가 나오지 않아 아프고 답답하여 죽을 것 같은 것을 치료한다.

소목 蘇木

약을 만들어 먹는 방법

소목 40g을 썰어서 물과 술을 합한 것과 함께 달여 먹는다 본초.

임신부가 오줌이 잦으면서 참지 못하는 데 치료한다.

상표소 사마귀알집

약을 만들어 먹는 방법

사마귀알집을 가루 내어 한번에 8g씩 미음에 타서 빈속에 먹는다 득효.

몸 푼 뒤 혈가로 배가 아픈 것을 치료한다.

이어린鯉魚鱗 잉어비늘

약을 만들어 먹는 방법

잉어비늘을 불에 태워 갈아서 4g씩 술로 먹으면 뭉친 피滯血를 헤쳐 버린다 본초.

불임증에 오랫동안 먹으면 임신될 수 있다.

오적어육烏賊魚肉 오징어고기

약을 만들어 먹는 방법

이 고기 뱃속에는 먹 같은 것이 있다. 혈붕으로 명치가 심하게 아픈 것을 살혈심통殺血心痛이라고 하는데 이것을 치료한다. 유산 때 심한 하혈로 명치가 아픈 데도 오징어 뱃속의 먹 같은 것을 볶아 가루를 내어 식초를 두고 끓인 물에 타 먹는다 양방.

몸푼 뒤에 피가 뭉쳐서 배가 아픈 것을 치료한다.

담채 淡菜 섭조개

약을 만들어 먹는 방법

혹 몸 푼 뒤에 몹시 여위고 혈기로 적취積聚가 생긴 데는 섭조개를 삶아서 오랫동안 먹는 것이 좋다 본초.

몸 풀기를 순조롭게 하지 못하고 손이나 발이 먼저 나오는 것을 치료한다.

사태 뱀허물

약을 만들어 먹는 방법

뱀허물 1개온전한 것을 불에 태운다와 사향 1g을 함께 넣어 4g을 술에 타 먹고 다시 남은 찌꺼기를 태아의 손발에 바르면 순조롭게 몸 풀기 한다 본초.

몸푼 뒤에 가슴이 안타깝게 답답한 것과 궂은 피가 심心으로 치밀어서 아픈 데 치료한다.

우즙 藕汁 연뿌리즙

약을 만들어 먹는 방법

생연뿌리 즙 5홉을 마신다. 대체로 몸 푼 뒤에는 찬 것을 금하되 다만 연뿌리 즙만을 꺼리지 않는다. 그것은 어혈을 잘 헤치기 때문이다 본초.

몸 푼 뒤의 부종浮腫에는 감자피를 술에 넣고 달여 먹는다.

감자피 柑子皮

약을 만들어 먹는 방법

뇌공雷公이
"몸푼 뒤에 몸이 부은 데는 감자피를 술로 먹는다."
고 한 것이 이것이다 본초.

임신 후에 태아가 가슴으로 치미는 것을 치료한다.

포도근 蒲萄根 포도나무뿌리

약을 만들어 먹는 방법

포도나무뿌리를 푹 삶아서 진한 즙을 내어 마시면 곧 내려가며 태아도 편안해진다 본초.

몸 푼 뒤의 온갖 병을 치료한다.

도인 桃仁 복숭아씨

약을 만들어 먹는 방법

복숭아씨도인 1,200개껍질과 끝과 두알 들이를 버린 것를 볶은 다음 짓찧어 보드랍게 가루를 낸다. 이것을 청주 1말 5되와 보리죽과 함께 갈아서 항아리에 넣고 아가리를 꼭 봉한 다음 2시간 이상 중탕重湯으로 끓인다. 이것을 꺼내어 1숟가락씩 데운 술에 타서 하루에 두 번씩 먹는다. 이것을 도인전桃仁煎이라고 한다 천금.

⊙ 몸 푼 뒤에 음부가 붓고 아플 때에는 복숭아씨를 보드랍게 갈아서 고약처럼 만들어 바른다. 또는 오배자와 백반구운 것을 가루 내어 간 복숭아씨와 합해서 고약을 만들어 바른다 정전.

태반이 나오지 않는 데 치료한다.

호마유 胡麻油

약을 만들어 먹는 방법

검은 참깨다. 검은 참깨호마, 날 것을 짓찧어 기름을 받아 마시면 곧 나온다 본초.

아이를 쉽게 빨리 낳게 하는 데 치료한다.

대마근 大麻根 역삼뿌리

약을 만들어 먹는 방법

역삼뿌리를 진하게 달여서 단번에 먹으면 곧 몸 풀기하게 된다. 태반이 나오지 않는 데도 쓰면 좋다 본초.

몸 풀기 할 달이 차기 전에 태아가 뱃속에서 죽어 산모가 까무러쳤을 때와 태반이 나오지 않을 때 먹는다.

흑두 黑豆 검정콩

약을 만들어 먹는 방법

검정콩 3되를 식초에 삶아 진한 즙을 단번에 먹으면 곧 나온다 본초.

태胎를 떨구며 귀태鬼胎를 나오게 한다.

신국 神麴 약누룩

약을 만들어 먹는 방법

약누룩신국을 가루 내어 한번에 8g씩 물에 타 먹는다. 또는 그

것을 진하게 달여 먹기도 한다 본초.

아이를 빨리 낳게 하며 유산시키기도 한다.

대맥얼 大麥蘖 보리길금

약을 만들어 먹는 방법

보리길금맥아 40g을 물에 달여 먹으면 곧 낳는다.

⊙ 또는 임신부에게 병이 있어서 유산시키려고 할 때 먹으면 곧 유산된다 본초.

죽은 태아가 나오지 않는 것을 나오게 한다.

초醋 식초

약을 만들어 먹는 방법

식초 3되에 검정콩흑두 1되를 넣고 삶아 그 물 2되를 마시면 곧 나온다 본초.

난산을 치료한다.

동규자 冬葵子 돌아욱씨

약을 만들어 먹는 방법

돌아욱씨 1홉을 잘 짓찧어 물에 달여 먹으면 곧 태아가 나온다. 또는 죽은 태아가 나오지 않을 때에는 돌아욱씨를 짓찧어 가루 낸 다음 술에 타 먹는다 본초.

태동胎動이 되어 불안하거나 태기가 가슴으로 치밀어서 안타깝고 답답해하는 것을 치료한다.

총백 파밑

약을 만들어 먹는 방법

파밑큰 것 20개를 진하게 달여 마시면 태아가 살아 있으면 곧 편안해지고 이미 죽었으면 곧 나온다 본초.

몸 푼 뒤에 혈리血痢로 배가 아픈 데 치료한다.

마치현馬齒 쇠비름

약을 만들어 먹는 방법

쇠비름을 짓찧어 3홉의 즙을 받아 한번 끓어오르게 달인 다음 꿀 1홉을 섞어서 먹는다 본초.

몸푼 뒤에 궂은 피가 덩이져서 배가 아픈 데 치료한다.

번루繁蔞 석죽과 두해살이풀

약을 만들어 먹는 방법

번루를 찧어 즙을 낸 다음 물에 타서 따뜻하게 하여 먹으면 궂은 피가 다 나온다 본초.

몸 푼 뒤에 혈훈血暈과 풍치風 로 몸이 뻣뻣해지면 입과 눈이 비뚤어진 데 치료한다.

계자 달걀

약을 만들어 먹는 방법

달걀 3개의 흰자위에 형개 가루 8g을 타서 하루에 세 번 먹는다 본초.

⊙ 난산과 태반이 나오지 않을 때에는 달걀 3개를 깨어 식초에 넣고 저어서 먹으면 곧 나온다[본초].

태아를 편안하게 하고 복통을 멎게 한다.

녹각교 鹿角膠

약을 만들어 먹는 방법

녹각교를 구슬처럼 되게 닦아서 가루 내어 한번에 8g씩 타 먹는다 본초.

난산으로 몹시 지친 데 치료한다.

아교 阿膠 갖풀

약을 만들어 먹는 방법

투명한 갖풀아교 80g을 좋은 술 1되 5홉에 넣고 약한 불에 녹인 다음 달걀 1개, 소금 4g과 함께 고루 섞어 따뜻하게 해서 단번에 먹으면 곧 몸 풀기 한다 양방.

죽은 태아가 나오지 않을 때 치료한다.

녹각 鹿角

약을 만들어 먹는 방법

녹각보드랍게 가루 낸 것 40g, 파밑총백 5개, 약전국 반 홉을 함께 물 1잔에 넣고 달여 먹으면 죽은 태아가 나온다 본초.

아이를 빨리 낳게 하고 태반을 나오게 하며 또는 몸 푼 뒤 궂은 피가 나오지 않는 것을 치료한다.

토두골 兎頭骨 토끼머리뼈

약을 만들어 먹는 방법

토끼머리뼈털과 골수가 있는 것을 태워 재를 낸 것를 가루 내어 한번에 4g씩 술에 타 먹으면 좋다 본초.

난산을 치료하며 아이를 빨리 낳게 하는데 아주 잘 듣는다.

묘두골 猫頭骨 고양이머리뼈

약을 만들어 먹는 방법

고양이머리뼈와 토끼머리뼈 각각 1개를 불에 태워 가루 낸 다음 한번에 8g씩 궁귀탕 달인 물에 타 먹으면 곧 아이를 낳는다. 삵머리뼈가 더욱 좋다 정전.

몸 푼 뒤에 허약하고 여위어서 기운이 없을 때 치료한다.

양신羊腎 양의 콩팥

약을 만들어 먹는 방법

양의 콩팥 한 쌍을 싸서 구워 익힌 다음 잘게 썰어서 양념을 두고 국을 끓이거나 죽을 쑤어 먹는 것이 좋다 본초.

몸 푼 뒤에 욕로 勞로 뼈마디가 쏘고痛 땀이 멎지 않는 데 치료한다.

저신猪腎 돼지콩팥

약을 만들어 먹는 방법

돼지콩팥을 잘게 썰어서 멀건 국을 끓여 양념과 쌀을 두고 죽을 쑤어 먹는다 본초.

⊙ 난산에는 참기름과 꿀을 각각 같은 양으로 하여 돼지 간을 삶은 물에 타 먹으면 곧 효과가 있다 입문.

난산을 치료하며 아이를 빨리 낳게도 하고 유산시키기도 하며 아이를 쉽게 낳게 한다.

사향 麝香

약을 만들어 먹는 방법

사향 4g을 물에 타 먹는다 본초.

뱃속에서 태아가 죽었을 때와 산모의 병으로 유산시킬 필요가 있을 때 먹는다.

유백피 楡白皮 느릅나무뿌리속껍질

약을 만들어 먹는 방법

느릅나무뿌리속껍질을 달여 그 물을 2되쯤 먹으면 곧 나온다.

⊙ 몸 풀기 할 달에 느릅나무뿌리속껍질가루 4g을 하루에 두 번씩 먹으면 아주 쉽게 몸풀기 한다 본초.

태동胎動이 되어 불안한 것을 치료한다.

감죽근 甘竹根

약을 만들어 먹는 방법

감죽근을 달여 그 물을 먹는다 본초.

임신부가 태동胎動이 되어 유산될 듯 하면서 배가 참을 수 없이 몹시 아픈 것을 치료한다.

저근 苧根 모시풀뿌리

약을 만들어 먹는 방법

모시풀뿌리 80g을 썰어서 은그릇이나 돌그릇에 넣고 술과 물을 절반씩 두고 달여 먹으면 좋다 주후.

유산하게 한다.

구맥 瞿麥 패랭이꽃

약을 만들어 먹는 방법

난산으로 하루가 지나도록 낳지 못하거나 태아가 뱃속에서 죽어서 산모가 죽을 듯한 데는 패랭이꽃을 진하게 달여 먹는다 본초.

난산과 횡산, 역산 등으로 몸 풀기 하지 못할 때 치료한다.

차전자 車前子 길짱구씨

약을 만들어 먹는 방법

길짱구씨를 닦아서 가루 낸 다음 한번에 8-12g씩 술로 먹는다 본초.

태아가 뱃속에서 죽어 나오지 않아 산모가 기절한 것을 치료한다.

수은 水銀

약을 만들어 먹는 방법

수은을 먹으면 곧 나온다 본초.

[註] 생명에 위험하므로 쓰는 양에 주의해야 한다.

몸 푼 뒤에 궂은 피가 속으로 치밀거나 태반이 나오지 않거나 뱃속에 덩어리가 생긴 것을 치료한다.

대황 大黃

약을 만들어 먹는 방법

대황 40g을 가루 내어 식초 5홉과 함께 달여 고약처럼 되면 벽오동씨 만하게 알약을 만든다. 한번에 5알씩 따뜻한 식초에 풀어먹으면 한참 있다가 피가 나오고 곧 낫는다 본초.

어린이병 小兒病

어린이를 기르는 10가지 방법 養子十法

첫째로 잔등을 덥게 하고, 둘째로 배를 덥게 하며, 셋째로 발을 덥게 하고, 넷째로 머리를 서늘하게 하며, 다섯째로 가슴을 서늘하게 하고, 여섯째로 괴상한 물건을 보이지 말며, 일곱째로 비위는 늘 덥게 하고, 여덟째로 울음이 끊어지기 전에 젖을 먹이지 말며, 아홉째로 경분經粉과 주사를 먹이지 말고, 열째로 목욕을 드물게 시킬 것이다 입문.

단방 單方

어린이의 배꼽이 헐거나 배꼽에서 진물이 계속 나오는 데는 고백반가루를 뿌려 준다.

백반 白礬

약을 만들어 먹는 방법

갓난아이에게 석류막 같은 막이 혀에 덮여 있는 데는 손톱으로 터뜨려 피를 내고 고백반가루를 뿌려 준다. 만일 그것을 그대로 두면 벙어리가 될 수 있다 본초.

어린이의 적유단독赤遊丹毒을 치료한다.

복룡간 伏龍肝

약을 만들어 먹는 방법

이것이 온몸으로 퍼지다가 속으로 들어가면 죽을 수 있다. 복룡간을 보드랍게 가루를 내어 파초즙이나 달걀 흰자위나 우물물로 개어 발라 준다 본초.

어린이에게 갑자기 병이 나서 뱃가죽이 검푸르게 된 것은 빨리 치료하지 않으면 죽을 수 있다.

호분胡粉

약을 만들어 먹는 방법

호분을 술로 개어 배에 발라 주되 마르면 다시 발라 준다. 또는 뜸도 뜬다 자생.

어린이가 열로 난 간질로 미친 것처럼 우는 것을 치료한다.

납설수臘雪水

약을 만들어 먹는 방법

납일에 온 눈 녹인 물을 약간 데워서 먹인다.

⊙ 적유단독赤遊丹毒에 이 물을 발라 준다 본초.

어린이의 화단독火丹毒을 치료한다.

염초焰硝

약을 만들어 먹는 방법

염초를 끓인 물에 넣어 녹인 것을 닭의 깃으로 묻혀 자주 바른다 본초.

[註] 화단독火丹毒: 단독의 한 가지. 온몸이 벌겋게 되고 반점이 없는 것을 화단이라고 한다.

어린이의 열병熱病과 전간癲癎을 치료한다.

지룡즙 地龍汁 지렁이즙

약을 만들어 먹는 방법

지렁이즙을 조금씩 먹인다 본초.

감충疳蟲을 죽인다.

남엽즙 藍葉汁 쪽잎즙

약을 만들어 먹는 방법

어린이가 감질疳疾로 열이 몹시 나는 것을 치료한다. 쪽잎즙을 먹인다. 단독이 속으로 들어간 것도 치료한다 본초.

감충을 죽인다.

황련 黃連

약을 만들어 먹는 방법

저두를 쪄서 황련과 함께 짓찧어 알약을 만들어 먹인다.

⊙ 또한 비감鼻疳으로 코밑이 헌 것을 치료한다. 황련을 가루를 내어 하루 세 번씩 헌데에 붙인다 본초.

어린이의 허열虛熱을 치료한다.

포황 蒲黃 부들꽃가루

약을 만들어 먹는 방법

부들꽃가루를 꿀로 반죽한 다음 과식果食을 만들어 먹이면 아이가 튼튼해진다 본초.

열을 내리고 몸에 좋다 본초.

산장 酸漿 꽈리

약을 만들어 먹는 방법

꽈리를 어린이에게 먹이면 열을 내리고 몸에 좋다 본초.

배꼽에 붙인다. 어린이의 이질을 치료하는 좋은 약이다.

왕과 王瓜

약을 만들어 먹는 방법

서리맞은 왕과덩굴을 햇볕에 말려 약성이 남게 태워 가루를 낸 다음 참기름으로 개어 배꼽에 붙이면 곧 낫는다 의감.

어린이의 감충疳蟲과 회충蛔蟲, 촌백충寸白蟲을 죽인다.

사군자 使君子

약을 만들어 먹는 방법

그 껍질을 벗기고 속을 먹이면 벌레가 곧 나간다 본초.

경풍驚風과 목이 쉬어 말을 못하는 것과 여러 가지 병을 앓은 뒤에 말을 하지 못하는 것을 치료한다.

천남성天南星

약을 만들어 먹는 방법

천남성 1개를 껍질과 배꼽을 버리고 거품이 일도록 씻은 다음 가루를 내어 3살 난 어린이에게는 1-2g을 저담즙으로 개어 먹이면 곧 말을 하게 되는 데 효과가 좋다 의감.

어린이가 회충으로 배가 아파하는 것을 치료한다.

변축 마디플

약을 만들어 먹는 방법

마디풀을 진하게 달여 먹이면 회충이 곧 나온다. 그 즙으로 죽을 쑤어 먹어도 좋다 본초.

어린이의 독창毒瘡과 악창惡瘡에 여러 가지 빛이 나타나는 것을 치료한다.

저근苧根 모시뿌리

약을 만들어 먹는 방법

모시뿌리 달인 물로 매일 서너 번씩 목욕을 시킨다 본초.

3살이 되도록 걷지 못하는 것을 치료한다.

오가피五加皮 오갈피

약을 만들어 먹는 방법

오가피를 보드랍게 가루를 내어 한번에 4g씩 미음에 탄 다음 좋은 술을 조금 넣어 먹이는데 하루에 세 번씩 먹이면 뛰어 다니게 된다 본초.

어린이가 놀라는 증과 관련되는 열을 치료한다.

죽엽 竹葉 참대잎

약을 만들어 먹는 방법

참대잎을 물에 달여 먹인다.

⊙ 참대기름이 더욱 좋다. 1-2홉을 따뜻하게 하여 먹인다 본초.

버들개지를 많이 모아서 요포에 넣어 두면 아주 부드러워진다.

유서 柳絮 버들개지

약을 만들어 먹는 방법

여기에 어린이를 눕히면 아주 좋은데 이것은 성질이 서늘하기 때문이다 본초.

어린이의 뇌감腦疳으로 코가 가렵고 머리칼이 곧추 서며作穗 얼굴이 누르고 여위는 데 치료한다.

즉어 붕어

약을 만들어 먹는 방법

붕어열膽을 코 안에 떨궈 넣기를 3-5일 하면 낫는다.

⊙ 머리가 헐거나 입이 헌 데는 붕어대가리를 태워 가루를 낸 다음 뿌려 준다 본초.

어린이의 적백이질赤白痢疾을 치료한다.

노봉방露蜂房

약을 만들어 먹는 방법

노봉방을 불에 태워 가루 낸 다음 미음에 타 먹인다.

⊙ 대소변이 나오지 않는 데는 노봉방을 태워 가루를 낸 것 4g씩 하루 두 번씩 술에 타 먹인다 본초.

어린이가 허로虛勞로 몹시 여위는 데는 자라고기로 국을 끓여 먹인다.

별鱉 자라

약을 만들어 먹는 방법

어린이의 탈항증脫肛證에는 자라대가리를 태워 가루를 낸 다음 뿌려 준다 본초.

숫구멍이 아물지 않는 데 치료한다.

해蟹 게

약을 만들어 먹는 방법

게의 집게발과 백급가루를 한데 짓찧어 숫구멍 위에 붙이면 곧 아문다 본초.

어린이의 경간驚癎과 밤에 우는 것과 몸에 열이 나는 것을 치료한다.

선각蟬殼 매미허물

약을 만들어 먹는 방법

매미허물을 가루를 내어 미음에 타 먹인다.

⊙ 매미허물을 물에 달여 먹이면 구슬과 꽃이 시원히 나온다 본초.

단독이 피부 밑에 퍼져 나간 데 치료한다.

제조 굼벵이

약을 만들어 먹는 방법

굼벵이즙을 바르면 좋다 본초.

어린이의 이질을 치료한다.

오적어골 烏賊魚骨 오징어뼈

약을 만들어 먹는 방법

오징어뼈를 가루를 내어 미음에 타 먹인다 본초.

어린이의 객오, 제풍臍風, 촬구撮口, 구금을 치료한다.

백강잠누에나방과 곤충 누에 유

약을 만들어 먹는 방법

백강잠 2개를 가루를 내어 꿀로 개어 입술 안쪽에 바르면 곧 낫는다 본초.

어린이의 경풍약驚風藥에 넣으면 아주 좋다.

와우 蝸牛 달팽이

약을 만들어 먹는 방법

달팽이를 보드랍게 갈아서 약에 섞어서 쓴다 본초.

어린이의 감질疳疾을 치료한다.

섬서 두꺼비

약을 만들어 먹는 방법

벌레를 죽이는 데는 두꺼비를 불에 태워 가루 낸 다음 미음에 타 먹인다.

⊙ 감창疳瘡, 제창臍瘡, 구창口瘡 때 두꺼비를 불에 태워 가루를 낸 다음 뿌려 준다 본초.

어린이의 정해감丁奚疳, 포로감哺露疳을 주로 치료한다.

모서육牡鼠肉 숫쥐고기

약을 만들어 먹는 방법

숫쥐고기를 누런 진흙에 싸 발라서 구운 다음 뼈를 발라 버리고 고기에 양념을 두고 국을 끓여 먹인다. 뼈를 먹이면 몹시 여윈다 본초.

어린이의 붉고 흰 유진遊疹과 단독丹毒에 치료한다.

소하小蝦 작은 새우

약을 만들어 먹는 방법

개울에 있는 작은 새우를 잡아서 짓찧어 붙인다[본초].

[註] 유진遊疹: 피부병의 한 가지인데 일정한 자리가 없이 가려우면서 좁쌀 같은 것이 돋는 것.

어린이의 120종의 경간驚癇을 치료한다.

사태 뱀허물

약을 만들어 먹는 방법

뱀허물을 태운 가루를 먹인다.

⊙ 몸에 생긴 여러 가지 헌데에는 뱀허물을 태워 가루를 낸 다음 돼지기름에 개어 붙인다 본초.

어린이의 정해감과 3살이 되도록 걷지 못하는 것을 치료한다.

지주 蜘蛛 거미

약을 만들어 먹는 방법

거미를 구워 익혀서 먹인다 본초.

어린이의 단독丹毒이 번져 나가면서 붓는 것과 월식창月蝕瘡을 치료한다.

구인 지렁이

약을 만들어 먹는 방법

지룡분地龍糞을 물로 개어 바르면 좋다 본초.

갓난아이가 입을 꼭 다물고 벌리지 않으며 젖을 빨지 못하는 데 치료한다.

오공 蜈蚣 왕지네

약을 만들어 먹는 방법

왕지네를 구워 가루를 낸 다음 2g씩 돼지젖 2홉에 타서 입에 떠 넣어 먹인다 본초.

어린이의 단독丹毒과 붉고 흰 유진遊疹에는 기침법을 쓴다.

수지 水蛭 거머리

약을 만들어 먹는 방법

산거머리를 단독 위에 붙여서 궂은 피를 빨아 먹게 하면 아주 좋다 본초.

어린이의 만경풍慢驚風을 치료한다.

작옹 雀甕 쐐기벌레집

약을 만들어 먹는 방법

쐐기벌레집, 백강잠, 전갈 각각 3개를 가루를 내어 1g씩 마황 달인 물에 타 먹이면 효과가 좋다.

⊙ 경간驚癎에는 즙을 내어 늘 먹이면 아이에게 병이 생기지 않는다.

⊙ 촬구병撮口病에는 즙을 내어 입가에 발라 주면 낫는다 본초.

어린이의 열창熱瘡에는 개구리를 짓찧어 붙인다.

와 蛙 개구리

약을 만들어 먹는 방법

적백이질赤白痢疾과 설사泄瀉, 번열煩熱에는 개구리를 고아 먹이거나 구워도 먹인다 본초.

어린이가 토하고 구역하는 것을 치료한다.

벽전 壁錢 납거미

약을 만들어 먹는 방법

납거미 14마리를 달여 물을 먹인다 본초.

어린이의 화단火丹과 5색 단독을 치료한다.

율모각 栗毛殼 밤송이

약을 만들어 먹는 방법

밤송이 달인 물로 씻는다 본초.

꽃이 내돋지 않는 데 먹이면 다 나온다.

포도 蒲萄

약을 만들어 먹는 방법

혹 술에 풀어먹어도 좋다 본초.

가슴에 생기는 이질을 치료한다 본초.

건시 乾柿 곶감

약을 만들어 먹는 방법

쌀가루에 곶감을 섞어서 떡을 만들어 먹이면 가슴에 생기는 이질을 치료한다 본초.

심장의 풍열로 정신이 혼미하고 속이 답답한 데 치료한다.

이 梨, 배

약을 만들어 먹는 방법

생배 즙에 쌀을 넣어 죽을 쑤어 먹인다 본초.

⊙가래가 나오는 기침을 하며 숨차 하는 데는 씨를 뺀 배 속에 꿀을 넣고 잿불에 묻어 구워 먹인다 의감.

참깨생것를 씹어서 어린이의 머리에 난 헌데에 붙이면 좋고 연절軟癤도 치료한다.

지마 脂麻 참깨

약을 만들어 먹는 방법

또한 외사로 나는 열各熱에는 참깨를 짓찧어낸 즙을 먹인다 본초.

[註] 연절軟癤: 크기가 수수 알이나 콩알만 하고 빛이 붉고 피고름이 들어 있는 작은 부스럼을 말한다.

어린이의 단독丹毒과 사시, 연절軟癤을 치료한다.

적소두 赤小豆 붉은팥

약을 만들어 먹는 방법

붉은팥을 가루를 내어 달걀 흰자위로 개어 바르면 곧 없어진다 본초.

어린이 머리에 난 헌데를 치료한다.

요실 蓼實 여뀌씨

약을 만들어 먹는 방법

여뀌씨를 가루를 내어 달걀 흰자위로 개어 바른다 본초.

만경풍慢驚風을 치료한다.

동과인冬瓜仁 동아씨

약을 만들어 먹는 방법

동아 씨를 가루를 내어 먹이거나 달여 먹여도 좋다 득효.

어린이의 경풍驚風과 열이 심한 데 주로 쓴다.

박하薄荷

약을 만들어 먹는 방법

또한 풍담을 치료한다. 꼭 필요한 약이다. 물에 달여 먹인다 본초.

어린이의 감리疳痢를 주로 치료한다.

마치현馬齒 쇠비름

약을 만들어 먹는 방법

쇠비름을 익혀서 양념을 두고 빈속에 먹인다.

⊙ 또한 마마를 앓은 뒤에 딱지가 떨어진 자리와 백독창白禿瘡에 쇠비름 즙을 졸여 고약을 만들어 바르면 좋다 본초.

구슬이 시원히 내돋지 않거나 빛이 붉지 않고 윤택하지 못한 것을 치료한다.

개자芥子 겨자

약을 만들어 먹는 방법

자초음紫草飮, 처방은 위에 있다을 먹이고 겉으로는 겨자가루 끓인 물로 개어 고약을 만들어 아이의 발바닥에 발라 주되 마르면 다시 발라 주면 곧 붉고 윤택해지면서 잘 내돋는다 입문.

어린이의 적백이질赤白痢疾을 치료한다.

계장초 鷄腸草

약을 만들어 먹는 방법

계장초를 짓찧어 낸 즙 1홉을 꿀에 타 먹이면 아주 좋다 본초.

어린이가 갑자기 열이 나는 것과 곽란으로 토하고 설사하는 것을 치료한다.

수근 水芹 미나리

약을 만들어 먹는 방법

미나리를 짓찧어 낸 즙을 먹이거나 달여 물을 먹인다 본초.

어린이의 감리疳痢와 휴식리休息痢를 치료한다.

계자 鷄子 달걀

약을 만들어 먹는 방법

달걀과 황랍을 섞어서 전병을 만들어 먹인다.

⊙ 머리와 몸에 생긴 온갖 헌데에 달걀 껍데기를 가루를 내어 돼지기름으로 반죽한 다음 바른다 본초.

어린이가 열로 생긴 경간驚癎과 머리에 헌데가 나서 부은 것을 치료한다.

백압 白鴨 흰오리

약을 만들어 먹는 방법

흰오리고기를 파총, 약전국과 함께 고아 먹인다 본초.

가볍고 보드라운 털을 많이 모아서 포대기를 만들어 어린애를 덮어 주어도 좋은데 경간도 겸하여 치료한다.

약을 만들어 먹는 방법

아모鵝毛, 거위털

그것은 거위털 포대기가 부드럽고 성질이 서늘하기 때문이다 유취.

어린이의 무고감無辜疳과 여러 가지 감질을 치료한다.

야명사 夜明砂

약을 만들어 먹는 방법

야명사를 닦아서 가루를 내어 음식에 넣어 마음대로 먹게 한다 본초.

어린이의 회감蛔疳을 치료한다.

노자시

약을 만들어 먹는 방법

노자시를 보드랍게 가루를 내어 구운 돼지고기에 묻혀 먹이면 신기한 효과가 있다 본초.

어린이의 감리에 여러 가지 빛이 나는 똥을 누는 것을 치료한다.

암순 메추리

약을 만들어 먹는 방법

메추리고기를 구워 아침마다 먹이면 하초를 잘 보해서 이질을 멎게 한다 본초.

어린이가 크도록 말하지 못하는 것을 치료한다.

백설조 白舌鳥 꾀꼬리

약을 만들어 먹는 방법

꾀꼬리고기를 구워 먹인다 본초.

⊙ 지금은 앵이라고 한다. 일명 반설反舌이라고도 한다 강목.

어린이의 경간驚癎과 객오를 치료한다.

사향 麝香

약을 만들어 먹는 방법

좋은 사향과 주사를 쌀알만 한 것을 보드랍게 갈아서 끓인 물에 타 먹인다 본초.

어린이가 경간으로 정신이 혼미하고 눈을 곧추 떠보며 이를 악무는 것을 치료한다.

우황 牛黃

약을 만들어 먹는 방법

콩알만 한 우황을 잘 갈아서 꿀물에 타 먹인다 본초.

어린이의 5감五疳을 주로 치료한다.

웅담 熊膽 곰쓸개

약을 만들어 먹는 방법

벌레를 죽이고 감창疳瘡을 낫게 한다. 콩 2알만한 곰쓸개를 젖이나 참대기름에 풀어먹인다 본초.

정신을 좋게 한다.

아교 阿膠 갖풀

약을 만들어 먹는 방법

어린이가 경풍을 앓은 뒤에 눈동자가 바르지 못한 데는 갖풀 4g에 인삼 2g을 넣어 달여 먹인다 본초.

귀주, 경간驚癇을 낫게 한다.

호골 虎骨 범뼈

약을 만들어 먹는 방법

범뼈를 곤 물로 어린이를 목욕시키면 헌데나 귀주, 경간驚癎을 낫게 한다.

⊙ 범의 발톱을 어린이의 팔에 달아매 주면 악귀를 몰아낸다 본초.

⊙ 놀라서 우는 것과 객오에는 범의 눈알을 가루를 내어 참대기름에 타 먹인다 본초.

음력 섣달에 잡은 토끼고기를 짓찧어 장조림을 만들어 먹이면 어린이의 마마를 생기지 않게 한다.

토육 兎肉 토끼고기

약을 만들어 먹는 방법

그것이 생겼다 하더라도 드물게 구슬이 돋는다 본초.

어린이의 경간驚癎과 천조풍天弔風을 주로 치료한다.

저유즙 猪乳汁 돼지젖

약을 만들어 먹는 방법

돼지젖 3홉을 받아 솜으로 적셔 어린이의 입에 넣어 빨아 먹게 하거나 주사와 우황을 각각 조금씩 섞어 먹이면 더욱 좋다. 이 어린이의 머리에 난 헌데에는 저담즙을 발라 준다.

⊙ 머리에 백독창白禿瘡이 생긴 데는 섣달에 눈 저분猪屎을 불에 태워 가루를 내어 뿌려 준다 본초.

어린이의 퇴산과 고환이 부은 데 치료한다.

호음경 狐陰莖 여우의 음경

약을 만들어 먹는 방법

여우의 음경을 끓이거나 구워서 마음대로 먹게 한다 본초.

동의보감 약재

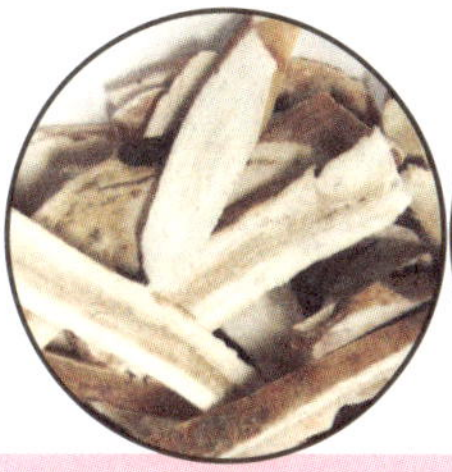
백작약

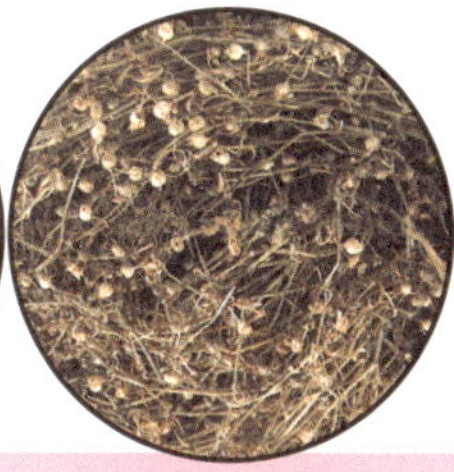
백화사설초

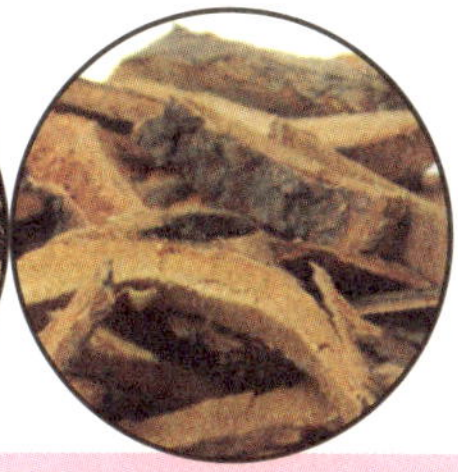
벗나무껍질 화피 앵피

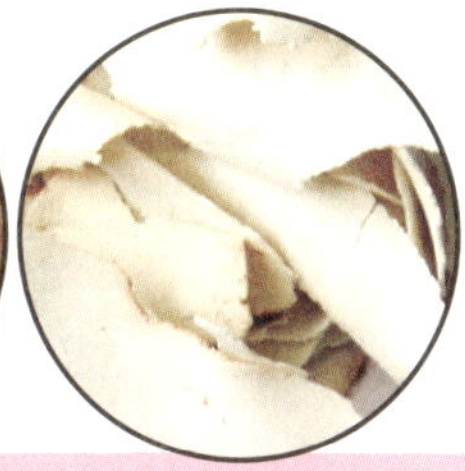
복령 백복령

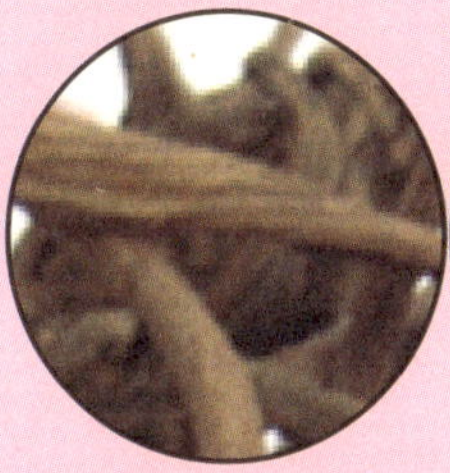
봉두체 머위뿌리

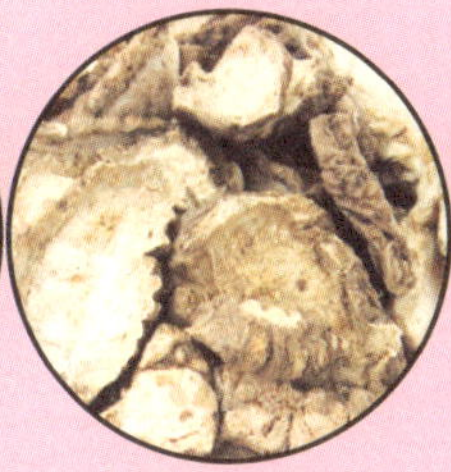
봉화천궁

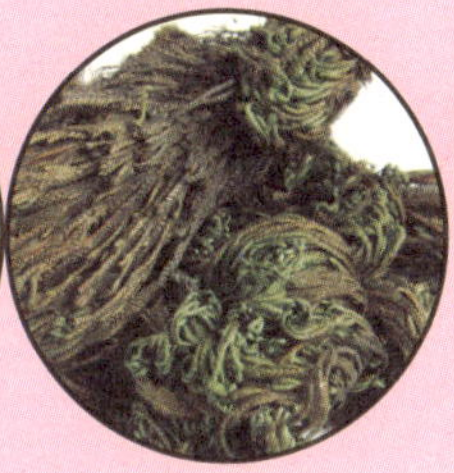
부처손

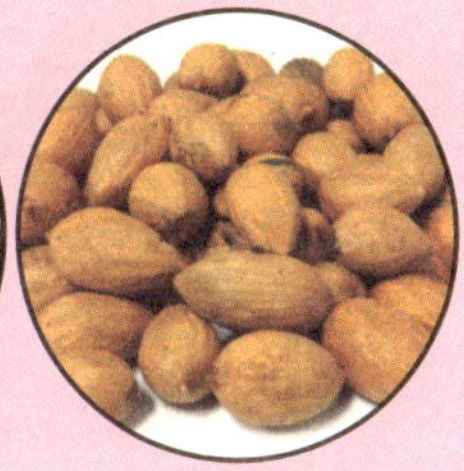
비자

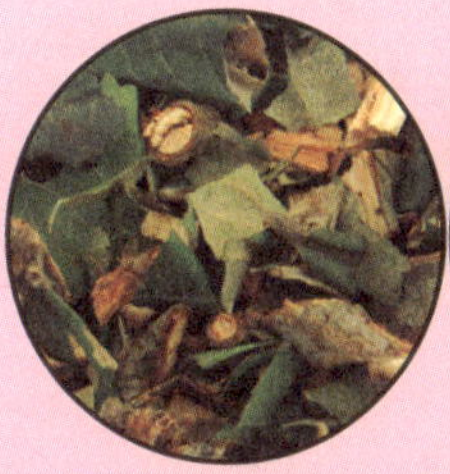
비파잎

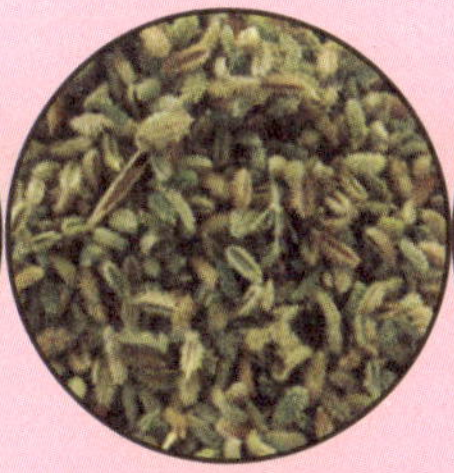
사상자 뱀도랏열매

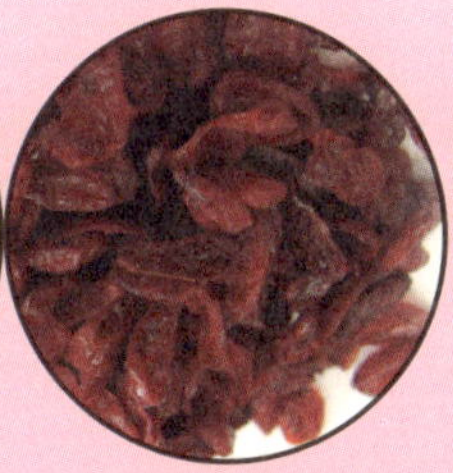
산수유

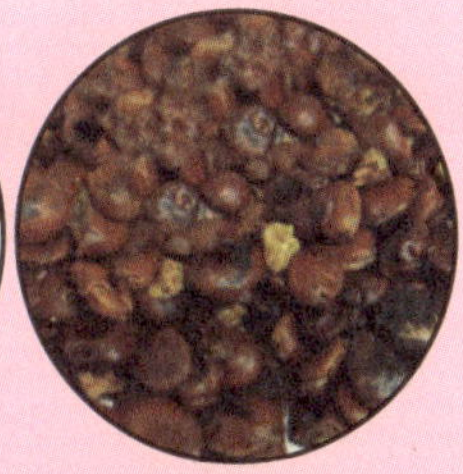
산조인 멧대추씨

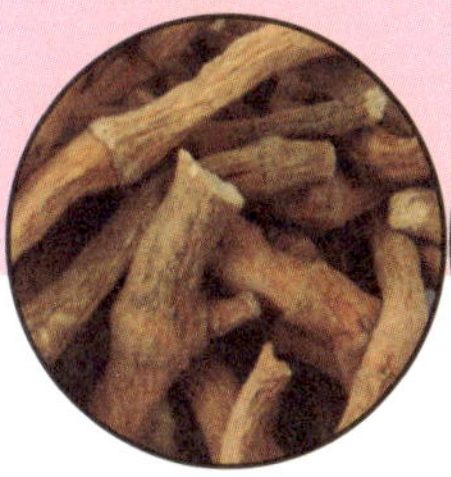
삼백초근

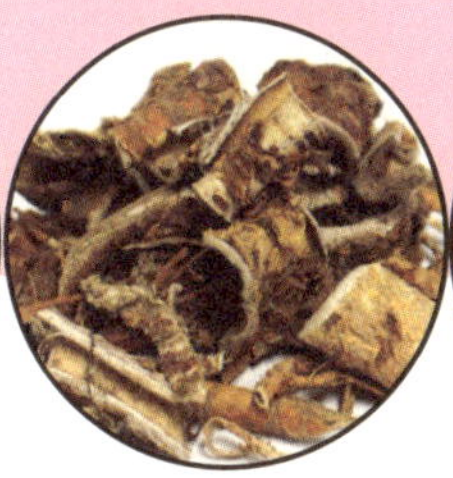
상백피 뽕나무뿌리

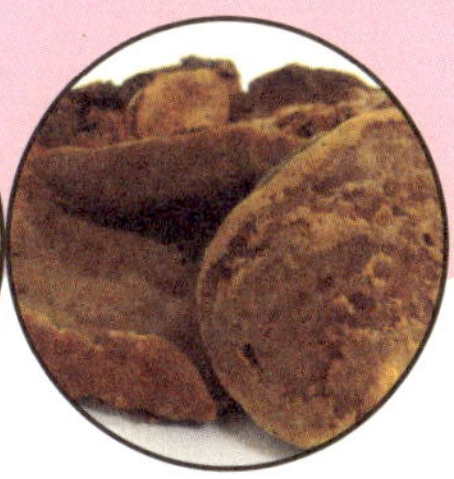
상황버섯

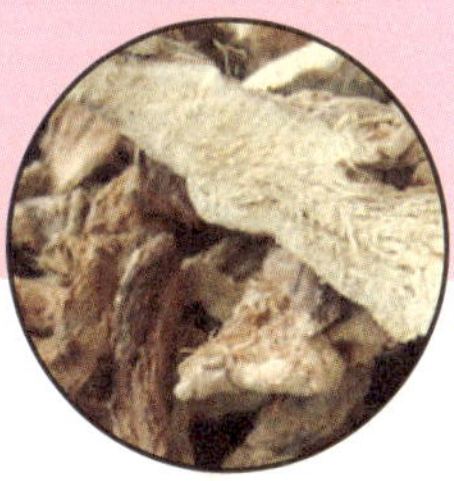
생강

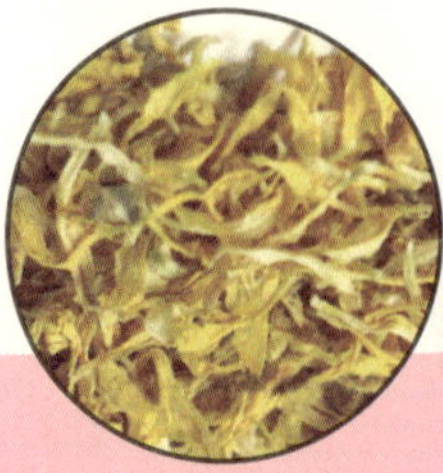
국화잎

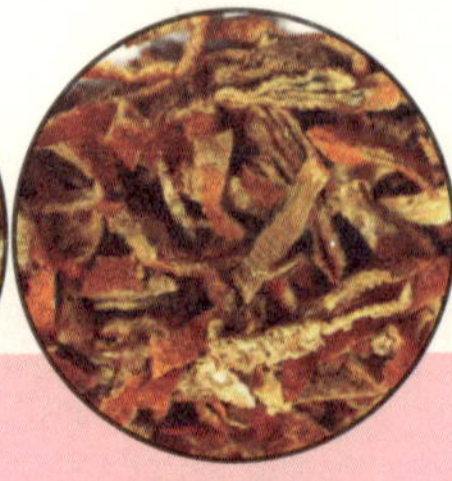
귤껍질

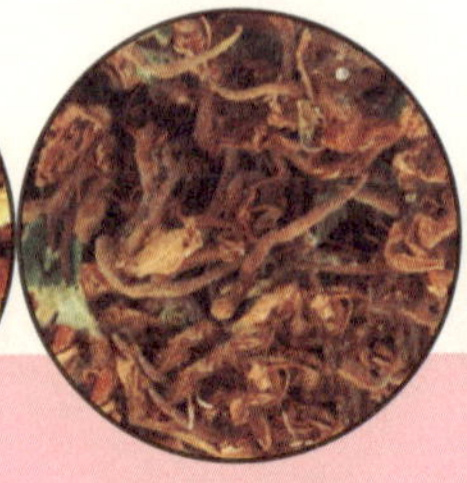
금은화 인동초

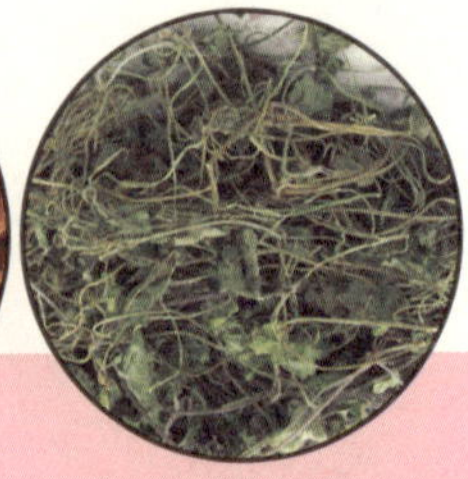
금전초(긴병꽃풀)

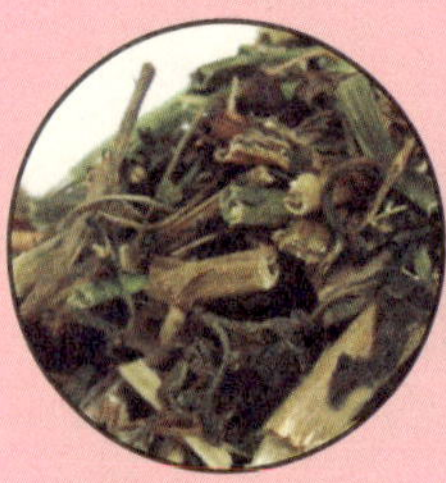
까마중

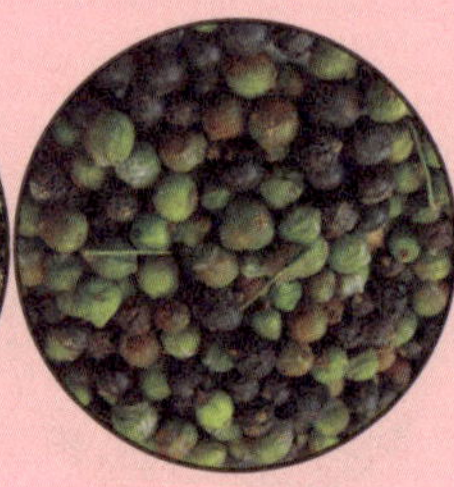
노간주 노가지 두송열매

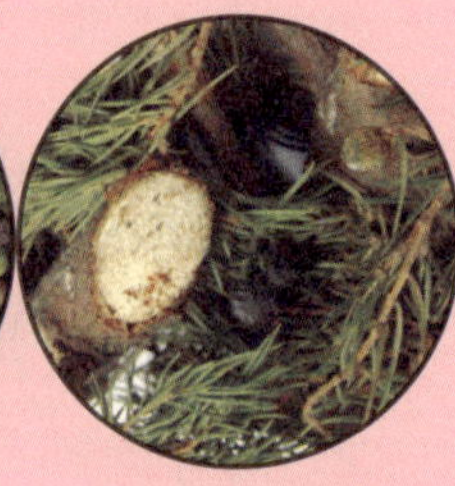
노간주 두송

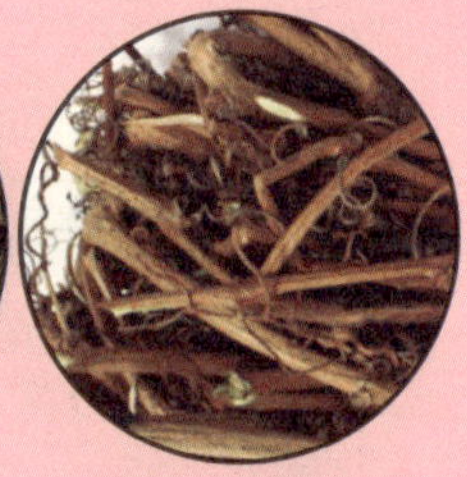
노박덩굴

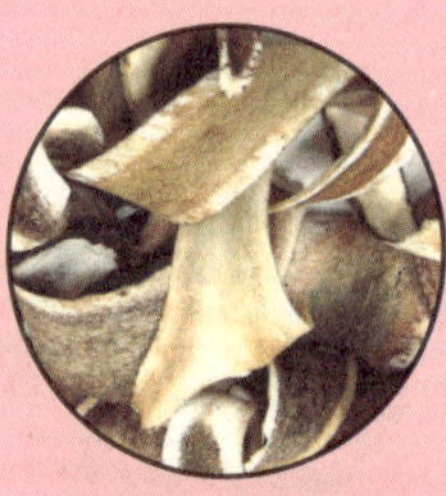
녹각

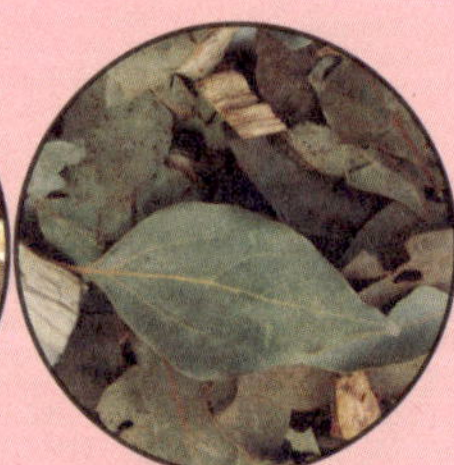
녹나무

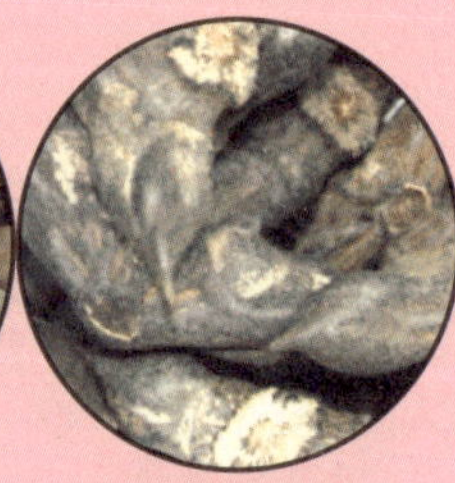
능실 마름열매

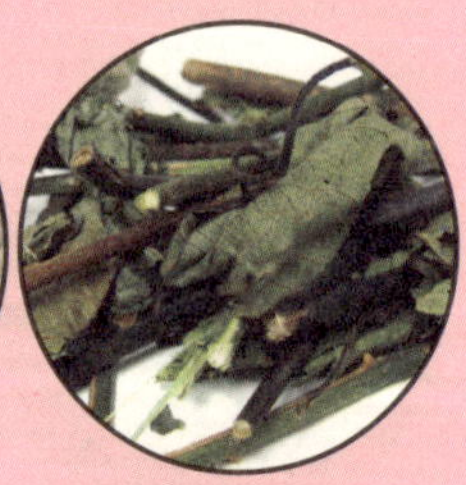
다래나무

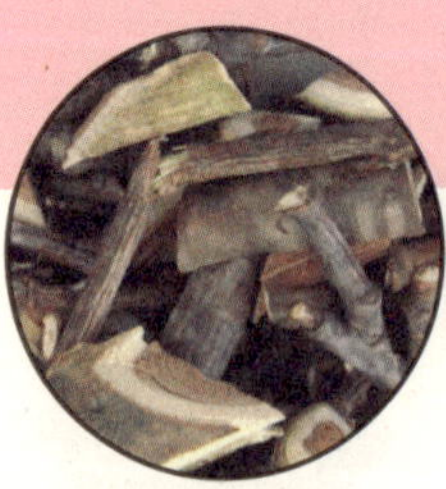
다름나무 개물푸레 선화삼

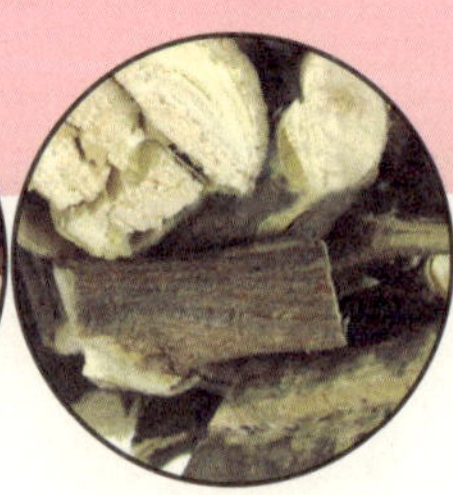
닥나무

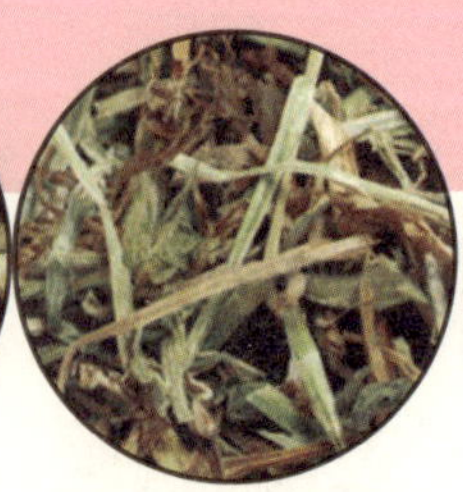
닭의 장풀 달개비

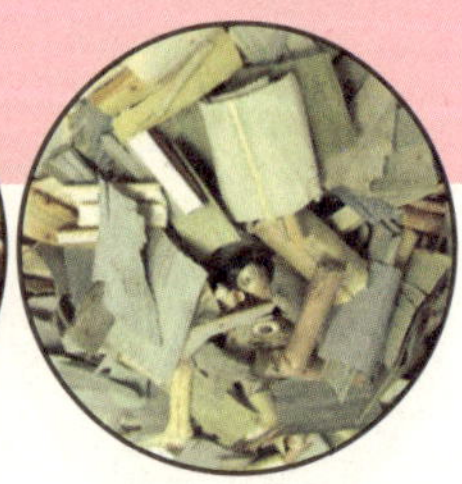
대나무 잎

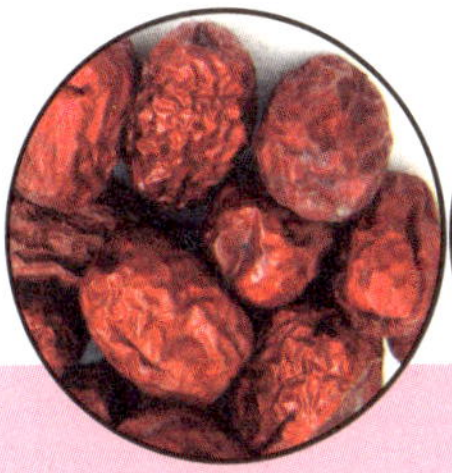
대추

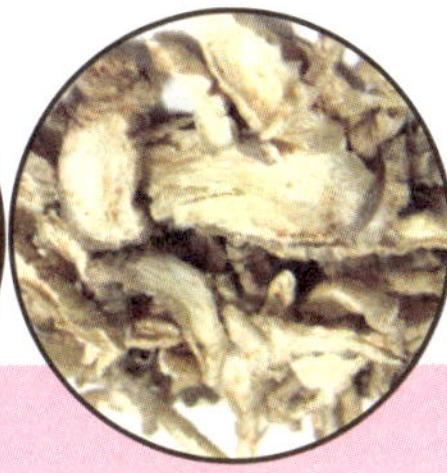
돌미나리

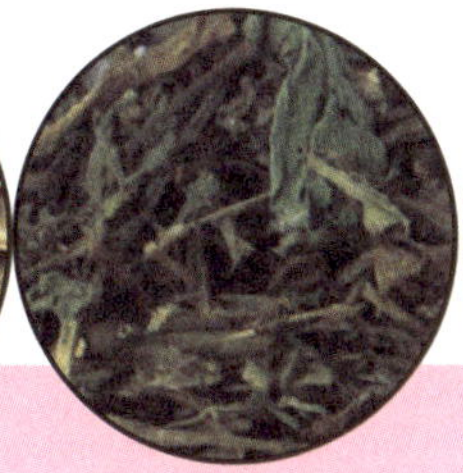
더덕

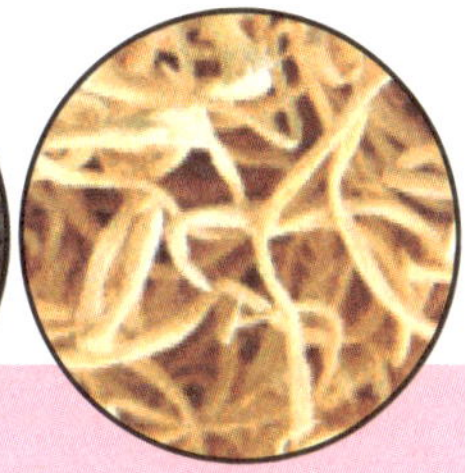
동충하초

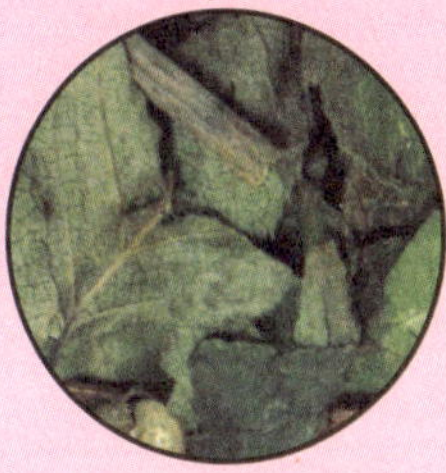
두충잎

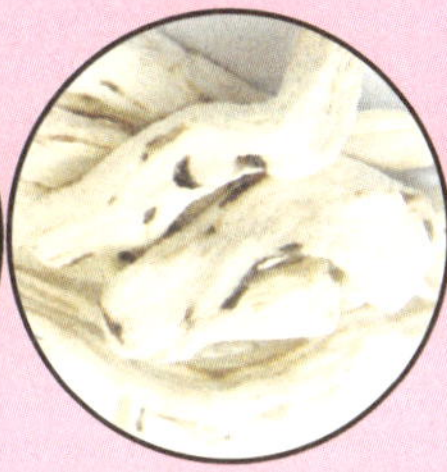
마

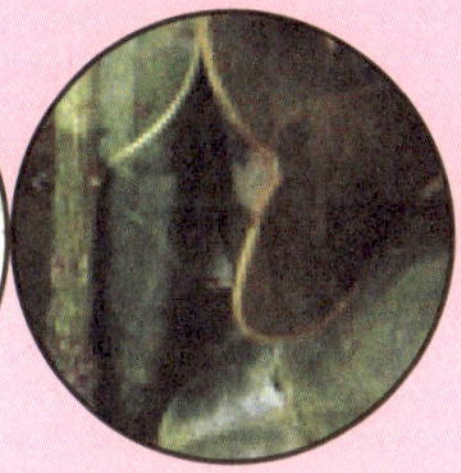
마삭줄

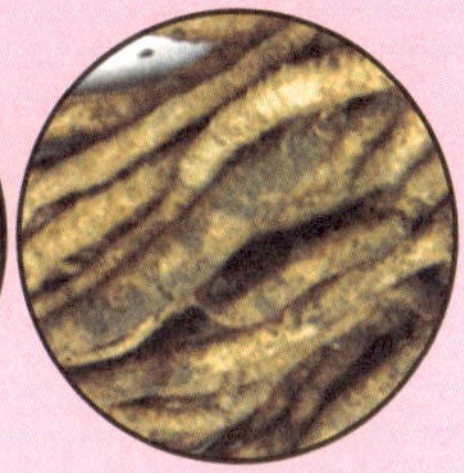
만삼

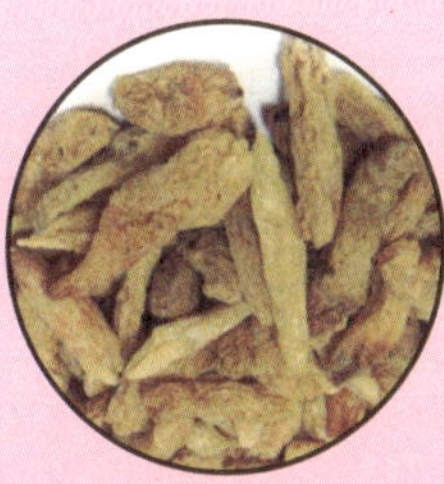
맥문동

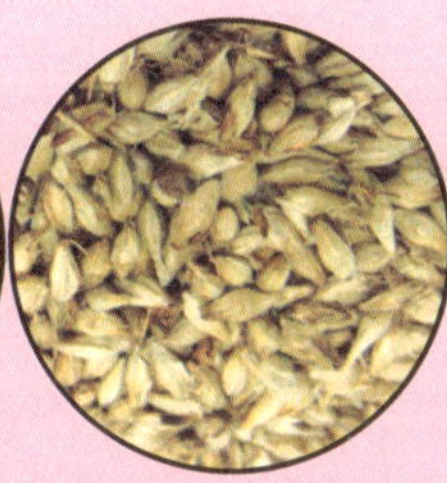
맥아

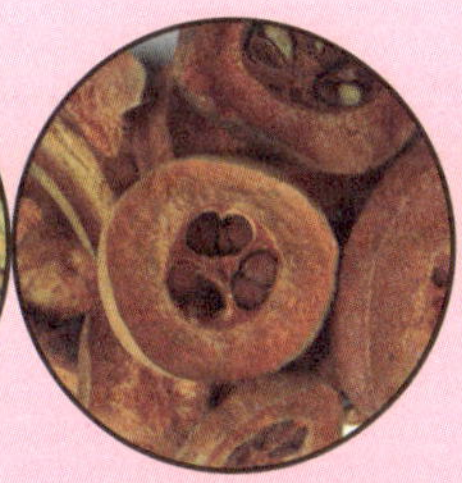
모과

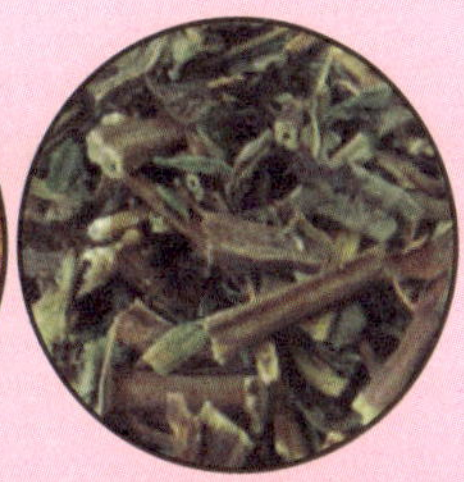
박하차

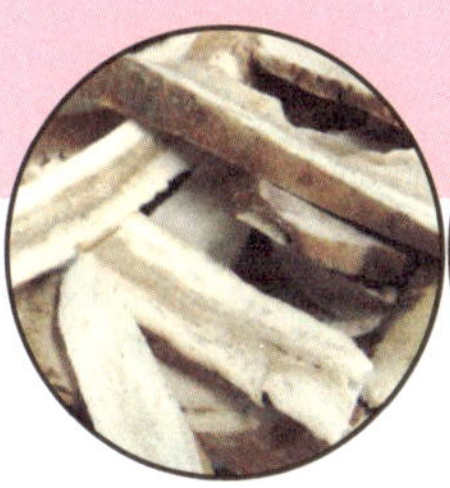
백작약

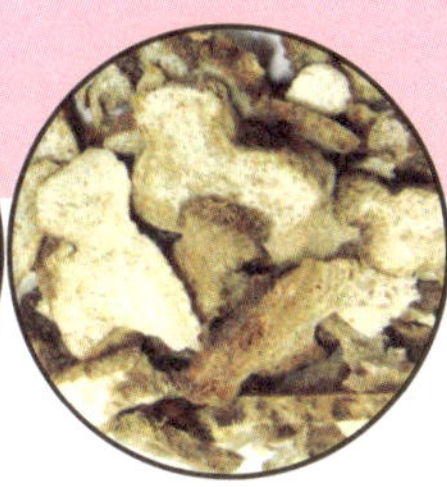
백출차 삽주뿌리

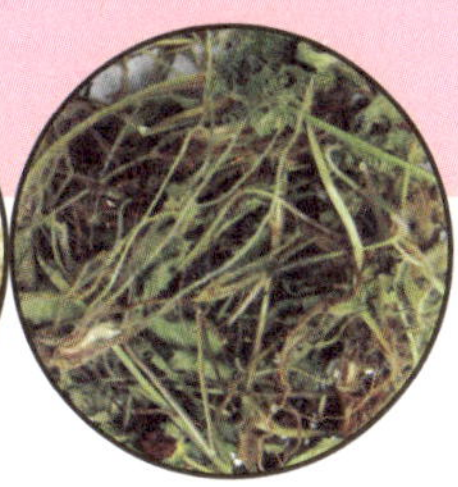
뱀딸기풀

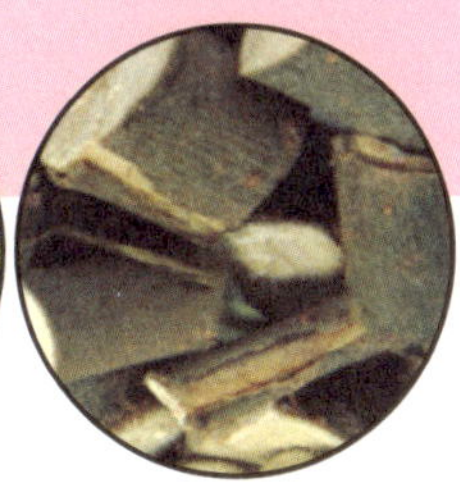
버드나무

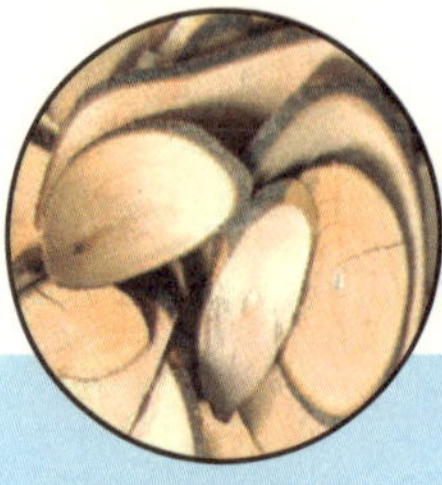
생강나무 황매목

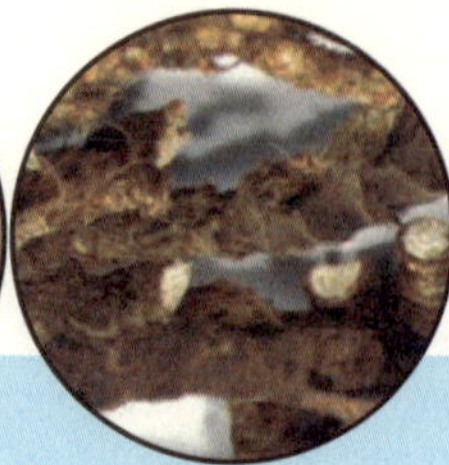
석창포

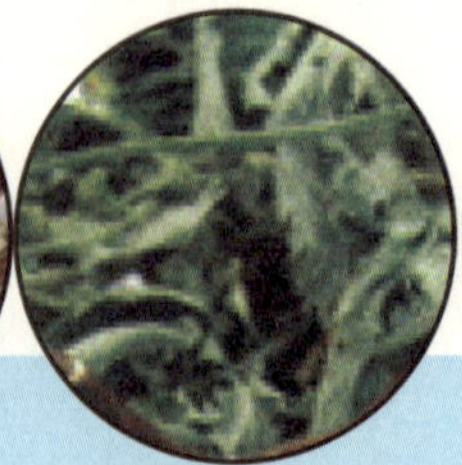
선학초 마편초 용아초

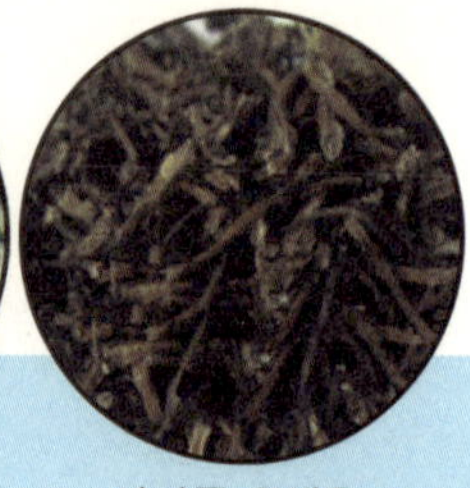
쇠비름 오행초

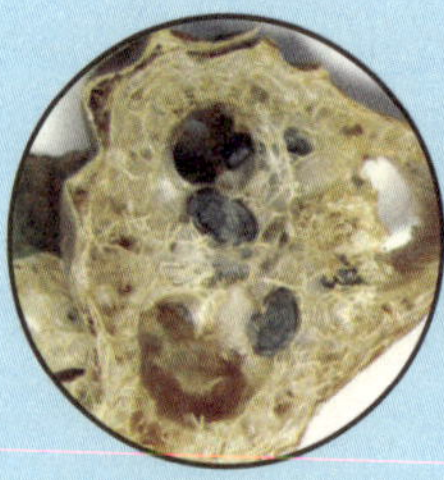
수세미오이 사과락

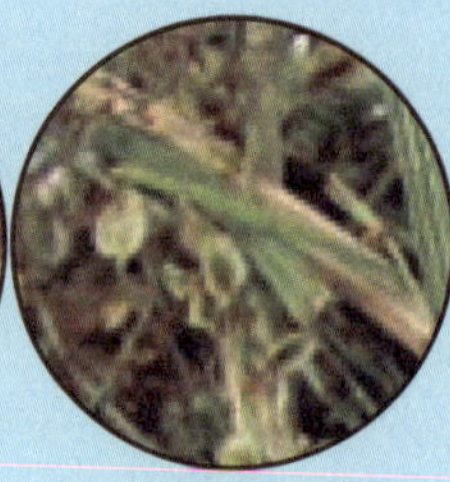
수영 시금초 산모

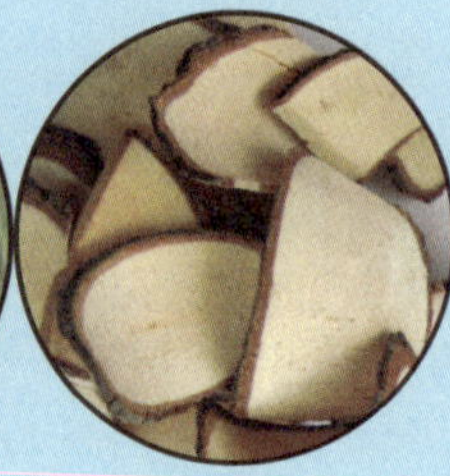
신선목

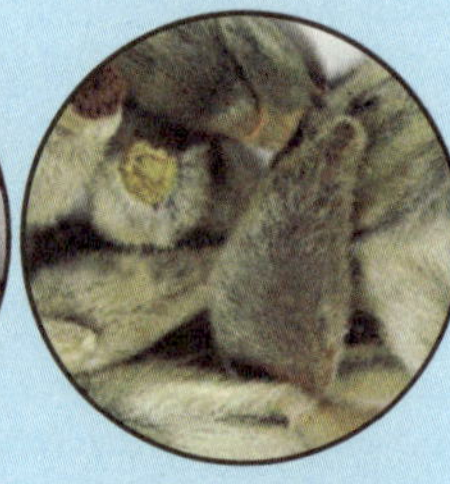
신이화 목력꽃봉우리

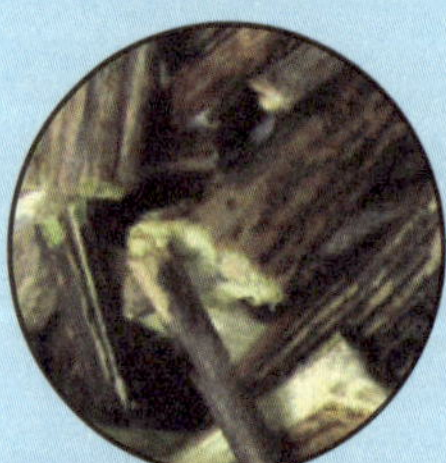
싸리나무

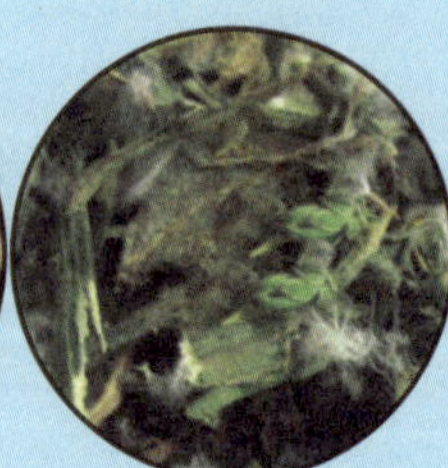
쑴바귀

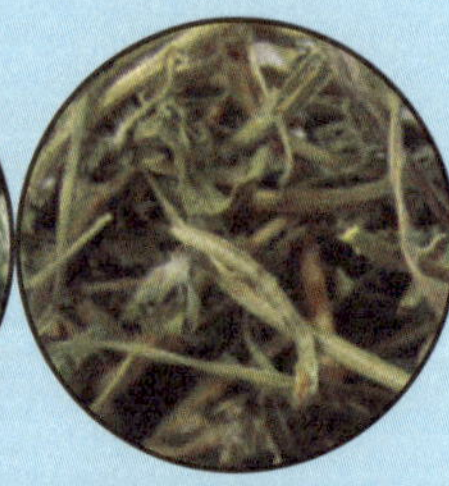
아불식초 중대가리풀
지혈초

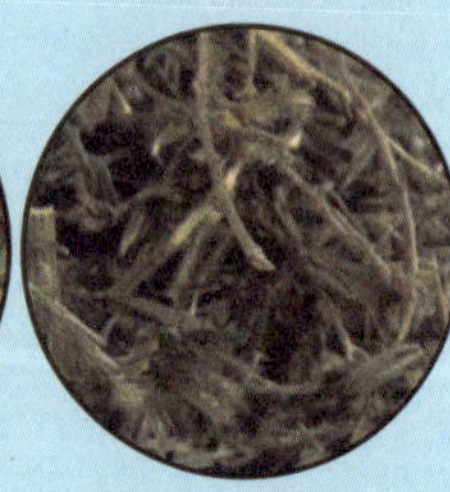
야관문 비수리

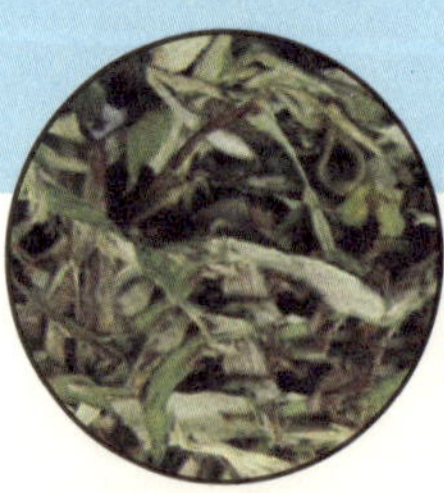
애엽 약쑥

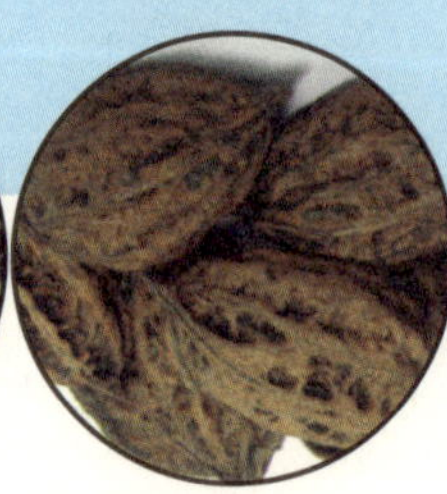
가래나무열매

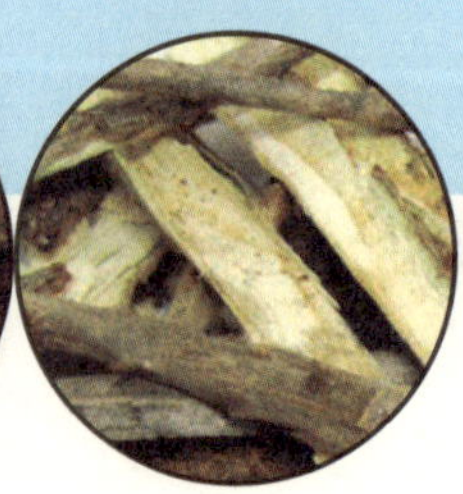
가시오가피

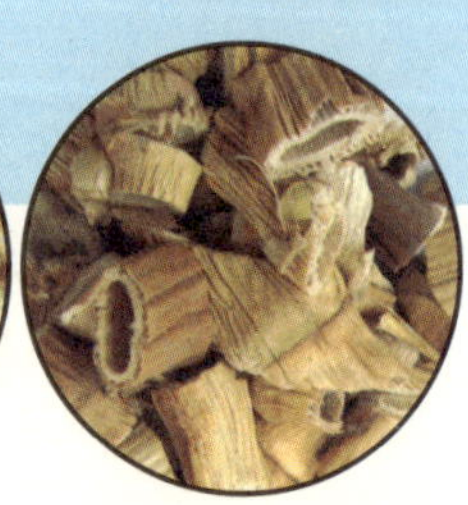
갈대뿌리 노근

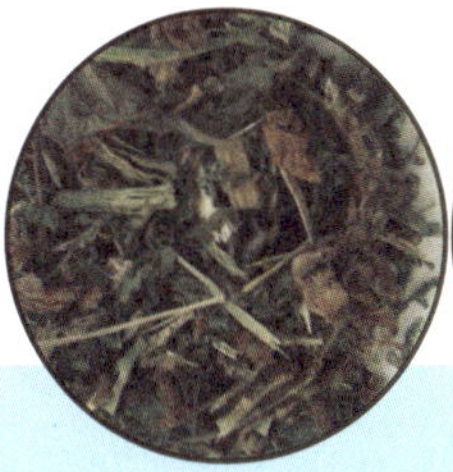
번행

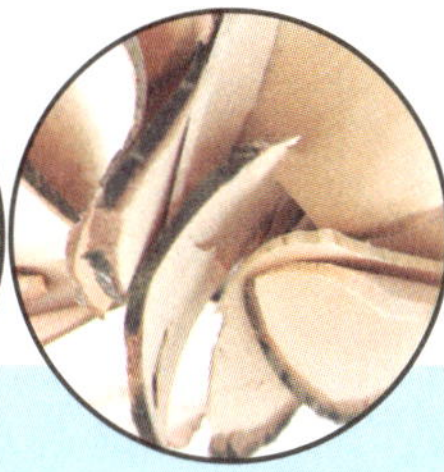
벌나무 산청목

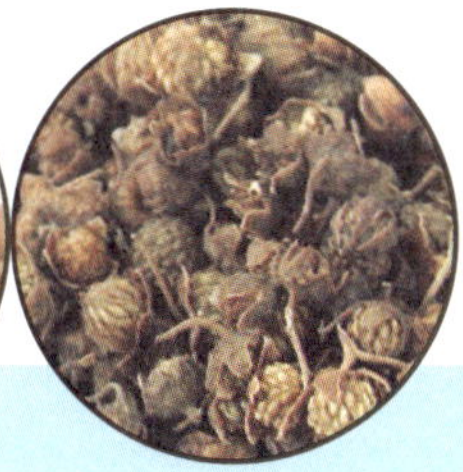
복분자

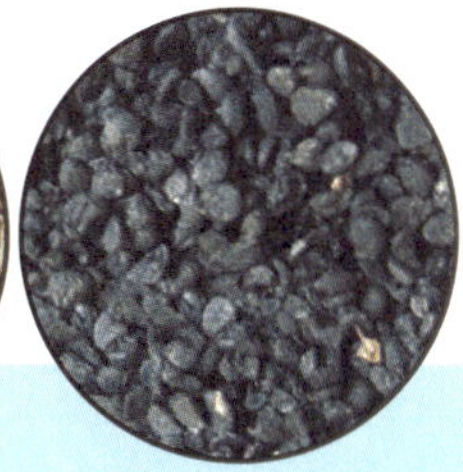
부추씨 구자 가구자

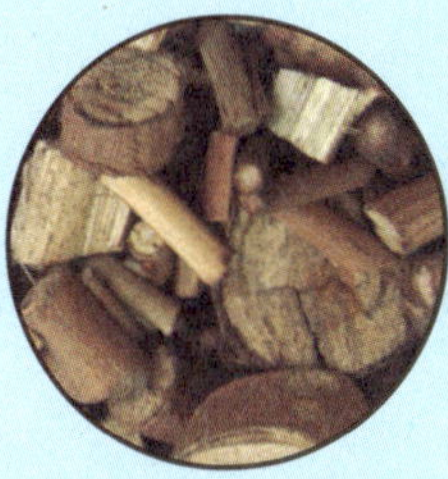
뽕나무가지 상지

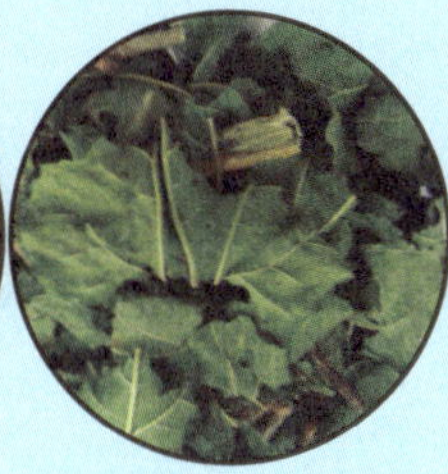
뽕잎

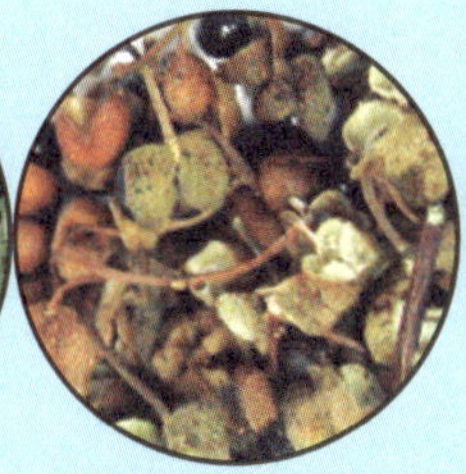
산초 제피나무열매

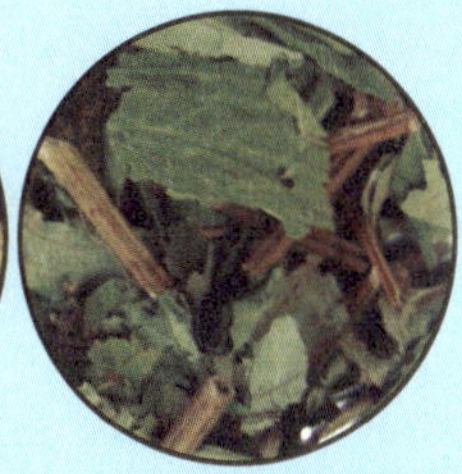
삼백초

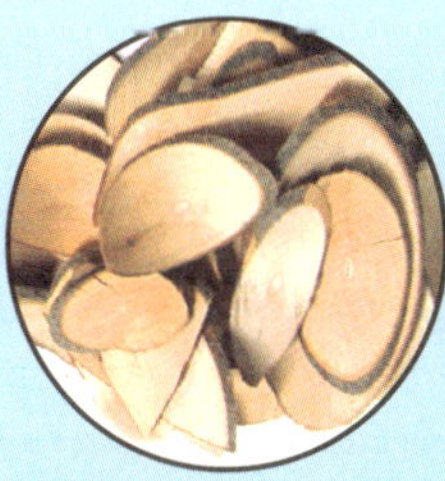
생강나무 황매목

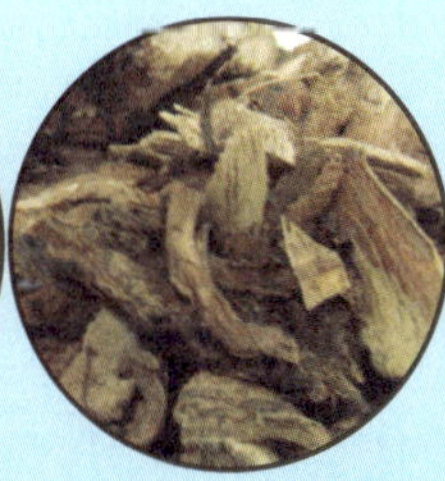
소루쟁이

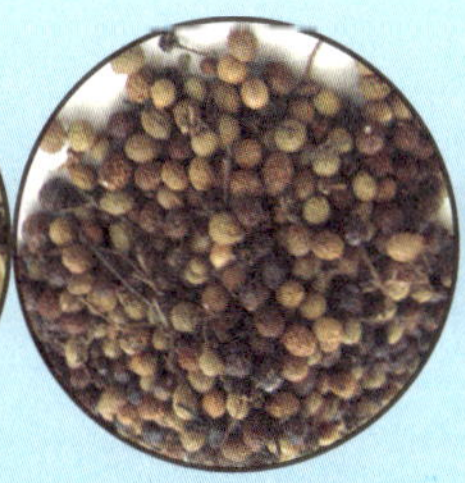
소태나무 열매

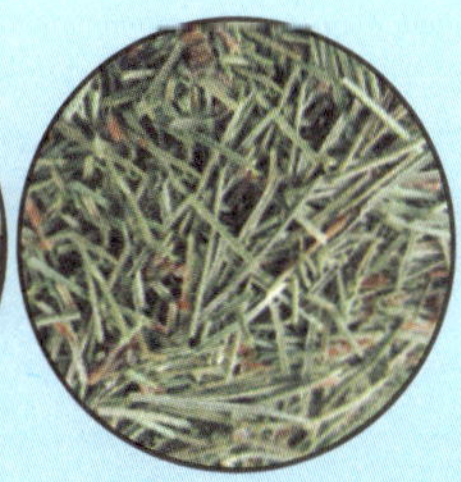
솔잎

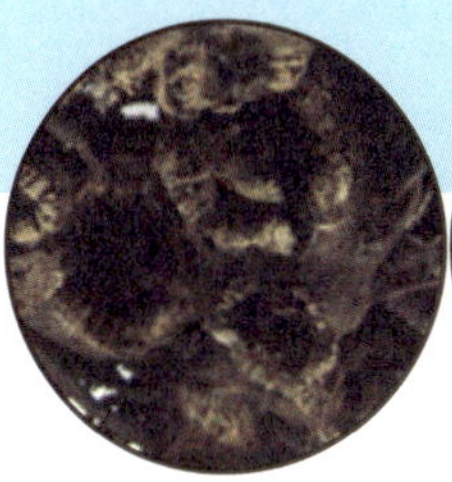
승마 끼절 끼명가리

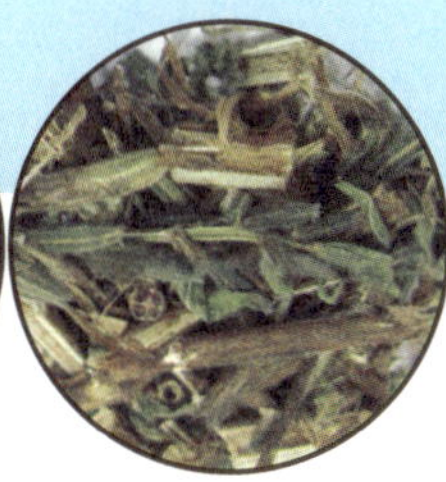
월견초

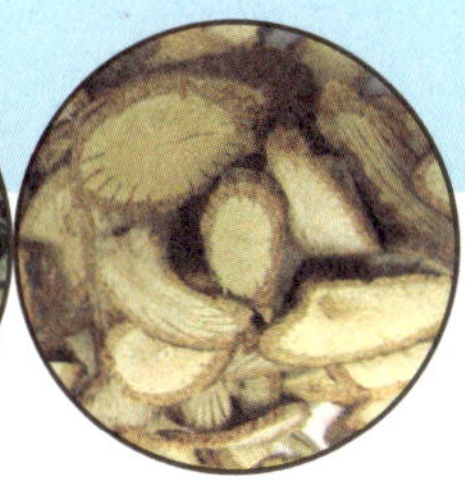
으름넝쿨

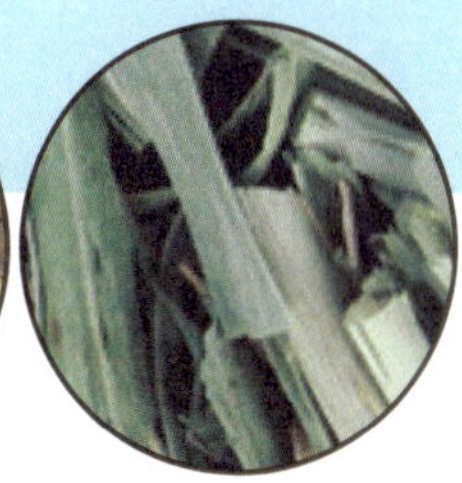
줄풀 고장초

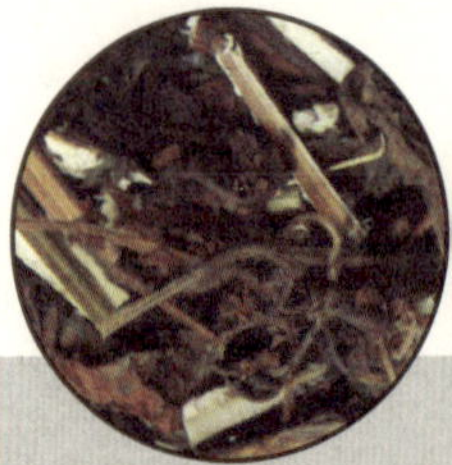
차조기잎 소엽

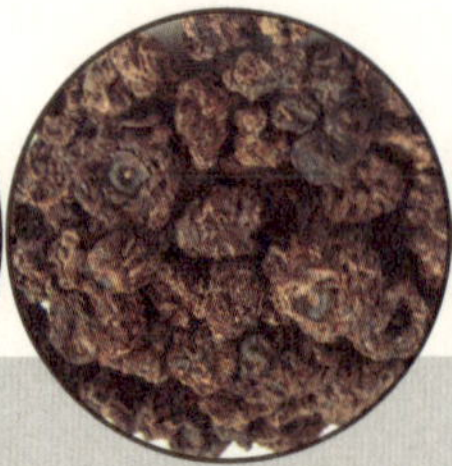
개다래열매

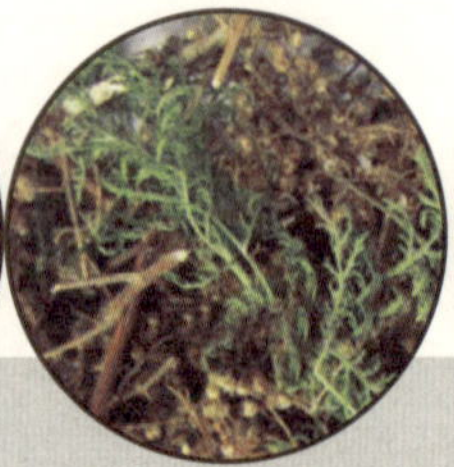
개똥쑥

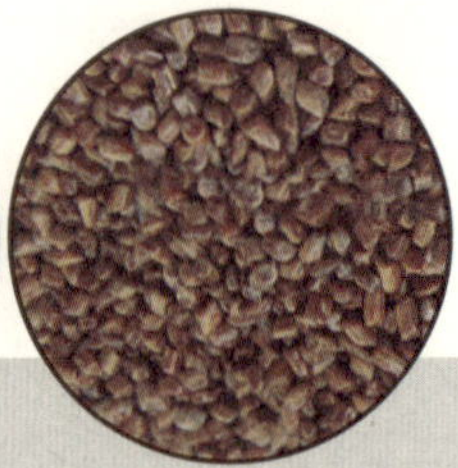
결명자

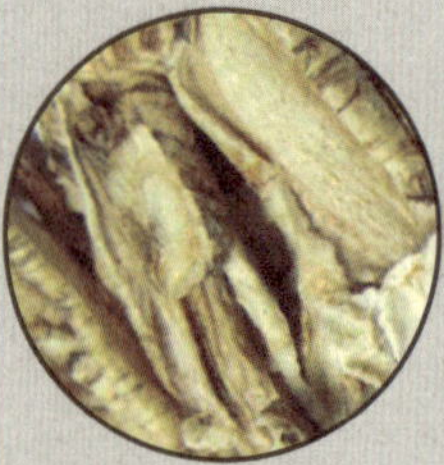
길경 도라지

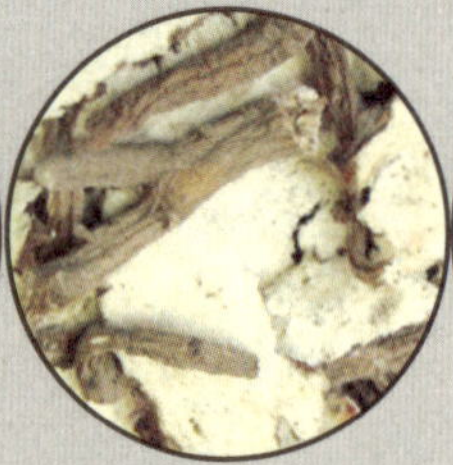
당귀

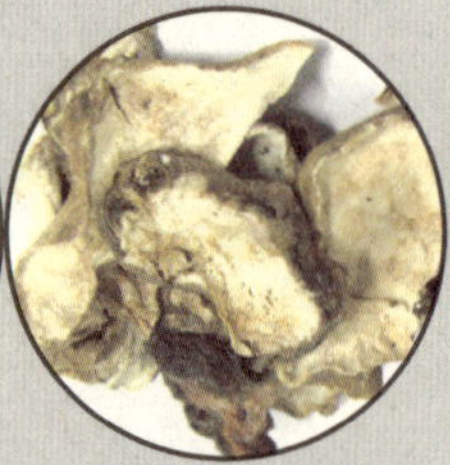
돼지감자 국우

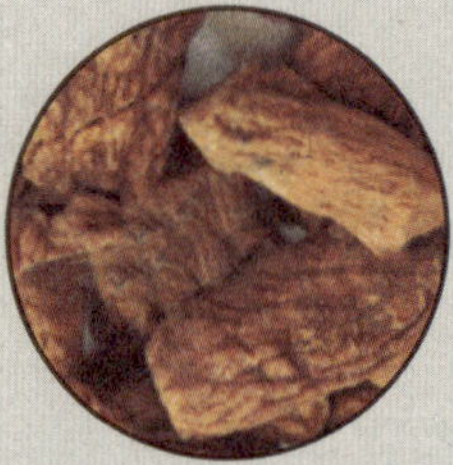
둥굴레

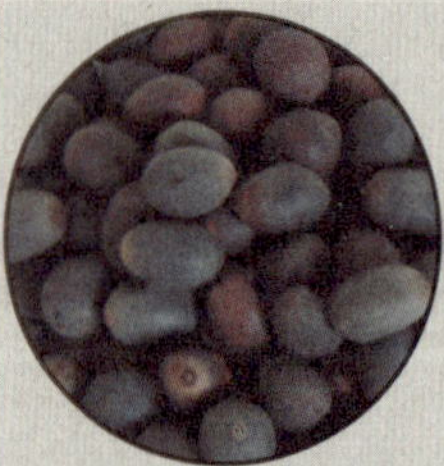
연자육 연꽃씨

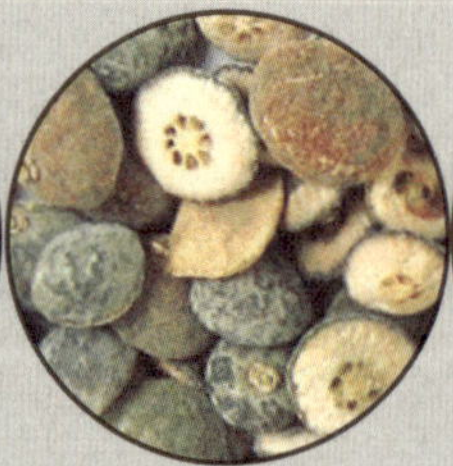
탱자 지실

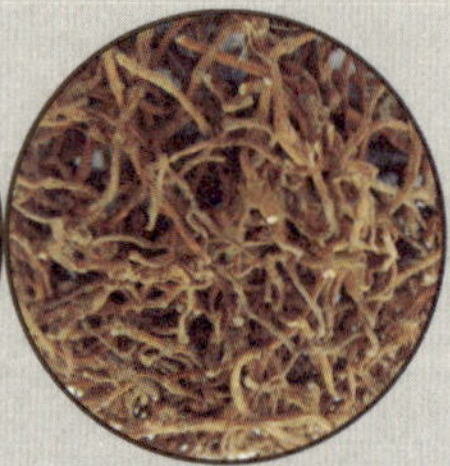
어성초뿌리

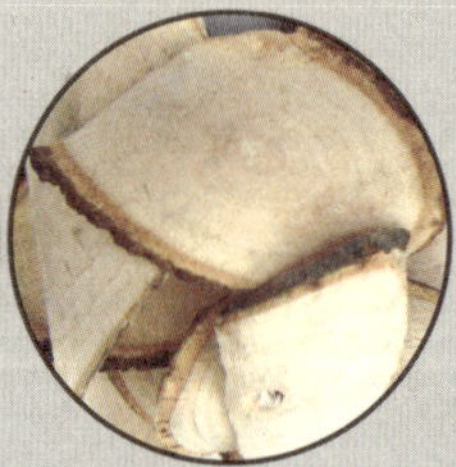
엄나무 해동목

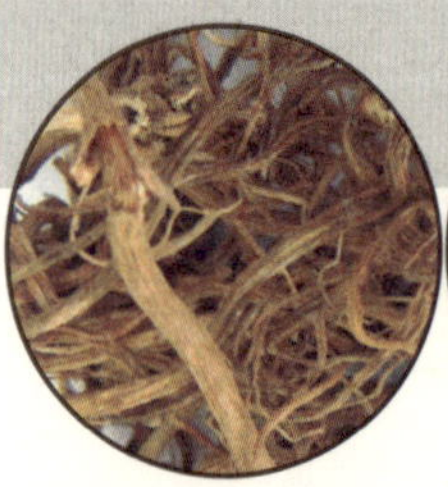
엉겅퀴뿌리 지실근

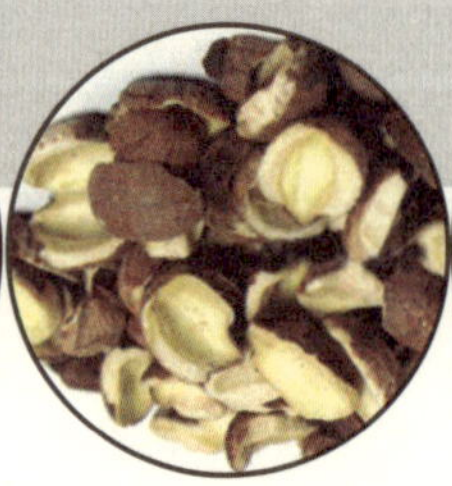
연밥

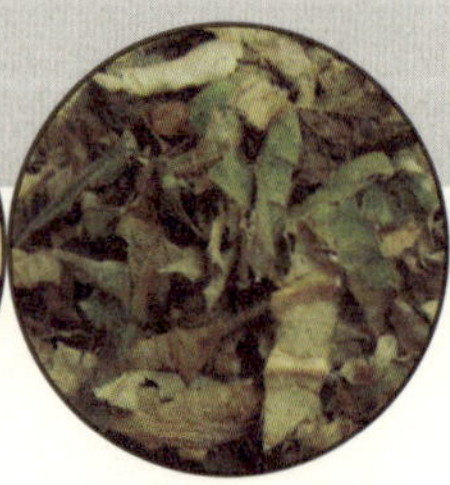
연잎

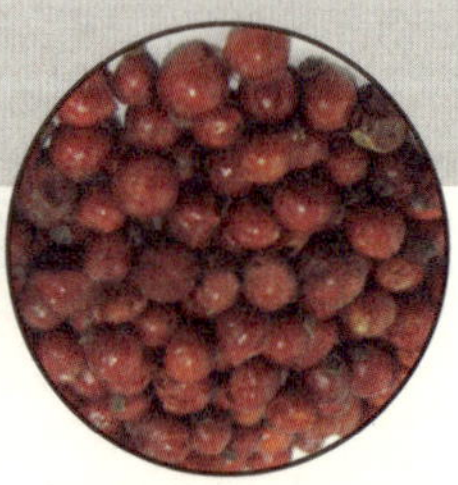
영실 찔레꽃열매

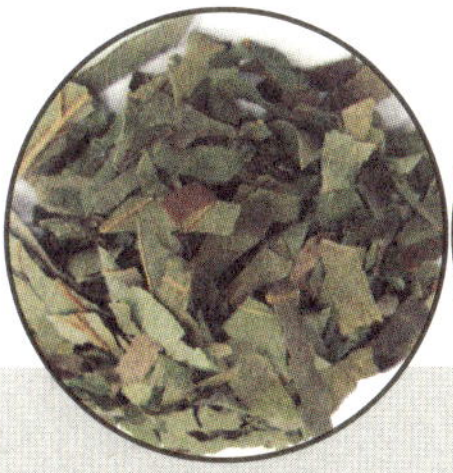
감잎

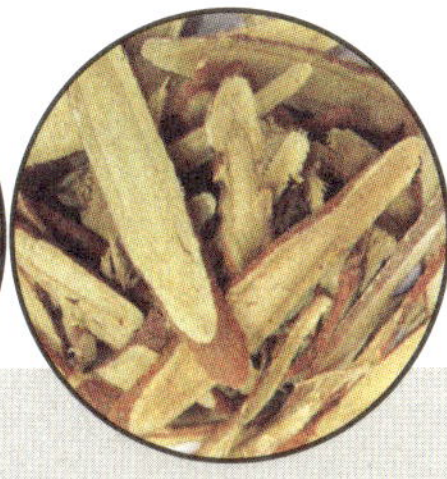
감초

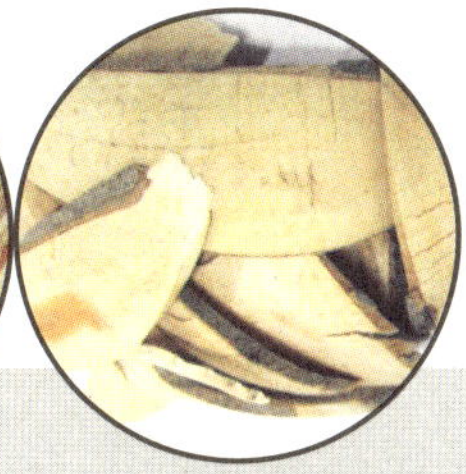
감태나무 백동백

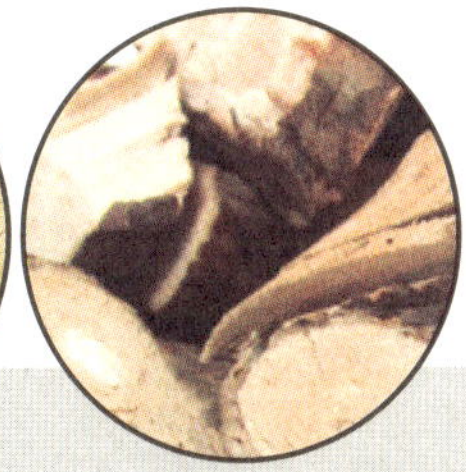
개다래

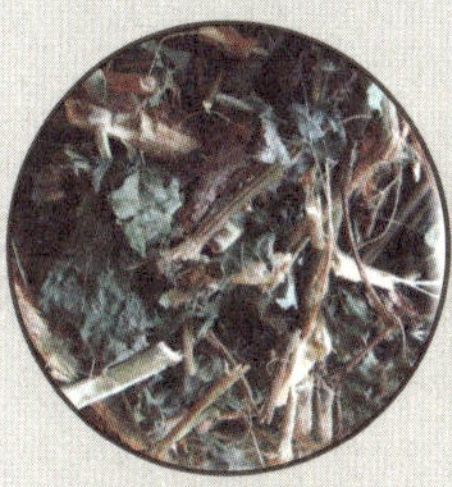
개머루 덩굴

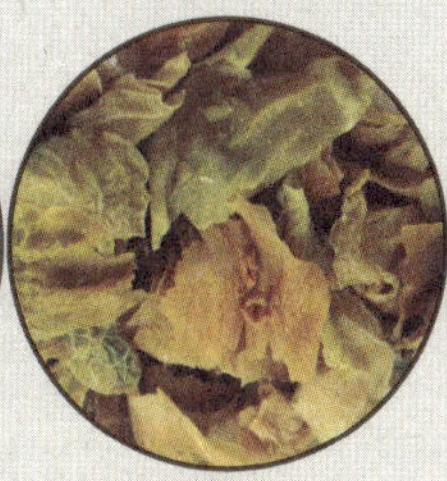
계내금

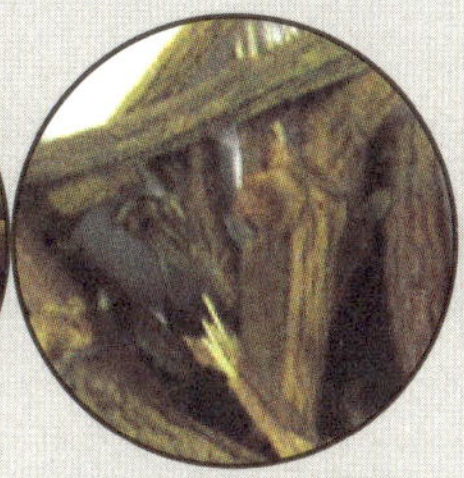
겨우살이 상기생

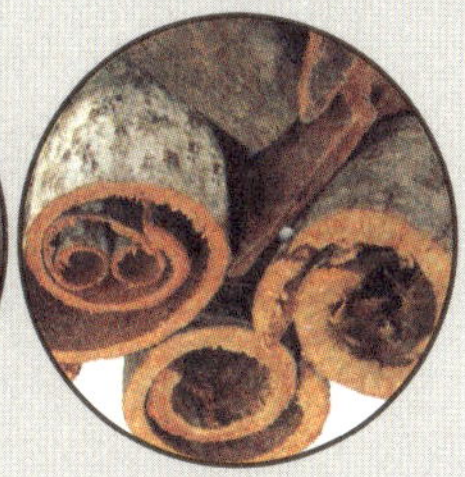
계피

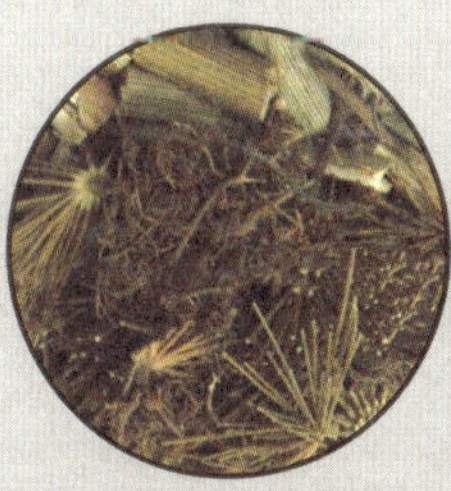
고사대 회양차

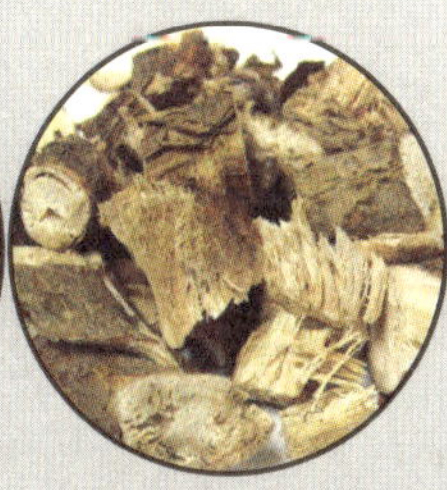
고삼 너삼

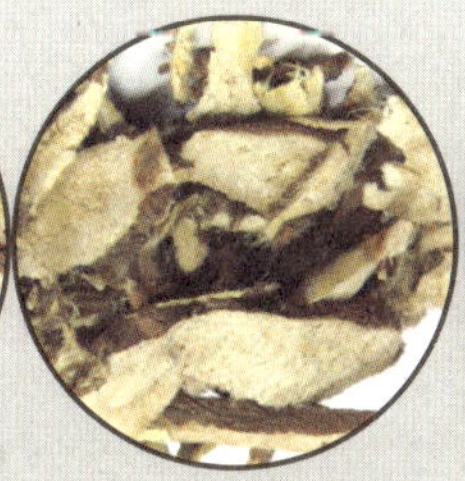
골담초

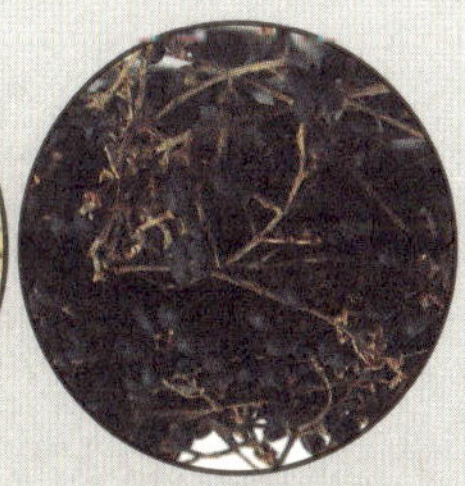
광나무열매

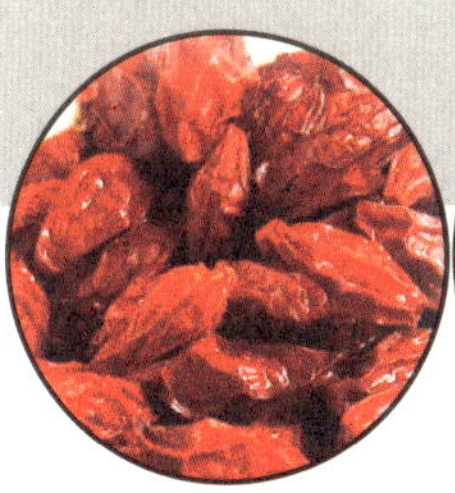
구기자

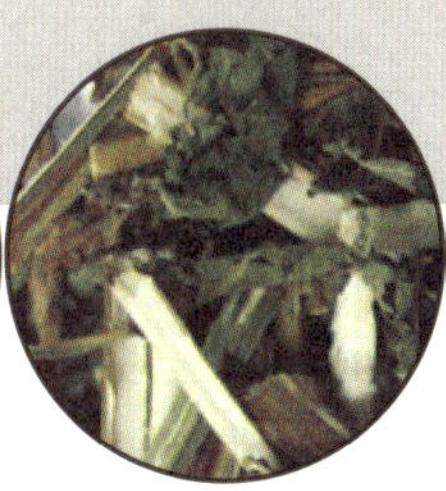
괵양 배초향

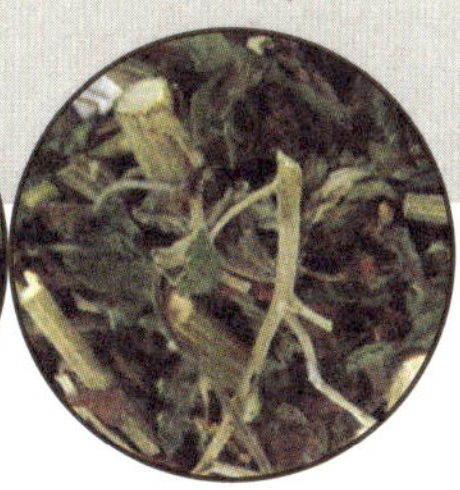
구절초

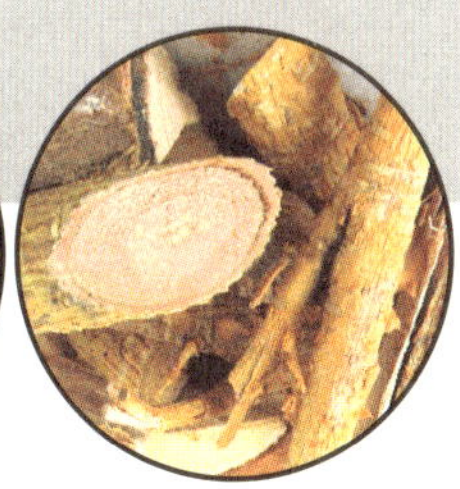
구찌뽕나무

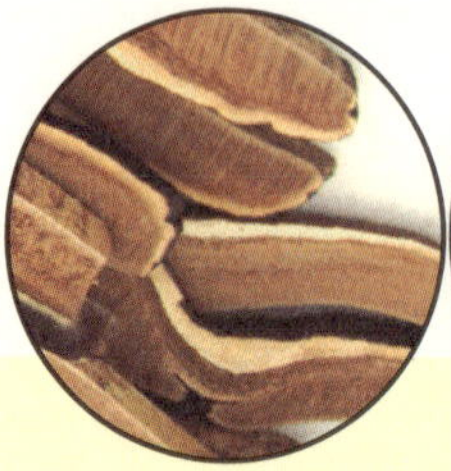
영지버섯

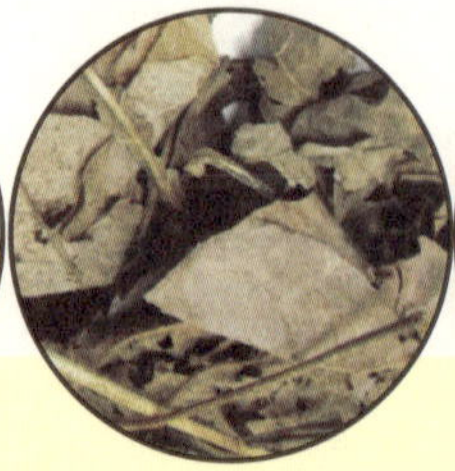
오가피잎

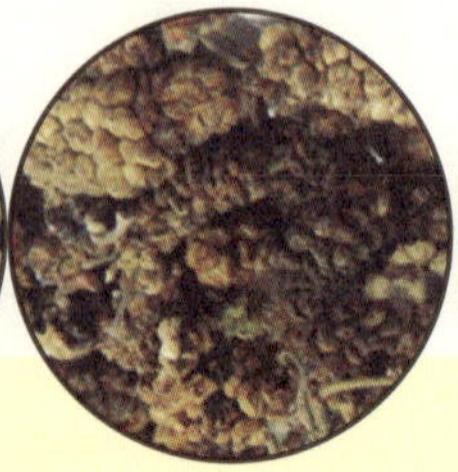
오디차

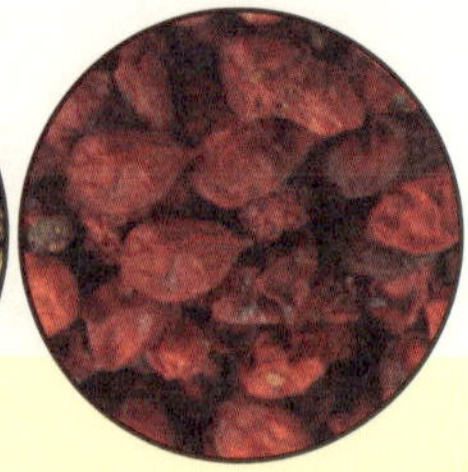
오미자

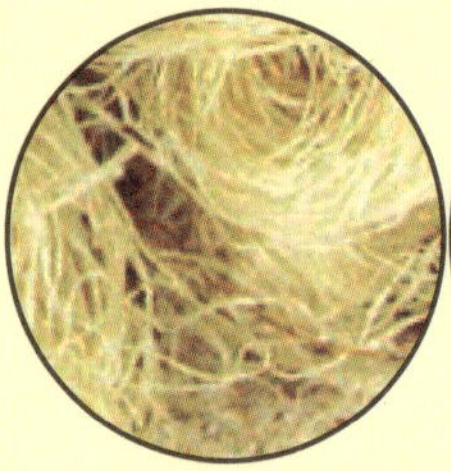
옥수수수염

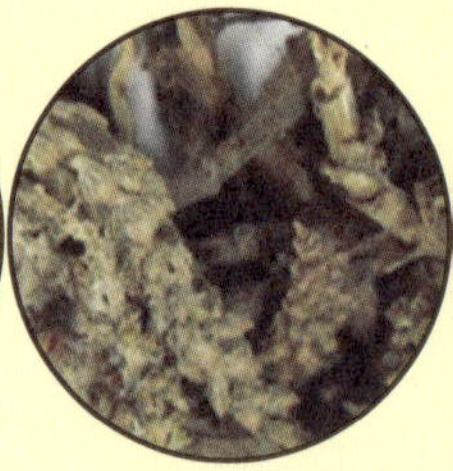
와송 바위솔 기와솔

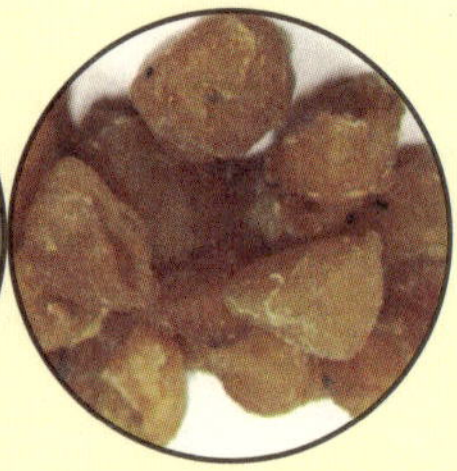
용안육

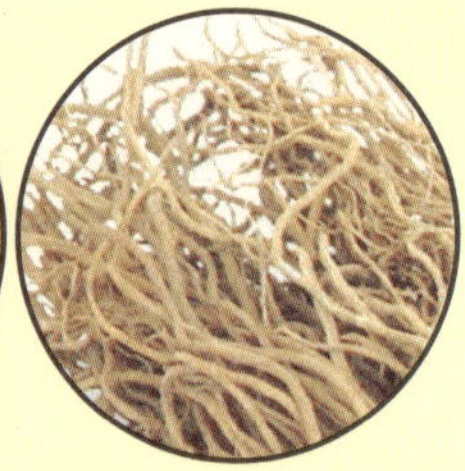
우슬초 쇠무릎지기

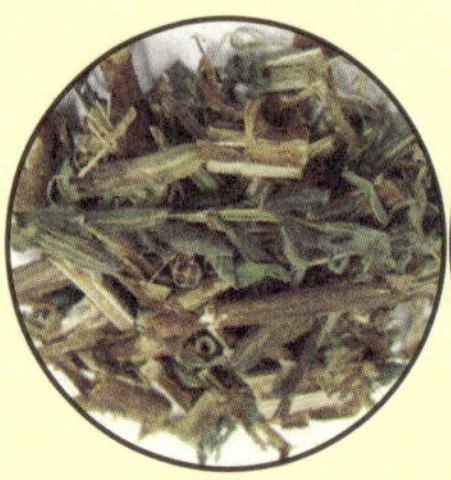
월견초

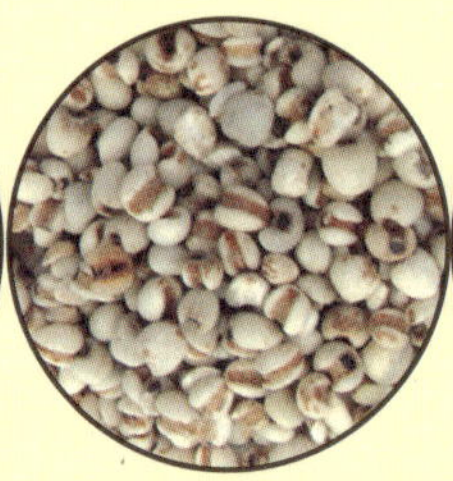
율무 의이인

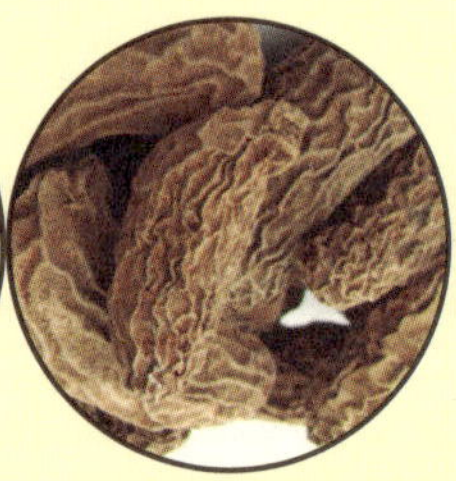
으름나무열매 임하부인 예지자

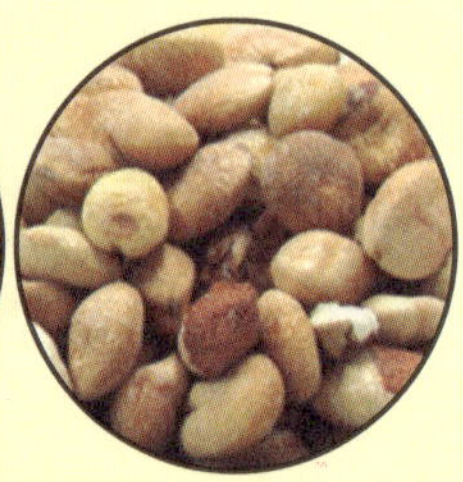
은행

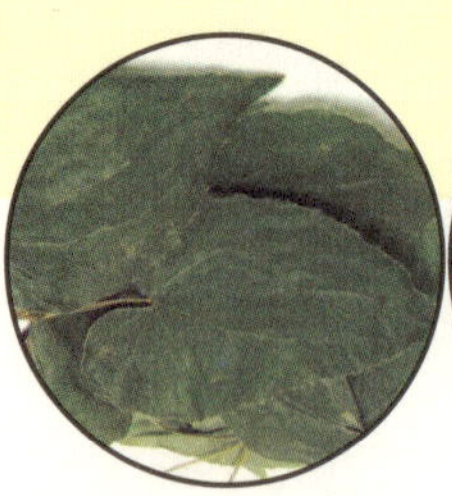
음양곽 산지구엽초

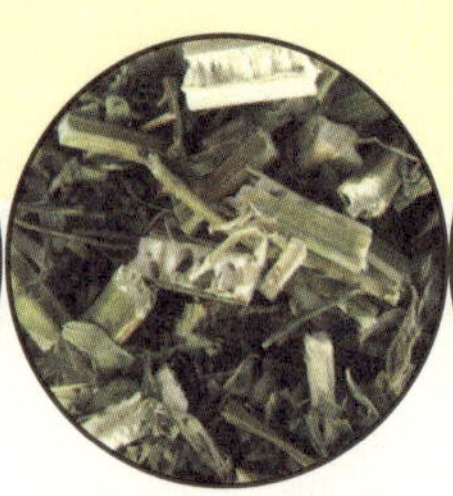
익모초

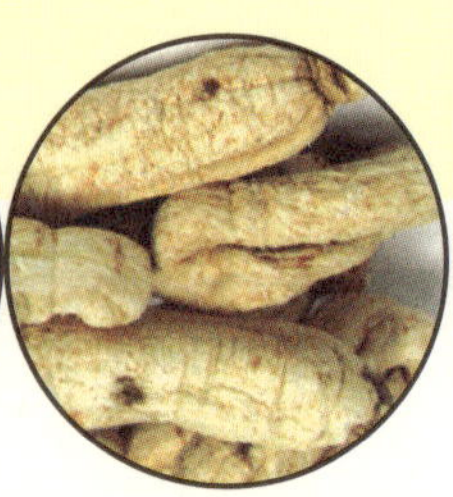
인삼

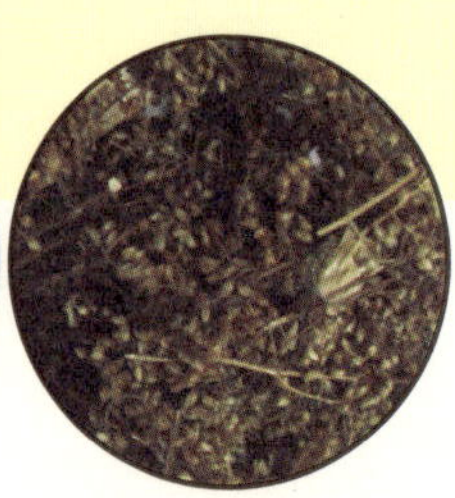
인진쑥

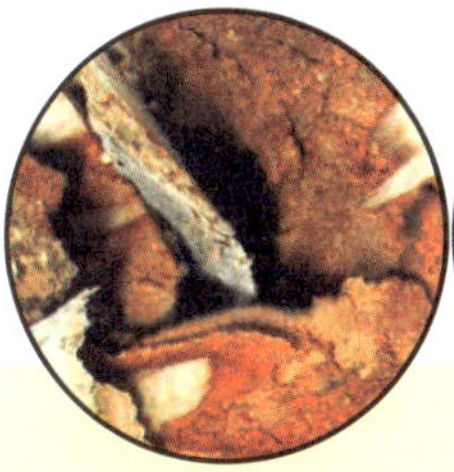
자작나무 백화피

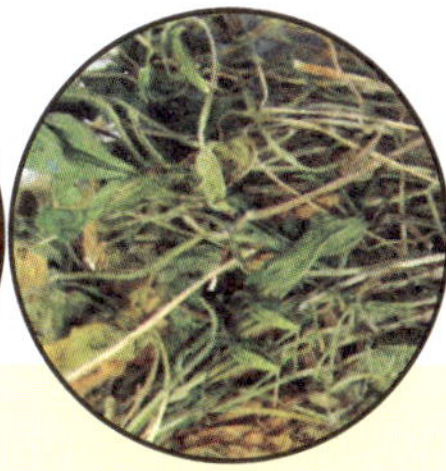
제비꽃 자화지정

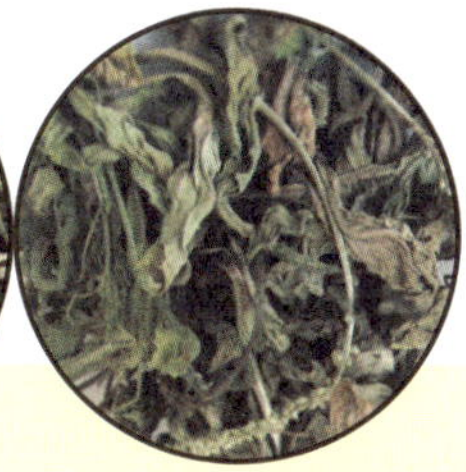
질경이 차전초

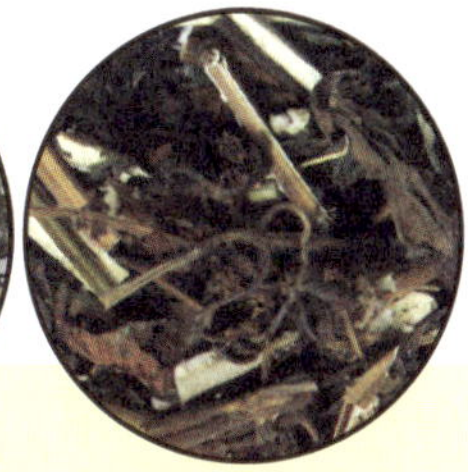
차조기잎 소엽

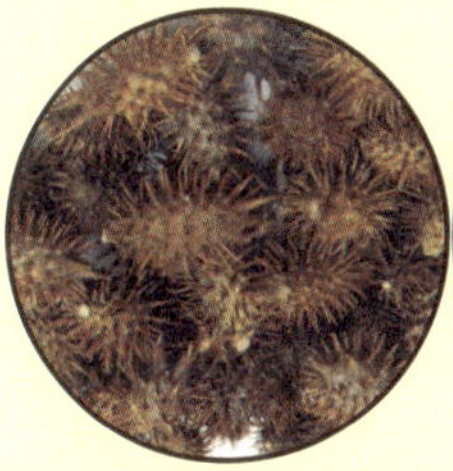
창이자 도꼬마리

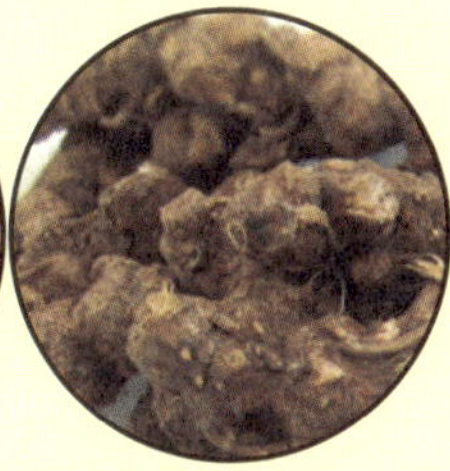
창출차

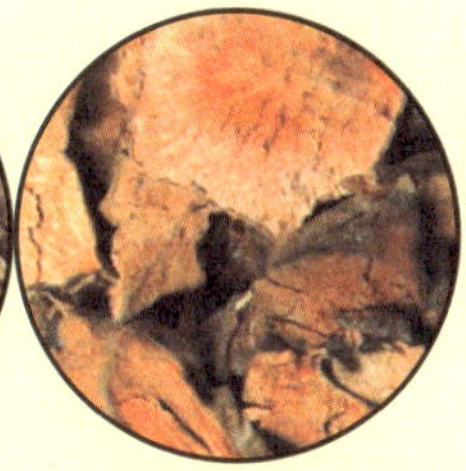
청미래넝쿨 토복령

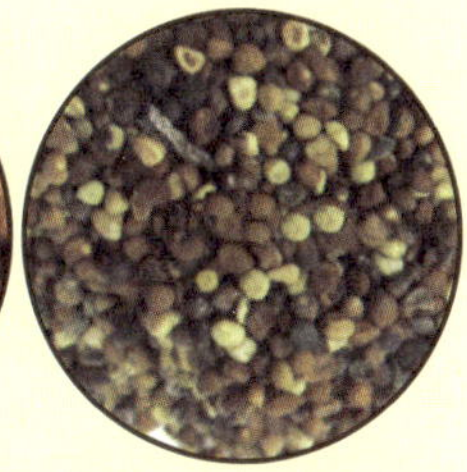
토사자 새삼씨

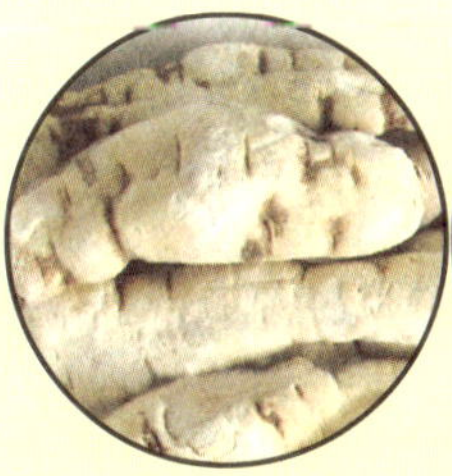
하수오

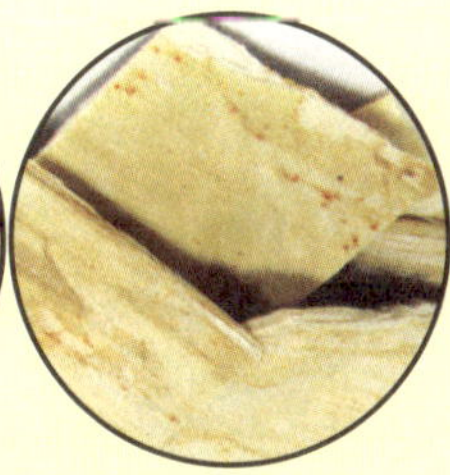
해동피 엄나무껍질

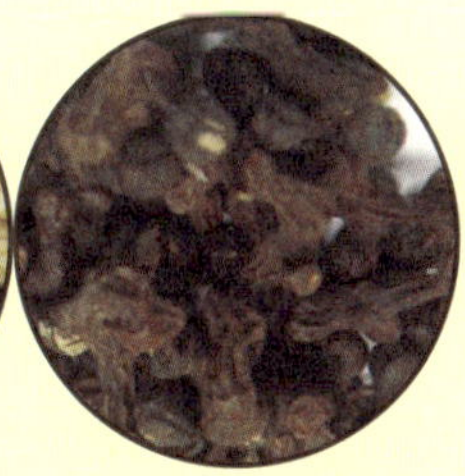
헛개나무열매

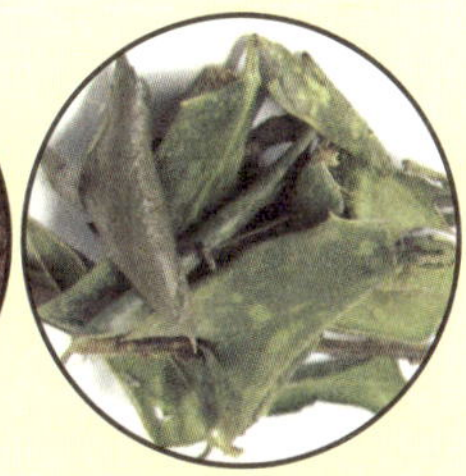
호랑가시나무 구골목

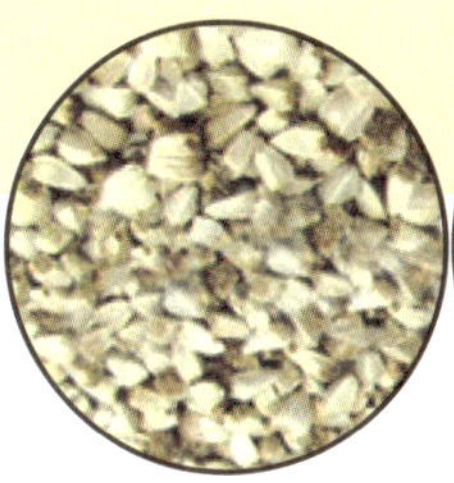
홍화씨

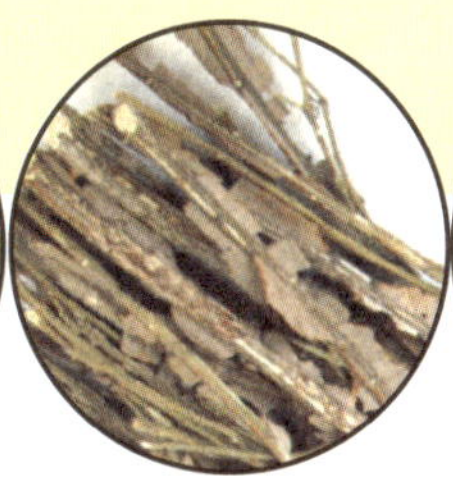
화살나무

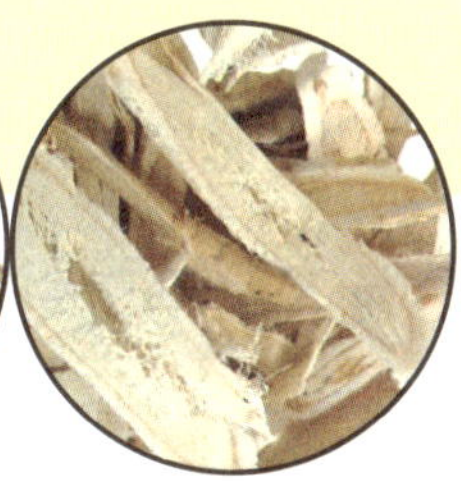
황기

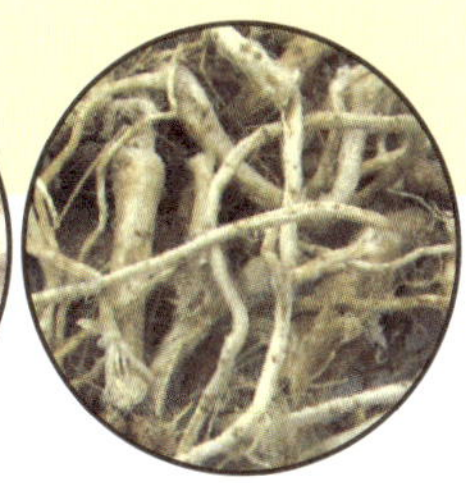
흰접시꽃뿌리 백계근

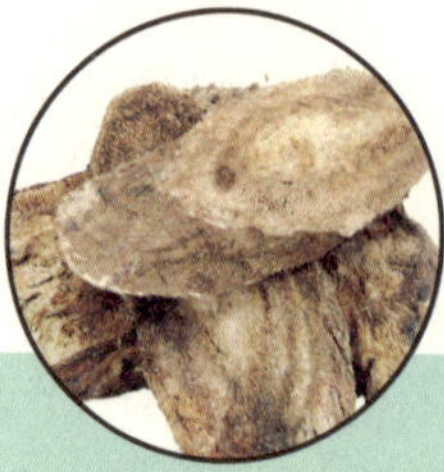
갈근

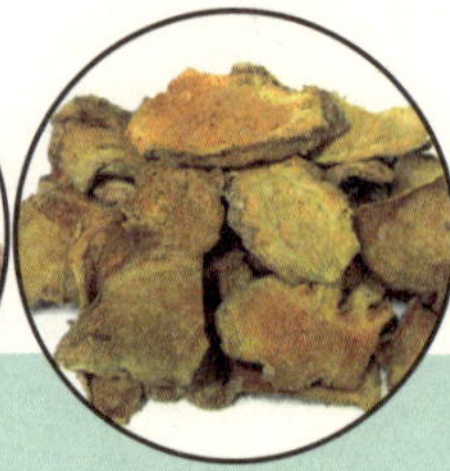
강황 울금 카레

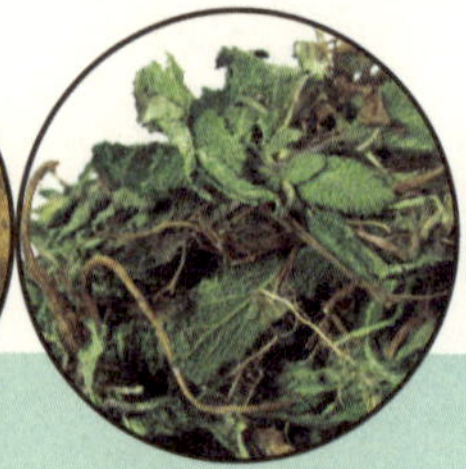
곰보배추

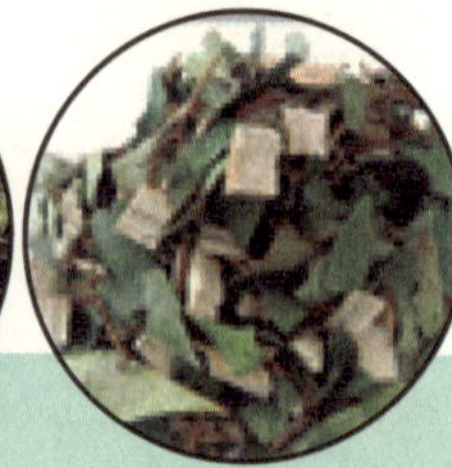
광나무

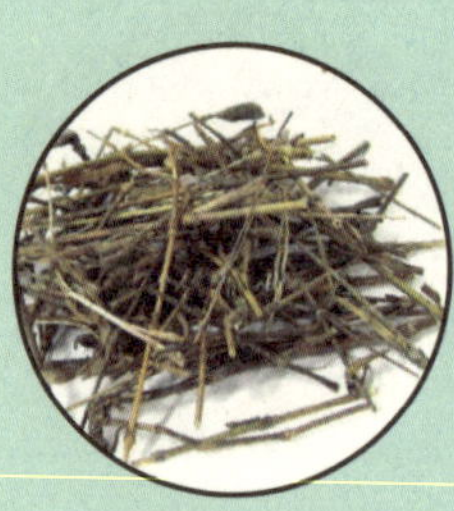
구맥 패랭이

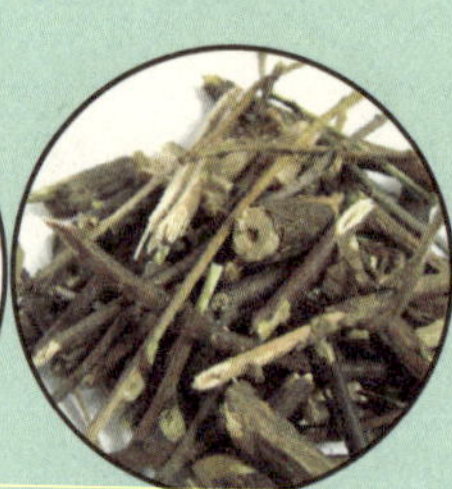
까마귀밥나무 칠해목

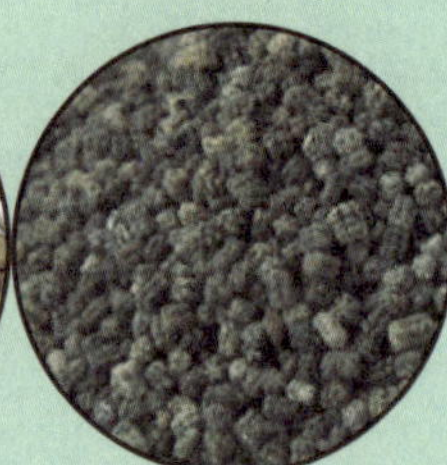
누에똥

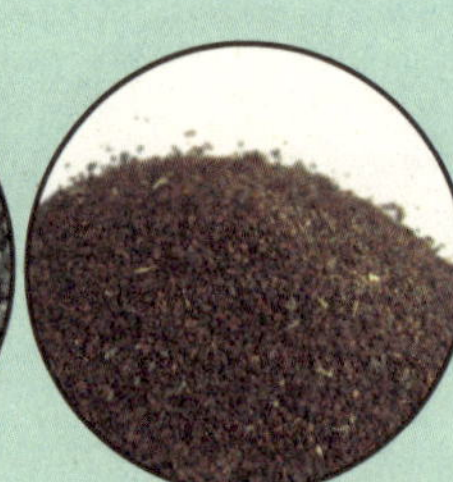
달맞이꽃씨앗 월견자

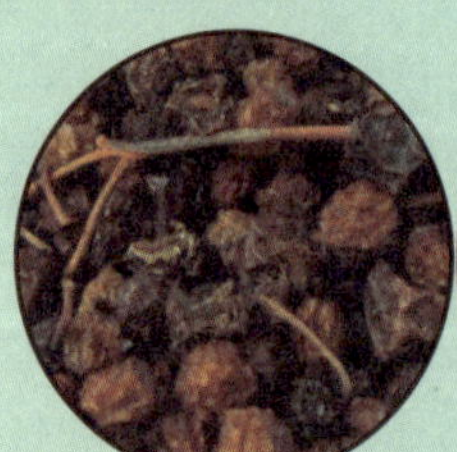
마가복열매 마가자

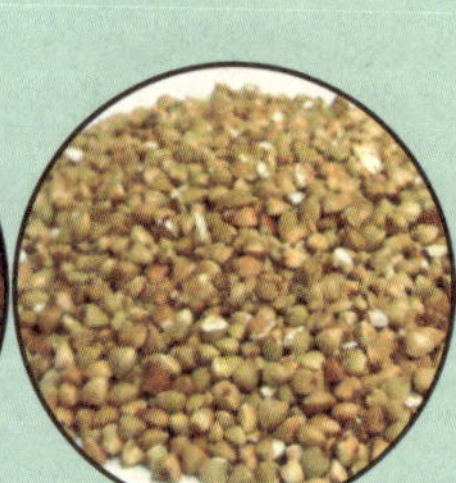
메밀

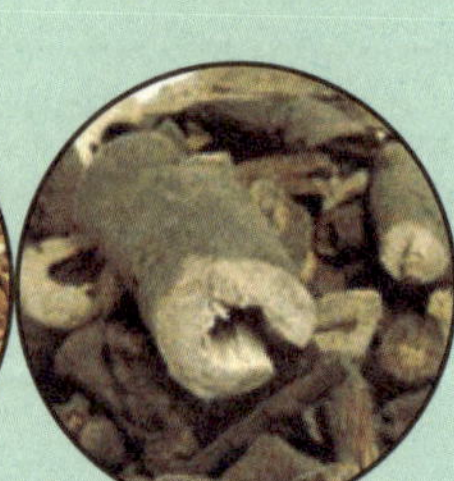
목단피 모란뿌리껍질

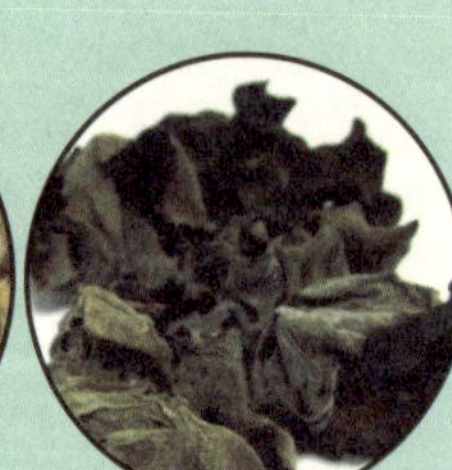
목이버섯

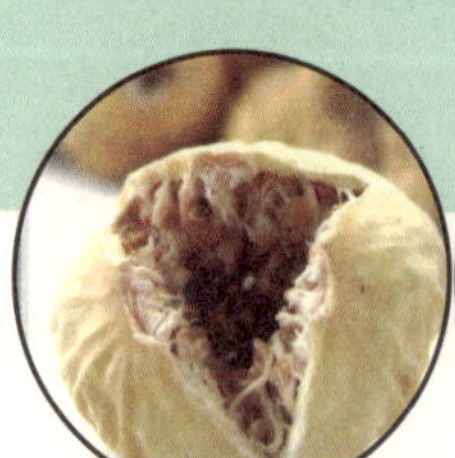
무화과

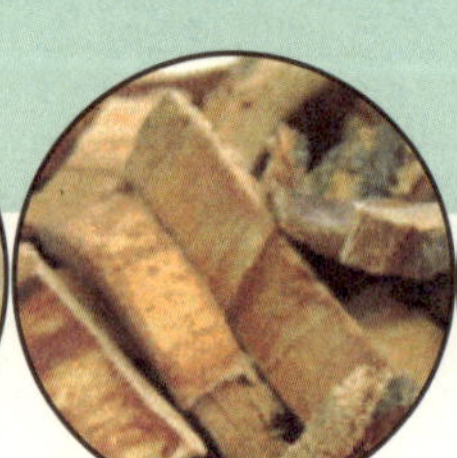
목진피
(물푸레나무 껍질)

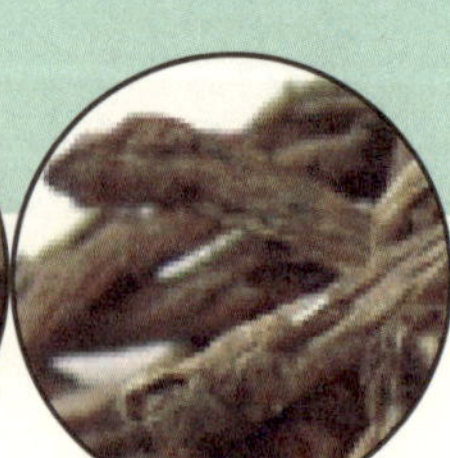
민들레뿌리 포공영

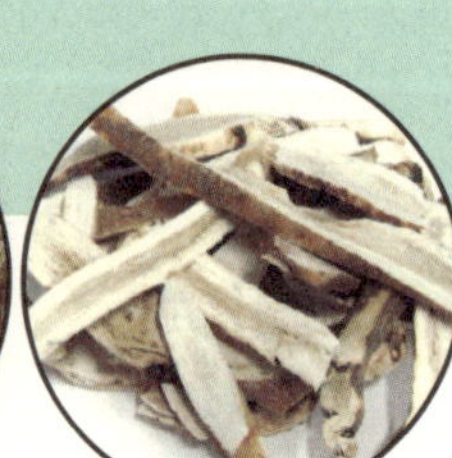
백계근